中国创伤骨科实用教程·提高手术技能·优化临床实践

OTC CHINA
INSTRUCTIONAL COURSE
OF ORTHOPAEDIC
TRAUMA

第 2 版

OTC中国
创伤骨科教程

主编·曾炳芳 ｜ 审阅·王满宜

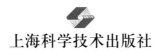

上海科学技术出版社

图书在版编目（CIP）数据

OTC中国创伤骨科教程 / 曾炳芳主编. -- 2版. --
上海 ：上海科学技术出版社，2021.1
　　ISBN 978-7-5478-5087-9

　　Ⅰ. ①O… Ⅱ. ①曾… Ⅲ. ①骨损伤－诊疗－教材
Ⅳ. ①R683

　　中国版本图书馆CIP数据核字(2020)第222385号

OTC 中国创伤骨科教程(第 2 版)

主编　曾炳芳
审阅　王满宜

上海世纪出版(集团)有限公司
上 海 科 学 技 术 出 版 社　出版、发行
(上海钦州南路71号　邮政编码200235　www.sstp.cn)
上海雅昌艺术印刷有限公司印刷
开本 787×1092　1/16　印张 32.75
字数 650千字
2015年4月第1版
2021年1月第2版　2021年1月第1次印刷
ISBN 978-7-5478-5087-9 / R·2187
定价：118.00元

编 者 名 单

主 编

曾炳芳

审 阅

王满宜

编辑委员会
（以姓氏拼音为序）

柴益民　侯志勇　姜保国　李开南　梁向党　刘　璠　马信龙
汤　欣　唐佩福　王　蕾　王满宜　王秋根　吴新宝　余　斌
曾炳芳　张　堃　张长青　张殿英　张英泽　周　方　周东生

编 者
（以姓氏拼音为序）

曹生鲁　南方医科大学附属南方医院
陈　辰　北京积水潭医院
陈云丰　上海交通大学附属第六人民医院
黄晓文　南京医科大学第一附属医院
纪　方　上海交通大学医学院附属第九人民医院

蒋协远　北京积水潭医院

李　翔　南京医科大学第一附属医院

罗从风　上海交通大学附属第六人民医院

潘志军　浙江大学医学院附属第二医院

佟大可　上海交通大学医学院附属第九人民医院

王　钢　南方医科大学附属南方医院

王　蕾　上海交通大学医学院附属瑞金医院

王秋根　上海交通大学附属第一人民医院

谢雪涛　上海交通大学附属第六人民医院

张　炜　浙江大学医学院附属第二医院

钟子毅　南方医科大学附属南方医院

周　方　北京大学第三医院

周东生　山东省立医院

朱　奕　上海交通大学附属第六人民医院

庄澄宇　上海交通大学医学院附属瑞金医院

前　言

　　《OTC中国创伤骨科教程》第1版是2015年出版的。那一年，OTC中国委员会换届，组成了以柴益民教授为主席的新的委员会，成员包括侯志勇、梁向党、汤欣、王蕾、王秋根、吴新宝、余斌、周东生、周方；唐佩福、王满宜和曾炳芳三位教授被聘为名誉主席。之所以在前言里提到这些，是因为他们领导OTC中国继续开展创伤骨科教育活动，得到基层医生的欢迎，改善了创伤诊治的效果，惠及民众，这才有《OTC中国创伤骨科教程》的再版。

　　过去5年来，国内创伤骨科界有越来越多的精英们投身到OTC教育活动，加上史赛克公司的支持，OTC中国委员会扩大了讲师团的规模，成员从2015年的57位增加到2019年的127位；在全国各地举办基础和高级培训班，出席的学员从2015年的2 727位增加到2018年的5 015位，足见基层医生参加教育活动的热情，从一个侧面彰显中国创伤骨科医生对OTC中国创伤骨科教育活动的肯定和支持！ 2019年，为满足各地临床一线的要求，OTC中国因势利导，在不同城市集中举办5场高级培训班，学员达到620人，在举办地还有一些医生参加旁听；参与教学活动的讲师有15位，其中有9位是OTC中国委员会的成员。课程主题涵盖上肢、下肢、骨盆、股骨转子间骨折，以及感染和机器人的应用，内容深入、实用，反响很好，学员满意度评分平均超过96%。2017年，OTC中国委员会提出了新的课程模式，取名"OTC一带一路"。一次会议专注一个主题，举办小型课程，以减少学员差旅成本，提高专科教育效果，口号是"手把手、肩并肩，把学术落地到科室"，响亮而实际。2018、2019两年间在12个二线城市举办了14场，其中合肥与泉州还连续举办了2场，效果特别好。OTC中国委员会还和上海市医学会骨科专科分会创伤骨科学组紧密合作，利用OTC中国的影响力，在上海举办青年医师论坛，谓之"未来大师之路"，给青年才俊提供展示和交流的平台，由资深讲师们逐一点评、肯定成绩、指明方向，促使他们茁壮成长！

　　随着教育的深入和时间的推移，教程到了需要再版的时候了。不巧的是，2019年9月5日，OTC中国委员会主席柴益民教授在这节骨眼上不幸病倒了，不能主持教程的再版工作，实为遗憾！为了不耽搁委员会的工作进程，继续推进OTC中国的创伤骨科教育活动，2019年OTC中国讲师团会议决定，按计划启动OTC中国创伤骨科教程的再版工作，由OTC中国委员会全体成员组成编辑委员会,以第一版的原作者为主,根据教程增加的内容,适当添加新的作者,构成编者队伍,仍由曾炳芳主编,王满宜审阅。我们一边祈祷,祝愿柴益民主席早日康复,一边立即着手教程的再版工作。

突如其来的新冠疫情扰乱了 2020 年社会的正常秩序,也使医疗工作面临严峻的挑战!好在有党和政府的领导,全国上下众志成城,奋起与病毒展开殊死搏斗,终于取得了抗疫斗争的重大胜利,凡事都转归正轨,教程再版的工作也得以保质、保量、按部就班地顺利开展。

相较上一版,本版教程增加了"肱骨干骨折"和"股骨干骨折"两章,分别由陈云丰和李翔两位讲师执笔,其他九章仍由原作者修订。非常感谢各位编者在疫情期间一边完成繁重的临床医疗任务,一边挤出时间认真修订和完善教程的内容,不同程度地增加了新的知识点和技术技巧,使教程的内容更加充实,反映了各自领域的新进展;有些章节,例如骨盆骨折、髋臼骨折和胫骨平台骨折,内容都做了比较大的更新和充实,感谢编者们的辛勤劳动和无私奉献!

诚如教程第一版的前言所说,提高创伤骨科医生的技术水平和临床处理能力是历史赋予我们创伤骨科界的使命。本教程的再版是我们在践行使命的征程中迈出的又一步,OTC中国委员会感谢广大创伤骨科临床医生对OTC创伤骨科专科教育的关注和支持,也希望《OTC中国创伤骨科教程》能够一如既往地得到大家的关爱,希望大家认真阅读,把她当作可以学习和仿效的工具书,用于指导临床实践,改善创伤骨科患者的诊疗效果,为"健康中国"的国家战略做贡献。同时也希望读者对教程可能存在的遗漏或不当之处提出批评指正,使教程更臻完善!教程的再版得到史赛克(北京)医疗器材有限公司的支持和上海科学技术出版社的帮助,谨此向他们表示衷心的感谢!

2020 年 10 月 25 于上海

目　　录

第一章　骨盆骨折

第二章 髋臼骨折

第三章　股骨近端骨折

第四章　股 骨 干 骨 折

第五章　股骨远端骨折

第六章 胫骨平台骨折

第七章　Pilon骨折

第八章　肱骨近端骨折

第九章　肱骨干骨折

第十章　肱骨远端骨折

第十一章　桡骨远端骨折

第一章
骨 盆 骨 折

一、概述、诊断及分型

(一)概述

据国内张英泽最新统计,骨盆与髋臼骨折的发病率为0.09%,占全身骨折的3.48%,其中成人骨盆髋臼骨折患者占成人总骨折人数的3.81%,儿童骨盆髋臼骨折患者占儿童总骨折人数的1.25%。成人骨盆骨折患者占成人总骨折人数的2.96%,特点如下:① 男性多于女性。② 骨盆骨折好发年龄是36 ～ 45岁。③ 男性好发年龄是41 ～ 45岁,女性好发年龄是36 ～ 45岁。④ 骨盆骨折多于髋臼。骨盆骨折多由高能量损伤所致,以车祸伤及高处坠落伤为主。高能量损伤,不稳定性骨盆骨折在青年男性患者中常见;而低能量损伤,稳定性骨盆骨折多发生在老年患者。开放性骨盆骨折占骨盆骨折的2% ～ 4%,多为严重的交通事故伤造成。

骨盆骨折不仅导致骨盆本身的严重损伤,通常合并身体其他部位的损伤,流行病学研究显示12% ～ 62%的骨盆骨折患者合并头颅、胸腹、长骨及腹部脏器的损伤。据报道,骨盆骨折患者死亡率为15% ～ 60%,开放性骨盆骨折的死亡率高达25% ～ 50%,并发症的发生率为10% ～ 50%。因此,骨盆骨折的急救处理相当重要。对工作在急诊、创伤骨科的医师而言,骨盆骨折(包括髋臼骨折)的处理无疑是十分棘手的,应该加强基层医师和年轻医师的创伤救治培训。

骨盆骨折分类多年来很不统一,国内外研究者们发表的文献采用的分类多样,使得这类研究之间缺乏可比性。20世纪90年代,Tile等对248例骨盆骨折进行深入研究,基于AO/ASIF格式几经修订提出了全新的分类方案,这一骨盆骨折分类逐渐被广大骨科医师接受。随后,大量采用此种分类的研究文献大大丰富了我们对骨盆环断裂损伤的认识。现在确认骨盆骨折的稳定性决定了其预后,不稳定性的骨盆环损伤必须进行适当的外科处理,否则其预后很差。

关于治疗:20世纪40年代,国外开始报道骨盆骨折病例,多为个案报道,以非手术方法为主;60 ～ 70年代,随着骨盆骨折病例数的增加,对此类损伤的临床研究报道逐渐增多;80年代后,随着对骨盆骨折各种损伤机制认识的加深和长期的临床观察,骨盆骨折的诊断治疗方案逐渐成熟。

国内对骨盆骨折的认识稍晚于国外,在20世纪70年代以前,国内以非手术治疗为主,对简单的骨盆骨折(如单纯的髋臼后壁骨折、耻骨联合分离等)进行手术治疗;80年代以后,逐渐对一些较复杂的骨盆骨折进行手术治疗;90年代后期,对复杂性骨盆骨折的手术治疗逐渐成熟。近年来,在国内创伤骨科专家的积极推动下,国内关于骨盆骨折的规范治疗逐渐地推广开来。

学者们对骨盆骨折的预后达成共识,认为骨盆骨折预后与骨折类型密切相关,稳定性骨折患者经恰当治疗后很少伴长期的后遗症状,不稳定性骨折经常会遗留下慢性的功能不全,主要有以下原因:① 疼痛,通常是下肢或骶髂部位的疼痛。② 骨畸形愈合导致骨盆歪斜和不正常的步态。③ 骨折不愈合导致慢性疼痛。④ 神经功能不良。⑤ 泌尿生殖系统的机能不良等。

陈旧性骨盆的治疗一直是骨盆创伤治疗方面的"雷区"。因为骨盆的构成中,骨松质较多,盆腔内有丰富的静脉丛,因而在骨折后,出血多,血肿体积大,机化过程快,伤后时间长的骨盆骨折组织间粘连重;因为血运丰富,有大量的骨痂。粘连重,在分离显露时,很可能出血、渗血多;有骨痂,在剥离骨痂时,也会渗血多。这两条,决定了对陈旧性骨盆骨折手术时,出血多,复位不良,效果不理想。近几年,国内外逐渐采用功能复位、截骨矫形、肢体延长或短缩、人工关节置换等手术治疗,已有较多的成功病例。

综上所述,骨盆骨折的诊疗大家要认识,尤其对年轻医师,一定要规范流程,早期急救以保命治疗为主,兼顾并发症的治疗,后期积极处理骨折。对于每一个病例,要按照流程和骨盆骨折的基本治疗原则,按照自己的经验、技能和患者的情况,采用不同的方法、不同的措施进行救治,才能得到一个满意的疗效,尤其对陈旧性骨盆一定要谨慎,充分评估才能得到一个满意而理想的治疗结果。

(二)骨盆骨折的诊断

骨盆创伤的准确诊断是一切正确治疗的基础,其中最重要的是通过一系列的物理及辅助检查去准确判断骨盆骨折是否稳定,这对于其后的治疗有重要的指导意义。

1. 病史　骨盆骨折一般都有明确的外伤史,分为低能量损伤(如行走摔倒)和高能量损伤(如车祸伤、高处坠落伤、工业事故等)两种。对于同样的骨盆骨折,老年患者可能只需要很小的外力,而年轻患者则需要非常大的外力。受伤时外力的方向可以导致不同类型的骨盆骨折,前后方向的外力常导致"翻书样"损伤,但一般不会累及骶髂后韧带;剪切外力可造成骨盆垂直移位,表现为严重不稳。询问外伤史时应详细了解外力的性质、方向及大小,以便于判断损伤机制、骨折部位与骨折类型,如高处坠落伤的高度对判断病情及预后意义很大。

2. 临床表现　骨盆环连续性未受损害的骨盆边缘骨折主要表现为局部疼痛与压痛,骨盆挤压与分离试验阴性;而骨盆环单处骨折者的挤压与分离试验为阳性。骨盆环前后联合骨折或骨折脱位时,骨盆不稳定并多有骨盆变形,疼痛也广泛。患者入院后,初步诊断骨盆骨折的依据是,骨盆部有受暴力冲击或挤压的外伤史,有较广泛的局部疼痛或肿胀,活动下肢时骨盆部疼痛加重,局部压痛显著,骨盆挤压与分离试验阳性。不稳定性骨盆骨折患者除有上述一般表现外,还有下列表现:① 下肢不等长或有明显的旋转畸形。② 两侧的脐-髂前上棘间距不等。③ 耻骨联合间隙显著变宽。④ 伤侧髂后上棘较健侧明显向后凸起。⑤ 骨盆有明显可见的变形。

骨盆骨折出血多时患者可表现为神志淡漠、皮肤苍白、四肢厥冷、尿少、脉快、血压下降等失血性休克征象,骨盆周围有皮下瘀血,对上述表现的患者,检查要轻柔,应尽量避免骨盆分离、挤压及伸屈髋关节检查,以免加重出血和疼痛。另外,可以通过膀胱X线造影、阴道镜及肛镜检查患者的尿道、直肠以及女性患者的阴道是否损伤,判断是否为开放性骨盆骨折。

3. 影像学检查、评估

(1)X线评估:X线检查可以让临床医师快速获取评估骨盆骨折的资料,对损伤严重的患者及时进行抢救和处理,降低骨盆骨折的病死率和致残率。骨盆骨折的X线评估包括骨盆平片(即前后位片)、骨盆上口位片、骨盆下口位片、斜位片。前后位X线片在临床上最常用。

1)骨盆平片:骨盆平片即骨盆前后位片,检查时患者平卧位,感光成像板水平置于骨盆下方,球管置于骨盆正上方,与身体平面成垂直位投照(图1-1)。大多数骨盆骨折可以在平片上得到比较清晰的显示。骨盆后侧损伤可以表现为断端的明显移位或出现裂隙,还可以显示一些骨折不稳定有关的征象,如L5横突移位的撕脱骨折常常提示骨盆不稳定。骶髂韧带起止点任一处的撕脱骨折都意味着半骨盆不稳定。

2)骨盆上口位片:检查时患者平卧位,感光成像板水平置于骨盆下方,球管置于骨盆正上方偏头侧,与身体平面成60°投照(图1-2)。此投照位垂直于真骨盆上口,真实地显示了骨盆的入口,可以更好地显示骨盆前后方的移位。经过骶髂关节联合体的后方移位,在入口位可最佳地显示出来。

3)骨盆下口位片:检查时患者平卧位,感光成像板水平置于骨盆下方,球管置于骨盆正上方偏尾侧,与身体平面成45°投照(图1-3)。该投照位可以清晰地显示骨盆前环的骨折移位情况以及骨盆后环断裂后向上移位的情况。出口位也可以清楚地显示骶髂关节的上移,表现为股骨头不在同一水平线。

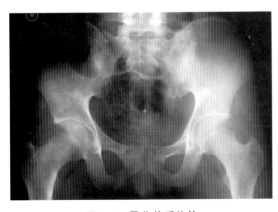

图1-1 骨盆前后位片

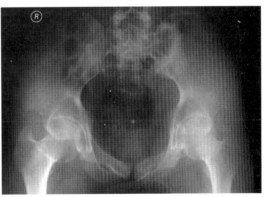

图1-2 骨盆上口位片

4）骨盆斜位片：主要包括髂骨斜位片（图1-4A）和闭孔斜位片（图1-4B）。骶髂关节的斜位像对检查骶髂关节的脱位/骨折十分重要，有利于显示骶髂后复合体的骨折移位情况，也可以提示骶髂关节处的骨折究竟是由侧方挤压，还是剪切应力所致。

（2）CT评估：CT平扫，即CT横断面扫描可以非常清晰地显示骨盆骨折移位情况。在普通骨盆前后位X线片上无法显示的细小骨折和轻度移位，在CT平扫图像中都可以清晰地显示出来。CT平扫对评价骨盆的稳定性和治疗方案的制订具有重要参考价值（图1-5A）。对骨盆骨折来说，冠状面和矢状面的重建图像最有价值，与平扫图像相结合可以使临床医师对骨盆骨折的移位情况进行综合的评价。对于骨盆单侧骨折，通过多平面重建（multiplanar reformation，MPR）调整距离，消除扫描时体位不正造成的骨盆两侧不对称，然后与健侧相比较，可以精确地测量骨折移位的程度（图1-5B）。

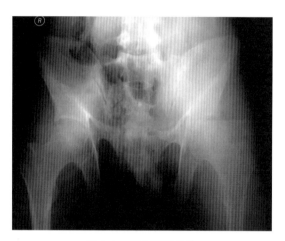

图1-3　骨盆下口位片

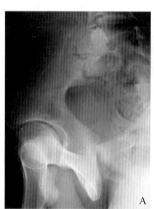
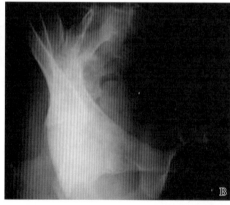

图1-4　骨盆斜位片

A. 髂骨斜位片；B. 闭孔斜位片

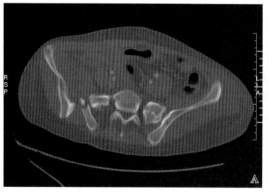
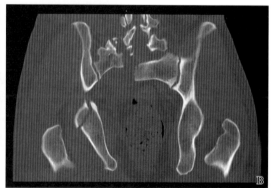

图1-5　CT扫描图像

A. 横断面扫描显示右侧髂骨骨折，后弓已完全破裂；B. 冠状面扫描显示右侧骶骨骨折，右侧半骨盆向上移位

CT三维重建（three-dimensional reconstruction，3D reconstruction）可以提供直观、立体的三维图像，而且可以根据需要向任何方向旋转，使医师可以在任意角度观察骨盆骨折移位和骨盆环变形情况，从而得到直观印象（图1-6）。需要说明的是，要想在三维重建图像上显示出骨折的细节情况必须进行薄层扫描，层面设定为2.5 mm或更小。

（3）磁共振成像：磁共振成像（magnetic resonance imaging，MRI）是将射频电磁波与人体内的氢质子共振所产生的信号，经计算机处理后，转换成影像的检查方法。MRI检查具有软组织结构显像对比好、多平面扫描、非侵袭性及无辐射损害等特点。对于骨盆骨折，MRI检查可发现骨盆部位的肌肉、肌腱、韧带、神经等软组织损伤及隐匿性的骨盆应力骨折。目前MRI不作为骨盆骨折患者常规的检查方法。但诊断未发生移位的骶骨不全骨折的老年人，MRI是有优势的。

（4）椎管或骶管造影CT：椎管或骶管造影CT扫描系将造影剂从L4～L5间隙注入椎管或从骶裂孔注入骶管，再进行CT扫描。在扫描摄片前定位观察，见造影剂完全充盈骶管，集中于后侧，最终达S1部位（图1-7）。骶管造影CT扫描属硬膜外造影，安全可靠，对于诊断骶骨骨折及骶神经损伤很有价值，可作为诊断骶骨骨折及骶神经卡压的放射学诊断技术。

（5）CT血管造影（computed tomography angiography，CTA）：CT血管造影简称CTA，即在静脉内注射血管造影剂（如I^{131}等）同时进行CT扫描，这样CT平面扫描及之后的重建图像上就可以比较清楚地显示出血管的图像（图1-8）。该检查有助于诊断动脉出血，也有助于显示骨盆骨折部位和重

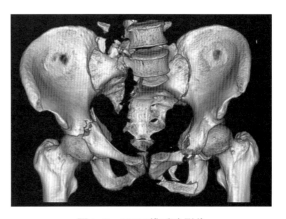

图1-6 CT三维重建影像

显示骨盆左侧耻骨支骨折，右侧骶骨骨折，完全不稳定

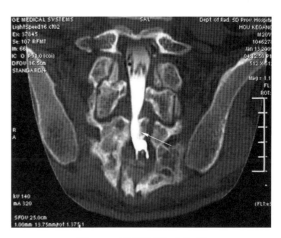

图1-7 椎管造影CT扫描

冠状面扫描可见骶骨骨折卡压骶管，骶神经受压（箭头所示）

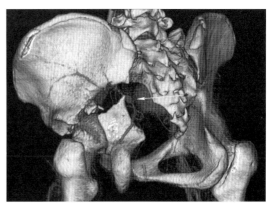

图1-8 CTA三维重建影像

显示骨折断端嵌压血管形成假性动脉瘤，假性动脉瘤形成于髂窝内侧（箭头所示）

要血管的比邻关系,有利于加强保护,减少医源性损伤。血管的解剖位置与骨盆骨折好发部位关系密切,以下几个部位易造成血管损伤:① 骨盆壁附近的主要血管,围绕耻骨上支的血管有髂外动、静脉及闭孔动、静脉;在耻骨下支、坐骨支内缘有阴部内动、静脉;髋臼窝内侧有闭孔动、静脉;髂总动、静脉经腰大肌内侧的筋膜深层下行。骨盆后部主要有髂内动、静脉及其主要分支和属支,如臀上动、静脉经坐骨大切迹到臀区,骶外侧动脉行经骶骨的前面,髂腰动、静脉跨过骶髂关节到髂肌前面。② 骨盆壁及骨盆腔内的静脉丛:骨盆壁静脉丛静脉吻合成网状,壁薄,缺少弹性。位于盆腔前部的静脉及静脉丛较大,且比动脉更靠近骨面,撕裂后易渗血,故骨折时静脉出血比动脉多见。骶骨周围血供丰富,骶骨外侧部骨折后可引起腹膜后血肿。此外,骨盆腔内还有丰富的静脉丛,为动脉面积的 10 ～ 15 倍,主要围绕盆腔内壁构成"血管湖",严重复杂的骶骨骨折可致数组血管同时受损。

(三)骨盆骨折的分型

将骨盆骨折进行科学分类,有助于正确判断骨折的类型、受伤机制以及受伤程度,有利于正确选择手术入路、手术方法以及手术器械,可以取得更满意的治疗效果。自 20 世纪 50 年代以来,国内外学者提出了许多骨盆骨折的分类方法,但至今尚未有一种分类系统能完全、精确地反映骨盆骨折的特点。

1. **按骨盆损伤的部位分类** 骨盆环由前环与后环构成,前环包括耻骨联合与耻骨支,后环包括两侧髂骨与骶骨,骨与骨之间由韧带连接,这些韧带在骨盆的稳定性中同样起重要作用。

(1)前环损伤:前环损伤包括耻骨联合分离、耻骨支上下支骨折(单侧或双侧)、耻骨联合和耻骨支的联合损伤。前环损伤易于诊断,既可以由直接暴力引起,也可以由间接暴力引起。

(2)后环损伤:后环损伤包括髂骨、骶髂关节和骶骨的损伤。后环损伤在 X 线平片不易确诊,发现后环损伤时,应注意损伤部位,是单侧还是双侧;有没有脱位,是稳定性损伤还是不稳定性损伤。

2. **骨盆骨折的 Young-Burgess 分类** Pennal 等提出了一种力学分型系统,将骨盆骨折分为前后压缩损伤、侧方压缩伤和垂直剪切伤。Young 和 Burgess 在 Pennal 分型系统的基础上,增加了一个复合外力损伤的新类型。Young-Burgess 分型主要有以下 4 个主要类型:侧方挤压型损伤、前后挤压型损伤、垂直不稳定型骨折或剪力型损伤和复合机制型损伤。

前后挤压型损伤(APC 型)又分为 3 个亚型:APC Ⅰ 型,耻骨联合分离 ≤ 2.5 cm,有单侧或双侧耻骨支的垂直骨折或骨盆环的破裂(图 1-9A);APC Ⅱ 型,耻骨联合分离 >2.5 cm,伴有骶髂关节的分离,但是仍保留垂直稳定性(图 1-9B);APC Ⅲ 型,前方和后方结构的完全破裂,伴有明显的骶骨分离或垂直方向的骨折移位,该类型稳定性差,常伴有严重的复合伤(图1-9C)。

侧方挤压损伤(LC 型)也有 3 个亚型:LC Ⅰ 型,后方应力使骶骨受到冲击,是稳定性骨折(图 1-10A);LC Ⅱ 型,前方应力导致后部韧带结构破裂,但是垂直稳定性仍然被保留,可能伴有骶骨前方挤压伤。这两种损伤常常并发许多其他创伤,包括颅脑外伤和腹腔内脏损

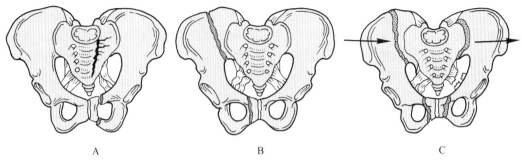

图1-9　Young-Burgess分类APC型

A. APC Ⅰ型；B. APC Ⅱ型；C. APC Ⅲ型

伤（图1-10B）；LC Ⅲ型，侧方暴力持续通过骨盆产生双侧半骨盆损伤，与被挤压或碾压引起的孤立性损伤类似，一般不伴有严重的复合伤（图1-10C）。

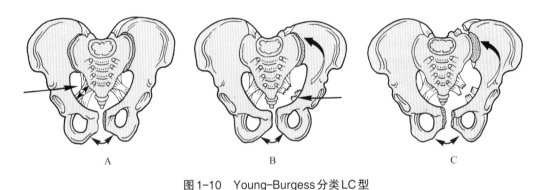

图1-10　Young-Burgess分类LC型

A. LC Ⅰ型；B. LC Ⅱ型；C. LC Ⅲ型

垂直不稳定型骨折或剪力型损伤（VS型）的轴向暴力作用于骨盆引起骨盆环前后韧带和骨复合物破裂；骶髂关节分离并纵向移位，偶有骨折线通过髂骨翼和（或）骶骨（图1-11）。可导致不稳定性骨折，常有比较严重的腹膜后出血。

复合机制损伤（CM型）导致前部和（或）后部纵行与（或）横行骨折（图1-12），可见各类骨折的组合形式（LC-VS型和LC-APC型等）。

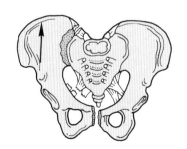

图1-11　Young-Burgess分类法VS型

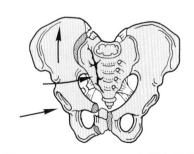

图1-12　Young-Burgess分类法CM型

3. 骨盆骨折的AO分类　骨盆骨折AO分型系统已逐渐被人们所接受,是应用较广泛的分型系统之一。AO与Tile分型系统相似,但是Tile分型把骨盆环破坏合并髋臼骨折单独列出(见Tile 4型),下面简要介绍骨盆骨折的AO分型。

(1) A型:稳定型,后弓完整。

1) A1型:后弓完整,撕脱骨折。

A1.1型:髂前上棘。

A1.2型:髂嵴。

A1.3型:坐骨结节。

2) A2型:后弓完整,耻骨骨折(直接暴力)。

A2.1型:髂骨翼骨折。

A2.2型:单侧前弓骨折。

A2.3型:双侧前弓骨折。

3) A3型:后弓完整,骶骨尾侧至S2的横行骨折。

A3.1型:骶尾关节脱位。

A3.2型:骶骨未脱位。

A3.3型:骶骨脱位。

(2) B型:后弓的不完全破裂,部分稳定,旋转。

1) B1型:外部旋转不稳定,"翻书样"损伤,单侧。

B1.1型:骶髂关节前方破裂。

B1.2型:骶骨骨折。

2) B2型:后弓的不完全破裂,单侧,内部旋转(侧方挤压)。

B2.1型:骶骨前方挤压骨折。

B2.2型:部分骶髂关节骨折,半脱位。

B2.3型:不完全髂骨后方骨折。

3) B3型:后弓的不完全破裂,双侧。

B3.1型:双侧"翻书样"损伤。

B3.2型:一侧"翻书样"损伤,一侧侧方挤压损伤。

B3.3型:双侧侧方挤压损伤。

(3) C型:后弓的完全破裂,不稳定。

1) C1型:后弓的完全破裂,单侧。

C1.1型:髂骨骨折。

C1.2型:骶髂关节脱位和(或)骨折脱位。

C1.3型:骶骨骨折。

2) C2型:双侧损伤,一侧旋转不稳定,一侧垂直不稳定。

3) C3型:双侧损伤,双侧完全不稳定。

4. 骨盆骨折的Tile分类　Tile基于骨盆垂直面的稳定性、后方结构的完整性以及外力作用方向将骨盆骨折分为A、B、C 3型,按顺序病情严重程度逐渐增加。每型又分为3个亚型,每个亚型又可以进一步分型,这种分类方法现已被多数医师所接受。但是对每一个患者的具体处理,还需要进行个性化评估,而不是依赖死板的分类。Tile骨盆骨折分类是目前临床医师应用最广泛的分类方法,对临床医师确定治疗方案及手术方式有决定性的指导意义。

(1)A型(稳定型)

1)A1型:撕脱骨折,根据撕脱的部位分为5个亚型(图1-13):A1.1型,髂前上棘撕脱骨折,猛烈屈髋引起缝匠肌强烈收缩所致;A1.2型,髂前下棘撕脱骨折,由股直肌猛烈收缩所致;A1.3型,耻骨结节(棘)撕脱骨折;A1.4型,髂结节撕脱骨折;A1.5型,坐骨结节撕脱骨折,由腘绳肌的强烈收缩引起。

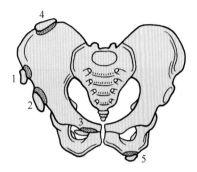

图1-13　Tile分类A1型

1. A1.1型;2. A1.2型;3. A1.3型;4. A1.4型;5. A1.5型

2)A2型:稳定的髂骨翼骨折或移位较小的骨盆环骨折,有3个亚型:A2.1型,孤立的髂骨翼骨折(图1-14A);A2.2型,稳定的无移位或仅少许移位的骨盆环骨折(图1-14B);A2.3型,孤立前环骨折(图1-14C),累及全部4个耻骨支而没有后部损伤。

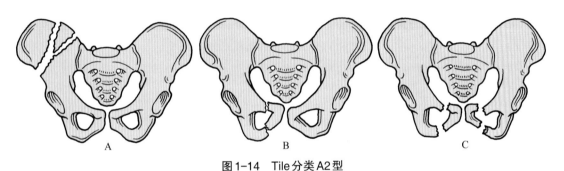

图1-14　Tile分类A2型

A. A2.1型;B. A2.2型;C. A2.3型

3)A3型:骶/尾骨的横向骨折,也有3个亚型:A3.1型,尾骨骨折或骶尾关节脱位(图1-15A);A3.2型,无移位的骶骨横向骨折(图1-15B),通常在S2以下的骶骨横向骨折;A3.3型,有移位的骶骨横向骨折(图1-15C),常合并重要的骶部马尾神经损伤。

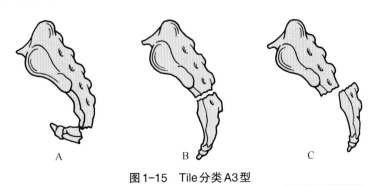

图1-15　Tile分类A3型

A. A3.1型;B. A3.2型;C. A3.3型

（2）B型（部分稳定型）：这类骨折旋转不稳定，但垂直方向和后方却是稳定的。垂直方向稳定的B型损伤可以由外部的旋转暴力（前后向的挤压）所致，也可由内部的旋转暴力（侧方挤压）所致。B型损伤的特征是后部张力带完整以及骨盆底完整。

1）B1型：翻书样损伤（外部的旋转不稳定）。实验研究证实，如果耻骨联合分离<2.5 cm，则不会伴有盆底或骶棘韧带的破坏，如果耻骨联合分离>2.5 cm，常常会伴有骶棘韧带、骶髂前韧带的断裂和盆底的破坏。这种损伤可以是单侧B1型或双侧B3.1型（图1-16）。

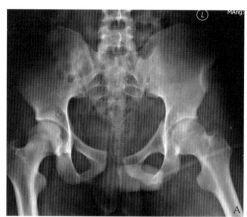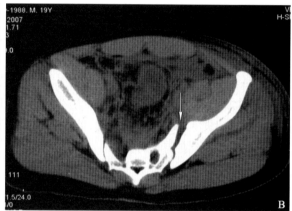

图1-16　Tile分类B1型临床病例

A. 骨盆前后位X线片显示耻骨联合分离、左侧骶髂关节间隙增宽；B. 横断面CT扫描影像显示左侧骶髂关节前方关节间隙增宽（箭头所示）、髂骨外旋畸形

2）B2型：侧方挤压伤，其损伤特点为单侧骨盆后弓部分破裂而维持着垂直方向或后部的稳定性（即内部旋转稳定性），有2个亚型：B2.1型，同侧前方和后方损伤，当侧方压力作用于髂嵴时，受累的半骨盆承受了内旋应力，导致骨盆环的前方损伤。这种损伤可能是耻骨上下支的骨折或耻骨联合绞锁或倾斜骨折（图1-17A）；B2.2型，对侧型（桶柄伤），当侧方压力联合一个旋转因素时，前方的耻骨联合分离或双侧耻骨体上下支的骨折合并对侧后部结构的损伤，这种骨折可以导致临床上骨盆环明显的旋转移位及患侧肢体的短缩移位（图1-17B）。

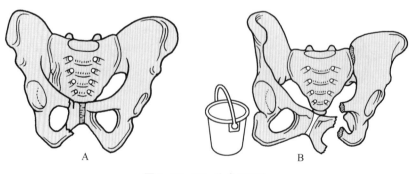

图1-17　Tile分类B2型

A. B2.1型；B. B2.2型

3）B3型：双侧B型损伤，有3个亚型：B3.1型，双侧翻书样损伤，图1-18展示了一个双侧翻书样损伤的病例，属Tile分类B3.1型骨折。其骨盆前后位X线片示耻骨联合巨大分离、双侧髂骨外旋，双侧耻骨下支、坐骨支骨折（图1-18A），横断面CT扫描显示双侧髂骨外旋畸形、骶髂关节前方间隙增宽（图1-18B）；B3.2型，一侧是B1型损伤即单侧翻书样损伤，而对侧则是B2型损伤；B3.3型，双侧都是B2型损伤，图1-19展示的为双侧侧方挤压损伤病例。其骨盆前后位X线片示双侧耻骨上下支骨折，重叠移位（图1-19A），而横断面CT扫描可见骶骨双侧前方压缩骨折，左侧髂骨后方骨折（图1-19B）。

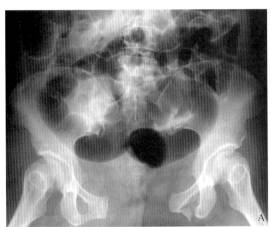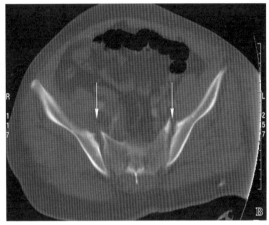

图1-18 Tile分类B3.1型临床病例

A.骨盆前后位X线片；B.横断面CT扫描影像，箭头显示骶髂关节前方间隙增宽

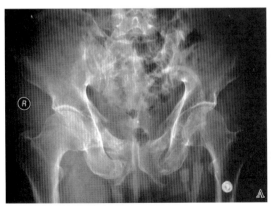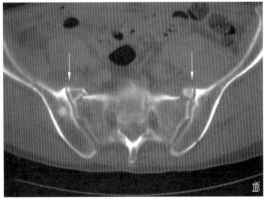

图1-19 Tile分类B3.3型临床病例

A.骨盆前后位X线片；B.横断面CT扫描影像，箭头显示骶骨双侧前方压缩骨折

（3）C型（不稳定型）：C型损伤的特征是后部骶髂关节结构的严重破坏，髂骨、骶髂关节或骶骨可发生严重的移位。前部的损伤可以是耻骨联合分离和（或）单侧耻骨支或双侧耻骨支的骨折。

1）C1型：单侧损伤，有3个亚型：C1.1型，髂骨骨折（图1-20A），临床上，骨盆前后位

X线片可见髂骨骨折，双侧耻骨上下支骨折（图1-20B）；C1.2型，骶髂关节脱位或骨折脱位（图1-21A），临床病例可见双侧耻骨上下支骨折，骶髂关节脱位（箭头所示）致同侧骨盆垂直向上移位、内旋畸形，骨盆环不连续（图1-21B）；C1.3型，骶骨骨折（图1-22），是最常见的C1型损伤，涉及骶骨骨折的分型，将在后面章节详细介绍。

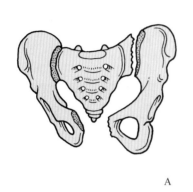
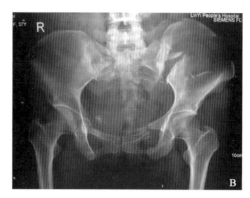

图1-20　Tile分类C1.1型骨盆骨折

A. C1.1示意图；B. 临床前后位骨盆平片显示左侧髂骨骨折，双侧耻骨上下支骨折

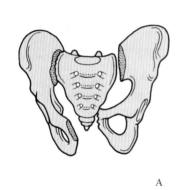
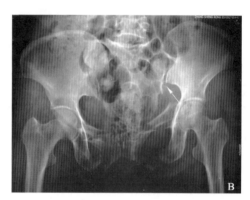

图1-21　Tile分类C1.2型骨盆骨折

A. C1.2示意图；B. 临床病例骨盆前后位X线片，箭头示左侧骶髂关节脱位

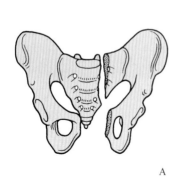
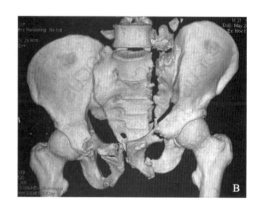

图1-22　Tile分类C1.3型骨盆骨折

A. C1.3示意图；B. 临床骨盆三维CT重建影像显示双侧耻骨支骨折，左侧骶骨骨折垂直移位

2）C2型：双侧损伤，一侧为B型骨折，另一侧为C型骨折（图1-23）。这种损伤类型，通常一侧为部分不稳定的B1型翻书样损伤或B2型侧方挤压伤，而另一侧为经过髂骨、骶髂关节或骶骨的不稳定的C型损伤。

3）C3型：双侧损伤，双侧均为C型损伤（图1-24）。这种类型的骨折骨盆移位最严重、最不稳定并且预后最差。两侧半骨盆都是不稳定的C型损伤。整个盆底双侧都受到破坏（图1-25）。

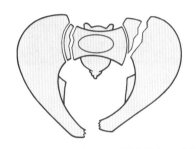

图1-23 Tile分类C2型骨盆骨折示意图

左侧为B型损伤，右侧为C型损伤

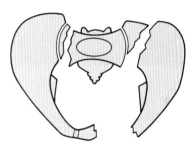

图1-24 Tile分类C3型骨盆骨折示意图

双侧均为C型损伤

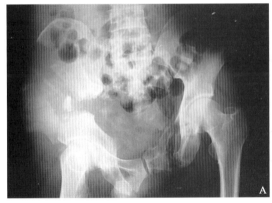

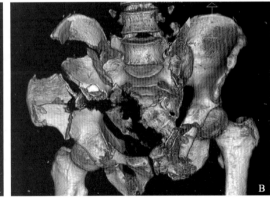

图1-25 Tile分类C3型骨盆骨折临床病例

A. 骨盆前后位X线片示双侧耻骨上下支骨折，右侧髂骨粉碎性骨折，双侧骶髂关节分离，骶骨骨折；B. CT三维重建影像示双侧骶髂关节分离，双侧耻骨上下支骨折，右侧髂骨粉碎性骨折，骶骨粉碎骨折

4）C3变异型：双侧骶髂关节脱位，前弓完整，实际上是变异的C3型损伤（图1-26）。这种损伤常发生在骑马的年轻女性患者中，髋、膝呈过度屈曲位，因马突然摔倒，患者向后摔落地上，骨盆遭受持续的撞击伤。X线平片上骨盆前部结构保持完整，而双侧骶髂关节后脱位。

（4）骨盆环损伤合并髋臼骨折：大多数髋臼骨折会合并同侧骨盆环骨折或骶髂关节损伤，有些髋臼骨折也会并发对侧的骨盆环损伤。严重的骨盆环损伤合并严重的髋臼骨折时预后要比其他类型更差（图1-27）。

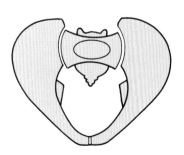

图1-26 Tile分类C3变异型骨盆骨折示意图

前弓完整，双侧骶髂关节脱位

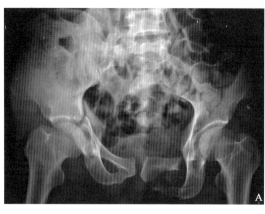
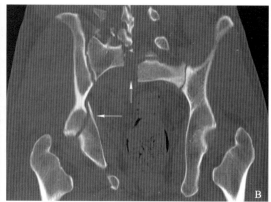

图1-27　骨盆环损伤合并髋臼骨折

A. 骨盆前后位X线片示左侧耻骨骨折、右侧髋臼横行骨折，半骨盆垂直向上移位；B. 冠状面CT扫描影像显示右侧髋臼骨折及右侧骶骨骨折（箭头所示），伴明显垂直移位

5. 骶骨骨折的分型　骶骨是骨盆的一部分，骶骨骨折可与骨盆其他部位骨折合并存在也可单独存在。由于骶骨的解剖特点，骶骨骨折极易造成神经损害或者遗留下顽固性疼痛。有学者对骶骨骨折单独进行了分型。

关于骶骨骨折的分型，目前Denis分型法已被广泛认可。Ⅰ型指骨折位于骶孔的外侧方（图1-28A）；Ⅱ型指骨折位于骶孔区（图1-28B），Ⅲ型指骨折位于骶孔内侧骶骨中间（图1-28C）。这种分类只描述了纵向骨折，而没有描述横行等其他类型骨折。尽管有学者将骶骨横行骨折列入Ⅲ型骨折，但复杂骶骨骨折需要给予关注。骶骨横行骨折有时涉及骶孔并且常常呈复杂的H形骨折（图1-29A）或T形骨折（图1-29B）。这类骨折在骶骨侧位片上可见显著移位。

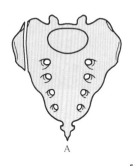
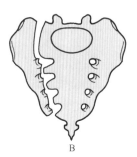
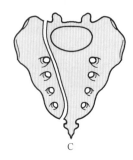

图1-28　骶骨骨折的Denis分型示意图

A. Ⅰ型；B. Ⅱ型；C. Ⅲ型

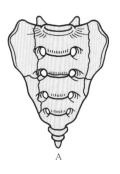
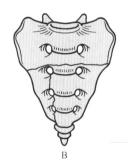

图1-29　复杂骶骨骨折示意图

A. H形骨折；B. T形骨折

二、骨盆骨折的急救

骨盆骨折多为高能量损伤,不仅导致骨盆本身严重损伤,而且常伴有复杂严重的合并伤。资料显示,骨盆骨折合并低血容量休克患者死亡率为35%～45%,开放性骨盆骨折的死亡率高达30%～50%。因此,骨盆骨折的早期急救是降低死亡率的重要环节之一。

骨盆骨折的急救应遵循高级创伤生命支持(advanced trauma life support,ATLS)和损伤控制性手术(damage control surgery,DCS)。基本原则为三步处理模式:第一步,抢救生命(如脑外伤、肺部损伤、大出血等);第二步,合并伤的处理;第三步,骨盆骨折的处理。

(一)急救复苏

伤情评估"先救命,后治病"是院前急救的基本原则。骨盆骨折急救的首要目的是挽救生命,应优先解除危及患者生命的情况,使病情得到初步控制,然后再进行后续处理。必须优先抢救的紧急情况包括呼吸心跳骤停、严重颅脑外伤、血气胸、张力性气胸、大出血和休克等。

患者入院后首先应立即对其意识、血压、脉率、气道、颅脑、颈椎、呼吸状态、循环状态进行评估,及时发现危及生命的损伤,并迅速进行有效处理。原则上评估与治疗同时进行。在急诊室第一个小时("黄金时段")的正确处理对降低死亡率和致残率至关重要,其抢救可按照以下流程进行。

早期急救复苏应遵循"ABCDE"五步。

• A(airway)开放气道和B(breathing)呼吸支持

如果患者昏迷或者呼吸道阻塞,立即开放气道。心跳呼吸骤停时,应立即进行体外心脏按压,并尽快给予高浓度、高流量面罩吸氧或气管插管接呼吸机辅助呼吸;在心电监测下电除颤、开胸心脏按压、药物除颤等。保持呼吸道通畅(部分患者可以提前预插管)。呼吸障碍不仅可由呼吸系统本身功能受损所引起,也可由其他系统的损伤而导致,最常见于颅脑损伤。口唇紫绀、呼吸急促、胸廓呼吸动度减弱或消失以及反常呼吸均意味着存在呼吸障碍。必要时可采用吸氧(改变体位)、气管插管术、气管切开术、胸腔闭式引流等处理创伤性窒息。血凝块、呕吐物或舌后坠等可造成呼吸道阻塞,导致通气功能障碍,可在很短时间内使患者窒息死亡,故应争分夺秒解除呼吸道阻塞,维持呼吸道通畅,改变体位、吸氧等,如果以上措施难以维持气道通畅,应立即行气管插管。对存在不稳定颈椎骨折脱位的伤员,在行气管插管时一定要注意不要过多地搬动伤员头部以免加重损伤。紧急情况下,气管切开术是保持气道通畅最有效的方法。

• C(circulation)循环系统和D(drugs)药物应用

液体复苏是早期复苏的关键。扩充血容量,维持有效循环。应迅速建立多静脉通道进行输血输液,在2～3次静脉穿刺失败后,必要时应考虑行静脉切开术或插中心静脉导管。遵循先晶体液、后胶体液的限制性复苏原则。早期液体复苏应遵守三阶段方案:第一阶段

（重点），活动性出血期（8小时内），以平衡盐液和浓缩红细胞为主，应用血管活性药物，在失血性休克期大容量快速补液复苏目前仍是骨盆骨折急救的首选补液方式；第二阶段，血管外液体扣押期（组织水肿）（1～3天），胶体与晶体液相结合；第三阶段，血管再充盈期（休克恢复期）（3天后），减少输液量，适当应用利尿剂。

对休克早期的中小量出血，血压在90～100/60～70 mmHg，首先应快速滴注等渗盐水或平衡盐溶液，45分钟内输入1 000～1 500 ml。若患者血压恢复正常并能维持（红细胞比容为30%以上），表明失血量较小且已逐渐停止出血，则可减慢速度继续输液治疗观察，此阶段不必要进行输血。80%～90%的患者趋向稳定，可进行检查等下一步处理。

当患者经上述液体复苏休克未能矫正，血流动力学不稳定，血压在80～90/50～60 mmHg，患者进入休克期，病情向重的方向进展，判断可能继续出血，应立即输全血或浓缩红细胞。红细胞、血浆、血小板按照1:1:1比例输入是最有效的输血方式。此时经2～3小时的急救复苏，输血1 000～2 000 ml、输液体2 000～3 000 ml，大部分患者能趋于稳定，收入病房常规处理。少数（10%～20%）患者仍不稳定，则应进入多学科会诊外科干预止血。

值得注意的是，对存在大出血风险的患者，尽早给予氨甲环酸（tranexamic acid，TXA）静脉注射，先予以1 g负荷剂量10分钟缓慢注射，后续1 g输注持续8小时。TXA是急救常用的止血药物，能安全有效地降低骨盆创伤出血患者的死亡率，并且没有增加其他不良反应的风险，且能够减少后续复苏过程中的输血需求。有研究建议TXA应尽早使用（不迟于创伤后3小时），以免其有效性受到影响。

• E（ex-fix和exam）暂时性骨盆稳定和辅助评估检查

当生命体征稍微平稳后，可以进行部分的辅助检查（要有医师陪同）。监测：呼吸、心率、血压、血氧饱和度、尿量；X线检查：胸前后位、骨盆前后位、颈椎正侧位；腹部B超（急症床旁最安全）。床旁无创的急诊超声检查能够快速初步判断病情，是目前国内外比较推崇的快速检查创伤的方法之一。

暂时性骨盆稳定简单易行的固定方法有骨盆束缚带、外固定支架和C钳等。

骨盆束缚带用于不稳定性骨盆骨折患者临时固定骨盆以控制容积，是临床上最常用的非侵入性骨盆固定方法，可以迅速有效地减少盆腔容量，以间接止血，同时有利于稳定骨盆。如果没有骨盆束缚带，可以将床单折叠成宽20～30 cm的骨盆固定带，固定于患者盆部，该方法简单、实用、有效（图1-30）。

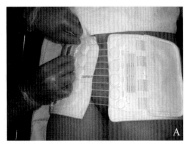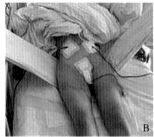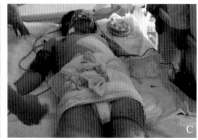

图1-30　急救时的骨盆固定

A. 骨盆束缚带应用照片；B. 将床单折叠成宽20～30 cm的固定带；C. 用床单固定骨盆完成时的情景

　　外固定支架固定是对血流动力学不稳定的骨盆骨折患者进行急诊救治的重要手段。外固定架控制骨盆骨折出血的主要机制是通过复位固定骨折,使骨折面渗血减少,同时有效地减少骨盆容积并能保持恒定,从而发挥血管填塞效应,控制静脉和微小动脉的出血。

　　骨盆骨折外固定的适应证包括:严重骨盆骨折患者急诊时控制出血和临时固定;多发伤患者早期固定有利于护理以减轻患者痛苦;治疗某些骨盆骨折时与内固定联合应用;软组织条件不良者,外固定可以是维持复位的最终方法。

　　骨盆外固定架种类较多,目前临床常用的骨盆外固定架有AO外固定架(图1-31A)、三维骨盆外固定架(图1-31B)、Orthofix外固定架(图1-31C)和组合式外固定架(图1-31D)等。对于后环的损伤可采用C形钳来进行外固定。

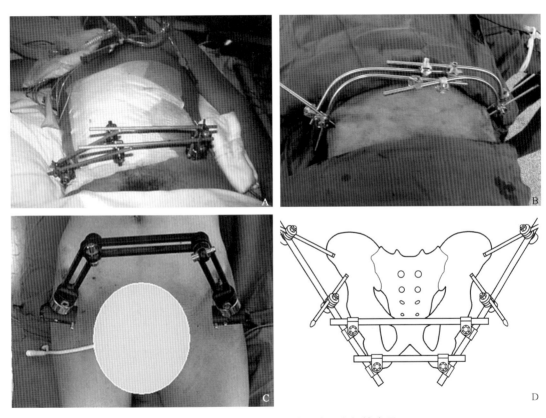

图1-31　不同类型的骨盆前环外固定架的应用

A. AO外固定架;B. 三维骨盆外固定架;C. Orthofix外固定架;D. 组合式外固定架

　　C形钳具有快速、有效地固定复位的特点,目前应用的骨盆钳主要是Ganz骨盆钳(图1-32A)。对于骨盆后环损伤的患者,单一骨盆前环外固定架无法有效稳定,使用Ganz骨盆钳可以有效固定骨盆后环(图1-32B),同时不妨碍剖腹探查术。

　　进钉点的确定:位于髂前上棘垂线与股骨干的平行线交点(详见外固定架章节)。在利用骨盆钳对骨盆进行加压时,应注意严防骨块对尿道、骶神经等重要组织的挤压,在术中、术后要及时观察排尿、下肢运动等情况。接近骶髂关节部位的髂骨翼骨折是使用骨盆钳的禁忌证。

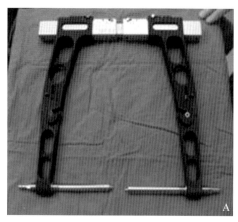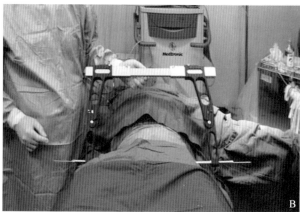

图1-32 Ganz骨盆钳在骨盆骨折中的应用

A. 实物照片；B. 临床应用情景

（二）控制出血（外科干预性止血）

经上述4～6小时的急救复苏，大部分患者趋向稳定，留置观察。如生命体征经处理后仍不稳定，应考虑血管性大出血或脏器破裂等因素的存在，进一步多学科急救处理和外科干预止血。目前常采用的一些止血措施，包括有创的纱布填塞和无创的动脉造影栓塞止血。暂时性腹主动脉阻断术可暂时止血并获得良好的临床效果，但在实际应用中应当根据医院的具体条件、个人操作技巧及临床经验灵活掌握、综合应用。

在3小时内出血量超过血容量的50%或24小时丢失全血容量为大出血，骨盆骨折大出血来源主要有如下方面：①骨盆壁血管。②盆腔静脉丛。③盆腔内脏器。④骨折断端。⑤盆壁软组织。由于急诊急救时常难以判断出血的来源，所以处理比较棘手。各种止血措施的应用效果与出血血管的走行分布密切相关。常见的损伤血管有：髂内血管（臀上、臀下动静脉及闭孔动静脉）、髂外血管（股动静脉）、"死亡冠"（闭孔动静脉与髂外动静脉的吻合支）（图1-33）等。

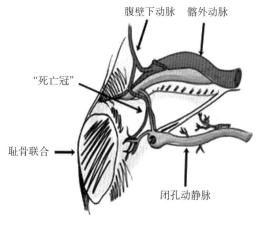

图1-33 "死亡冠"解剖示意图

骨盆骨折合并大出血的治疗主要是补充血容量和进行外科干预以有效止血，具体措施主要包括盆腔纱布填塞术、动脉造影栓塞术和髂内动脉结扎术。

1. 盆腔纱布填塞术 85%骨盆骨折出血源于后腹膜静脉，10%源于知名血管损伤，因出血早期无法判断是动脉还是静脉，使用纱布填塞最为合适。纱布填塞术控制骨盆骨折出血必须在骨盆容积得到控制的前提下进行，其机制主要为可以直接压迫盆腔静脉丛，进一步减小骨盆容积，并且能阻止骨盆的虹吸效应。

（1）纱布填塞术的优缺点

1）优点：① 可在紧急情况下应急措施。② 操作简单，不需要特殊设备。③ 适合于基层医院的急诊抢救。

2）缺点：纱布填塞术的缺点主要是对大动脉出血的止血效果差，以及需要二次手术取出填塞纱布。

（2）纱布填塞术的适应证

1）经过4～6小时的休克抢救（输血3 000 ml、输液3 000 ml），血液动力学不稳定，休克不能纠正者。

2）无法判断动脉性出血还是静脉性出血者。

3）造影栓塞术后仍有出血者。

4）顽固性出血者。

5）会阴部、大面积腰背部、臀部、大腿皮下血肿，提示腹膜后破损广泛出血者。

（3）纱布填塞术的方法：常用填塞方法有直接填塞和剖腹填塞（腹膜内、腹膜外），临床上根据损伤部位不同选择不同的填塞方式。对于开放性骨盆骨折患者，可对开放部位直接进行纱布填塞（图1-34A）；对于怀疑腹部内脏器官损伤的患者可以同时行剖腹探查术和腹膜内填塞；腹膜外填塞主要包括骶前髂窝填塞及耻骨后填塞（图1-34B、C）。常用的手术填塞入路有耻骨上横切口、髂腹股沟入路和Stoppa入路。填塞纱布的取出时间为患者生命体征平稳，无再出血的临床表现，一般为术后48小时左右，填塞纱布可一次取出，也可分次取出，顽固性出血可一周取出（图1-34）。

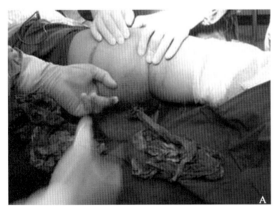
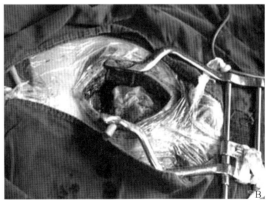
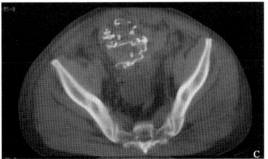

图1-34　纱布填塞术治疗骨盆骨折大出血

A. 开放性骨盆骨折开放部位的直接填塞；B. 盆腔纱布填塞后术中所见；C. 纱布填塞术后X线片所见

（4）纱布填塞术的注意事项

1）必须在骨盆环稳定的情况下填塞才能达到控制出血的效果。

2）最好在腹主动脉阻断下填塞。

3）根据患者情况选择纱布填塞的方式及数量。

4）填塞纱布数量应明确记录。

2. 动脉造影栓塞术（angiographic embolization） 动脉栓塞术是无创性止血，适用于病情不十分凶险的患者。即经积极输液、输血等抗休克治疗情况不见好转，但病情能控制的患者。CT进行动态观察，如有血肿增大，可经选择性动脉栓塞术控制或减少出血（图1-35）。

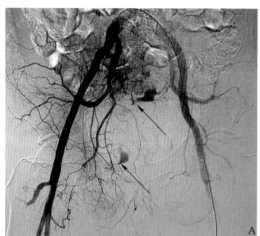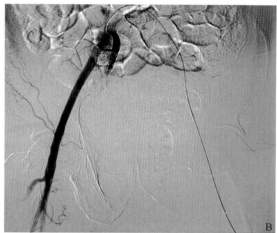

图1-35 动脉造影栓塞术控制骨盆骨折的出血

A.动脉造影显示出血处（箭头所指）；B.栓塞后影像

（1）骨盆血管造影的适应证

1）适合经4～6小时抢救，输血1 000 ml、输液2 000 ml，但病情不十分凶险，间断输血尚能维持血压。

2）CT显示血肿存在，动态观察逐步增大。

3）出血量中等。

4）造影时有造影剂外渗。

5）患者在造影期间无心搏骤停的风险。

（2）动脉造影栓塞术的优缺点

1）优点：动脉造影栓塞术对骨盆骨折出血量中等的患者具有明显优势，包括：① 对出血血管定位准确。② 微创，无须开腹和全身麻醉，对患者的创伤和生理干扰小。③ 不破坏腹膜的容积压迫效应。④ 当合并其他脏器出血时，可一并止血。

2）缺点：① 在介入科进行，透视下操作，时间长，抢救条件差。② 栓塞剂对盆腔内广泛小血管出血和静脉源性出血栓塞效果差，而且可能会发生阻塞不良或再出血。③ 该技术对医院的设备和技术要求较高,并非所有的医院具备此种技术。

(3)动脉造影栓塞术的操作步骤

1)数字减影血管造影确定骨盆骨折的出血位置。

2)不破裂血管有"冒烟"征,明确导管位于出血靶血管。

3)确定出血的动脉及部位。

4)选择适合栓塞的材料,常采用自体血凝块或明胶海绵,释放栓塞剂。

5)确认栓塞是否成功,根据出血部位的不同,可采用髂内动脉栓塞(非选择性);如有明显出血的分支血管,可采用髂内动脉分支血管栓塞(高选择性)。

(4)造影栓塞术的注意事项

1)一定要评估患者在造影期间无心搏骤停的风险。

2)在介入中严密观察患者。

3)注意栓塞后再次出血。

4)穿刺部位及时压迫。

3. 髂内动脉结扎术 大出血患者如确认有腹腔脏器止血,剖腹探查时一并结扎髂内单侧或双侧血管,以确保生命体征稳定。

4. 暂时性腹主动脉阻断术 暂时性腹主动脉阻断术是指将导管经股动脉插入腹主动脉,并在肾动脉水平以下用球囊将其阻断(图1-36),其机制是在此水平阻断腹主动脉,能够阻止循环血量的继续流失,维持有效循环血量和保证重要组织器官的血流灌注,为抢救患者生命争取时间。并且在阻断水平以下的供血范围内,没有对缺血较为敏感的器官,减少了相关器官(如睾丸或卵巢)的缺血性损伤,是目前临床上应用于骨盆骨折大出血快速、有效的治疗手段,止血效果显著,能减少50%以上术中出血,而且技术要求相对较低,术前无须介入造影或栓塞,大大降低了患者的费用。

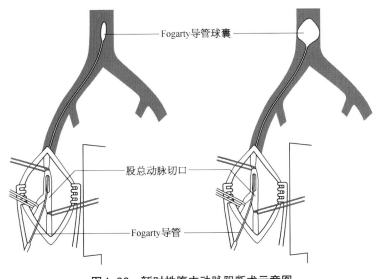

Fogarty导管球囊

股总动脉切口

Fogarty导管

图1-36 暂时性腹主动脉阻断术示意图

（1）适应证：暂时性腹主动脉阻断术主要适用于以下情况：3～6小时内输血3 000 ml、输液3 000 ml血流动力学仍不稳定，并且排除肝脾破裂的大出血患者（如肝脾破裂诊断明确，则急症行剖腹探查止血）。

（2）具体操作步骤

1）股动脉插管：对于有经验的医师，可进行闭合性插管；对于经验不太丰富的医师，也可在腹股沟区域切开皮肤，显露股动脉，并用橡皮条将其暂时性阻断（图1-37A）。

2）向股动脉内插入Fogarty导管（图1-37B），进入腹主动脉；以腹股沟韧带为起点，判定需要插入Fogarty导管的长度，为阻断腹主动脉需进管20 cm左右，为阻断单侧髂总动脉则需进管14～16 cm。

3）气囊充生理盐水，如难以确定球囊位置，可注入造影剂定位（图1-37C）。向球囊注射盐水，注射量随球囊大小而定，在X线透视监控下以能阻断腹主动脉血流为好。

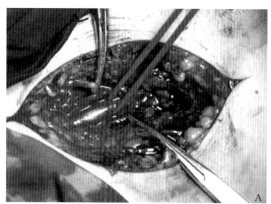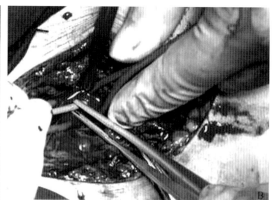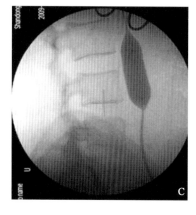

图1-37 暂时性腹主动脉阻断术操作步骤

A. 术中照片显示腹股沟处切开暴露股动脉；B. 术中照片显示将Fogarty导管插入股动脉；C. 术中透视影像显示证实球囊阻塞节段位于肾动脉水平以下

（三）合并伤的处理

骨盆骨折常见合并伤主要为腹部脏器损伤、直肠肛管损伤、泌尿系损伤、阴道损伤及创伤性膈疝，这些损伤在闭合性骨盆骨折与开放性骨盆骨折均可发生，伴发于开放性骨盆骨折的损伤将在开放性骨盆骨折一节叙述。

1. 腹部脏器损伤　骨盆骨折常伴发腹部损伤，其可分为实质脏器及空腔脏器损伤。实质脏器如肝、胰、脾、肾损伤,主要表现为腹内出血,可有移动性浊音体征;空腔脏器如胃肠道损伤等,主要表现为腹膜刺激征、肠鸣音消失和肝浊音界消失等体征。腹部损伤对多发创伤的患者常规行腹腔穿刺,有助于鉴别诊断是空腔脏器损伤还是实质性脏器损伤,腹部B超和CT可协助确诊腹部脏器损伤。如高度怀疑或确定存在腹部脏器破裂,应立即请普外科医师会诊处理,急症行剖腹探查术。

2. 直肠、肛管损伤　直肠和肛管损伤主要由坐骨骨折端移位引起,也可由骶骨、耻骨骨折移位引起。直肠损伤如破裂在腹膜反折以下,可引起直肠周围严重感染及盆腔蜂窝组织炎;如破裂在腹膜反折以上,可导致弥漫性腹膜炎。因此,早期确诊并采取及时而有效的治疗是提高创伤性直肠肛管损伤疗效的关键。对于具有腹膜刺激征,同时有肛门流血、溢尿、便血等症状的患者,均需要考虑是否有直肠损伤。临床中腹膜内直肠损伤的主要症状与急性腹膜炎症状相似,其中腹膜外直肠损伤患者会出现肛门出血,肛提肌下损伤患者则主要有撕裂伤疼痛感及其症状。对于骨盆骨折导致的闭合性直肠肛管损伤,应特别注意。虽然其直肠、肛管、尿道损伤严重,但由于黏膜未破裂,因此不表现出便血、尿血等临床症状。针对闭合性损伤患者行直肠指检可扪及直肠受压严重、肿胀。骨盆部位X线或CT检查提示骨折断端刺向直肠或膀胱等脏器。软肠镜的应用可有效帮助诊断识别困难的开放性直肠肛管损伤,且不仅可明确损伤裂口部位,还可经肠镜将粪便吸出。笔者认为直肠肛管损伤治疗的关键是早期诊断及合理处理,具体处理措施是:① 直肠损伤应予急症修补并作结肠造瘘。② 低位直肠破裂处修补不满意者,必须行局部引流,而且经会阴的引流应达盆膈以上,使坐骨直肠窝完全敞开。③ 清创要尽可能彻底,必要时用邻近有活力的组织覆盖已暴露的骨折端。④ 腹股沟及其他适当位置均放置引流,必要时持续负压吸引。⑤ 合理使用抗生素。

3. 膀胱及尿道损伤　膀胱及尿道损伤是骨盆骨折常见的合并伤,在骨盆骨折中,膀胱和尿道损伤的发生率为13%。尿道损伤常见于男性,通常是膜部的损伤;而在女性患者中,膀胱损伤更常见。

尿道损伤多由骨盆骨折时的撕裂、牵拉甚至是移位的骨折块切割所致。尿道外口滴血或有血迹,有尿意但不能排尿是尿道损伤的重要临床表现。临床上常根据膀胱破裂口与腹膜的关系将膀胱破裂分为腹膜内型、腹膜外型和腹膜内外型3种。膀胱造影检查确诊率可达85% ~ 100%,是诊断膀胱破裂的可靠方法。一旦确诊膀胱破裂,则应根据情况施行膀胱修补术,手术适应证包括:① 尿外渗或出血严重。② 腹膜内型膀胱破裂。③ 合并后尿道断裂。④ 合并腹内脏器损伤。

尿道断裂如早期处理不当可导致多种并发症,如局部外渗导致持续感染甚至脓肿、直肠破裂管理不善导致尿道直肠瘘等,远期的常见并发症为尿道狭窄、尿失禁、勃起障碍等,直接影响疗效和生活质量。对于能顺利将导尿管插入膀胱的尿道损伤,可以尿管为支架,留置导尿管6周。对并发于骨盆骨折的后尿道完全断裂,目前治疗方法主要有早期进行尿道吻合修复术、耻骨上膀胱造瘘延期尿道成形术、尿道会师术等。笔者认为尿道会师术能早期恢复尿道连续性,避免了单纯耻骨上膀胱造瘘的缺点,而且手术简单、创伤相对较小,是骨盆骨折后尿道断裂较为合适、有效的方法。对于一些病情危重、血流动力学不稳定的患者,在早期急救时不适合行尿道会师术,此时应单纯行耻骨上膀胱造瘘术,待患者病情稳定后再早期行尿道会师术。骨盆骨折伴后尿道损伤患者 I 期缝合可能预后不良。内镜直视下治疗可使 II 期尿道成形术减少 30% ～ 70%，因此早期经尿道内镜直视下或开放尿道会师术中应用尿管对尿道断裂严重、膀胱颈部离断患者的后期治疗具有积极意义，可早期恢复尿道连续性，缩短缺损距离，对 II 期尿道成形术有益。

4. 阴道损伤　严重的骨盆骨折可累及女性阴道，骨盆前环耻骨支、坐骨支骨折端移位可直接刺入阴道，使得骨折与阴道相通，导致开放性损伤，并可伴大量出血。阴道损伤出血早期诊断后可先填塞纱布压迫止血。骨盆骨折合并阴道损伤者应尽早在严格清创后，缝合修补阴道损伤，放置引流。如在创口内探及耻骨或坐骨骨折，应尽量使骨折复位，对于碎裂的骨块应予以取出，以免影响创口愈合，尽量使创口一期愈合。对严重骨盆骨折伴有阴道流血的患者应及时请妇产科医师会诊处理。

5. 创伤性膈疝　骨盆骨折合并创伤性膈疝的发生率为 1.9%，其发病机制为：造成骨盆骨折的巨大暴力挤压盆部和腹部，使腹内压骤然升高，骤然挤压腹腔脏器穿破膈肌的薄弱区进入胸腔，同时因胸腔内负压的作用，进入胸腔内的腹腔脏器不易复位。右侧的膈疝内容物通常为肝脏，左侧通常为脾脏、胃、小肠等。当腹腔内脏器疝入胸腔可致肺塌陷，肺通气障碍，严重时纵隔移向健侧，致回心血量减少，循环障碍；膈肌破裂口勒紧疝内容物，可导致其血循环中断，发生嵌顿、绞窄、坏死、穿孔及胸腔积液，最后形成脓毒血症。

当遇到如下情况即应高度怀疑创伤性膈疝：① 不能用其他原因解释的持续性上腹痛，或继发胸闷、胸痛、呼吸困难。② 胸部听诊有肠鸣音，伴呼吸音减弱或消失。③ 胸腔闭式引流引出大网膜或胆汁。④ 胸腹部 X 线片对于创伤性膈疝有较高的诊断价值。创伤性膈疝常见的 X 线征象包括：膈面失去正常光滑的轮廓线或全面变形、缺如，膈上有异常阴影与膈下器官影相连；纵隔偏移；左半胸充满血液致不透光，有时见气泡影、脾脏影、胃泡影或胃肠蠕动影；CT 检查可确诊。怀疑创伤性膈疝时应立即请胸外科医师会诊处理。

创伤性膈疝一经确诊，多需急症手术，经腹修补膈肌，虽然操作有些困难，特别是右侧的膈疝，有时需要切断右三角韧带以增加显露，但经腹的优点是可以同时探查和处理腹腔脏器的损伤，必要时延长切口为胸腹联合切口。

三、骨盆骨折外固定

骨盆骨折通常是由高能量外力所致，其中大多数是由交通事故造成。对于多发创伤中所有的骨骼损伤，在设计治疗方案时，骨盆环损伤应该最优先得到治疗。对于未经适当处理的骨盆环损伤患者，应该在治疗的黄金时间里尽快使骨盆得到最好的稳定。外固定的益处在于其微创性以及能够被迅速地实施。

（一）骨盆外固定适应证

骨盆外固定架是从 20 世纪 70 年代末开始逐渐发展起来的，临床应用后取得了明显的治疗效果。公认采用外固定架固定骨盆可明显减少出血,使不稳定性骨盆骨折重新获得稳定,迅速减轻疼痛,可早期活动,减少卧床并发症,而且创伤小,操作方便,便于护理。骨盆外固定架可在急诊室或手术室进行安置。骨盆骨折外固定术适应证主要有以下4点:

(1)严重骨盆骨折患者急诊时控制出血和临时固定。

(2)多发伤患者早期固定有利于护理以其减轻患者痛苦。

(3)某些骨盆骨折内外固定联合治疗方法之一。

(4)伴有软组织条件不良,外固定是维持复位的最终方法。

(二)骨盆外固定架的类型

骨盆外固定架种类较多,目前临床常用的骨盆外固定架有 AO 外固定架、Orthofix 外固定架、Bastiani 骨盆外固定架、组合式外固定架等。

1. AO 外固定架　AO 成立于 1958 年,是"国际内固定学会"的德文简称,其英文简称是 ASIF,主要致力于骨科内固定的研究,但对外固定支架也有涉及。AO 固定架中的管状外固定架主要用于骨盆外固定,1952 年由瑞士 Müller 首先设计,1976 年开始广泛应用于临床。固定针有两种类型:斯氏针,直径 5 mm,长度为 15 ~ 25 mm; Schanz 针,针尖端有螺纹,直径 5 mm,针全长 10 ~ 20 cm,多为半针固定。固定夹钢管与固定针之间的连接装置,可在钢管上移动与旋转。AO 外固定支架属于典型的简单钉式外固定支架,轻巧牢固,可调式夹头可沿金属管冠状面与矢状面做 360° 旋转,使 Schanz 螺钉的位置选择不受限制。可在任何平面对骨盆骨折进行复位或加压,有良好的可调性。因此,穿针时可根据不同的骨折部位和不同的骨折类型来选择合适的进针点。

2. Orthofix 外固定架　其基本结构及使用方法:用直径 2.5 mm 左右钻头钻开骨皮质,不扩孔直接拧入直径 4 mm 的半螺纹针,深度为 5 cm。第 1 根钉在髂前上棘后 1 cm,向后隔 2.5 cm(相当于髂骨结节水平)平行钻入第 2 钉。每侧各钻入 2 根,共 4 根 Schanz 螺钉。安装钉管夹、连接杆及管夹,使之松散结合成三角形或梯形组合支,透视下复位矫正旋转或垂直移位,复位满意后,旋紧各连接点固定螺母。

3. Bastiani 骨盆外固定架　1984 年 Bastiani 等设计出一种单侧轴向加压外固定支架,固定针从肢体一侧穿入至对侧骨皮质,可行骨折复位、固定、延伸和加压。Bastiani 外固定支架属于单边单平面式外固定支架。器械的基本结构:主要由连接杆构成,持针夹在连接杆两端,持针夹内有 5 条夹针的齿槽。连接杆中段为伸缩杆,可进行有限的牵伸或压缩。固定针为用于半针固定,根据固定部位可选用相应直径的固定针。连接杆中段与一端持针夹借助万向关节连接,可用于矫正部分成角移位和少许侧方移位。

Bastiani 式外固定架结构简单,易于装卸,手术操作方便。因为是半针固定,对组织损伤小,操作方便,进针方向要求不高,可以非平行进入。

4. 组合式外固定架　组合式外固定架自 1987 年问世以来,由于临床效果甚佳,在我国得到广泛应用,组合式外固定架按照治疗骨折、矫正骨与关节畸形和肢体延长的目的不同,生物力学特点可分为三大系列:治疗骨折以固定功能为主;用于矫形的除具有固定功能外,还兼有牵伸和加压功能；用于肢体延长的以牵伸功能为主。组合式外固定架是由钢针、固定夹、连接杆、半环弓、矫形垫、万向接头、连接杆固定夹、固定针组成。组合式骨盆外固定架由双侧连杆固定的、穿在髂骨内外板间的三枚半针被弧形连接杆和加压杆连接固定在一起组成，穿在髂骨的半针被钢针固定夹固定在连杆上，每个固定夹和半针为可独立活动的组合体。

5. 其他   Starr Frame公司于2008年在AAOS上推出最新研制的骨盆闭合复位外固定器械——Starr骨盆外固定复位架，其由高强度的碳纤维材料制成，不影响患者透视及拍片，该外固定架复位器械改变了传统骨盆髋臼骨折在术中只能靠手术者徒手复位的方法，对移位的骨盆、髋臼骨折有较好的复位功能（图1-38）。所幸国内解放军总医院唐佩福团队研发的国产新型Starr架在临床也获得良好效果（图1-39）。

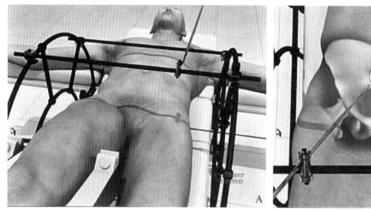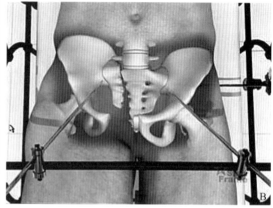

图1-38　Starr复位固定器械安装与使用模式图

A.尾端平视图；B.俯视图

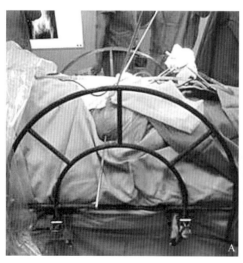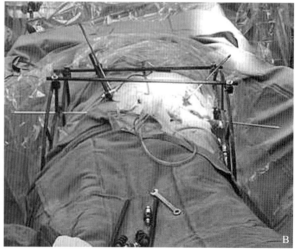

图1-39　国产新型Starr架的安装与使用

A.术中照片侧面观；B.术中照片尾端平视图

（三）骨盆前环外固定架的临床应用

1. 骨盆前环外固定架的分类　根据固定针置入髂骨进针点的不同分为两类：髂骨前上方置钉类（图1-40A）及髂骨前下方（髂骨柱）置钉类（图1-40B）。

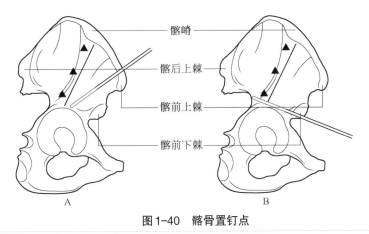

图1-40　髂骨置钉点

A.髂骨前上方置钉；B.髂骨前下方置钉

2. 髂骨前上方置钉操作步骤

（1）进钉位置：每侧半骨盆的髂前上棘后方至髂结节之间的髂嵴。

（2）进钉方向：沿髂骨内外板之前指向髋臼上方（图1-41）。

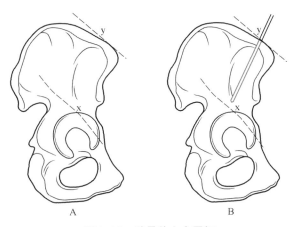

图1-41　髂骨前上方置钉

A.图示进钉点及方向；B.图示钉子的位置

（3）确定进钉点：髂嵴向外侧突起，应在髂嵴中点稍偏内侧处进钉，亦可于髂骨内外板各置一枚克氏针为导向，确定进钉点（图1-42）。

（4）钻孔、置钉：用直径3.2或3.5 mm钻头钻孔，选用直径5 mm的固定钉，旋入深度5～6 cm（图1-43）。

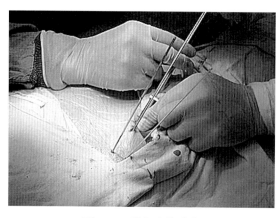

图 1-42　进钉点的确定

临床术中照片显示在髂骨内外板各置入克氏针做导向

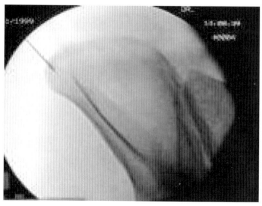

图 1-43　术中透视影像

显示髂骨前上方进钉位置

（5）进钉手术的注意事项

1）避免穿破髂骨内外板。

2）避免进入髋关节。

3）注意保护股外侧皮神经。

3. 髂骨前下方置钉操作步骤

（1）进钉位置与进针点：进钉位置为髂前下棘。进针位置为髂前上棘后与髂前下棘之间的髂骨前缘（图 1-44A）。

（2）进钉方向：沿髂骨内外板之间自髂前下棘指向髂后上棘（图 1-44B）。

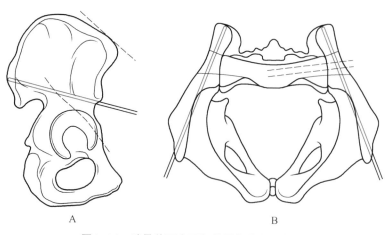

图 1-44　髂骨前下方置钉位置与方向示意图

A. 侧面观；B. 冠状切面观

（3）钻孔、置钉：选用直径 ≤ 6 mm 的固定钉，钻孔后进钉，旋入深度 5 ~ 7 cm。

（4）注意事项

1）避免穿破髂骨内外板。

2）避免进入髋关节。

3）保护股外侧皮神经。

4）避免穿透坐骨大切迹，防止损伤臀上动静脉、神经。

5）避免损伤股动静脉、神经。

4. 相关并发症

（1）钉道感染：只要注意术中操作和术后护理，感染并不会严重影响疗效。

（2）钢针松动：因进针角度及位置选择不当，反复穿针。

（3）局部血肿：多由反复穿针引起。

（4）置钉点处髂骨翼骨折：多因反复穿针或单针集中受力。

5. 骨盆前环外固定的优缺点

（1）优点

1）快速、简单、可靠。

2）可在急诊室局麻下就能操作使用。

（2）缺点

1）仅限于骨盆前环的固定。

2）对骨盆后环控制能力差。

3）对前环过度的加压或撑开不利于后环的复位和稳定。

4）有学者不建议 Tile C 型骨折（尤其是 C2、C3）使用。

5）可能会影响到进一步剖腹探查和后期的内固定。

6. 前环外固定架的临床应用

（1）外固定支架在闭合性骨盆骨折中的应用：多发伤患者的骨盆骨折，骨盆损伤可能较轻，不伴随其他损伤时可保守治疗，为了缓解疼痛，可早期施行外固定架固定治疗，有利于对患者搬运复苏和合并伤的进一步诊断处理，以及便于对患者的护理、恢复患者的活动能力。如图 1-48 所示，49 岁男性患者，车祸伤导致 B 型骨盆骨折、血气胸、双侧耻骨上下支骨折、右侧髋臼后壁骨折伴股骨头后脱位（图 1-45A）、左侧胫腓骨骨折、右侧股骨干骨折，术前骨盆 CT 三维重建更加清晰地显示骨盆骨折及右侧髋臼后缘骨折髋关节脱位情况（图 1-45B）。入院后立即行右髋关节复位外固定支架固定骨盆。术中透视用克氏针定位，在两侧髂骨翼分别拧入两枚螺钉，用 Orthofix 外固定架固定骨盆（图 1-45C），以便护理和减轻患者的痛苦。利用外固定支架的固定螺钉操控两侧半骨盆进行复位，紧固外支架各部件，术中用 C 形臂透视见耻骨支骨折复位良好（图 1-45D）。术后 10 天再行左胫腓骨、右侧股骨干骨折切开复位内固定治疗，术后患者恢复良好。

（2）外固定支架在开放性骨盆骨折的应用

1）髂骨前上方置钉外固定支架固定骨盆：急诊中发现严重骨盆骨折导致低血压时，体格检查和骨盆正位片可以明确患者骨盆稳定的程度和类型。若发现患者骨盆出现旋转、垂直方向不稳定时，应该高度怀疑患者低血压系骨盆骨折大出血所致，需要立即进行骨盆外固定，减少骨折处活动，以有效地促进血凝，避免其进一步出血。腹壁对不稳定骨盆环的髂骨翼起张力带作用，如行剖腹探查，无疑将破坏这种张力带作用，进一步降低骨盆的稳定性，而

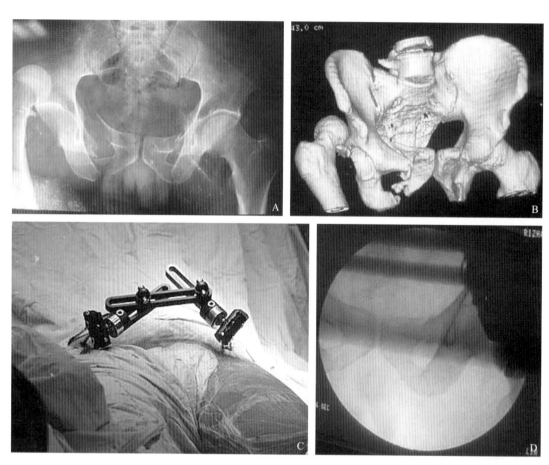

图1-45　Orthofix 外固定支架治疗 B 型骨盆骨折

A. 术前骨盆前后位 X 线片；B. 术前骨盆 CT 三维重建影像；C. 骨盆骨折复位 Orthofix 支架固定后的照片；D. 术中 C 形臂透视影像显示耻骨支骨折复位良好

应用外固定架固定骨盆可使骨折复位，不仅重建骨盆的稳定性，还有利于血液动力学的稳定。在急救阶段，时间就是生命，尽量选用简单、易于操作的外固定架，尽快完成骨盆的有效固定。如图1-46所示，一位16岁男性患者遭遇车祸伤，造成开放性骨盆骨折（图1-46A），术前骨盆前后位 X 线片显示耻骨联合分离较大，双侧骶髂关节脱位，属 Tile 分类 C 型骨盆骨折（图1-46B），同时合并右股骨骨折。患者入院时休克，给予输血、抗休克治疗，急诊手术清创，自髂骨前上方置入 Schanz 钉，用 AO 外固定架临时固定骨盆（图1-46C），修复破裂的血管（图1-46D），术后 X 线检查证实，耻骨联合间隙较术前变窄、双侧骶髂关节间隙缩小、前环分离较前改善（图1-46E），患者生命体征逐渐稳定，恢复良好。

2）髂骨前下方（髂骨柱）置钉法：开放性骨盆骨折或伴有软组织条件不良、感染等，外固定是维持复位的最终方法。当不稳定骨盆骨折，如翻书样骨盆骨折合并严重的盆周软组织损伤、局部软组织条件不佳或者凝血机制障碍时，不适宜进行切开复位内固定手术；当骨盆骨折合并盆周组织感染时，也不宜行内固定手术。这些情况下，外支架固定骨盆骨折可能成为确定性治疗手段。如能从髂骨前下方置入固定螺钉，使外固定架更接近前环，提供更强的

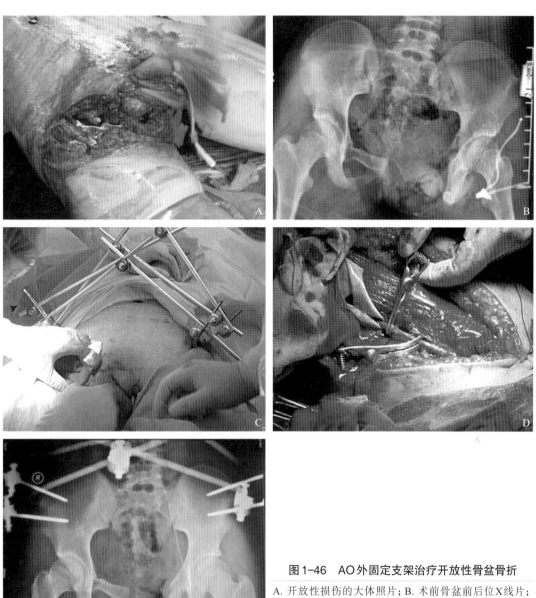

图1-46　AO外固定支架治疗开放性骨盆骨折

A. 开放性损伤的大体照片；B. 术前骨盆前后位X线片；C. 外固定架固定术后大体照片显示外固定螺钉从髂骨前上方置入；D. 清创术中照片显示修复血管；E. 术后骨盆前后位X线片显示耻骨联合间隙、双侧骶髂关节间隙均较术前缩小、前环分离较前改善

把持力，可使分离的耻骨联合彼此接近甚至达到解剖复位并得以维持，有效恢复骨盆前环的稳定性。如图1-47所示，35岁男性患者，遭遇车祸导致多发伤，全身大面积软组织挫伤，创伤性休克，X线检查诊断C型骨盆骨折（图1-47A），CT三维重建的影像（图1-47B）更加直观地显示是一例C型骨盆骨折。患者合并直肠破裂，入院后急诊行结肠造瘘术，同时经髂骨前下方（髂骨柱）置钉，用外固定架复位固定骨盆，复位效果满意（图1-47C），术后恢复顺利（图1-47D）。

（3）内外固定联合治疗骨盆骨折：临床上主要用治疗前后环骨盆损伤，当骨盆后环损伤

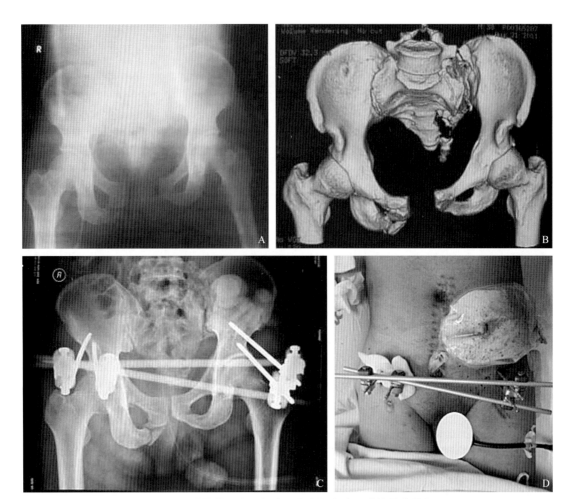

图1-47　髂骨前下方置钉外固定支架治疗开放性骨盆骨折

A.骨盆前后位X线片；B.CT三维重建影像显示C型骨盆骨折；C.外固定架固定术后骨盆平片显示复位满意；D.术后患者大体照片显示直肠造瘘

需要复位内固定，而前环损伤缺乏内固定的条件，这种情况下可以内、外固定联合应用，达到重建骨盆稳定性的目的。如图1-48所示，40岁男性患者，车祸伤导致下腹部前方皮肤挫伤，膀胱破裂，急诊行膀胱造瘘（图1-48A），X线检查发现双侧耻骨上下支骨折（图1-48B），CT三维重建影像更是清晰地显示同时存在的左侧骶骨骨折，属C型骨盆骨折（图1-48C）。由于耻骨前方软组织条件不佳，不适合行耻骨支移位骨折所需要的切开复位内固定，只能用骨盆外固定架进行复位和固定（图1-48D），而左侧骶骨骨折却可以行M板固定手术（图1-48E），术后患者恢复良好。

（四）骨盆后环外固定架——C形钳

20世纪90年代初，骨盆钳的出现为骨盆不稳定骨折合并出血的治疗增加了一种新的、快捷的方法，可在急诊情况下快速固定骨盆环，达到稳定骨盆、减少出血的目的。目前应用的骨盆钳有两种：一是Ganz于1991年首先报道的骨盆C形钳，由1根横杆、2根侧方支柱套

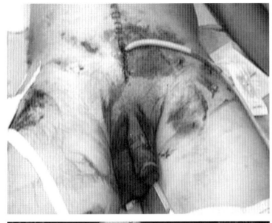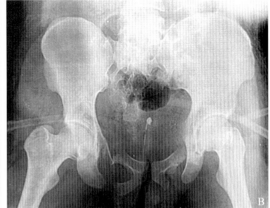
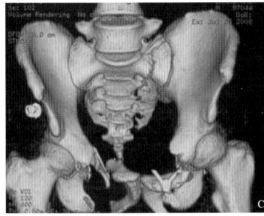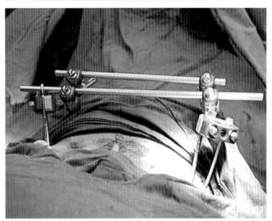
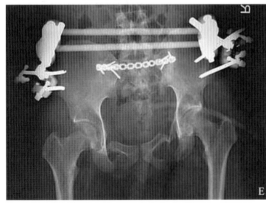

图 1-48　内外固定联合应用治疗骨盆骨折

A. 术前大体照片显示膀胱造瘘切口，可见下腹部前方皮肤挫伤后瘀痕；B. 术前骨盆前后位X线片；C. 术前骨盆CT三维重建影像显示双侧耻骨上下支骨折、右侧骶骨骨折，属C型骨盆骨折；D. 术中照片显示前环外固定支架固定；E. 术后骨盆前后位X线片显示骶骨骨折钢板固定而耻骨骨折外固定支架固定，复位良好

接于横杆和固定针组成（图1-49A）；二是在前者基础上改进的ACE骨盆钳。

1. 适应证及禁忌证

（1）适应证

1）主要应用于骨盆后环损伤。

2）骶髂关节脱位。

3）骶骨骨折。

4）可有后环复位功能。

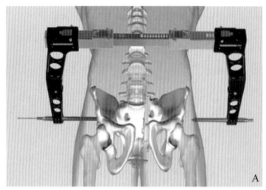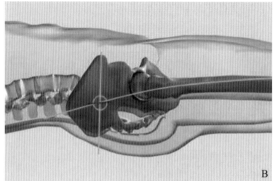

图1-49 骨盆C形钳

A.入钉点示意图；B.应用示意图

（2）禁忌证

1）髂骨后方粉碎骨折。

2）骶骨骨折伴有神经损伤。

3）有加重骨折、神经损伤的风险。

2.骨盆C形钳操作步骤

（1）体位：仰卧位。

（2）麻醉方法：局部麻醉。

（3）确定进针点：经过髂前上棘垂线与股骨纵轴线延长线的交点（图1-49B）。

（4）置入固定针：自确定的进针点刺入固定针，并保证侧臂在固定针上可自由滑动。如骨盆有垂直移位，可在加压前通过牵伸下肢达到矫正复位（图1-50）。

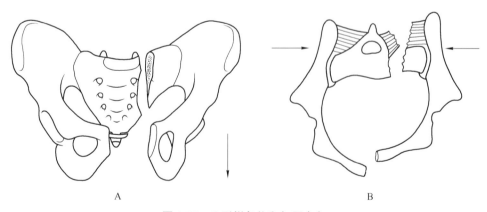

图1-50 C形钳复位和加压方向

A.下肢牵引纠正垂直移位；B.骨盆钳侧方加压

（5）注意事项

1）注意进针位置。

2）避免位置不当造成骨盆穿孔、骨折移位加大和臀上血管、神经损伤。

3）在术中、术后要及时观察血压、排尿和下肢运动。

3. C形钳的优缺点

（1）优点

1）快速、简单，对后环固定可靠（图1-51）。

2）可绕固定轴向下或向上旋转。

3）便于显露腹部或股部。

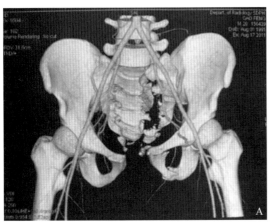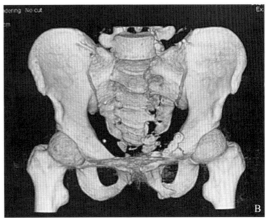

图1-51　骨盆C形钳的治疗效果

A. 复位前骨盆CT三维重建影像显示耻骨联合分离、骶骨骨折、左骶髂关节分离；B. 用骨盆C形钳复位固定后的骨盆CT三维重建影像显示耻骨联合复位良好，骶骨骨折、骶髂关节复位改善

（2）缺点

1）操作不当易损伤重要结构。

2）固定针孔护理难度大。

3）发生钉道感染概率大。

4）仅作为急救临时应用。

5）不能作为后期的确定性治疗方法。

4. 用骨盆C形钳复位骨盆后环　遇严重的骶髂关节脱位和骶骨骨折的病例，尤其是肥胖患者，可借助骨盆C形钳进行复位，能取得良好效果。如图1-52所示，32岁男性患者，身高173 cm，体重110 kg，BMI 36.8，堪称肥胖（图1-52A）。不幸从高处坠落，导致C3型骨盆骨折（图1-52B），术中使用骨盆C形钳复位（图1-52C），透视监控见耻骨联合复位满意（图1-52D）。继续手术，前路行耻骨联合钢板固定，后路行腰骶固定，复位固定效果良好（图1-52E）。

四、骨盆骨折的治疗

骨盆骨折由高能量损伤所致，可有严重的伴发伤，早期急救应以抢救患者的生命为主，

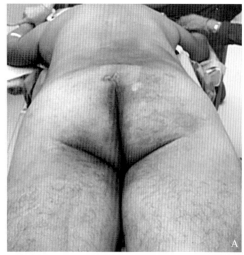
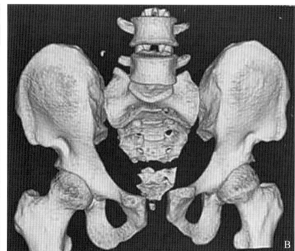
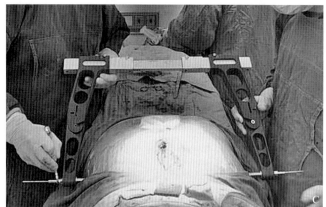
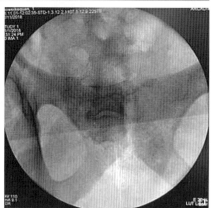
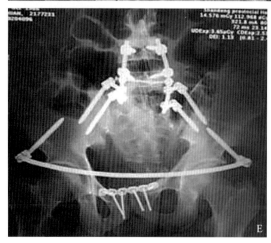

图1-52　骨盆C形钳进行骨盆环复位后手术治疗C型骨盆骨折

A. 数千大体照片显示患者肥胖；B. 骨盆CT三维重建影像示C3型骨盆骨折；C. 术中照片显示用骨盆C型钳复位骨盆环；D. 术中透视影像显示耻骨联合复位；E. 术后骨盆平片显示耻骨联合和骶髂关节复位良好

首先治疗危及患者生命的颅脑、胸、腹损伤，其次治疗合并伤或伴发伤，最后治疗包括骨盆骨折在内的骨与关节损伤。对于骨盆骨折本身来说，其治疗目的是恢复骨盆环的完整性和稳定性。对于稳定性及大多数部分稳定性骨盆骨折多用保守治疗。对于不稳定性骨盆骨折，应采用手术治疗。正确的骨盆骨折治疗对于患者早日康复、重返工作岗位、恢复日常生活具有重要意义。因此对于医师而言,一定要遵守骨盆骨折治疗的基本原则,帮助患者早日渡过难关。

(一)骨盆骨折的治疗原则

骨盆骨折基本治疗原则:A型大部分行保守治疗;B型大部分需手术治疗;C型全部需手术治疗。

1. Tile A型的治疗原则　Tile A型骨折为不累及骨盆环稳定性的骨折,如撕脱骨折、无移位或移位轻微的骨盆前环骨折(图1-53A)以及S2以下的骶尾骨骨折脱位(图1-53B)等,均不需要手术治疗,治疗方法主要有卧床、骨牵引、骨盆束带等。只有髂骨骨折移位明显者、青少年和坐骨结节撕脱骨折(图1-53C),以及髂前上棘撕脱骨折(图1-53D)才需切开复位内固定治疗。

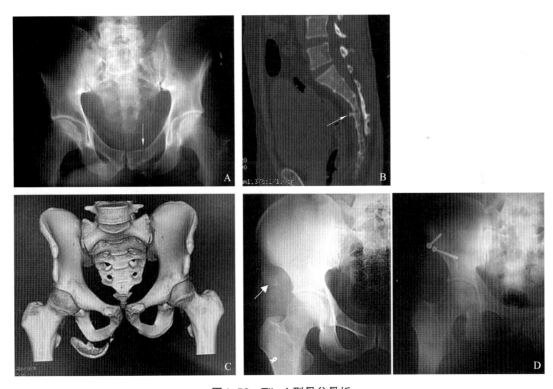

图1-53　Tile A型骨盆骨折

A. 骨盆前后位X线片示耻骨支骨折,无明显移位(箭头所示);B. CT示S2以下横行骨折(箭头所示);C. CT三维重建示坐骨棘撕脱骨折;D. 右髂前上棘撕脱骨折切开复位螺钉固定术前和术后X线片

2. Tile B型的治疗原则

(1)保守治疗:适用于耻骨联合分离<2.5 cm(图1-54)或无移位的耻骨支骨折等部分Tile B型骨折。

(2)手术治疗适应证

1)耻骨联合分离≥2.5 cm者(图1-55)。

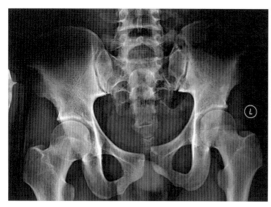

图 1-54　适合保守治疗的耻骨联合分离

骨盆前后位 X 线片显示耻骨联合分离 <2.5 cm,无须手术治疗

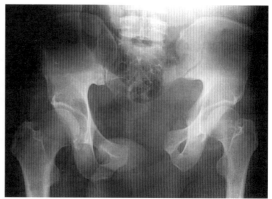

图 1-55　须手术治疗的耻骨联合分离

骨盆前后位 X 线片显示耻骨联合分离 >2.5 cm,须手术切开复位内固定

2)耻骨联合绞锁。

3)耻骨支骨折移位 ≥ 2 cm 者。

4)骶髂关节前后韧带有损伤,如分离、外翻、外旋。

5)耻骨支骨折伴有股神经或股血管损伤者。

6)耻骨支移位损伤、压迫尿道、阴道者,如污染不重,可一期行清创复位内固定术。

(3)手术治疗方法:Tile B 型骨折治疗可分为前环或后环骨盆治疗,耻骨联合分离可用一块或两块钢板重建及锁定钢板固定,一般情况下一块钢板可达到目的。对分离耻骨联合分离 >5 cm 的、有垂直移位的、有旋转的可用两块钢板。耻骨支骨折可用重建钢板固定,也可在透视或导航下经皮置入空心螺钉固定。后环可用两块三孔骶髂关节前钢板和骶髂螺钉固定,前后环均可用微创通道螺钉固定,有条件可用导航式机器人。

3. Tile C 型的治疗原则

(1)重建骨盆前后环稳定性:Tile C 型损伤是前后环均损伤,具有旋转和垂直不稳定性,原则上以手术治疗为主。治疗应同时固定前后环,使骨盆成为稳定环形结构,使其抗变形能力大大增强,这样可以获得最大限度的骨盆稳定性。

(2)后环损伤的处置:Tile C 型骨盆骨折的后环损伤包括骶髂关节骨折脱位或移位的骶骨骨折等。对于骶髂关节骨折脱位或骶骨纵行骨折,可采用重建钢板,空心螺钉或经髂骨棒固定;对于脊柱-骨盆分离的骶骨粉碎性骨折,可采用脊柱-骨盆内固定系统,重建中轴骨和骨盆的连续性。前环损伤辅助固定的指征包括耻骨联合分离及移位明显的耻骨支骨折,可采用钢板或螺钉固定。手术入路采用骨盆前入路、后入路或前后联合入路。

(3)骨盆前后环联合固定的顺序:按解剖及损伤机制,应遵照由上到下、由内到外、由后到前的顺序。首先复位固定后环损伤,再行前环的复位固定,后环的复位固定通常能够改善前环的移位情况。如果合并髋臼骨折,应先复位固定髋臼骨折,然后复位固定骨盆骨折,因为髋臼是关节内骨折,应该解剖复位。

(4)手术时机:关于骨盆骨折手术时机的选择,首先越早复位越有利于术中的固定,患者伤后应尽早行牵引复位治疗,国内学者一致认为患者伤后7～10天为骨盆骨折手术的最佳时机;若患者条件不允许,如合并伤较严重,伤后以抢救患者生命为主,致使骨盆骨折的手术时间延后,进而成为陈旧性骨盆骨折,手术中复位固定将会非常困难,如骨盆骨折术中无法复位,只能采用骨盆截骨的方法来纠正骨盆畸形。

(二)骨盆骨折内固定手术入路

1. 耻骨联合横切口——Pfannenstiel入路 Pfannenstiel入路适用于耻骨联合分离、耻骨支骨折的复位与固定。患者仰卧于可透视手术床上,在耻骨联合及耻骨上支上方约2 cm处做横形切口图(1-56A、D),可向两侧延长。切开皮下组织,平行于腹股沟韧带切开腹外斜肌腱膜,确认精索或子宫圆韧带、髂腹股沟神经,牵开并保护;自耻骨上支切断腹直肌腱膜及锥状肌(图1-56B);骨膜下剥离显露耻骨上支的上方、前方、后方各约5 cm,到达耻骨联合后间隙(图1-56C),必须注意此间隙的解剖,避免损伤静脉丛或膀胱。关闭切口时应严密缝合腹直肌,缝合腹外斜肌腱膜时应注意腹股沟管内环,防止出现腹股沟斜疝。

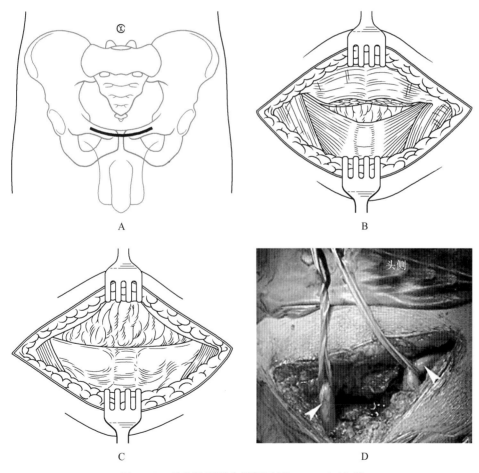

A

B

C

D

图1-56 骨盆耻骨联合横切口Pfannenstiel入路

A. 皮肤切口示意图;B. 切断腹直肌止点;C. 显露整个耻骨联合;D. 术中照片显示保护双侧精索(白色箭头)

2. 髂腹股沟入路

（1）技术：髂腹股沟入路即 Letournel 切口，用于显露骨盆前环及髋臼，能提供自耻骨联合至一侧骶髂关节前方的显露，包括耻骨支的上下表面，适用于涉及髋臼前柱的耻骨支骨折。

患者仰卧位，切口起自髂嵴中后 1/3 交界处，沿髂嵴内侧 1 cm 至髂前上棘，再横过下腹部，止于耻骨联合上方 2 cm 处（图 1-57A）。在髂前上棘下方 3 cm 稍内侧处游离并保护股外侧皮神经，在下方切口段找到精索或圆韧带及邻近的髂腹股沟神经，游离出精索并用第 1 根橡胶条牵开（图 1-57B）。然后沿切口切开腹肌和髂肌在髂嵴上的起点，将髂肌从髂骨内板处做骨膜下剥离，显露髂窝、骶髂关节前方和真骨盆上缘（图 1-57C）。再沿腹股沟韧带方向小心切开腹股沟韧带，将髂耻弓从髂腰肌上分开，显露髂腰肌及股神经（图 1-57D）。用第 2 根橡胶条绕过髂腰肌、股神经及股外侧皮神经，向内侧牵开，在骨膜下剥离闭孔内肌至髂骨的四方区，剥离时要避免损伤髂内血管和臀上、下及阴部内血管。牵出髂耻弓并剪开至髂耻隆起，从外向内钝性分开髂外血管及淋巴管，分离髂外血管时一定要注意血管后壁有无变异的闭孔动脉，或腹壁下动脉与闭孔动脉之间的吻合支，因这些血管损伤后很容易引起大出血，可导致患者死亡，故又称"死亡冠"。用一根橡胶条包绕髂外血管及淋巴管，留作牵引，或保留髂耻弓的完整性，将髂外血管、淋巴管连同髂耻筋膜作为一束用一根橡胶条包绕，不单独对髂外动静脉进行分离，这样不干扰髂外动静脉、淋巴管，避免了分离血管而造成对血管的直接损伤，但因游离幅度小，暴露中间窗困难。这样已用 3 根橡胶条分别绕过精索、髂腰肌和股神经束、血管束以便于保护和进一步暴露，对上述橡胶条作各向牵引形成外侧、中间和内侧 3 个窗口，由此显露、复位和固定不同部位的骨折。在外侧窗（图 1-57E）将髂腰肌和股神经束牵向内侧显露髂窝及弓状线；在中间窗（图 1-57F）将髂腰肌和股神经束向外牵引、血管束向内牵引显露坐骨棘、坐骨大、小切迹、四边体、髋臼的前壁、耻骨上支的外侧和闭孔上缘；在内侧窗（图 1-57G）将血管束向外侧牵引、精索向内牵引显露耻骨上支、闭孔上缘和 Retzius 耻骨后间隙。如需暴露耻骨角和耻骨联合，可将精索向外牵引（图 1-57）。女性暴露较男性容易，将股血管束、髂腰肌和股神经束分离后即形成三窗。

（2）显露范围与适应证：髂腹股沟入路可显露从骶髂关节前方到耻骨联合几乎整个髋骨的内侧面，包括髋骨的四边体和上、下耻骨支，但坐骨内侧不能通过该切口显露，髋骨外侧的显露有限（图 1-57H）。适用于：① 髋臼前壁骨折。② 髋臼前柱骨折。③ 旋转和移位的方向位于髋臼前部的横行骨折和 T 形骨折。④ 前柱伴后半横行骨折。⑤ 后柱骨折块比较大的双柱骨折。如果后柱骨折粉碎、位于下部或合并后壁骨折不适合应用此入路，可应用前后联合入路。

（3）优缺点：髂腹股沟入路的皮肤切口与 Langer 皮纹平行，手术瘢痕小，伤口亦较美观，创伤相对较小，术后功能恢复快，异位骨化（heterotopic ossification，HO）发生率低，不切开关节囊，有利于保持股骨头的血运，易于显露和固定作为髋臼延伸段的髂骨骨折，有利于髋臼的解剖复位，但不能直视关节面是此入路最大的缺点。另外，该切口容易引起髂外血管、股神经损伤、髂外血管血栓形成、腹股沟疝和淋巴漏等并发症，术中应予以注意，操作切忌粗暴。

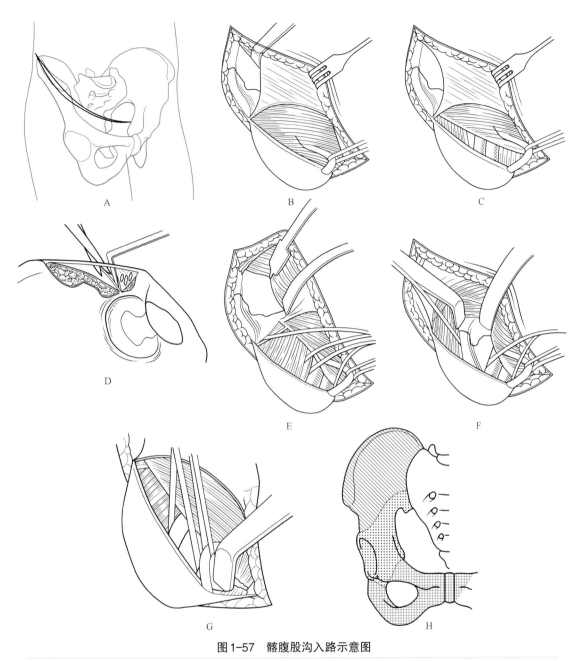

图1-57 髂腹股沟入路示意图

A. 皮肤切口；B. 在切口外侧段分离腹外斜肌和髂肌并向近端翻开，在切口内侧段切开腹外斜肌腱膜，游离精索并用1根橡胶条牵开；C. 纵行切开腹股沟韧带后即可见到被髂耻弓分开的两个腔隙：外侧的肌腔隙和内侧的血管腔隙，髂外静脉就走行于髂耻弓的内侧；D. 腹股沟横切面示意图示向内侧牵开内侧血管束，仔细分离剪开髂耻弓；E. 外侧窗：髂腰肌和股神经束牵向内侧显露髂窝及弓状线；F. 中间窗：将髂腰肌和股神经束向外牵引、血管束向内牵引显露坐骨棘、坐骨大、小切迹、方形区、髋臼的前壁、耻骨上支的外侧和闭孔上缘；G. 内侧窗：将精索向外牵引，显露耻骨角和耻骨联合以及Retzius耻骨后间隙；H. 通过髂腹股沟入路的外侧、中间和内侧3个窗口，可以显露髋骨的3个区域

3. 骶髂关节前方入路（Avila切口）

（1）手术技术：患者取仰卧位，可在患侧骶后放置一软垫，使骨盆倾斜，也可采用"漂浮"体位。皮肤切口起自髂前上棘以远，平行于髂嵴向后延长10～15 cm（图1-58A）；切开皮

肤及皮下组织,自髂骨内侧面剥离腹壁肌肉,骨膜下钝性剥离髂肌,将髂肌及盆内脏器向内牵开,继续分离至骶髂前韧带的外侧附着部,将其自髂骨上剥离;可内收并屈曲患侧髋关节以放松腰大肌而便于显露,即可显露骶髂关节前缘和骶骨(图1-58B),骶髂关节复位后可以用2枚2~3孔钢板固定,两钢板夹角60°左右,骶骨侧只能拧入1枚螺钉(图1-58C)。

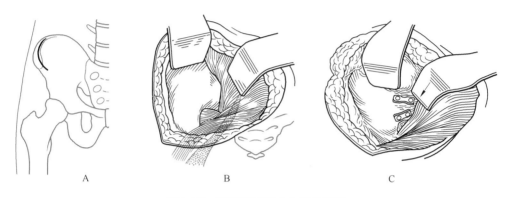

图1-58　骶髂关节前方入路示意图

A.皮肤切口;B.显露骶髂关节;C.复位后钢板固定,注意骶骨侧只能拧入1枚螺钉

(2)注意事项:腰骶干位于骶髂关节内侧2~3 cm,自内上向外下走行。在向骶骨继续游离时要避免过度牵拉腰大肌,以免牵拉腰骶干。

(3)优缺点:Avila切口入路的主要优点是能直视骶髂关节,适用于骶髂关节脱位和(或)累及髂骨的骨折脱位的切开复位内固定;主要缺点是有损伤神经的风险。

4. Stoppa或改良Stoppa入路

(1)手术技术:患者取仰卧位,患侧下肢保持能活动。切口可选择腹部低正中切口(图1-59A),也可改良在两侧腹股沟外环之间、耻骨联合上方2 cm做横切口(图1-59B),横切口可能更适合美容要求,但可能妨碍进一步暴露。切开皮肤及皮下组织后,沿白线切开腹直肌,向下寻找并保护膀胱,向外上牵开患侧的神经血管和腹直肌。锐性剥离,显露耻骨联合及耻骨支,注意闭孔附近的血管出血,可以直视下显露和处理死亡冠(图1-59C);向上锐性剥离髂耻筋膜以显露骨盆缘、外侧耻骨支、髋臼内壁,屈曲患侧髋关节以放松骨盆内的结构。

(2)适用范围:Stoppa或改良Stoppa入路可以显露髋臼内壁、内侧穹顶及四边体,进一步分离牵开髂外血管可显露骶髂关节和髂骨翼,但有可能损伤神经、血管及腰骶干。这个入路主要用于显露耻骨上支及耻骨联合,也可显露髋臼骨折和骶髂关节前缘,最适用于双侧耻骨骨折(图1-59D)。

(3)优缺点:Stoppa或改良Stoppa入路可以作为前方路的一种选择,因对髋臼内壁和四边体有更好的显露,适用于前壁、前柱及部分双柱骨折,特别是涉及髋臼内壁及四方体的严重粉碎骨折。但仅用此入路不能完成涉及髂骨翼高位双柱骨折的复位及固定,需要加用一个髂骨的入路来完成手术。

5. 骶髂关节后方入路

(1)手术技术:患者取俯卧位或“漂浮”体位。在髂后上棘的内侧或外侧,平行髂嵴做

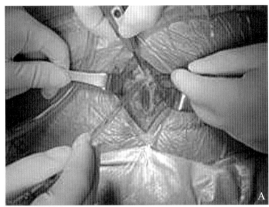

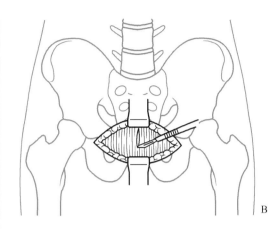

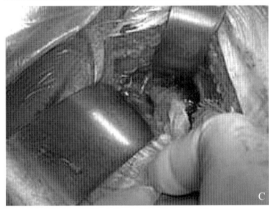

图1-59　Stoppa入路及改良Stoppa入路

A. 术中图片显示Stoppa入路切开皮肤及腹直肌；B. 改良Stoppa入路示意图；C. 术中图片显示直视下显露及处理死亡冠血管；D. Stoppa入路治疗双侧耻骨骨折临床病例，手术前后骨盆平片

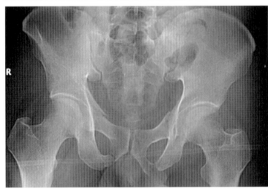

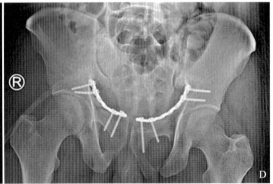

皮肤直切口（图1-60A），对于髂骨翼骨折、骶髂关节脱位，在髂后上棘外侧做切口更适合；骶骨骨折则取内侧切口。沿髂嵴的外侧缘后1/3至髂后上棘，向深部钝性剥离至髂嵴，切断下腰背筋膜、骶棘肌腱膜、骨膜，向内牵开，即可显露骶髂关节的后缘（图1-60B）。显露时注意避免损伤臀上动脉。

（2）适用范围：骶髂关节后方入路主要用于显露骶髂关节的后缘。

（3）优缺点：骶髂关节后方切口较少使用，因为影响髂骨血运，可能导致感染等并发症。

6. 骶骨后入路　手术技术：患者取俯卧位，手术野包括双侧髂后上棘、L4棘突及坐骨支近端。切口为纵行，与骶骨中央嵴的中线平行（图1-61A）；在L4和L5棘突处将腰骶筋膜切

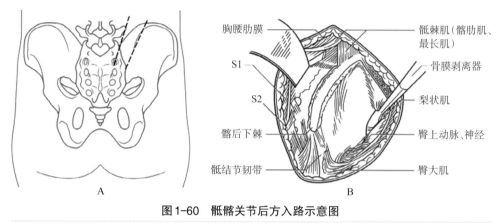

图 1-60　骶髂关节后方入路示意图

A. 皮肤切口,骶髂关节脱位取外侧切口;B. 沿髂嵴分别向内外做骨膜下剥离,显露骨折处和坐骨大切迹

断,从内侧髂骨嵴切除腰骶筋膜,向外拉开肌肉,锐性剥离髂骨上附着的肌肉,可至髂骨外侧区,一个切口即可获得广泛的显露(图 1-61B)。遇累及骶髂关节的髂骨骨折,可在髂后上棘和内侧髂骨嵴之间的中线附加小切口(图 1-61A),锐性剥离以显露双侧髂后上棘和髂后柱,便于放置内置物。

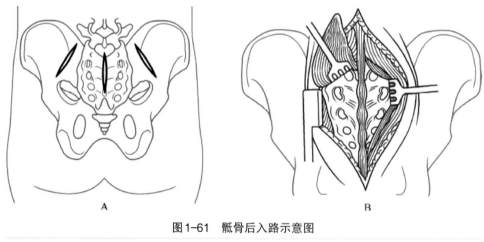

图 1-61　骶骨后入路示意图

A. 切口标记,中线切口显露骶骨,两侧斜切口为复位和放置钢板;B. 经中线切口显露骶骨的后面

7. 骶髂关节横切口(Mears-Rubash 切口)　适用于双侧骶髂关节脱位或骶骨的纵行粉碎性骨折。

手术技术:患者俯卧,切口起自一侧髂后上棘下 1 cm 处始,沿骶骨中部横行至对侧的髂后上棘下 1 cm 处(图 1-62A);切开深筋膜,在双侧髂后上棘处显露臀大肌起点的上份(图 1-62B),剥离竖脊肌,自中间向两侧髂后上棘作一"凹"形截骨(图 1-62C),将其与臀大肌起点一起向外牵开(图 1-62D),这样即可显露骶骨背侧及双侧骶髂关节后缘,方便实施复位,且为放置钢板提供了一个平坦的表面,此时可以放置钢板且能避免压迫导致坏死。关闭时,将

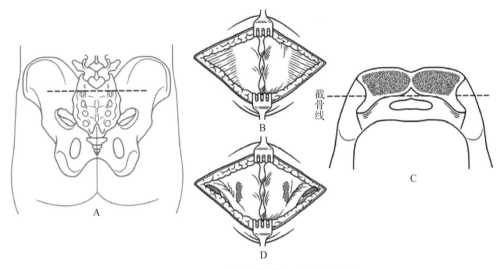

图1-62 骶髂关节横切口示意图

A.皮肤切口；B.髂嵴后方，臀大肌和椎旁肌已经显露；C.髂后上棘的截骨线；D.完成截骨，臀大肌已进一步向外侧翻转

髂后上棘复位，以螺钉固定，将竖脊肌与臀大肌拉拢缝合。

（三）骨盆骨折的复位内固定技术

1. 前环损伤的复位固定技术

（1）耻骨联合分离的复位固定技术

1）手术入路：Pfannenstiel入路。

2）体位：仰卧位。

3）复位：显露耻骨联合，在腹直肌前方，利用Weber复位钳夹住耻骨体前面，逐渐分次地复位，尤其是分离移位明显的，更应逐渐复位，可由助手向内挤压髂骨翼或内旋髋关节以助复位；也可于双侧耻骨体的前方各打入1枚螺钉，然后利用螺钉复位钳或Farabeuf钳夹持复位。

4）固定技术：重建钢板或动力加压钢板经塑形后，置于耻骨上方，若是单纯的耻骨联合分离，可用4～6孔钢板，每侧2～3孔，螺钉应与耻骨后侧面平行；若放置第2块钢板，则按耻骨前侧面形状塑形，且螺钉由前向后打入，不要将螺钉打入耻骨联合。国内学者认为单钢板固定适用于单纯性耻骨联合分离，而双钢板固定则适用于骨盆骨折垂直移位者、耻骨联合分离较大者（图1-63A）、前后环联合损伤者（图1-63B）。现在耻骨联合锁定钢板已逐渐应用于临床，还可以在透视或导航下用1或2枚空心螺钉交叉固定耻骨联合分离（图1-64）。

（2）耻骨支骨折的复位固定技术

1）手术入路：髂腹股沟入路或改良Stoppa入路。

2）体位：仰卧位。

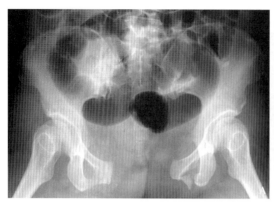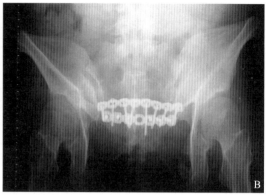

图1-63　前路双钢板固定耻骨联合分离

A. 术前骨盆前后位X线片显示耻骨联合严重分离；B. 术后骨盆下口位X线片显示耻骨联合复位用2枚6孔钢板固定

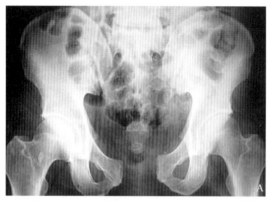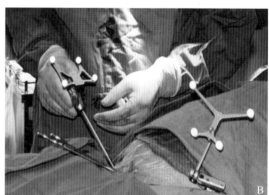

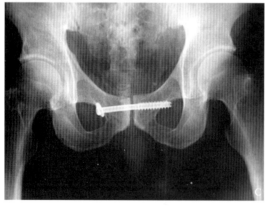

图1-64　导航下空心螺钉固定耻骨联合

A. 骨盆前后位X线片显示耻骨联合分离；B. 术中照片显示导航下置入空心螺钉的情景；C. 术后骨盆平片显示耻骨联合复位与单枚螺钉固定

3）复位技术：暴露耻骨骨折端，以复位钳夹持，直视下复位，主要使耻骨上支复位，因为上支复位后，同侧下支对位大多满意，不必强求下支的解剖复位，只要骨盆环的连续性恢复，则不影响骨盆的力学传导和负重作用。

4）固定技术：重建钢板固定耻骨支骨折，应精确塑形，要有足够的长度，以便每一骨折块都有螺钉固定，若钢板越过髂耻隆起外侧，则必须防止螺钉穿入髋关节。耻骨支粉碎骨折（图1-65A），尤其是游离耻骨支骨折，在固定时要跨耻骨联合固定（图1-65B）；也可在透视

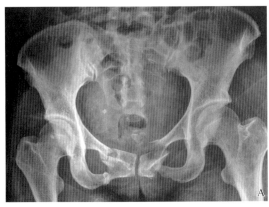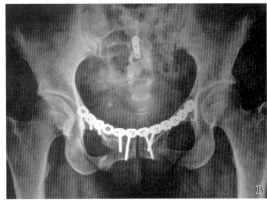

图1-65　耻骨支骨折跨耻骨联合钢板固定

A. 术前骨盆前后位X线片显示双侧耻骨支骨折,耻骨支"游离";B. 术后骨盆前后位X线片显示耻骨骨折解剖复位跨耻骨联合钢板固定

或导航下经皮打入空心螺钉固定耻骨上支骨折。

（3）骨盆前环不稳的内固定架（INFIX）固定术

1）适应证

• 前环损伤（图1-66A、B）。

• 肥胖明显,外固定及其他内固定术式比较困难。

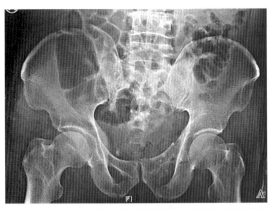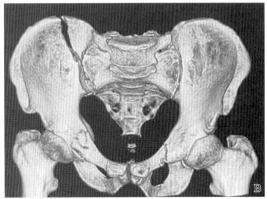

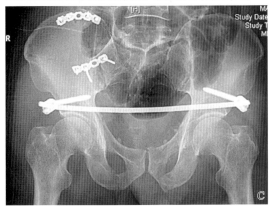

图1-66　INFIX治疗骨盆前环不稳

A. 术前骨盆前后位X线片显示双侧耻骨支骨折,右侧骨盆垂直不稳定;B. 术前CT三维重建影像;C. 术后骨盆前后位X线片,注意INFIX固定在位

● 移位不严重的骨盆前环不稳定。

2）手术步骤：以髂前上棘为中点，做 2 cm 纵行切口，钝性分离至髂前上棘，髋臼上螺钉进针点在股直肌止点近侧，在闭孔斜位、骨盆下口位进行透视监测进针方向，髂前下棘外向髂后下棘植入直径 7 ~ 8 mm 的万向椎弓根钉，螺钉深度控制在髂前上棘深面 15 ~ 40 mm，钉尾以露出缝匠肌表面为宜，再次在闭孔斜位、骨盆下口位进行透视确定螺钉位置，根据患者腹型及皮下脂肪厚度进行弯棒，尽量预弯成前弓，以减少对神经、血管及泌尿生殖器形成的潜在压迫风险，棒的长度应较双侧螺钉间距长 5 cm 左右，棒应置于皮下、缝匠肌浅面（图 1-66C）。

2. 后环损伤的复位固定技术

（1）髂骨骨折的复位固定技术

1）手术入路：骨盆前方入路或骨盆后方入路。

2）体位：半俯卧位或“漂浮”体位。

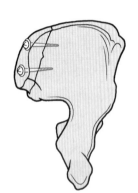

图 1-67　空心螺钉固定髂骨翼及髂骨体骨折示意图

3）复位技术：骨折暴露后，在髂前上棘处安放 Schanz 钉，通过 T 形把手提拉、旋转使骨折复位；也可用尖端复位钳钳夹、提拉使骨折复位；对于移位明显的骨折，可借助顶棒，在骨折线两侧钻孔安放螺钉，再借助 Farabeuf 复位钳来夹闭、挤压使骨折复位。

4）固定技术：后路固定技术。

● 空心螺钉：复位后，以克氏针临时固定，用 3.5 mm 或 4.0 mm 空心螺钉斜行固定并加压（图 1-67）。用于新月形骨折，可用两枚 7.3 mm 空心螺钉固定。

● 钢板固定：固定器械以重建钢板为主，因为髂骨中央部骨质非常薄，钢板放置应靠近髂嵴（图 1-68）。

（2）骶髂关节脱位的复位固定：骶髂关节脱位有不同的分类方法，有分为单侧脱位和双侧脱位的，也有分为开书型和闭书型的。治疗上应根据损伤的机制，选择合适的治疗方法。遇开书型损伤，可选择骶髂螺钉和前路钢板固定；而遇闭书型损伤，则可选择骶髂螺钉、后路钢板和骶骨棒固定。

1）骶髂关节脱位前路复位内固定

● 手术入路：骶髂关节前方入路。

● 体位：仰卧位。

● 复位技术：骶髂关节显露清楚后，观察其脱位情况，在多数情况下，髂骨向后、向上脱位，所以可采用屈髋，轴向牵引患侧下肢，同时用持骨钳或尖头复位钳夹在髂前上棘处的内外侧面上，也可以在髂结节处沿髂骨翼方向打入 1 枚 Schanz 螺钉，借助螺钉和（或）复位钳向上牵拉并内旋，使骶髂关节复位。一旦骶髂关节复位，应设法维持复位状态，并在关节两侧骶、髂骨上各打入 1 枚螺钉以 Farabeuf 钳或螺钉复位钳夹持以维持复位。

● 固定技术：可以使用双钢板固定，选择 2 块 3.5 mm 的动力加压钢板或是 4 孔重建钢板跨越骶髂关节进行固定。将钢板塑形后，2 块钢板相互交叉成 60° ~ 90° 放置（图 1-69C），全螺纹螺钉固定；一般骶骨岬上只能放置 1 枚螺钉（图 1-69D）。螺钉应固定在髂骨后上方骨

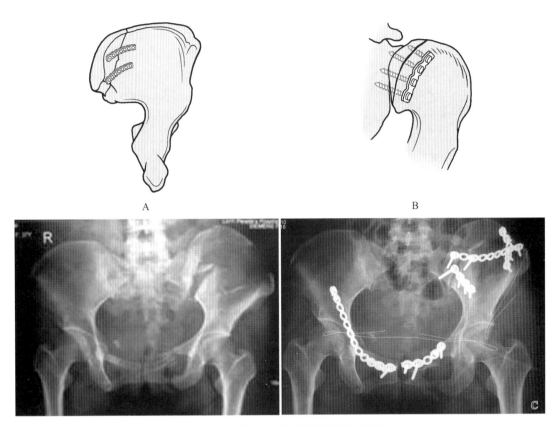

A
B

图1-68 钢板固定髂骨翼及髂骨体骨折

A. 重建钢板示意图；B. 动力加压钢板示意图；C. 临床病例，左侧髂骨骨折，双侧耻骨支骨折，3块钢板固定髂骨骨折，其中2块跨骶髂关节固定，骨盆前环2块钢板固定

质致密的区域，这样会有良好的把持力。

　　骶髂关节复位后也可以使用蝶形钢板固定，这是国内周东生教授研究设计出的新型钢板（图1-70A）。通过前路复位骶髂关节（图1-70B），替代双钢板固定骶髂关节（图1-70C），简化了手术操作，提高了固定强度，获得了良好的临床效果（图1-70D、E）。

　　2）骶髂关节脱位的后路内固定

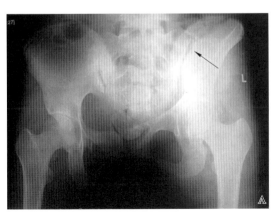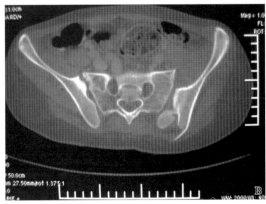

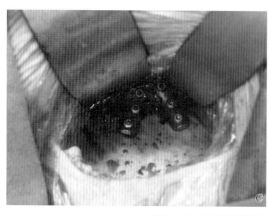
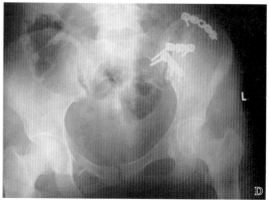

图 1-69 前路钢板固定治疗骶髂关节骨折脱位

A. 术前骨盆前后位 X 线片显示右侧耻骨上下支骨折、左侧骶髂关节骨折脱位（箭头所示）；B. CT 横断面示左侧骶髂关节骨折脱位；C. 术中图片显示骶髂关节复位后用 2 块 3 孔钢板固定，呈 60°；D. 术后骨盆前后位 X 线片显示髂骨及骶髂关节钢板固定位置好，注意每块钢板只能在骶骨岬上放置 1 枚螺钉

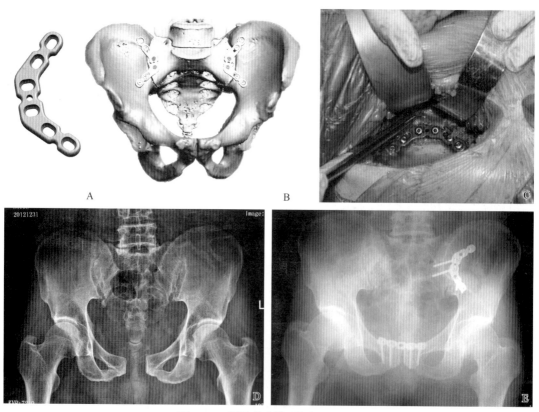

图 1-70 骶髂前路蝶形钢板固定术

A. 蝶形钢板实物图；B. 蝶形钢板固定示意图；C. 术中图片显示置入蝶形钢板；D. 术前骨盆前后位 X 线片显示耻骨联合分离，左侧骶髂关节分离；E. 术后骨盆前后位 X 线片显示左侧骶髂关节前路蝶形钢板固定，耻骨联合重建钢板固定

- **手术入路**：后方入路，应根据骨折和固定情况选择。
- **体位**：俯卧位。

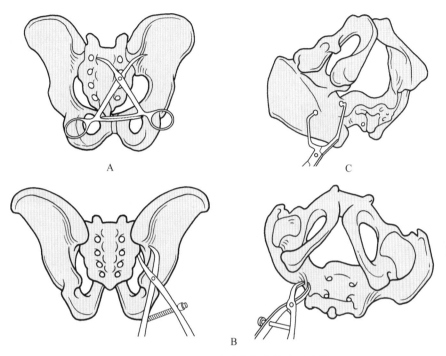

图1-71 后路骶髂关节复位技术示意图

A. 用大的复位钳复位，钳尖从S1棘突跨到髂骨；B. 经大切迹放置锯齿持骨钳，图示内侧钳爪在
S1～S2水平骶孔外侧位置的前后面观；C. 用角度复位钳复位

• 复位技术：先将Weber钳的一端放在骶骨正中棘上，另一端置于髂后柱上，钳夹复位
（图1-71A）；经坐骨大切迹、跨过骶髂关节安放尖端复位钳（图1-71B），安放复位钳时必须
小心，经坐骨大切迹用手指进行钝性分离骶孔外侧的骶骨前方区，也可以使用角度复位钳
（图1-71C）。复位时可将Schanz钉打入髂嵴，用以牵拉复位，或在骶骨Ⅰ区、髂嵴或髂后柱
上拧入螺钉，以复位钳钳夹复位。

• 固定技术：用骶髂螺钉固定时，螺钉的位置需十分准确，因为S1周围有很多重要的结
构。打入S1的螺钉入点在自髂嵴至坐骨大切迹连线中
点的两边，在髂嵴前方约1.5 cm处，并与之平行，进钉方
向与髂骨表面垂直（图1-72）。随着微创技术和理念的
发展，经皮微创内固定治疗骶髂关节脱位的技术越来越
受到骨科医师的重视，临床应用逐渐增多。

骶髂螺钉固定适用于骶骨Ⅰ区或Ⅱ区，移位不严重
且不伴有腰骶丛损伤的骨折，以及移位不严重的骶髂关
节骨折脱位。不过，骶髂螺钉固定的技术要求很高，因为
容易损伤邻近的血管神经。手术当中，即便是在术中透
视下置入骶髂螺钉，也要反复进行骨盆上口位、下口位及
侧位透视，以确认螺钉通道的准确性。如能应用导航系
统辅助置钉，可使手术变得准确、安全，掌握技术之后不

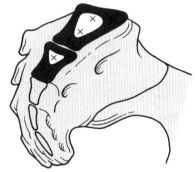

图1-72 骶髂螺钉的理想位置示意图

骶骨的正中矢状剖面图上白色区域为打
入螺钉的安全范围，不可将螺钉打入黑色
区域，"╳"处为拧入螺钉的理想位置

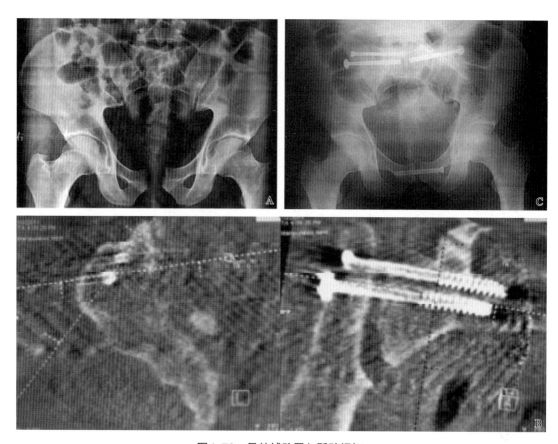

图 1-73 导航辅助置入骶髂螺钉

A. 术前骨盆平片；B. 术中导航的电脑截屏；C. 术后骨盆上口位 X 线片

仅操作简捷，还能取得良好的临床效果（图 1-73）。

骶髂关节复位后，也可以用经髂骨棒（也被称为"骶骨棒"）来固定。手术时在髂后上棘附近以导针钻孔，经骶骨背侧，打入对侧髂后上棘附近，然后在其下方 2～4 cm 处再钻一对孔。第一根棒放置在 L5～S1 椎间隙水平 S1 椎孔的近端，第二根棒则在 S1 椎孔的远端，两根棒至少要相距 2 cm。临床上也有用螺栓作为骶骨棒与钢板结合固定治疗骨盆后环损伤，取得了很好的效果（图 1-74）。合并骶骨 Ⅱ 区骨折时，不要对骶骨过度加压，以免损伤神经。

骶髂关节复位后，也可以用骶骨后钢板固定，手术时在双侧髂骨后方各做一切口；剥离至髂后柱，钝性分离骶骨后方肌肉形成筋膜下隧道；将事先预弯塑形好的 3.5 mm 或 4.5 mm 重建钢板穿过隧道，经骶骨后方向下到髂骨翼；两端以螺钉固定于髂骨翼上，其中 1 枚螺钉打入髂骨翼剖面，长度要足够。可将锁定钢板塑形后使用，固定加压效果更佳。

（3）骶骨骨折的复位固定技术

1）手术入路：纵行正中切口或骶髂关节横切口。

2）体位：俯卧位。

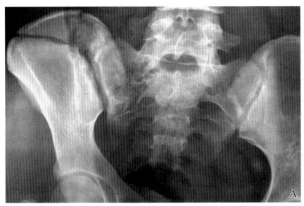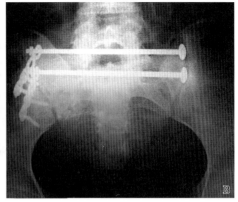

图 1-74　经髂骨螺栓和钢板固定骨盆后环损伤

A. 术前骨盆前后位 X 线片显示右侧骶髂关节骨折脱位累及髂骨；B. 术后骨盆前后位 X 线片显示钢板与经髂骨螺栓组合固定

3）神经减压及复位技术：经手术入路切口显露后，利用椎板撑开器谨慎地牵开骨折线，检查并清理整条骨折线，根据术前 CT 来确定造成骶椎管狭窄的碎骨块位置，压迫骶神经的骨碎片要完全取出。仔细探查骶神经根，至腹侧骶孔水平，操作谨慎细致，避免损伤骶前静脉丛引起出血（图 1-75）。对于移位的骨块，可用尖端复位钳夹持骨块，轻柔操作使其复位。

4）固定技术

• 骶髂螺钉固定：骶骨骨折复位后用骶髂螺钉固定技术与骶髂关节脱位后路骶髂螺钉固定技术相同，见图 1-73。

• 骶后钢板固定：适用于各种类型的骶骨骨

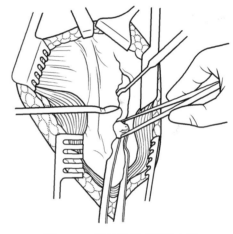

图 1-75　骶神经根减压示意图

图示使用椎板牵开器检查整个骨折线

折，具有可在内固定的同时做骶管减压的优点。为适合骶骨后方的形态，可以把钢板预弯成"M"形，也可通过钢板螺孔，应用螺钉对移位的骶骨骨折进行复位，并增加固定的稳定性（图 1-76）。

为加强骶骨骨折的稳定性，可在其下方加用横行钢板直接固定骶骨纵行骨折（图 1-77）。有时骶骨骨折并非为单一骨折线，如纵行骨折伴有横行骨折时，可另外加用一钢板纵行固定（图 1-78）。

• 脊柱-骨盆内固定：主要应用于一些骶骨与脊柱和骨盆出现相对脱离（腰盆分离）的粉碎性骶骨骨折的治疗，通过将腰椎固定至髂骨后区以重建骨盆稳定性；适合于骶骨横行、"井""H""T"形等粉碎性骨折。对于伴有骶神经损伤的 Ⅱ 型或 Ⅲ 型骨折应先进行骶椎板切除、骶管减压、骶神经探查，在神经减压、骨折复位完成后，向两侧分离显露双侧髂嵴后区，分别植入椎弓根螺钉，在 L4 和 L5 的两侧椎弓根分别拧入 2 枚椎弓根螺钉，然后在双侧髂骨内

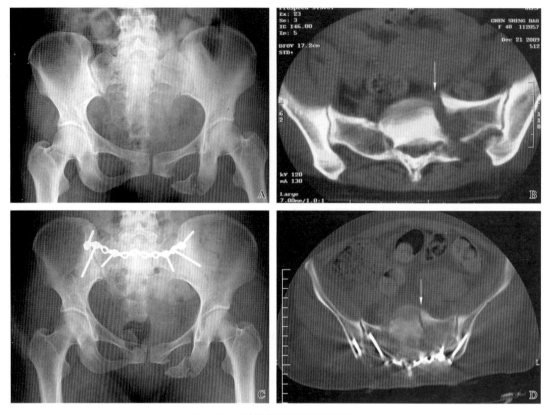

图1-76 骶骨骨折骶后钢板固定

A. 术前骨盆前后位X线片显示左侧耻骨上下支骨折及左侧骶骨骨折；B. CT横断面扫描显示双侧骶骨骨折，左侧移位明显（箭头所示）；C. 后路钢板固定术后X线片；D. 术后CT横断面扫描显示"M"形钢板及骶骨骨折复位（箭头所示）效果

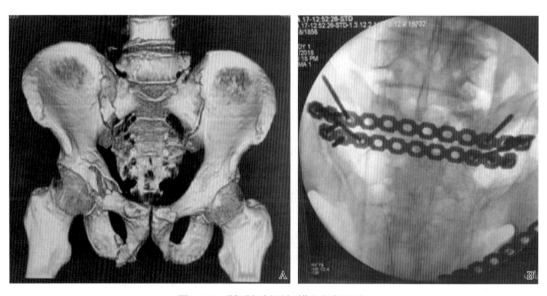

图1-77 骶后钢板附加横行钢板固定

A. 术前骨盆CT三维重建影像显示右侧耻骨上下支骨折及右侧骶骨纵行骨折；B. 术中透视影像显示骶后钢板固定之外又附加一块横行钢板

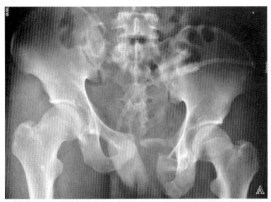
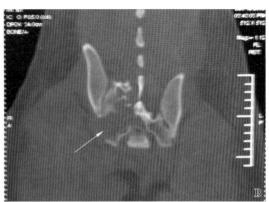
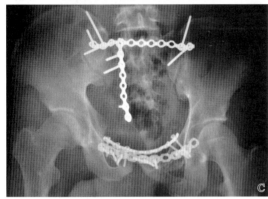

图1-78 骶后钢板附加纵行钢板固定

A. 骨盆前后位X线片示耻骨联合分离、左侧耻骨支骨折、右侧骶骨骨折、右半骨盆垂直向上移位；B. 冠状面CT扫描显示右侧骶骨骨折有横行骨折线（箭头所示）；C. 术后骨盆前后位X线片显示骶后钢板固定之外附加一块纵形钢板固定骶骨骨折

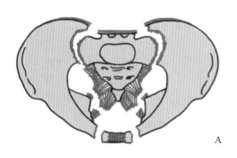

各拧入1枚螺钉，采用标准的椎弓根内固定系统，插入连棒，根据骨折移位情况提升、固定钉棒。该固定系统可单侧固定，也可双侧同时固定（图1-79）。

图1-79 脊柱-骨盆内固定系统治疗粉碎性骶骨骨折

A. 腰盆分离示意图；B. 术前骨盆CT三维重建影像显示双侧骶骨粉碎性骨折；C. 双侧骨盆-脊柱内固定术后骨盆前后位X线片

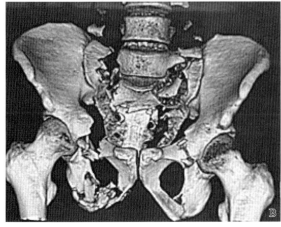
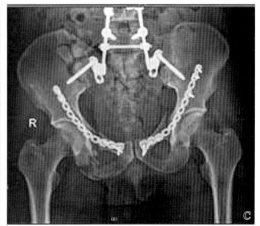

• 经髂骨棒固定：经髂骨棒固定的适应证是移位不严重的骶骨骨折，但要同后路拉力螺钉合用，也适用于骶髂关节脱位、骶骨双侧骨折（图1-80）。

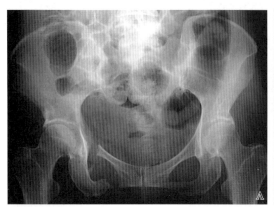
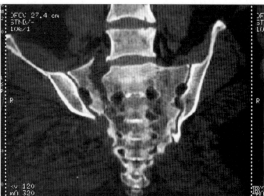
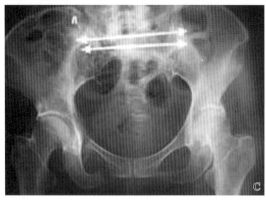

图1-80　骶骨骨折经髂骨棒固定技术

A.术前骨盆前后位X线片显示骶骨骨折、右侧耻骨支骨折；B.CT冠状面扫描显示骶骨Ⅰ区骨折；C.经髂骨棒固定骶骨术后骨盆前后位X线片

　　3.前后环联合复位固定技术

　　（1）处理原则：骨盆骨折前后环联合损伤，可为单侧损伤，也可为双侧同时损伤，其治疗原则均应采用前后联合固定。

　　（2）复位技术：前面已经详细介绍了骨盆前环及后环骨折的各种复位技术，本节不再赘述，主要介绍骨盆骨折前后环损伤的联合固定技术。

　　（3）固定技术

　　1）前路钢板技术：经前路切口Pfannenstiel延长切口和骶髂关节前切口，标准的内固定方式是前方入路采用重建钢板固定耻骨联合或耻骨支骨折及骶髂关节（图1-81）。

　　2）前路钢板、后路空心螺钉技术：骨盆前环采用重建钢板固定，后环采用骶髂螺钉固定（图1-82）。

　　3）前后环螺钉固定技术：对于某些无移位或移位较轻的双侧前后环骨盆骨折病例，可在导航系统辅助下或透视下，以长螺钉经髓内固定耻骨支，以骶髂螺钉固定后环的骶髂关节脱位或骶骨Ⅰ、Ⅱ区骨折。

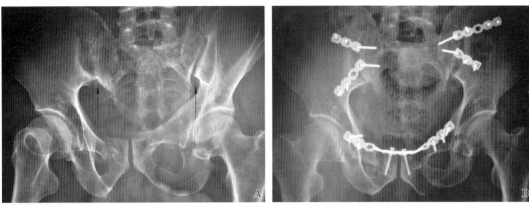

图1-81 经前路钢板前后环固定技术

A. 术前骨盆前后位X线片显示双侧耻骨骨折、骶髂关节骨折脱位；B. 术后骨盆前后位X线片显示双侧骶髂关节钢板固定、跨耻骨联合钢板固定耻骨支骨折

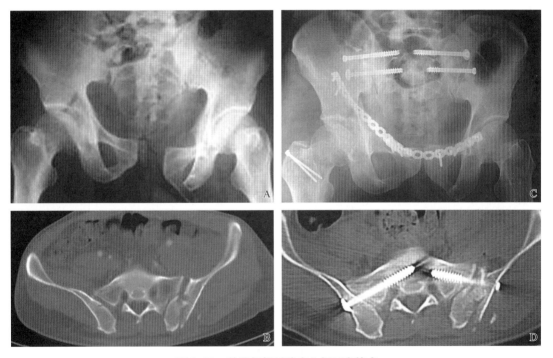

图1-82 前路钢板后路空心钉固定技术

A. 术前骨盆前后位X线片显示耻骨联合分离、左侧耻骨支骨折、右侧髋臼骨折及双侧骶髂关节脱位；B. 术前CT显示左侧骶髂关节骨折脱位，右侧脱位；C.重建钢板固定骨盆前环骨折、骶髂螺钉固定双侧骶髂关节术后X线片；D. 术后CT横断面扫描显示骶髂关节复位和固定螺钉位置

五、开放性骨盆骨折

开放性骨盆骨折是指与外界（包括直肠、阴道、尿道）相通的骨盆骨折，占整个骨盆骨折的2%～4%，常是高能量损伤的结果，其损伤程度比闭合性损伤严重。20世纪90年代国内外研究显示开放性骨盆骨折的平均死亡率为25%～30%，明显高于闭合性骨盆骨折（10%～15%）。开放性骨盆骨折死亡原因主要包括：① 早期难以控制的大出血（最主要）。② 合并伤（多且严重）。③ 败血症。④ 后期盆腔内化脓性感染。

（一）开放性骨盆骨折的分类

1. Hanson 分类法　Hanson 在1991年提出，将闭合性骨盆骨折的分类法与长骨开放性骨折伤口的分类法结合起来使用。

（1）Ⅰ型：单纯髂骨或骶骨开放骨折。

（2）Ⅱ型：骨盆穿透性损伤（包括枪弹伤）。

（3）Ⅲ型：会阴撕裂伤。这种类型最常见，又分为两个亚型：① 单纯性开放性骨盆骨折——会阴撕裂，除骨盆开放骨折外，会阴部有大小、深浅不一的撕裂伤，但不波及泌尿生殖道及肛门直肠。② 复杂性开放性骨盆骨折——会阴撕裂，会阴撕裂伤及泌尿生殖道及肛门直肠。

（4）Ⅳ型：创伤性半骨盆离端。这是最严重的一种类型，由于一侧的髂骨从骶骨和耻骨联合广泛分离，腹股沟区软组织大范围的撕裂，一侧髂外血管撕断，股神经及坐骨神经严重牵拉，患肢失去血供及神经支配，常伴有直肠肛门及泌尿生殖道的损伤，所以在解剖和功能上均已构成创伤性截肢。

2. Jones-Powell 分类法　Jones 和 Powell 于1997年联合提出了 Jones-Powell 开放性骨盆骨折分型，其具体分类如下。

（1）1级：骨盆环稳定的开放性骨折。

（2）2级：骨盆环旋转或纵向不稳定，不伴有可导致污染的直肠或会阴损伤。

（3）3级：骨盆环旋转或纵向不稳定，伴有可导致污染的直肠或会阴损伤。

3. 山东省立医院提出的分类法　山东省立医院创伤骨科于2008年结合上述两种分类方法以及开放性骨盆骨折的临床救治经验，根据抢救治疗原则的不同，提出了一种新的分类方法。

（1）Ⅰ级：单纯开放性骨盆骨折，包括贯通伤。

（2）Ⅱ级：骨折端与阴道、尿道、直肠等腔道相通（隐匿性开放）。

（3）Ⅲ级：骨折端与阴道、尿道、直肠等腔道相通，同时合并会阴撕裂伤。

（4）Ⅳ级：骨盆半离断或碾挫毁损伤。

本分类方法简便实用，便于在临床抢救治疗中应用，本节所提到的开放性骨盆骨折病例都是以山东省立医院提出的分类法来论述的。

（二）开放性骨盆骨折的临床处理原则

开放性骨盆骨折为高能量损伤，常合并其他重要脏器损伤，对于该类损伤的处理原则包括抢救生命、控制出血、清创、处理相关的损伤、固定骨折、矫正畸形和稳定骨盆。此类骨折由于尿道、阴道或胃肠道内容物而造成的骨折污染很常见，软组织损伤常伴有明显的骨盆环畸形，并伴有难以控制的大出血。因此对开放性骨盆骨折应首先注意气道、呼吸和循环方面的急救，再考虑骨盆骨折的治疗。本部分重点介绍开放性骨盆骨折的急救处理原则。

1. 早期急救　其一般急救措施详见本章第三节骨盆骨折的急救及合并伤的处理。

2. 控制出血

（1）纱布填塞：对开放性骨盆骨折的伤口进行加压包扎要在急救室进行，并且要加压可靠，伤口内填塞纱布或纱布垫压迫出血的创面，绝大多数出血可通过压迫而达到止血的目的。如果出血量大，局部压迫不能止血，应果断采取进一步治疗措施。

（2）骨折复位并临时固定，控制骨盆容积：可利用外固定支架或C形钳等稳定骨盆环，亦可利用床单制作简易骨盆带稳定骨盆，在此基础上控制骨盆容积，辅助其他止血措施，使出血得到有效控制。

（3）暂时阻断腹主动脉：暂时性腹主动脉阻断术主要应用于骨盆骨折出血难以控制时暂时性的应急止血。尤其应用于腹部大量出血、准备行剖腹探查、纱布填塞和血管结扎时。

（4）动脉造影栓塞止血：动脉造影栓塞创伤相对小，定位准确，对较明确的动脉出血止血疗效显著，不破坏腹膜外的张力止血效应，如有其他脏器出血，可一并行血管造影与栓塞止血。由于该技术本身的一些特点及部分基层医院条件所限，该技术在严重骨盆骨折大出血中的应用受到了一定的限制。

3. 合并伤的处理（详细内容参见骨盆骨折的急救及合并伤的处理）　开放性骨盆骨折易合并其他部位损伤，如胸部损伤、腹部脏器损伤、会阴部损伤等，应早期判断，尤其注意隐匿性损伤，一旦确诊，要及时处理，并请相关学科会诊。

4. 开放伤口的处理　严重开放性骨盆骨折伤口的特点是伤口面积大、位置深、污染重，伤口可涉及会阴部、臀部和腹股沟区，并可深达肛周、直肠前和骶前间隙，出血较多。伤口处理的目的是止血、减少感染及促进愈合，除用大量生理盐水、双氧水、碘伏反复彻底冲洗伤口外，还应彻底清除伤口内的坏死组织。如果伤口条件允许，可在清创后一期缝合伤口，伤口内放置引流管；如果伤口深而狭窄，应考虑放置双腔引流管，术后从旁边的侧孔注入冲洗液冲洗伤口。伤口的充分引流对污染重的伤口尤为重要，烟卷引流条通常在术后2～3天拔除，双腔引流管在术后5天左右拔除。多数伤口因需压迫止血而不能一期缝合，可用纱布填塞，填塞的纱布在3～5天后去除后置入双腔引流管，通过换药及冲洗伤口，使伤口逐渐缩小、愈合；如伤口较大不能自行愈合，可二期直接缝合、植皮或转移皮瓣覆盖创面。对软组织大面积缺损、一期不能闭合的创口，可应用负压吸引技术，一方面充分引流了创面；另一方面临时封闭了创面，为二期闭合创面创造了条件。

5. 骨折的处理

（1）外固定：外固定支架是开放性骨盆骨折的传统治疗方法，可迅速完成，并可起到预防感染扩散的作用,可用于不稳定性开放性骨盆骨折的临时固定。通常在髂前上棘后方2 cm进针,双侧髂嵴各置两枚骨针,然后安装外固定支架,在进行剖腹手术时需将支架卸下。当有软组织损伤或有一定程度的污染而妨碍内固定,或骨折类型不适合内固定时就应当使用外固定。在适合外固定的情况下,应当在每侧髂嵴至少固定两或三根骨针,支架呈双A形,这样有利于日后患者直立坐起、行走及护理。

(2)内固定:经积极抢救患者生命体征稳定,是内固定的前提,可根据外伤性质、伤口污染程度等情况判断是否可用内固定。如果伤口位于前方且沿髂嵴走行,可以考虑用AO/ASIF加压螺钉和钢板内固定。耻骨联合分离常常在剖腹探查的同时使用钢板固定。骨盆骨折合并直肠或膀胱破裂时,是否采用内固定,目前的意见还不一致。越来越多的学者认为,对于不稳定性骨盆骨折,在合并腹部损伤或直肠膀胱破裂需行剖腹探查时,可一并行骨折内固定。

国内外认为决定是否可以行骨折内固定的重要因素有:患者的血液动力学情况、局部的软组织损伤状况和污染程度等。对于耻骨联合分离、耻骨支骨折等骨盆前环损伤,如需剖腹探查则可同时行前环内固定。笔者的体会:待胸腹部重要脏器损伤被排除或处理完毕后,对伤口污染较轻的骨盆骨折,可一期行内固定,但应尽可能减小软组织损伤,且不宜行复杂的内固定手术。

(三)各级开放性骨盆骨折的处理

1. Ⅰ级开放性骨盆骨折(贯通伤、单纯开放伤) Ⅰ级开放性骨盆骨折即单纯开放性骨盆骨折,常见髂骨开放性骨折、骶骨开放性骨折以及贯通伤,单纯骶骨开放性骨折很少见。此类骨盆骨折的损伤往往并不严重,而盆腔内组织、器官可有不同范围和程度的损伤,轻者仅为一般软组织损伤,严重者可伤及泌尿生殖系统、直肠和血管神经。Ⅰ级开放性骨盆骨折,主要为处理局部伤口,清创后修复软组织损伤,若伤口条件允许,可一期缝合,同时行骨折内固定治疗,对于皮肤撕脱伤的患者应彻底清创后,力求一期封闭创面,对骨盆骨折视情况给予一期外固定或延期内固定。对贯通伤的处理要对伤道彻底探查止血,对周围的组织、器官要仔细辨认是否有损伤,若有损伤应及时处理,对清洁伤口可一期封闭,对污染伤口(尤其是火器伤)应延期缝合。

病例介绍一 患者,男性,15岁。摩托车车祸导致钢筋穿入右侧腹股沟区出血、疼痛2小时入院。急诊X线检查发现右侧髂骨上的骨缺损,系钢筋贯通伤所致(图1-83A),体检见钢筋入口在腹股沟区(图1-83B),出口在臀部,可见髂骨碎块(图1-83C)。诊断贯通伤,开放性骨盆骨折,Tile分类A1型。急诊手术,全麻下向上下延长伤口,彻底清创并探查伤道、修复损伤组织,一期缝合伤口(图1-83D),术后患者一期愈合。

病例介绍二 患者,男性,32岁。车祸伤导致右侧腹股沟开放伤(图1-84A),急诊X线检查发现右侧髂骨骨折、右侧股骨粗隆间骨折(图1-84B);诊断开放性骨盆骨折AO分型A1型,右髂骨开放粉碎骨折伴股动脉损伤、右股骨粗隆间骨折、左股骨髁间骨折。急诊手术彻底清创,术中发现右侧股动脉损伤(图1-84C),立即吻合修复(图1-84D),行髂骨骨折复位钢板内固定(图1-84E),术中摄片显示骨折复位固定满意(图1-84F)。术后经过顺利,伤口

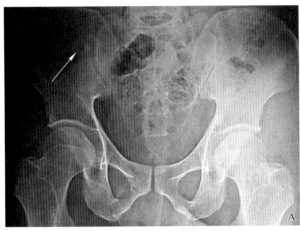
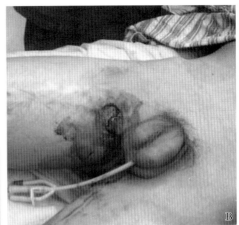
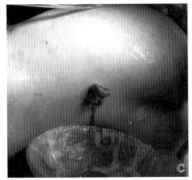
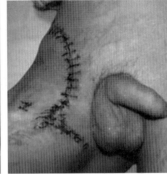
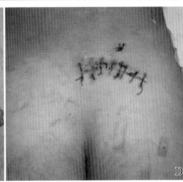

图1-83 Ⅰ级开放性骨盆骨折(贯通伤)

A. 术前骨盆前后位X线片,可见右侧髂骨上的骨缺损;B. 腹股沟区伤道入口;C. 臀部伤道出口;D. 清创探查术后伤口一期缝合

一期愈合(图1-84G),骨盆CT三维重建影像证实骨盆复位满意,内固定可靠(图1-84H)。

2. Ⅱ级开放性骨盆骨折(隐匿性损伤)

(1)合并泌尿系损伤:开放性骨盆骨折合并膀胱破裂多由耻骨联合及耻骨支骨折脱位后间接暴力引起。临床上可通过患者的一般情况,如下腹部膨隆、压痛、反跳痛明显等及导尿管插入后无尿或少尿早期判断,必要时可应用膀胱注水试验或膀胱造影确诊。外伤合并膀胱破裂是一种严重的多发伤,要有全局观念,优先处理合并腹内重要脏器的损伤如肝、脾、肠,然后修补膀胱。术中充分清除血块,清洗腹腔术后充分引流,留置导尿管的时间要达4周以上。①腹膜内型膀胱破裂,一旦确诊,应急诊行膀胱修补术,保持尿液引流通畅及腹腔引流通畅。②腹膜外型膀胱破裂,根据情况急诊行膀胱修补术或留置导尿保守治疗。

开放性骨盆骨折合并尿道损伤,如尿道未完全断裂,则可以导尿管为支架,保留至尿道愈合;如尿道完全断裂,早期尿道吻合术虽然能使尿道断端达到解剖对位,但由于手术费时、术野深、创伤大,容易加重骨盆骨折的出血和神经损伤等。单纯膀胱造瘘适合危重患者,但二期手术难度较大、技术要求高,笔者建议早期行尿道会师术,早期恢复尿道连续性,并通过牵引使撕脱的尿道黏膜尽可能复位,避免了单纯耻骨上膀胱造瘘的缺点,是骨盆骨折后尿道断裂较为合适、有效的治疗方法。对于一些病情危重、血流动力学不稳定的患者,早期急

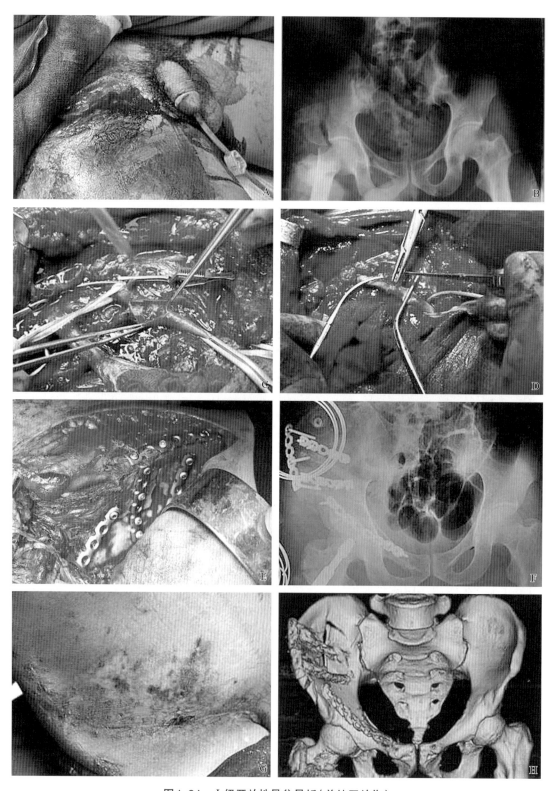

图 1-84 Ⅰ级开放性骨盆骨折（单纯开放伤）

A. 腹股沟区开放伤所见；B. 伤后骨盆前后位X线片；C. 术中照片显示股动脉损伤；D. 术中图片显示吻合血管修复股动脉；E. 术中图片显示髂骨骨折重建钢板内固定；F. 术中X线片；G. 大体照片显示术后伤口愈合良好；H. 术后骨盆CT三维重建影像

救时不适合行尿道会师术，此时可单纯行耻骨上膀胱造瘘术，待患者病情稳定后再早期行尿道会师术。

病例介绍　患者，男性，47岁。高处坠落伤，急诊X线检查发现耻骨联合分离（图1-85A）；体检见会阴及阴囊肿胀淤血严重，导尿管引流出新鲜出血（图1-85B），提示泌尿系损伤。在急诊室4小时内输血3 000 ml，生命体征不能维持，即行剖腹探查止血，发现膀胱破裂，先行耻骨联合复位双钢板内固定，再行膀胱修补术，术中行膀胱造影术确认膀胱无造影剂外漏（图1-85C），膀胱修补完好。术后拍片证实耻骨联合复位固定满意（图1-85D）。

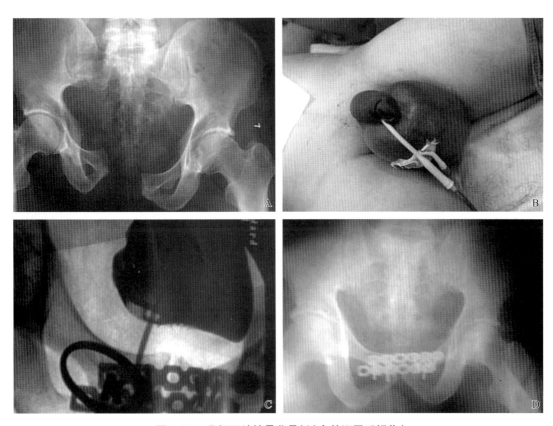

图1-85　Ⅱ级开放性骨盆骨折（合并泌尿系损伤）

A. 术前骨盆前后位X线片；B. 大体照片显示会阴及阴囊肿胀淤血，导尿管引流出新鲜出血；C. 术中膀胱造影显示造影剂无外漏；D. 术后前后位X线片

（2）合并阴道损伤：女性骨盆骨折患者如发现阴道流血应高度警惕阴道损伤。由于阴道富有动脉血供和静脉网，有时出血十分严重。但阴道又是一个肌性管道，有时创伤刺激和疼痛可致其痉挛而导致出血不明显，所以应预防漏诊，内、外生殖器检查应同泌尿系检查及肛检一起常规实施。阴道出血须和月经相鉴别，在明确出血来源于子宫颈口时还应想到内生殖器损伤可能。由于阴道的修复力极强，单纯黏膜损伤无须缝合，而较深的撕裂伤则需要准确缝合，尤其是关键的出血部位，遇活动出血的血管应缝扎。阴道壁破裂严重者早

期多有剧烈出血,应及时修复破裂处并用碘仿棉柱填塞止血;7天后拔除碘仿棉柱,阴道壁黏膜即可愈合。经阴道修补穹隆部裂伤时,应防止误伤腹腔脏器及邻近阴道穹隆的子宫动脉。另外,创口须充分引流以防阴道血肿继发盆腔感染,同时针对骨盆骨折移位进行有效复位。我们的体会是对骨盆前环骨折合并阴道损伤者,一是在诊断上对可疑病例及时请妇产科医师会诊,预防漏诊;二是一旦确诊阴道损伤且骨折块明显移位者,应及时行切开复位内固定,同时请妇产科医师修补阴道。开放性骨盆骨折合并阴道损伤者,若有阴道周围及盆腔脓肿形成,应切开引流,骨盆骨折用外固定架固定。

病例介绍 患者,女性,23岁。工厂内叉车挤压伤致开放性骨盆骨折,就近医院抢救治疗。X线检查发现左侧耻骨上下支坐骨支粉碎骨折(图1-86A),经CT三维重建影像证实(图1-86B);体检发现阴道撕裂,予清创探查,修补阴道,因合并肝脾脏器损伤手术探查,不适合对骨盆骨折实行内固定,进行全身复苏治疗,总输血量6 000 ml,抢救成功。7天后出现高热等症状转院治疗。入院急诊CT扫描发现阴道周围及盆腔内脓肿形成(图1-86C),遂行清创引流(图1-86D),骨盆骨折用外固定架固定(图1-86E),伤口冲洗引流(图1-86F),积极治疗32天后伤口愈合(图1-86G);4个月后复查骨折基本愈合(图1-86H),拆除外固定架。

(3)合并直肠损伤(不伴有会阴部撕裂伤):对于隐匿性的、会阴部无伤口的直肠损伤,其临床表现有时不甚典型,容易漏诊,因此若发现有腹膜炎刺激症状,应考虑到是否有直肠损伤。Jones等报道44例伴有直肠损伤的开放性骨盆骨折患者的死亡率为45%,并且70%患者发生了全身系统性感染。Maull等认为除彻底清创、结肠造瘘外,应将造瘘口远端的肠腔内粪便清除干净,有利于预防伤口感染。此外,Jones等认为早期行乙状结肠造瘘术是治疗的关键,据其报道伴有直肠损伤的开放性骨盆骨折患者于伤后48小时内行结肠造瘘术的死亡率为20%,而48小时以后行造瘘术者死亡率高达75%。笔者同意以上观点,早期行结肠造瘘术并清除远端肠腔粪便可及时有效地预防后期感染的发生。我们认为对不伴有会阴部撕裂伤的开放性骨盆骨折合并直肠损伤可根据其污染程度、患者一般情况进行判断,早期及时造瘘,可以降低死亡率及残疾率。

隐匿性损伤一旦发现应及时处理,可通过患者的一般体征如腹部膨隆、压痛、反跳痛等及相关辅助检查如腹部B超、CT检查等进行判断。目前国内外认为针对直肠损伤的处理策略为:① 一经确诊即剖腹探查。② 反复冲洗伤口,彻底清创,尽量去除伤口及直肠内异物。③ 结肠造瘘术。④ 彻底引流。⑤ 术后合理应用抗生素预防感染。

直肠破裂是急症结肠造瘘术的绝对指征,一旦确诊应立即行结肠造瘘术。行结肠造瘘术时应注意:① 造瘘部位首选乙状结肠,其次是横结肠。② 做袢式还是单口造瘘存在不同意见,袢式造瘘手术操作简单、迅速、易行,但有向远端流大便、污染会阴部伤口的可能;单口造瘘可做到粪便完全转流,保证会阴部伤口清洁,但手术相对复杂。③ 会阴部创伤均系突然发生,结肠内积存有粪便,为保证会阴部伤口的清洁,必须从造瘘口插入肛管对远端结肠进行冲洗,最后用稀释的碘伏溶液冲洗。造瘘术后患者可在短期内进食,加强营养,促进开放伤口愈合。④ 如果术中结肠冲洗比较满意,造瘘口可一期开放。⑤ 早期(<48小时)行转流性结肠造瘘术可有效降低感染率。

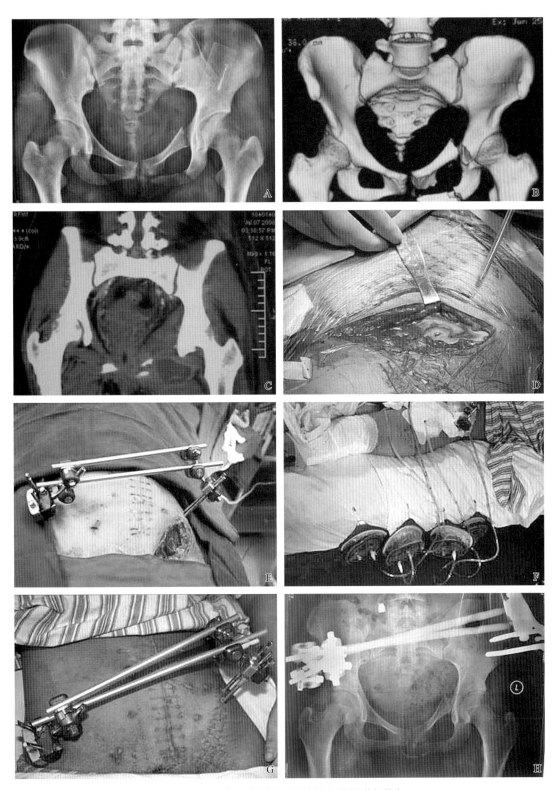

图1-86 Ⅱ级开放性骨盆骨折（合并阴道损伤）

A. 伤后骨盆前后位X线片；B. 术前CT三维重建影像；C. 入院后CT扫描可见阴道周围及盆腔内脓肿；D. 切开引流术中照片见大量脓液溢出；E. 术中照片显示固定骨盆的外固定架；F. 引流术后大体照片显示引流情景；G. 大体照片显示引流切口愈合；H. 术后4个月随访X线片

笔者认为,会阴部无伤口的隐匿性直肠损伤容易漏诊,骨科医师应及时请普外科医师会诊,一旦确诊,应及时行结肠造瘘术。如何处理骨盆稳定性问题应根据污染情况而定,可暂时行外固定架固定,时机成熟时改为内固定术。

病例介绍 患者,男性,54岁。车祸伤,X线检查诊断开放性骨盆髋臼骨折(AO分类C2型骨盆骨折),左髋臼C3型骨折(图1-87A),因膀胱破裂、乙状结肠撕裂急诊剖腹探查行结肠造瘘及膀胱造瘘(图1-87B),二期行骨盆骨折内固定。经髂股扩展入路进行骨盆和左侧髋臼骨折切开复位内固定(图1-87C、D),一期关闭切口放置负压引流(图1-87E),术后X线检查证实骨折复位固定满意(图1-87F)。

3. Ⅲ级开放性骨盆骨折(会阴撕裂伤)

(1)损伤机制:骨折伴会阴撕裂伤中,骨盆骨折大多是开书样损伤所致。盆底创面大、腔隙大,损伤距肛门口很近,有的肛门有撕裂,由于严重创伤后大多数患者都出现大便稀、次数多,易污染创面,所以感染难以避免。盆底为疏松结缔组织,一旦感染扩展迅速,再加上腔隙巨大,感染会相当严重,粪便污染的感染大多为粪肠球菌,对许多抗生素不敏感。诸多因素相加导致感染难以控制,易造成严重后果。

(2)处理原则:伴有会阴部撕裂伤的开放性骨盆骨折具有高死亡率,在治疗方面也颇为困难。伤情严重应首先抢救生命,补充血容量,待伤情稳定后即行影像学等检查,明确损伤程度并做出正确的诊断,按会阴部彻底清创、膀胱造瘘、修复尿道、坐骨直肠窝敞开引流等程序处理。

(3)救治程序:开放性骨盆骨折伴会阴撕裂伤的病例,我们建议的救治程序如下。

1)抢救工作以保住生命为目的,首先应大量输血输液,行抗休克治疗。

2)判明伤情后,优先处理有出血的脏器损伤。

3)伤后彻底清创,根据情况早期行结肠造瘘和骶骨前充分引流,尽早使用广谱抗生素,防止感染。我们认为不合并直肠肛管损伤的广泛会阴部损伤也需要造瘘。① 对会阴部损伤进行彻底清创。可用消毒液反复冲洗,清除异物,敞开伤口,72小时后失活组织界线已清楚,此时再次清创,清除坏死组织,敞开伤口,有出血时可填塞纱布。② 直肠损伤患者应早期行结肠造瘘术,同时充分引流。对结肠远端缝合前要反复冲洗,以减少残余粪便的污染。若后期会阴部伤口愈合,结肠可回纳修复。

4)膀胱尿道损伤应请泌尿外科医师会诊,并作相应处理。

5)骨盆骨折应以外固定架固定为主,稳定骨盆环。

6)若合并其他部位骨折,在病情平稳后择期行切开复位内固定,可控制进一步出血、减轻疼痛并便于护理。

7)一旦感染,反复多次清创和创口封闭负压引流是控制感染的关键。早期清创时不易彻底清除坏死组织,而反复清创可以及时清除坏死组织和感染病灶,更有利于感染的控制。创口封闭负压引流可起到一定清创和清除细菌的作用,并将液化坏死组织和部分毒素引流出体外,使清创后创面能够保持清洁,避免再次感染。

病例介绍 患者,男性,35岁。车祸伤,开放性骨盆骨折(骨盆骨折AO分型:C3),会阴部、骶尾区软组织撕裂,肛门破裂(图1-88A)。经彻底清创、结肠造瘘、多根引流管负压吸引

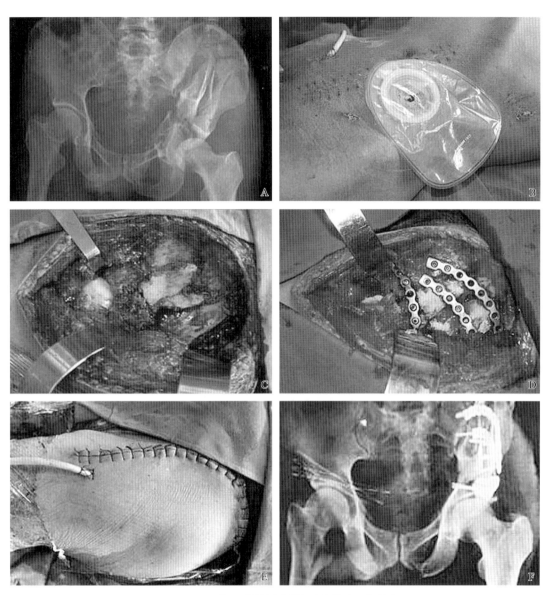

图1-87 Ⅱ级开放性骨盆骨折(合并直肠损伤)

A. 术前骨盆X线片；B. 剖腹探查术后大体照片显示膀胱造瘘及结肠造瘘术后；C. 术中照片显示骨盆及髋臼骨折的暴露情况；D. 术中照片显示骨盆髋臼骨折内固定情况；E. 术后照片显示髂股扩展入路的切口闭合及负压引流情况；F. 术后骨盆X线片

(图1-88B)、用外固定架固定骨盆(图1-88C)等积极治疗,5个月后伤口愈合(图1-88D)。

4. Ⅳ级开放性骨盆骨折

(1)定义：创伤性半骨盆离断伤最早于1915年报道,是开放性损伤中最为严重的一种损伤。随着交通事业的发展,此种损伤有增多趋势,应当引起临床骨科医师的高度重视。此类型损伤应早期判断、早期处理,必要时进行半骨盆离断术,否则死亡率极高。

(2)分类：创伤性半骨盆离断伤有两种常见类型：Ⅰ型,一侧骨盆完全离断,受损半侧骨盆离断后,下腹壁软组织大部分缺损,尿道或膀胱均可伤及,甚至伤侧腰背部软组织严重损

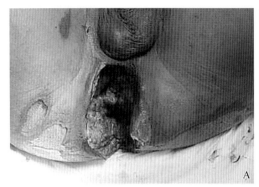
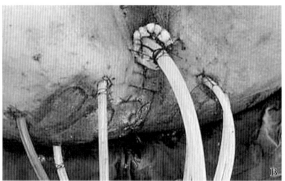
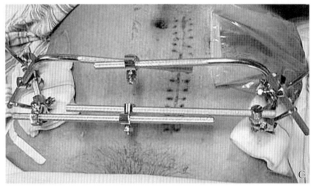
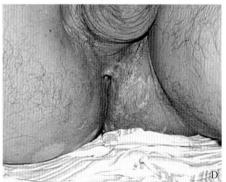

图1-88　Ⅲ级开放性骨盆骨折

A. 大体照片显示会阴部软组织撕裂、肛门破裂；B. 术后照片显示多管负压吸引；C. 大体照片显示外固定架及结肠造瘘；D. 照片显示肛门口创面愈合

伤；Ⅱ型，骨盆不完全离断，部分皮肤等软组织仍有连续，但髂血管、神经已完全损伤，无法保留伤侧整个肢体。

（3）损伤机制：此类损伤多为高能量损伤所致，以机动车碾压伤多见。

1）直接暴力：使半侧肢体撕脱。

2）绞轧牵拉：使下肢极度外展外旋，致骶髂关节撕裂、耻骨联合分离。

3）直接碾压：使骶髂关节撕裂、耻骨联合分离。

（4）不完全半骨盆离断伤评估量表：见表1-1。

表1-1　不完全半骨盆离断伤评估量表

评　估	分　级	得分
软组织损伤程度	伤口长度<10 cm，伤口较干净，软组织损伤轻微，无碾挫伤，损伤分层位于皮下以及Morel-Lavallee损伤	1分
	伤口>10 cm，伤口中度污染，软组织损伤较广泛，轻度碾挫伤，损伤分层累及肌肉浅层	2分
	软组织损伤广泛，污染严重，包括肌肉、皮肤及血管、神经，均有污染，损伤分层累及肌肉全层	3分

（续表）

评 估	分 级	得分
软组织损伤程度	广泛碾挫伤,软组织毁损严重,污染严重,损伤分层累计全层软组织及骨骼	4分
骨性结构离中轴距离	轻度分离<2 cm	1分
	中度分离2～5 cm	2分
	重度分离5～8 cm	3分
	极重度分离>8 cm	4分
髂血管损伤	轻度挫伤,损伤时间短,虽有血栓形成但可再通	1分
	重度挫伤或部分断裂,损伤时间短,血管可进行修复	2分
	血管横断,时间短,有修补价值	3分
	横断或撕裂严重,且时间较长,无修补价值	4分
神经损伤	轻度挫伤	1分
	重度挫伤	2分
	横断	3分
	撕裂	4分

评分>12分,立即行半侧骨盆离断术;8<评分≤12分,根据实际情况再次评估,建议行半骨盆离断;4<评分≤8分,努力保肢;评分≤4分,绝对保肢

（5）临床急救程序：半骨盆离断伤患者病情危重,患者到达医院后,应立即组织急救人员进行抢救,原则上遵循ATLS准则及损伤控制原则,各个步骤可按顺序进行或同时进行。

1）进行简单、迅速及全面的评估,立即开通两条以上静脉通道。

2）维持呼吸功能,保持呼吸道通畅。

3）迅速进行输液、输血、纠正低血压等液体复苏措施,建立多通道输血、输液,迅速有效纠正血容量不足,维持心脑血供,以抢救生命。

4）心电监护,吸氧,给予血管活性药物治疗。

5）采用骨盆束缚带或床单对骨盆进行简单有效的固定。

6）对患者进行全身检查,优先处理最危及生命的损伤。

7）半骨盆离断有髂血管断裂或不完全断裂及骨盆底血管丛的损伤,因此创伤性休克发生早、失血量大且迅速。对于病情不稳定或出血仍不能控制的患者,应积极进行手术治疗,骨盆骨折患者进行外固定治疗,控制骨盆容积;对于怀疑肝脾破裂以及腹膜后出血的患者,可急症行剖腹探查术,行腹腔或盆腔纱布填塞术。

8）接受输血>3 000 ml,生命体征仍然不稳定的患者,应考虑手术同时行暂时性腹主动脉阻断术。在此,我们不建议行动脉造影并栓塞术,因为行动脉造影并栓塞术操作时间较长,实施过程中患者有死亡的风险,且该种方法只对动脉破裂性出血有效。

9）半骨盆切除术作为挽救生命的手段，损伤的肢体即使某些组织有连续性，肢体尚有微弱的血运，然而实际上骨、软组织及血管神经的损害，也已完全丧失了结构和功能，根本没有保留的价值。因此，任何姑息保留都将招致难以控制的失血、失液和感染等，造成生命难以挽救的后患。立即行完整性半骨盆截除术为救命的第一重大抉择。

10）当臀部及下腹部软组织缺损时，在保证内脏不外露的前提下，应采用腹壁或腰部皮瓣转移术覆盖创面，争取一期修复缺损。如软组织缺损较大，一期不能修复者，可行负压吸引术，创面条件成熟后二期修复创面。

11）术后应用广谱抗生素以避免造成难以控制的感染。

总之，及时积极抗休克的同时及早止血、扩创，彻底清除游离骨块及失去血运的软组织，应用广谱抗生素预防感染，才是成功抢救生命的关键所在。

病例介绍 患者，男性，42 岁。因车祸伤致左髋部严重碾挫，左半骨盆（图 1-89A）及左下肢（图 1-89B）完全离断，遂急诊于全麻下行清创止血，残端修整，一期植皮覆盖创面，术后患者恢复良好。

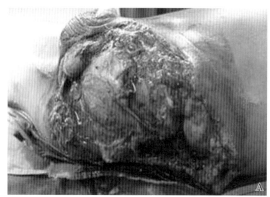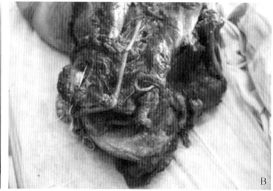

图 1-89 Ⅳ级开放性骨盆骨折（骨盆半离断）

A. 左侧骨盆离断后创面情况；B. 骨盆离断后的肢体

（四）术后处理原则

1. 引流通畅 所有开放性骨盆骨折在彻底清创的情况下，一定要确保引流通畅。

2. 保持创面清洁 对渗出、感染的创面要保持清洁（及时更换敷料），必要时反复清创。

3. 抗生素应用 术后要按抗生素应用原则进行应用，可联合应用或根据药敏结果针对性用药。

（五）并发症的处理

1. 创面处理与控制感染 开放性骨盆骨折患者常伴有广泛的软组织损伤，常伴有大面积的皮肤撕脱伤或软组织缺损，伤口可涉及会阴部、臀部和腹股沟区，并可深达肛周、直肠前和骶前间隙，伤口污染严重，大出血造成的腹膜后血肿又成为良好的细菌培养基，腹膜后血肿感染是继发全身脓毒血症和多器官功能衰竭综合征的早期因素，感染及其继发的脓毒血症和多器官功能衰竭是患者死亡的又一重要原因。

经抢救患者生命体征平稳后，应在无菌条件下行认真彻底地清创，目的是止血、减少感染及促进愈合，其技术要点如下。

（1）清创通常采用大量生理盐水、双氧水、碘伏液反复彻底冲洗伤口、清除伤口内坏死组织，伤口内放置多根引流管。

（2）多数伤口因需要压迫止血而不能一期缝合，可用纱布填塞，并加强换药，更换无菌敷料，必要时可置入双腔引流管，通过换药及冲洗伤口，一般1～3个月伤口逐渐缩小、愈合。

（3）对大量感染的坏死组织，早期大范围切除不但可引起出血、感染扩散，还可使大量毒素吸收，发生败血症。采用分次清除坏死组织的方法，并采用无菌敷料或VAC覆盖创面。

（4）创面感染得到控制后，再在清洁创面上行中厚游离植皮，以封闭创面。

（5）负压封闭引流（vacuum sealing drainage，VSD）应用要注意以下各项。

1）术后特别要注意体液的丢失，防止出现水、电解质紊乱情况的发生。

2）密切观察创面渗出情况，按照严格的无菌原则更换敷料，保持创面清洁。

3）避免感染，静脉使用广谱抗生素。

4）注意观察创面是否封闭严密，并注意保持各管道通畅及接头部连接的紧密，必要时需及时更换引流管或引流敷料。

2. 漏尿问题　下腹部及盆腔严重损伤常可造成膀胱破裂，由于局部损伤严重，急诊行膀胱修补术后，伤口常再度裂开，漏出尿液。尿液外渗可加重创面感染，感染又可加重膀胱壁的炎症反应，使漏口难于愈合，形成恶性循环。因此，积极控制创面感染的同时，采用各种方法引流尿液，减轻创面感染，选择在膀胱壁炎症减轻时再次施行膀胱漏口清创缝合术或用髂腹股皮瓣转移修补术可获得成功，解决了漏尿及创面感染相互加重的难题。

3. 粘连性肠梗阻问题　这类伤员常有下腹部腹壁缺损和肠管外露等情况，创面较大，经换药等处理后，创面下肠管之间常形成广泛粘连，如遇伤员饮食不当或排便不畅，即可诱发粘连性肠梗阻。通常采用积极的非手术治疗可获缓解；非手术治疗无效时，只能行肠粘连松解术，在肠壁粗糙面上涂以透明质酸钠液，可预防粘连性梗阻复发。

六、儿童骨盆骨折

（一）概述

儿童骨盆骨折表现与成人骨盆骨折相似，但又有一些与成人不同的特征，儿童未发育成熟的皮质骨是多孔的，可产生塑性畸形和青枝骨折。在诊断、治疗及预后上与成人骨盆骨折有较明显的区别。儿童骨盆骨折的并发症多且严重，尤其骨折累及次级骨化中心时，如骨折累及Y形软骨可发生髋臼发育不良而导致所谓的"小髋臼"，其原因是Y形软骨的早期闭合。

（二）儿童骨盆损伤的分型

合理的分型有赖于全面的临床检查，骨盆X线检查、CT和CT三维成像，后者有利于进行骨盆后环观察。A型包括所有次级骨化中心的撕脱骨折；B型指骨盆部分不稳定的骨折，包括翻书样损伤和常累及髋臼Y形软骨的侧方压缩骨折；C型为不稳定性骨折，根据解剖位置分为C1型、C2型、C3型（表1-2）。

表1-2 儿童骨盆骨折的分类

A型：稳定性骨折
A1型：撕脱骨折
A2型：未移位的骨盆环或髂骨翼的稳定骨折
A3型：骶骨或尾骨横行骨折
B型：部分不稳定性骨折
B1型：翻书样损伤
B2型：侧方压缩骨折（包括Y形软骨）
B3型：双侧B型
C型：骨盆环不稳定性骨折
C1型：单侧骨折
C1.1型：髂骨
C1.2型：骶髂关节脱位或骨折脱位
C1.3型：骶骨骨折
C2型：一侧为B型；另一侧为C型
C3型：双侧C型

多数骨盆骨折为A1型撕脱骨折和A2型未移位的骨盆环或髂骨翼的稳定性骨折。B2型侧方压缩骨折因为累及Y形软骨，远期往往影响髋关节的功能。在随访中C型骨折都合并远期并发症和高死亡率。

1. A型 稳定性骨折。

（1）A1型：次级骨化中心的撕脱骨折。撕脱骨折常发生于儿童运动时。骨折发生在次级骨化中心，以三个部位最常见：第一个为髂前上棘，缝匠肌起点及相应的次级骨化中心撕脱骨折较常见；第二个次级骨化中心位于髂前下棘，以股直肌起点的撕脱骨折常见；第三个位于坐骨结节,此处的骨折往往是由腘绳肌急性撕脱引起。

(2)A2型:骨盆环和髂骨翼的稳定性骨折。A2型骨折在儿童骨盆骨折最常见,包括直接暴力引起的骨盆环的孤立骨折,多数是由于车祸。

2. B型　部分不稳定性骨折。部分不稳定性骨盆骨折的发生机制与成人相同。我们认为稳定性骨折是指骨盆后环的张力带系统保持完整的骨折,即骨盆中起主要承重作用的后环韧带结构保持完整,或者说骨盆底保持完整。部分不稳定性骨盆骨折包括:

(1)B1型:翻书样损伤。在儿童耻骨上、下支骨折比耻骨联合损伤更为常见。

(2)B2型:外侧压缩骨折(Y形软骨损伤)。外侧压缩骨折可以导致Y形软骨的损伤而导致扇面状损伤。典型的外侧压缩骨折在儿童中也常常见到。成人骨盆骨折中所有4型骨折在儿童中都能见到,尤其是"桶柄样损伤"最常见。Y形软骨损伤可以导致髋板早期闭合从而引起髋臼发育不良。

3. C型　不稳定性骨折。骨盆环的不稳定性骨折与成人基本相同,不同之处在于骨盆后方的损伤往往是骶髂关节脱位合并髂粗隆的撕脱骨折。单纯的骶骨骨折和髂骨骨折很少见。前环损伤可以是耻骨联合脱位、耻骨支骨折或两者都有,然而在儿童,耻骨联合合并耻骨支骨折更常见。同样,双侧骶髂关节脱位而没有前环损伤的情况比成人常见。

(三)诊断

儿童骨盆骨折与成人相同,在采取治疗措施之前要进行详细的临床和影像学检查。

1. 病史　要了解损伤机制、暴力大小和方向。仔细的体格检查包括有无肉眼可见的骨盆畸形和下肢短缩,阴囊、阴唇和腹股沟周围有无肿胀、瘀斑,触诊以确定骨盆不稳定的程度。最常见的异常骨盆体征是骨盆触痛。Junkins根据研究结果认为骨盆骨折体格检查具有敏感性和特异性,但是如有意识障碍可能影响检查的敏感性和特异性,同时要注意腹腔脏器、泌尿生殖系统、神经系统和会阴部、阴道的检查。骨盆骨折诊断除进行体格检查外还需影像学检查。

2. X线检查　X线检查包括三个标准的骨盆像,即上口、下口和前后位像。另外,闭孔斜位和髂骨斜位像有利于髋臼骨折和三角软骨损伤的诊断。

3. CT扫描　对骨盆骨折的诊断很有价值,可清晰地显示骶髂关节后复合体。但CT扫描在急诊处理时难以及时应用,且增加患儿的射线接触量。

4. 三维CT检查　三维CT虽然射线剂量较大,但可大大提高儿童骨盆骨折的诊断率,对确定外伤性骨盆骨折或髋臼骨折损伤范围和制订治疗方案具有重要意义,对复杂性损伤尤为适宜。

5. 骨盆对角线测定　儿童骨盆骨折的诊断较为困难,尤其是骨盆环后部结构、骶骨侧方及骶髂关节的损伤。因为许多骨盆骨折为非典型的,诊断非常困难。为此提出骨盆对角线概念,即用普通前后位X线片,从骶髂关节的下缘到对侧髋臼底内侧的中点连线,正常时两侧对角线长度相等或差别<4 mm。髂骨侧方单侧骨折伴骶髂关节损伤者对角线长度相差可达6～8 mm,前后环同时损伤者对角线长度相差可高达13～25 mm。

（四）治疗

儿童骨盆髋臼骨折往往有严重的合并伤，多需要紧急抢救。骨盆骨折的治疗效果取决于损伤部位和类型。治疗要求骨盆骨折的确切复位和稳定的固定，以减少可能的骨盆畸形、步态异常、骶髂或髋关节骨性关节炎，以及其他影响工作和正常生活的后遗症。这里重点讨论如何处理骨骼肌肉系统损伤，第一步就是仔细的评估。

早期文献中认为儿童骨盆骨折的治疗仅限于支持疗法，大部分患儿卧床几天至一周，疼痛能够忍受，且其他损伤允许时即可下地。对有耻骨联合分离和骶髂关节分离者则行髋"人"字石膏固定。部分患儿需行牵引复位，对保守治疗不能复位的患儿再行切开复位内固定治疗。近十几年来治疗的观点有了改变，对儿童的不稳定和移位骨折要予以固定。多数医师倾向于使用外固定，通过减少骨盆容量而治疗腹膜后出血，减轻疼痛，便于护理和多发伤的治疗，并允许早期活动。对严重移位的不稳定性骨折外固定不足以维持复位，如后部损伤（骶髂关节分离）需进行内固定治疗。如存在移位的髋臼骨折，要恢复关节的完整性，须选择切开复位牢固内固定，并要早期活动。

1. A 型　稳定性骨折。

（1）A1 型：撕脱骨折。临床检查和放射学检查证实有次级骨化中心的撕脱骨折，治疗方法取决于骨折移位的程度。对髂前上、下棘撕脱骨折，在屈髋时骨折块移位不明显者可以采取保守治疗，移位明显者则应当采取手术治疗，使骨折复位，并用钢丝固定。3～4 周后骨折即可愈合。

（2）A2 型：骨盆环或髂骨翼的骨折。A2 型骨盆骨折多数可以采取保守治疗，儿童此型骨折的治疗原则与成人相同。

2. B 型　部分不稳定性骨折。

（1）B1 型：翻书样损伤。翻书样损伤耻骨联合严重分离，我们主张采取保守治疗。此类患者可采用在全身麻醉下取侧卧位，进行手法复位，然后用双侧髋人字石膏固定。这样既可以保持骨盆的稳定性又可以早期功能锻炼，有利于早期康复。

（2）B2 型：侧方压缩骨折。

1）B2.1 型：侧方压缩骨折（Y 形软骨损伤）。怀疑有侧方压缩暴力时，应当检查有没有骨折移位。如果有移位穿过 Y 形软骨说明有髋臼骨折，可以在全麻下进行闭合复位，复位后采用骨牵引固定 3～4 周。

2）B2.2 型：侧方压缩骨折（半侧骨盆脱位）。此型骨折由于半侧骨盆向内侧旋转，所以常常有明显的下肢短缩畸形和骨盆旋转畸形，治疗可以采取全身麻醉下闭合复位。对年龄较小的儿童，整复后用髋人字石膏绷带外固定，并保持下肢外旋中立位直至骨折愈合；对年龄较大的儿童，外固定要保持下肢的外旋并要保持好力线。少数情况下，如果畸形明显，下肢短缩较重而闭合复位失败时可考虑手术内固定。

病例介绍　刑某，男性，10 岁，因车祸导致 B 型骨盆骨折。双侧髂骨不对称，左侧髂骨内翻（侧方挤压型损伤），左侧骶髂关节脱位、耻骨联合分离、双侧耻骨上下支骨折（图 1-90A），行闭合复位、外固定架固定（图 1-90B），经 X 线检查证实耻骨骨折复位良好，耻骨联合复位较术前改善,双侧髂骨基本对称(图1-90C)。2个月后拆除外固定架,患者恢复良好,随访X线片显示双侧髂骨完全对称,耻骨联合已复位(图1-90D)。

3. C型 不稳定性骨折。由于此型骨折尿路和神经损伤的发生率很高,对儿童不稳定性骨盆骨折患者需要进行认真评估,并且必须建立完善的抢救措施。

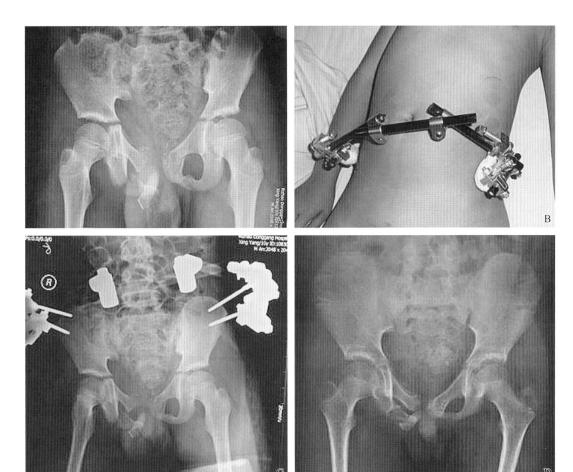

图1-90 儿童B型骨盆骨折

A. 伤后骨盆前后位X线片;B. 大体照片显示外固定架固定;C. 外固定支架固定骨盆术后;D. 术后2个月去除外固定支架后骨盆前后位X线片

病例介绍 患者男性,11岁,车祸中遭受前后挤压伤,造成开放性骨盆骨折。急诊骨盆平片显示右侧髂骨极度外旋、外翻,骶髂关节前脱位,耻骨联合分离(图1-91A),CT扫描证实诊断(图1-91B),分类属C型。采用切开复位外固定的方法进行治疗(图1-91C)。术后X线检查证实骨折脱位复位满意(图1-91D),患儿顺利恢复。

Bryan和Tullo强调骨盆骨折的早期复位,因为儿童骨折愈合很快,如果损伤后不及时复位,可能很难复位。所以,一旦发现半侧骨盆有明显的向上、向外侧移位,应及时在全身麻醉下闭合复位。双侧移位者同样要求立即复位,可以采用骨牵引维持。闭合复位失败则应当

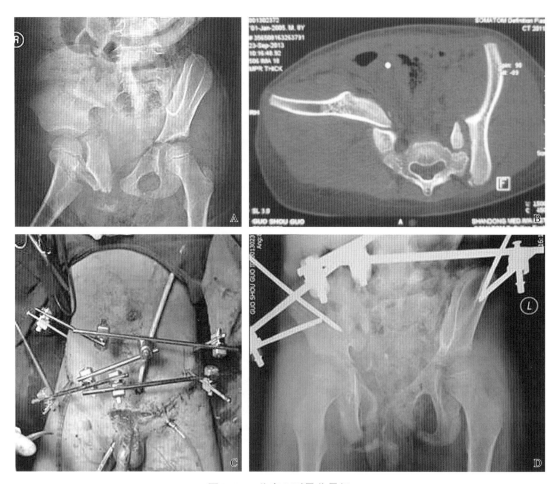

图 1-91　儿童 C 型骨盆骨折

A. 伤后骨盆平片；B. 术前骨盆横断面 CT 扫描影像；C. 术中大体照片显示切开复位外支架固定，可见耻骨浅开放损伤创面；D. 术后 X 线片显示骨盆复位与外固定

果断采取手术切开复位，骶髂关节或周围骨折用钢丝、骨栓或骨针固定，手术后用髋人字石膏或骨牵引固定维持，或用外固定支架固定。综上所述，通过笔者长期的临床观察，C 型骨盆骨折的死亡率和并发症的发生率最高，在采取治疗措施之前，应认真地进行临床检查、放射学检查和 CT 检查以明确后环的损伤情况。

　　骨盆骨折的分型有助于预测患儿骨盆骨折的稳定性。骨盆的稳定性主要依赖于骨盆及其周围韧带的相互作用，骨盆受到较大伤力时，骨盆环的稳定结构消失。在骨盆前环穿针行外固定术，尤其在 B 型骨折中，利用骶髂后韧带做骨盆稳定的张力带，可完全恢复骨盆环的整体稳定性。对 C 型骨折，可先行外固定，同时利用内固定或骨牵引加强其稳定性。多数学者认为，B 型、C 型骨折应该早期行外固定，减少骨盆移位和再出血，控制或减少出血，可明显降低复杂骨盆骨折的病死率及致残率。笔者工作的医院曾为 8 例年龄 ≥ 9 岁的患儿进行外固定支架治疗，笔者的体会是：① 术前要通过骨盆前后位、上口位、下口位 X 线片及 CT 扫描明确骨折类型。② 患儿年龄不应过小，年龄越小，髂骨板越薄，不易稳定钢针,也有穿通进入盆腔损伤内脏的危险。③ 钢针穿入皮肤软组织处皮肤张力不能过大,以免压迫皮肤导致坏死直接降低对针道感染的抵抗力(笔者这一组病例就有1例发生针道感染,与操作时皮肤张力过大有关,当引以为戒),术后每天可用酒精或碘伏清洁针眼。④ 防止钢针松动,穿针要一次成功,不能反复进出,先用细钻头钻开髂骨皮质后直接拧入钢针,拧入深度为3 ~ 5 cm,不穿过髂骨内外板。笔者认为,儿童不稳定性骨盆骨折只要选择适当的手术治疗方法,还是可以取得良好治疗效果的。当然,大宗病例的临床资料有待进一步积累和总结。

儿童髋臼骨折的处理原则同成人一样,达到解剖复位才能获得好的功能。由于Y形软骨损伤容易导致骨化中心早期闭合,有移位的髋臼骨折是切开复位的指征。

七、陈旧性骨盆骨折的治疗

(一)概述

广义地讲,伤后时间超过3周称为陈旧性骨折。骨盆由扁骨构成,骨松质较多,骨盆骨折多由高能量损伤所致,出血较多,血肿机化快,所以在伤后3周以上的治疗处理有一定的特殊性。陈旧性骨盆骨折伴随并发症往往是治疗的难点和重点,最常见的并发症为疼痛、畸形愈合或不愈合、双下肢不对称、姿态不平、美学缺陷等,伤后早期切开复位内固定治疗不稳定性骨盆骨折、恢复骨盆环解剖复位完整性可以最大限度地避免并发症的发生。

(二)陈旧性骨盆骨折的特点

陈旧性骨盆大部分因紧急抢救时病情较重、合并症较多、以积极保命为主、将骨盆救治放在一个次要的位置所致。当病情得到好转后,骨盆骨折已成为陈旧性骨盆骨折了。其临床表现大多以下肢不等长为特点。

构成骨盆的骨骼松质骨较多,骨髓腔中有静脉窦,加上盆腔内有丰富的静脉丛,因而在骨盆骨折后出血多、血肿体积大、机化过程快,造成伤后时间长的骨盆骨折组织间粘连重。由于骨盆血运丰富,陈旧性骨盆骨折多有一定量的骨痂。陈旧性骨盆骨折组织粘连重,分离显露时很可能出血多;骨痂形成多,剥离时渗血也会多。这一切导致陈旧性骨盆骨折手术时出血多,有时难以控制,使手术难度加大。

骨盆腔内外有丰富的肌肉组织,在损伤后形成血肿,进而形成瘢痕;骨盆环有丰富的韧带、韧带复合体,有坚韧复杂的盆膈,在受到牵拉伤或撕裂后,将会出现瘢痕挛缩,这些因素使得陈旧性骨盆骨折的复位过程困难,难以达到满意的效果。

陈旧性骨盆内固定也是一个难题,由于复位困难,维持复位的力量也需要一定的力度;时间较长的陈旧性骨折,其BMD会因卧床、限动等原因而降低,出现骨质疏松。因此,对陈旧性骨盆骨折进行内固定的效果,较新鲜骨折的内固定效果没有可比性。

（三）陈旧性骨盆骨折的手术适应证

手术干预陈旧性骨盆骨折的主要适应证包括：下肢不等长、骨盆不稳所致的疼痛、症状性骨性畸形（行走、坐姿不平衡等）、压迫泌尿或生殖系统引起相应症状等。手术的主要目的是恢复骨盆环的正常解剖结构，通过减轻疼痛、纠正双下肢不等长和坐姿不平衡、解除压迫来提高患者的生活质量。陈旧性骨盆骨折手术治疗的风险极高，需要医师极强的手术技巧和围手术期管理能力，故应由有经验的创伤医师进行手术操作。

（四）陈旧性骨盆骨折的处理原则

1. 陈旧性骨盆前环骨折的处理原则

（1）陈旧性耻骨联合分离的治疗：陈旧性耻骨联合分离<2.5 cm 的可以采取保守治疗，对症处理，一般无明显遗留症状；陈旧性耻骨联合分离>2.5 cm 的，由于前环不稳定，可能产生行走痛，如果病史不是特别长，如<3 个月又没有明显的骨质疏松，可以进行切开复位内固定；术中采用 Weber 钳或螺钉复位钳，辅以手法挤压骨盆，逐渐使耻骨联合复位，但不必强求解剖复位，然后以双钢板固定。

（2）陈旧性耻骨支骨折的治疗：耻骨上下支的血运丰富，只要断端之间分离不是太远，一般都能骨性愈合，不必强求复位内固定。如果耻骨上支、耻骨体移位或畸形愈合突入阴道产生症状，则可以行骨突切除术。

2. 陈旧性骨盆后环骨折的处理原则　陈旧骨盆后环骨折主要是下肢不等长的治疗。

（1）陈旧性髂骨骨折的治疗：髂骨含松质骨较多、血运丰富，愈合能力强。若因畸形愈合产生局部骨性突起、形成皮肤压疮，应行骨突切除术。若移位明显导致骨不连，出现骨盆不稳定、行走痛、步态异常等，可以行植骨、内固定。若因骨盆倾斜导致下肢不等长，则可以根据具体情况采取肢体短缩术、肢体延长术、髋骨截骨术、畸形愈合处截骨术等。但此类矫形手术要慎重，对手术技术要求高，要评估其潜在的手术风险。

（2）陈旧性骶髂关节骨折脱位的治疗：此类损伤处理困难。因为骨痂多、粘连重、手术时出血多、复位困难。手术治疗是针对明显的遗留症状，如负重时的放射性神经痛、行走痛、步态明显异常、下肢不等长。对于神经症状，一般采用神经营养药物等非手术治疗，当有影像学证据表明神经受到卡压时，可以实行前路神经探查松解术。

如果骶髂关节陈旧脱位、骨盆倾斜导致下肢不等长，可以根据具体情况采取肢体短缩术、肢体延长术、髋骨截骨术，或者畸形愈合处截骨术等方法进行治疗。如图 1-92 所示，一位 28 岁女性患者因车祸致脑外伤及 C3 型骨盆骨折，4 个月后就诊时骨盆骨折已畸形愈合，肢体不等长达 6 cm。骨盆前后位 X 线片显示左侧髂骨明显上移，使双侧大粗隆不在同一水平（图 1-92A），骨盆 CT 三维重建影像显示骨盆环形状不规则，骨盆明显倾斜（图 1-92B）；遂行左侧髂骨截骨重建钢板内固定，术后双下肢不等长减少到 1 cm，X 线检查显示双侧大粗隆大致在同一水平（图 1-92C），术后骨盆 CT 三维重建影像显示骨盆环较术前明显改善（图 1-92D）。

陈旧性骨盆骨折截骨矫形的手术操作困难，借助 3D 打印技术可以得到很多帮助，使手

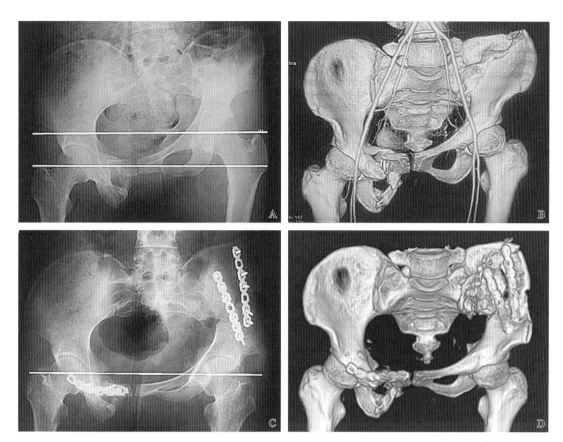

图 1-92　骨盆截骨术治疗陈旧性骶髂关节骨折脱位、下肢不等长

A. 术前骨盆前后位 X 线片，线条表示两侧大转子顶点不在一个水平线上；B. 术前骨盆 CT 三维重建影像显示左侧髂骨上移、骨盆倾斜；C. 截骨术后骨盆前后位 X 线片，线条表示双侧大转子顶点大致处于同一水平；D. 术后骨盆 CT 三维重建影像显示骨盆环较术前明显改善

术更加准确，效果更能预期。如图 1-97 所示，一位 23 岁男性患者车祸伤导致开放性 C 型骨盆骨折及左侧髋臼骨折，到笔者工作的医院就诊时已经畸形愈合，患者主诉双下肢不等长，坐姿不平衡，要求矫形以改善功能。X 线检查显示陈旧性骨盆及髋臼骨折已畸形愈合，骨盆倾斜，双侧股骨大转子不在同一水平线上（图 1-93A），骨盆 CT 三维重建影像显示双侧半骨盆不对称，左侧髋臼骨折和骶骨骨折使左侧半骨盆明显上移（图 1-93B），体检测量双下肢不等长达 4 cm。通过 3D 打印技术制备真实尺寸的骨盆实时模型，计划髂骨截骨位置，进行模拟手术，测量截骨后髂骨需要牵开的距离和嵌入植骨块的形态和尺寸，进行术前准备，手术时遵照术前设计实施截骨矫形手术（图 1-93C），明显提高截骨的准确性，还节约了手术时间，取得很好的效果。术后 X 线检查显示截骨与内固定跟模拟手术高度一致，双侧大转子基本处于同一水平线（图 1-93D），临床检查发现双下肢不等长还不到 1 cm。

（3）陈旧性骶骨骨折的治疗：骶骨的愈合能力是比较强的。此类损伤的处理主要是针对其可能存在的神经症状，如畸形愈合导致的骶管变形、狭窄；若神经症状明显，可行后路减压术。有时因骶骨明显畸形，使患者平卧困难，可行骨突切除等手术以改善生活质量。

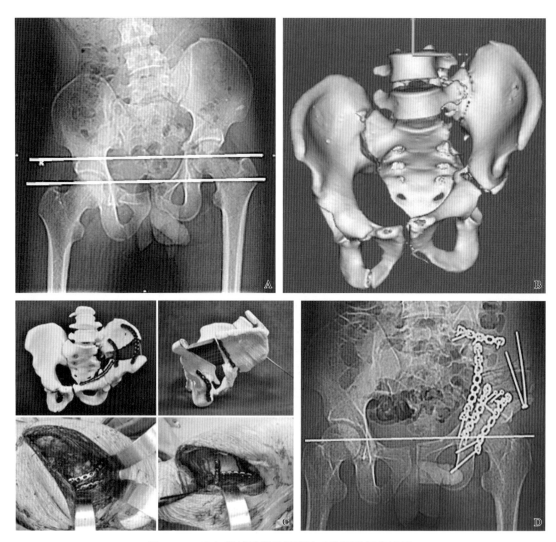

图1-93　3D打印辅助截骨矫形治疗陈旧性骨盆骨折

A. 术前骨盆平片,线条表示双侧大转子不在同一水平线上;B. 术前骨盆CT三维影像显示左侧半骨盆向上移位;C. 应用3D打印制备的骨盆模型进行模拟手术与骨盆截骨矫形手术实际操作基本相似;D. 术后骨盆X线片展示截骨矫形植骨内固定,线条表示双侧大转子几乎处于同一水平线上

八、骨盆骨折并发症

(一)概述

随着骨盆骨折手术的开展与普及,尤其是早期外固定与内固定手术,挽救了许多患者的生命,提高了患者的生存率,降低了致残率。但随着有关手术的普及与开展,以及高能量损伤的增多,手术难度也随之增加,并发症也不可避免地出现。骨盆骨折的手术并发症包括早期死亡、早期并发症及晚期并发症。早期并发症主要有血管损伤、神经损伤、感染、腹腔间室

综合征、深静脉血栓形成（deep venous thrombosis，DVT）等。晚期并发症主要包括内固定失败、骨盆骨折畸形愈合、骨不连等。

（二）早期死亡

严重大出血是骨盆骨折患者早期死亡的主要原因，有报道其病死率为42%。开放性骨盆骨折也是造成早期死亡的重要原因，病死率可高达25%～50%。正确的急救与复苏治疗是降低死亡率的关键。骨盆高能量损伤后，常合并血管损伤，尤其是知名血管损伤。在损伤的第一时间血管破裂引起大出血，到得到有效救治之前，患者可能已经发生出血性休克，失去了最佳救治时间，最终导致患者早期死亡。骨盆骨折早期急救是降低死亡率的最重要手段，因为骨盆骨折80%的死亡是在受伤后6～8小时内发生的。近年来，随着对骨盆、髋臼骨折认识的提高，尤其是对规培的外科年轻医师，要进行创伤和急救的专题培训，只有这样才能降低骨盆骨折患者的早期死亡率。

早期急救的重点是ABCED原则：A（airway）开放气道，如果患者昏迷或呼吸道阻塞，立即开放气道；B（breathing）呼吸，采用人工呼吸或器械辅助患者有效吸氧；C（circulation）循环，及时补充血容量，以维持血液循环的稳定性；D（drug）药物，通过使用血管活性药物、升压药等以维持血流动力学稳定，同时监测血压的变化；E（ex-Fix）&（exam）暂时稳定，通过骨盆约束带、外固定等方式，使骨盆获得暂时的稳定性，并通过辅助检查以评估患者的生命体征。在失血性休克期，大容量快速补液复苏是目前骨盆骨折急救的首选补液方式。液体复苏分三阶段进行：第一阶段活动性出血期（8小时以内），以平衡盐溶液和浓缩红细胞为主，同时应用血管活性药物；第二阶段为血管外液体扣押期（1～3天），将胶体和晶体液相结合；第三阶段为血管再充盈期（3天后），此时应减少输液量，适当应用利尿剂。将急救重点由病房提前至急诊接诊，提前预防，经输血无效者及时手术，行骨盆外固定与手术止血结合，早期判断出血程度，可使抢救成功率明显提高。常用的骨盆骨折合并大出血的外科干预手段包括盆腔纱布填塞术、动脉造影栓塞术、髂内动脉结扎术和暂时性腹主动脉阻断术等（具体见骨盆骨折急救章节）。

（三）血管损伤

骨盆损伤常合并血管损伤，造成失血性休克。出血多自动脉、静脉或骨折断端，造成的出血可能是致命的。骨盆骨折合并的血管损伤可分为原发性损伤和继发性损伤，其中原发性损伤比较多见。常见损伤的血管主要有髂内动脉、臀上动脉、股动脉等。骨盆骨折并发血流动力学不稳定，应尽早诊治，可行血管造影栓塞治疗或外科手术止血，包括填塞压迫止血等。对于严重创伤患者，推荐采用损伤控制性手术（damage control surgery，DCS）。不稳定性骨盆骨折引起不可控制出血的患者，呈持续出血或重度失血性休克，如不早期控制出血、正确抢救及输血，患者生存率极小。这些患者的共同特点为生理代偿功能丧失，引起严重酸中毒、低体温及凝血功能障碍（死亡三联征）。

对于大量失血的患者，腹主动脉阻断也可作为一种暂时性止血的辅助方法。紧急腹主动脉阻断的适应证为严重失血及大量输血后仍血流动力学不稳定者。腹主动脉阻断止血只能作为早期止血的一种辅助措施,如外科剖腹探查手术止血,因此时患者血压低,又不能不探查,探查有可能发生心搏骤停,因此阻断腹主动脉可降低死亡风险。出血部位填塞压迫止血,除上述外科止血手术措施外还应综合治疗。

(四)神经损伤

在所有骨盆骨折的并发损伤中,神经损伤可以分为原发性和继发性损伤,原发性神经损伤是指高能量骨盆骨折外伤的一瞬间可能造成的神经损伤;而继发性神经损伤是指手术或诊治过程中治疗不当,内外固定卡压或螺钉误穿骶管和骶孔造成的神经损伤。骨盆骨折并发神经损伤发生率为10%～15%,神经损伤的发生率同骨盆后环骨折有明显的相关性,腰骶干和臀上神经常受牵拉性损伤,而骶神经前支损伤更多是由骶骨骨折嵌压所致,闭孔神经损伤常常位于骶髂关节水平而非闭孔水平,还可遇到多根马尾神经完全撕脱伤的情况。在发生一侧骨盆外旋、向后上移位的骨盆骨折中,通常有臀上神经、腰骶干的牵拉伤。骶骨侧块的粉碎骨折和骨折块的撞击可使神经受到压迫,马尾的损伤表现不同于颈椎损伤,马尾损伤表现在骨折以远的节段,因为腰骶髓的神经根垂直下降后出椎管,所以神经损伤表现在骨折以远的部位,有时行椎板切除术并探查神经却不能定位具体的损伤节段。

神经损伤的诊断包括两方面:一是临床物理检查;二是电生理检查。早期的、详细的神经功能检查是必要的,会阴区的感觉至关重要,若未进行会阴区的检查则可能漏诊大部分的骶神经损伤。永久性神经损伤可致后期的泌尿生殖系统功能障碍。对任何怀疑有骶神经损伤的病例都应进行早期泌尿系检查和膀胱内压测定,晚期对骶神经的功能评价常受复杂的心理、生理因素影响。应认真检查并详细记录下肢的肌肉运动情况,对腰神经特别是L4神经根功能进行评价。神经损伤的电生理研究日臻成熟,以往电生理检查多用于诊断和预后,但现在可用于手术中,有利于避免医源性神经损伤。现代电生理技术可通过检测皮层诱发电位来评估更靠近近端的神经损伤。

绝大多数的神经损伤类型是牵拉伤或卡压伤,一旦诊断明确,应及早手术解除压迫或卡压。① 对腰骶神经损伤常采用单纯前路、单纯后路或前后联合入路解除压迫、松解神经。② L5或S1神经根以及坐骨神经损害引起灼痛的处理非常困难,药物难以缓解症状,可考虑腰交感神经节切除术以阻断灼痛环。③ 股神经损伤可采用神经缝合的方法进行修复,但术前应采用脊髓造影或MRI排除神经的根性撕脱伤,否则手术将是徒劳的。早期使骨折复位并获得稳定能防止骨折端对神经的牵拉和压迫,并使嵌夹在骨折缝中的神经得以减压。医源性神经损伤大多能恢复,其中预防尤为重要,术中操作轻柔,采取放松神经的体位。如条件允许,行术中神经功能监测,减少医源性神经损伤的发生。

病例介绍 患者,男性,18岁。高处坠落致骨盆骨折,于当地医院行保守治疗,后出现左足背足底麻木、足趾活动受限,遂转入我院治疗。诊断为腰骶神经损伤,并行腰骶神经松解术,术后半年完全恢复(图1-94)。

(五)感染

1. **流行病学** 骨盆骨折感染可分为开放性骨盆骨折感染和一级刀口感染。开放性骨盆

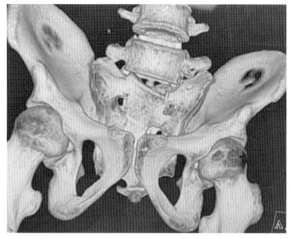
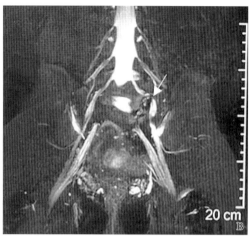
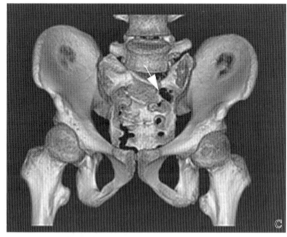

图1-94 陈旧性骨盆畸形愈合骶丛神经松解

A. CT三维重建影像显示骶骨骨折"H"形骨折,左侧第一骶骨孔因骨折压缩导致填塞;B. 骨盆MRI显示骶神经受压迫、移位、变细(箭头所示);C. 术后CT三维重建影像显示第一骶骨孔扩大,神经完全减压(箭头所示)

骨折是与外界相通的骨盆骨折,损伤可累及尿道、阴道及结直肠等,病情较复杂,是骨盆骨折并发感染的最主要原因。骨盆切口感染的发生率为1.5% ~ 14%,其中后路切口并发症发生率较高,易发生切口裂开,而前路手术则可避免类似的切口并发症。内固定术后深部感染临床上发生率较低,通常伴随周围皮肤及软组织条件不好等,这种情况常发生在后方入路切口经过失活的软组织时。伤口感染或内固定物周围发生感染均有发展为急、慢性髋骨骨髓炎的风险。

2. 处理 骨盆骨折术后感染处理非常棘手,按感染的常规处理原则,为清创、开放换药、伤口持续冲洗引流、全身应用抗生素、支持治疗等。清创对于术后感染十分必要,感染较重、清创后脓性分泌物多者,可考虑置管冲洗;感染伴有内固定物滞留者,去除感染部位的内固定物显得尤为重要,因为内固定物及其周围没有血供,药物无法达到,是细菌的滋生地。外固定术后感染往往发生在固定针周围,通常不表现全身症状,固定针松动时,应检查有无感染;一旦发生感染,应拔除该固定针或更换固定针的位置,同时加强换药,静脉应用抗生素。抗生素的选用应参照抗生素使用原则,最好选用经细菌培养而敏感的抗生素,慢性感染者往往需长时间应用大剂量抗生素。骨盆骨折术后感染是消耗性疾病,须加强营养,使用高压氧等支持疗法,能够提高机体抵抗力,有效控制感染,促进骨折愈合。

病例介绍 患者,女性,27岁。交通伤,骨盆骨折,左下肢毁损伤,伤后在当地医院清创后骨盆骨折复位内固定、左髋关节解脱(图1-95A)。术后15天伤口感染,皮缘坏死,髂骨、钢板外露(图1-95B)。遂转院治疗,再次清创,取出骨盆内固定物,并行半骨盆离断(图1-

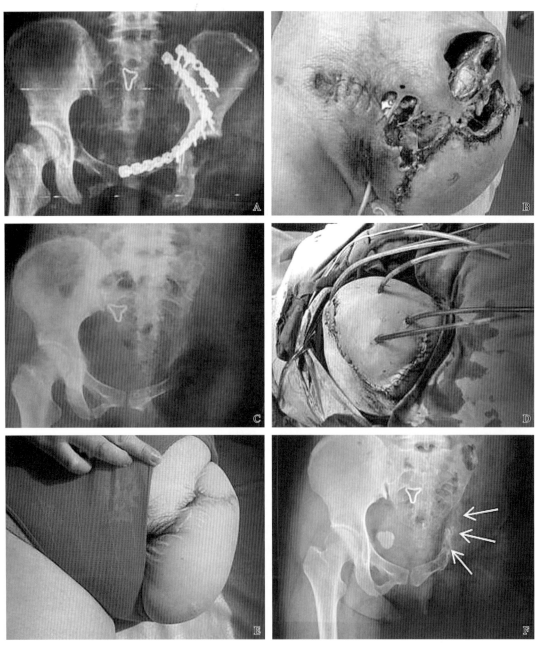

图1-95　骨盆骨折内固定术后感染

A. 骨盆骨折下肢毁损伤清创术后骨盆前后位X线片显示骨盆骨折钢板内固定,左侧髋关节解脱;B. 清创术后15天大体照片显示伤口感染,皮肤坏死,髂骨与钢板外露;C. 半骨盆离断术后X线片;D. 大体照片显示半骨盆离断术后创面一期闭合,放置多根引流管;E. 术后两年随访照片显示伤口愈合良好;F. 随访X线片,箭头显示左侧耻骨上支近端部分骨质再生

95C），一期关闭创面，放置多根管子引流（图1-95D），全身抗生素治疗，术后经过顺利，伤口愈合。术后两年复查见伤口愈合良好（图1-95E），患者可拄拐行走，恢复良好。随访X线片上可见左侧耻骨上支近端部分骨质再生（图1-95F）。

（六）腹腔间隔室综合征

腹腔间隔室综合征（abdominal compartment syndrome，ACS）是指由各种原因引起腹内压急剧升高到一定程度后所造成的全身多器官功能障碍，是骨盆骨折常见的并发症之一。研究发现严重创伤和骨盆骨折患者中ACS的发病率为28%，死亡率高达29%～62%。

1. 临床症状　骨盆骨折后的ACS大多是由早期出血所致，临床症状包括：

（1）胃肠道：持续性腹部膨隆、腹胀、腹痛并逐渐加剧是ACS最显著的临床表现。

（2）肾脏：ACS可导致泌尿系统功能障碍，多表现为少尿、无尿或氮质血症。

（3）肺部：肺部功能障碍是ACS早期临床表现之一，因肺部通气和换气功能障碍而引起低氧血症和呼吸性酸中毒。

（4）心血管系统：腹内压升高，胸腔内压力随之升高，引起回心血量减少、血压降低。

2. ACS的治疗　ACS的治疗可分为非手术治疗和手术治疗两种方法。

（1）非手术治疗

1）应用镇静、镇痛药物以降低肌紧张和腹腔内压力，增强腹壁顺应性。

2）安置鼻肠管、鼻胃管、肛管等排空胃肠道内容物。

3）经皮穿刺置管引流腹腔，这是创伤最小而又最直接、有效的减压方法。

4）液体复苏控制，严格监测输液量，避免过量输液。

（2）手术治疗

1）手术指征：传统手术认为腹内压>30 mmHg且伴随药物治疗无效的进行性器官衰竭是手术最佳适应证。

2）手术时机：一旦确诊，立即剖腹探查减压；早期腹部敞开手术能有效降低ACS患者的死亡率；减压腹部探查术对由ACS引起的少尿或无尿、呼吸困难、心输出量降低可取得立竿见影的效果。

3）治疗原则：对骨盆骨折所引发的ACS，要做到早发现、早处理，积极消除病因，严防因延误干预而导致死亡率增高。

4）治疗方法：腹腔内引流和腹腔扩容手术，同时用外固定支架稳定骨盆。

（七）深静脉血栓形成

DVT在骨盆骨折中的发病率，文献报道各不相同，膝部附近的DVT发生率为40%～60%。DVT的主要早期并发症是肺栓塞（pulmonary embolism，PE），发生率为4%～22%，死亡率为2%～3%。DVT的病因很多，既有先天性的因素，也有继发性的因素，而且难以预测。易发因素通常包括高龄、骨折类型、卧床时间、手术时间、糖尿病、患肢制动等。DVT在创伤早期即可出现，此时血液处于高凝状态，局部或全身的静脉回流停滞。骨盆骨折早期复苏、骨折复位并使其稳定、患肢早期活动、低分子肝素药物预防等方法，可有明显预防DVT的作用。若血栓已形成，可采用药物阻止其进一步发展，以期能尽快地再通。

经皮穿刺下腔静脉介入方法已有很大进步，大大减小了DVT的发生率，并取得良好的疗效。在下腔静脉放置滤器后，可行短期抗凝治疗以预防急性栓塞，临床效果不错，但也有一些并发症，对没有确定DVT的患者不应该预防性放置滤器。最近，可取出的新型滤器已经广泛应用于临床，并已取得较好的效果，但费用昂贵。

（八）内固定失效

内固定失效包括复位丢失和内固定物断裂，是骨折常见的并发症，但在骨盆骨折中，内固定失效的发生率远远低于四肢骨折。近年来，随着骨盆骨折发病数量增加，内固定的普及应用，骨盆骨折内固定失效的发生也不再罕见。如果骨盆骨折内固定术后早期不能取得预期的结果，就意味着内固定失效，处理棘手使人们越来越强调预防的重要性。术前就应该根据骨折的类型和部位、患者的年龄和体重等因素，选择合适的手术时机、手术入路、内固定材料、方法等，尽量减少导致失效的因素。一旦内固定失效，应及早进行翻修以亡羊补牢，重新给骨盆骨折提供牢靠有效的固定。内固定失效中，骶髂关节脱位复位丢失较为常见，甚至引起骨盆不稳、行走疼痛、跛行等较严重的后果，应引起重视。

病例介绍一　患者，女性，36岁。车祸伤致骨盆C型骨折，经治医院行前后联合入路切开复位内固定术，前环重建钢板固定，后环M板固定，术后一年局部骨折不愈合，发生内固定重建钢板断裂（图1-96A），骨折再次移位，转院治疗。手术切开，取出断裂的前环重建钢板（图1-96B）和后环M板（图1-96C），髂骨取骨植骨后，后环采用"∏"型棒固定双侧骶髂关节，前环重新行钢板固定（图1-96D）。

病例介绍二　患者，女性，39岁。车祸伤，骨盆C型骨折，下腹会阴部开放损伤，皮肤条件差，于当地医院只能行后环切开复位内固定术，用单一钢板固定左侧骶髂关节（图1-97A）。术后半年，因固定方法和内固定选择欠妥，难以达到后环稳定性，导致螺钉断裂，内固定失效，致使骶髂关节移位（图1-97B）。转院治疗，取出后环钢板和断裂的螺钉，前环耻骨支骨质疏松严重，不宜内固定治疗，遂选用3块"M"板加强固定后环骶髂关节（图1-97C、D）。

（九）骨盆骨折畸形愈合

骨盆环畸形愈合情况仍不罕见，多见于多发伤后后，早期为了抢救患者生命，未能第一时间处理骨盆损伤（详见陈旧性骨盆骨折）。伤后骨盆的稳定情况取决于损伤的机制、类型（骨折或脱位）和移位的程度。损伤后不稳定的骨折，如果处理不当，常常会发生移位，导致畸形愈合。因此，如何评估畸形是一个最重要的概念，也是相关的医师在初期治疗时必须掌握的。

疼痛和下肢不等长是骨盆骨折后畸形愈合最主要的症状。疼痛的病因复杂，畸形本身就是一个功能障碍和疼痛的根源，也可能与骨折邻近的相关组织损伤有关。下肢不等长引起的跛行是最直接的表现。骨盆损伤后的特殊畸形可能是复杂的，可能会出现平移也可

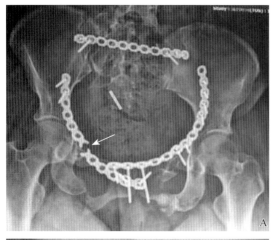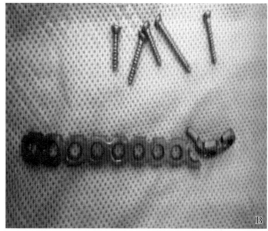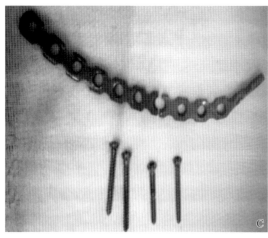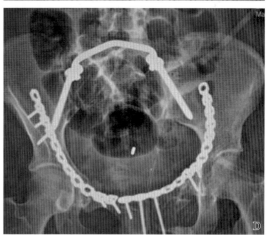

图1-96　骨盆骨折术后内植物断裂

A. 骨盆C型骨折切开复位内固定术后一年X线片,白箭头示前环钢板断裂;B. 取出的前环断裂钢板;C. 取出的后环M板;D. 翻修术后X线片显示髂骨植骨,后环用"∏"型棒固定双侧骶髂关节,前环重新行钢板固定

以表现旋转移位,有时也可同时出现。畸形骨盆多数伴有站姿及步态的异常,通过站立和步态检查,可以进一步确定骨盆的畸形及稳定性情况。X线、CT扫描及三维重建等影像学检查可详尽地了解骨折部位的细节,而且有助于了解骨折愈合的情况和畸形程度及整体情况。

　　通过病史、体检和影像学检查资料,结合医师的经验,制订出合理的治疗方案十分重要。全面的医学评估后,患者和医师共同协商,决定是否手术治疗是必要的。患者对于手术治疗的期望值应该得到充分的了解,必须让患者理解,并且在心理上能够配合大的重建手术的治疗,医师也应该就手术治疗的具体情况、潜在的并发症和预期的治疗效果向患者详细说明。手术方案必须个体化,一般是采用最接近骨折部位的直接入路,并且根据损伤类型选择合理的固定方式。手术过程中有造成严重医源性腰骶神经损伤的风险,为减少这类损伤,可选择分期手术的方案。术后根据骨折愈合和内固定的牢靠程度适当地进行功能锻炼。

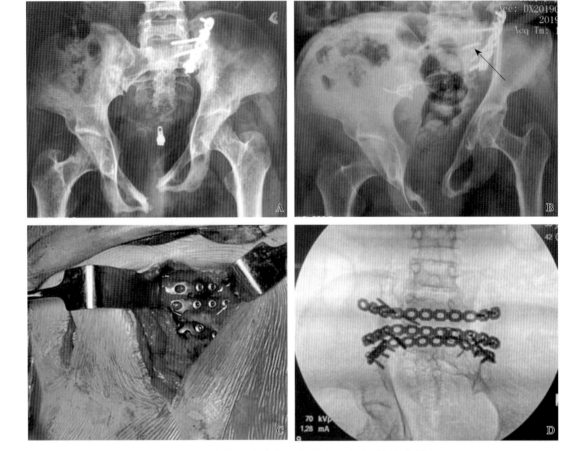

图1-97　骨盆后环骨折切开复位内固定术后螺钉断裂

A. 骨盆后环切开复位内固定术后X线片显示钢板固定左侧骶髂关节；B. 术后半年X线片，箭头显示固定螺钉断裂；
C. 术中照片显示3块M钢板固定后环骶髂关节；D.术中透视确认复位固定良好

（十）骨不连

　　许多骨科医师认为骨盆骨折骨不连根本不存在，因为在人们的印象中骨盆的血运是非常丰富的，但实际上骨盆骨折骨不连在临床上仍然占有一定比例。骨不连出现问题最多的是老年患者和伴有骶骨骨不连的患者，对于这类患者，多数学者认为使用螺钉和钢丝固定技术能够使骨折获得稳定。

　　骨不连的发生与骨折损伤类型、治疗方法的选择和软组织嵌入密切相关。垂直剪切型损伤是最容易发生骨不连的骨折，特别是伴有骶结节韧带和骶棘韧带损伤者。侧方挤压损伤是第二种容易导致骨不连的骨折类型，通常发生在骨盆前部的耻骨支，且常常没有症状。前后挤压的翻书样损伤通常不会破坏骨盆的后部张力带，因此骨盆所承受的重力仍能通过骶髂关节转移至股骨，然而耻骨支的严重破坏会导致骨盆的旋转不稳定，这类损伤的患者会出现耻骨联合部位的疼痛。联合损伤机制所导致的复杂骨折可涉及髋臼和骨盆环，也能导致骨不连。骨不连的发生还与治疗方法有关，当选择非手术治疗严重骨盆骨折时，必须延长制动时间，直至骨折完全愈合，这样可减少骨不连的发生。骨盆周围的软组织较多，尤其是在非手术治疗中,软组织很容易嵌入骨折端,骨盆后部骨折部位的软组织嵌入会直接影响骨折愈合,妨碍解剖复位。

疼痛是骨不连的主要临床表现。发生于骨盆前部的骨不连可能疼痛并不明显,而骨盆后部骶髂关节区域疼痛较为明显,且与承重有关,常发生于长时间步行后或试图奔跑时,还可能涉及骨盆的下部,甚至会扩展到踝部。不稳定是骨盆骨折骨不连的另一个重要临床表现,可出现骨盆倾斜,导致患者下肢长度不等、跛行、继发性脊柱侧凸等。耻骨支骨折骨不连,因断端不稳定导致腹直肌的撕裂腹壁薄弱,易发生腹外疝。偶有膀胱被卡在耻骨支的骨折端之间,从而导致骨折不稳定和引起泌尿系统的症状。X线平片是最常用的影像学检查手段,可初步确定是肥大性骨不连还是萎缩性骨不连。运用CT扫描技术能很容易地对骶髂关节脱位或骶骨和髂骨的骨不连做出诊断。同位素骨扫描也是一种很好的选择,有助于确定骨不连的位置以及血供情况。肥大性或血供丰富的骨不连显示"热相",而萎缩性或血供差的骨不连则显示"冷相",这个信息有助于制订治疗方案并确定是否需要植骨。

并不是所有骨盆骨折延迟愈合或骨不连的患者都需要外科手术治疗。在一些病例中,患者的疼痛会随着时间的推移而减弱,不需要手术治疗;对于症状加重者则应给予手术治疗,但是术前要对患者和手术进行仔细地评估。手术治疗的原则为牢固固定骨盆环和必要时在骨不连处植骨,兼顾骨盆前部和后部的损伤。根据骨不连的发生部位,选择合适的体位和手术切口,重新复位骨不连骨折,可采用松质骨植骨并且选择牢固的内固定,使骨盆获得充分的生物力学稳定性。术后根据骨不连的情况、内固定物的强度以及患者个体差异的不同,指导患者进行适当的功能锻炼。

病例介绍 患者,女性,46岁。车祸伤,骨盆环C1型骨折,行前环钢板固定,后环未作处理(图1-98A)。术后1个月就开始下床活动,此后一直感右髋部疼痛,门诊查体发现右侧骶髂关节扭转痛,骶髂关节横断面CT扫描(图1-98B)和冠状面扫描(图1-98C)都显示骶骨原来骨折的部位有明显缝隙,周围骨质硬化,诊断骶骨骨折不愈合。由于症状持续,一年后再次手术,显露骶骨骨折处,复位后,取髂骨植骨固定(图1-98D),用髂骨棒固定骶骨骨折(图1-98E),用一枚螺钉固定植骨块(图1-98F)。术后患者疼痛消失,提示后环不稳定得以消除(图1-98G)。

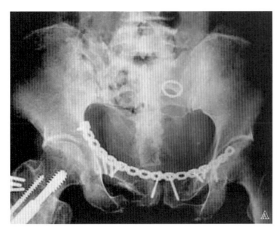

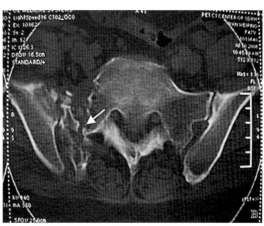

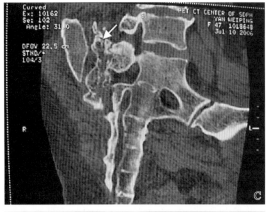
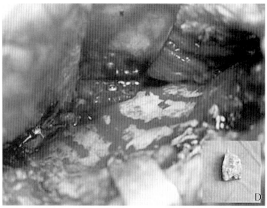

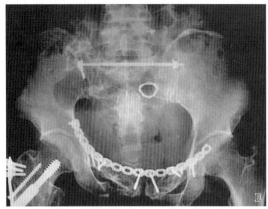
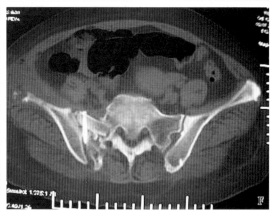

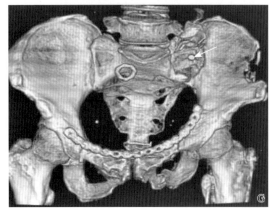

图 1-98　骶骨骨不连

A. 骨盆环 A1 型骨折手术 1 年后骨盆前后 X 线片，显示前环内固定情况；B. 骶骨横断面 CT 扫描见骶骨骨折间隙明显，周围骨质硬化（箭头所示）；C. 骶骨冠状面 CT 扫描可见骶骨骨折缝隙周围骨质硬化（箭头所示）；D. 翻修术中图片显示髂骨植骨块；E. 翻修术后骨盆前后位 X 线片显示经髂骨棒固定骶骨骨折；F. 骶骨横断面 CT 扫描显示髂骨植骨块的位置和固定螺钉；G. 翻修术后 CT 三维重建示骶骨植骨、固定情况，箭头示固定植骨块的螺钉

（周东生）

参·考·文·献

------

［1］ Osborn P M, Smith W R, Moore E E, et al. Direct retroperitoneal pelvic packing versus pelvic angiography: a comparison of two management protocols for haemodynamically unstable pelvic fractures ［J］. Injury, 2009, 40(1): 54-60.

［2］ Sathy A K, Starr A J, Smith W R, et al. The effect of pelvic fracture on mortality after trauma: an analysis of 63, 000 trauma patients［J］. The Journal of Bone & Joint Surgery, 2009, 91(12): 2803−2810.

［3］ Dong J L, Zhou D S. Management and outcome of open pelvic fractures: a retrospective study of 41 cases ［J］. Injury, 2011, 42(10): 1003−1007.

［4］ Tan G Q, He J L, Fu B S, et al. Lumbopelvic fixation for multiplanar sacral fractures with spinopelvic instability［J］. Injury, 2012, 43(8): 1318−1325.

［5］ Müller F J, Stosiek W, Zellner M, et al. The anterior subcutaneous internal fixator (ASIF) for unstable pelvic ring fractures: clinical and radiological mid-term results［J］. International Orthopaedics, 2013, 37(11): 2239−2245.

［6］ Tosounidis T I, Giannoudis P V. Pelvic fractures presenting with haemodynamic instability: treatment options and outcomes［J］. The Surgeon, 2013, 11(6): 344−351.

［7］ Ruatti S, Kerschbaumer G, Gay E, et al. Technique for reduction and percutaneous fixation of U- and H- shaped sacral fractures［J］. Orthopaedics & Traumatology: Surgery & Research, 2013, 99(5): 625−629.

［8］ Abrassart S, Stern R, Peter R. Unstable pelvic ring injury with hemodynamic instability: what seems the best procedure choice and sequence in the initial management?［J］. Orthopaedics & Traumatology: Surgery & Research, 2013, 99(2): 175−182.

［9］ Zwingmann J, Südkamp N P, König B, et al. Intra- and postoperative complications of navigated and conventional techniques in percutaneous iliosacral screw fixation after pelvic fractures: results from the german pelvic trauma registry［J］. Injury, 2013, 44(12): 1765−1772.

［10］ Hasankhani E G, Omidi-Kashani F. Treatment outcomes of open pelvic fractures associated with extensive perineal injuries［J］. Clinics Orthopedic Surgery, 2013, 5(4): 263−268.

［11］ Fu S, Zhao Y, Lian W, et al. Comparison of the risk of breakage of two kinds of sacroiliac screws in the treatment of bilateral sacral fractures［J］. European Spine Journal, 2014, 23(7): 1558−1567.

［12］ Bible J E, Choxi A A, Kadakia R J, et al. Quantification of bony pelvic exposure through the modified Stoppa approach［J］. Journal of Orthopaedic Trauma, 2014, 28(6): 320−323.

［13］ Tanizaki S, Maeda S, Matano H, et al. Time to pelvic embolization for hemodynamically unstable pelvic fractures may affect the survival for delays up to 60 min［J］. Injury, 2014, 45(4): 738−741.

［14］ Dalbayrak S, Yaman O, Ayten M, et al. Surgical treatment in sacral fractures and traumatic spinopelvic instabilities［J］. Turkish Neurosurgery, 2014, 24(4): 498−505.

［15］ Alton T B, Gee A O. Classifications in brief: young and burgess classification of pelvic ring injuries［J］. Clinical Orthopaedics and Related Research, 2014, 472(8): 2338−2342.

［16］ Zong Z, Chen S, Jia M, et al. Posterior iliac crescent fracture-dislocation: is it only rotationally unstable? ［J］. Orthopedics, 2014, 37(5): e435−e440.

［17］ Ip K C, Lee K B. Standardised multidisciplinary protocol for haemodynamically unstable pelvic fractures ［J］. Journal of Orthopaedic Surgery, 2014, 22(2): 177−180.

［18］ Perkins Z B, Maytham G D, Koers L, et al. Impact on outcome of a targeted performance improvement programme in haemody namically unstable patients with a pelvic fracture［J］. Bone & Joint Journal, 2014, 96(8): 1090−1097.

［19］ Min K S, Zamorano D P, Wahba G M, et al. Comparison of two-transsacral-screw fixation versus triangular osteosynthesis for transforaminal sacral fractures［J］. Orthopedics, 2014, 37(9): e754−e760.

［20］ Dong J, Hao W, Wang B, et al. Management and outcome of pelvic fractures in elderly patients: a retrospective study of 40 cases［J］. Chinese Medical Journal, 2014, 127(15): 2802−2807.

第二章
髋臼骨折

一、概　述

随着我国现代化及工业化进程的高速发展,工业建筑和道路交通事故逐年增多,髋臼骨折的发生率较以往明显增加。造成髋臼骨折的高能量损伤可以是直接暴力,也可以是间接暴力,不仅会导致髋臼骨折移位,还可能导致髋臼以外部位,甚至致命的合并伤,给治疗和处理带来困难。同时,髋臼骨折由于其位置深在、解剖结构复杂、骨折形态多变,长期以来其手术显露、复位及内固定对骨科医师都是一个巨大挑战。为了提高髋臼骨折的治疗水平,每一位专科医师都需要对髋臼骨折的规范治疗进行系统学习。

(一)髋臼骨折的治疗历史演变及进展

人们对于髋臼骨折的认识最早可追溯到公元前8世纪,当时古希腊的一位军医Homer在他的一部描述特洛伊战争的著作《伊利亚特》中描述了髋关节的解剖及髋臼骨折所致的严重后果,并提到髋臼损伤的机制是直接暴力撞击大转子所致,在当时多是由投掷石块造成。有趣的是,这个损伤机制在2 800年后的1962年,被Pearson在尸体标本上进行的实验研究所证实。在现代科技文明出现之前,人们对于髋部的损伤无法单纯依靠临床检查来辨别骨折与脱位,因此髋臼骨折被笼统地包含在"髋关节脱位"的诊断中。公元前4世纪左右,现代医学之父Hippocrates在他的著作中将髋关节脱位分成4类:髋关节内脱位、髋关节外脱位、髋关节前脱位和髋关节后脱位,并且详细描述了各类脱位的临床表现。这种分类方法对现代髋关节损伤分类产生了重大影响。他在著作中还强调"牵引是复位骨折脱位的关键,早期牵引复位对复位实施者来说更为容易",他甚至还发明了最早的骨科牵引床用于治疗手法牵引复位困难的患者。这些理论和技术无不让今天的学者们感到惊叹。但在此后很长的一段时间内,对于髋部骨折脱位的认识和治疗方法停滞于Hippocrates所提出的理念中。1575年A. Pare在其著作中写道:"在髋关节复位中可能碰到这样的危险,要么股骨头无法恢复到原来的位置,要么容易再次脱出。"后来的学者根据这段描述推断Pare所描述的髋关节脱位应该指的是类似髋臼后壁的骨折。

随着19世纪现代科技文明的发展,骨折治疗的理念发生了翻天覆地的变化。19世纪70

年代 L Pasteur 创立了微生物学，同时期 J Lister 将无菌原则引入外科领域，使得外科手术的感染率大幅度下降。1846 年 W Morton 创立了麻醉学，使得外科手术能在更为安全的条件下进行。1896 年 W Roentgen 发现了 X 射线，革命性地改变了人们对骨创伤学的认知，同时成为骨折的主要诊断方法。进入 20 世纪上述学科广泛发展，伴随冶金技术的进步，使骨折的手术治疗变为可能。1958 年 AO 组织在瑞士创立，这是骨折治疗领域一个里程碑，从此解剖复位、坚强内固定原则作为关节内骨折治疗的基本原则，被广泛应用。放射影像学被广泛应用之后，很多学者开始研究髋臼骨折。在 1960 年之前髋臼骨折的主要治疗手段都是保守治疗，主要方法是髋人字石膏、皮肤牵引、骨牵引等。韧带整复术的概念被应用于关节内骨折的复位。Vaughn 在 1912 年、Lambotte 在 1913 年、Leriche 在 1915 年最早尝试手术治疗髋臼骨折。但在 1960 年之前，手术治疗髋臼中心性脱位的报道相当少，大约只有 20 例。而无论是手术还是保守治疗，髋臼骨折的疗效都很差。

20 世纪 60 年代初，有感于髋臼骨折手术治疗效果太差，法国医师 R Judet 开始和其同事 E Letournel 一起研究如何提高手术治疗的效果。Judet 和 Letournel 首先对骨盆髋臼的解剖及影像学标志进行了深入的研究，这使他们对髋臼骨折的骨折线走行有了更深刻的认识，首先提出了髋臼双柱的概念，并且以此为依据提出了目前被广泛接受的 Judet&Letournel 分型及经典的髂腹股沟入路、扩大髂股入路。他们卓越的工作奠定了现代髋臼骨折手术治疗的基础，他们的经典论著于 1964 年发表，由此确立了对于移位的髋臼骨折，手术治疗要优于保守治疗的结论。他们提出治疗关节内骨折的基本原则（解剖复位、坚强内固定及早期活动）同样适用于髋臼骨折。此后他们出版了 3 部相关著作并且在享有广泛声望的国际骨科杂志上发表了 30 多篇髋臼骨折治疗的经典文章。1984 年他们在巴黎创立了"骨盆髋臼骨折治疗"的培训课程，许多骨盆髋臼骨折治疗领域的专家都曾参加过该培训课程，这一课程现在仍在不断地培训髋臼骨折治疗领域的骨科专业医师。Judet 和 Letournel 是髋臼骨折治疗领域杰出的开拓者，他们将骨盆髋臼骨折手术治疗的理念向全世界推广，他们对复杂髋臼骨折手术的研究和贡献贯穿了整个职业生涯。此后又有诸多学者在髋臼骨折手术治疗领域进一步探索。Matta 在 1986 年提出了顶弧角的概念，强调了髋臼负重区的重要性。Olson 在 1995 年对髋臼后壁进行研究，阐述了髋臼后壁对髋关节稳定性的影响。1998 年 Harnroongroj 从生物力学角度对髋臼前后柱在维持髋臼稳定性中的作用进行了详细的描述。在几代学者的努力下逐步形成了现代髋臼骨折手术治疗的理念。

进入 21 世纪，影像学技术和计算机技术的发展大大促进了髋臼骨折手术治疗水平的提高，使微创治疗髋臼骨折成为可能。传统的 X 线检查是治疗髋臼骨折首选的和必需的检查手段，能大体上反映骨折的部位和严重程度，而 CT 扫描可以发现 X 线检查难以分辨的骨折线和碎骨片，准确地了解骨折的位置、骨折块的移位程度、骨折块的大小、是否存在关节内游离体及关节面的压缩，在 CT 扫描的基础上进行髋臼形态的三维重建，获得骨折的三维立体形态，有助于对骨折的理解，并可以协助制订手术方案。在术中 X 线影像系统的支持下，手术医师可以应用经皮螺钉固定技术治疗髋臼骨折，早期仅用于简单类型的髋臼骨折，而基于影像技术、计算机技术、虚拟技术结合产生的计算机导航手术系统，则将经皮螺钉固定技术的安全性和准确性大为提高，扩大了微创手术的适应证。

目前髋臼骨折的手术治疗已取得巨大的进步,但在手术技术、手术疗效及术后并发症方面仍存在诸多问题。未来通过开发新的影像技术,能更精确、清楚地显示骨折,以此指导新的骨折分型,提高手术治疗效果,新型内固定材料、器械的应用可提高复位、固定效果,减少并发症发生。

(二) 髋臼的解剖及损伤机制

髋臼骨折是一种非常严重的髋部损伤,损伤机制可由骨盆骨折的耻骨、坐骨或髂骨骨折波及髋臼,也可由髋关节中心性脱位所致。又因髋臼邻近部位解剖复杂,使得髋臼骨折治疗难度大,常因处理不当而继发创伤性关节炎、严重疼痛等并发症,所以髋臼骨折的诊断和治疗一直是骨关节创伤争论的焦点之一。为了对髋臼骨折有更好的认识,明确诊断并提供最优的治疗方案,熟练掌握髋臼周围的解剖、深刻认识髋臼骨折的损伤机制及生物力学是该方向专业人才必须掌握的基本功。

尽管对于髋臼骨折的治疗尚有不少争论,但无论是采取保守治疗还是手术治疗,四十余年前 Judet 和 Letournel 的研究结论并没有过时,与其他关节内骨折一样,髋臼骨折也需要尽可能地达到解剖复位。在此基础上,如果能够实现稳定固定并早期进行功能康复无疑将能最大限度地恢复髋关节功能,并降低并发症的发生率。毋庸置疑,Judet 和 Letournel 对髋臼骨折治疗方案的推动是革命性的,他们不仅创立了髋臼骨折分型,还对髋臼骨折的治疗方案产生了根本性的影响,通过手术对移位髋臼骨折进行治疗的理念被牢固树立起来——原先只能保守治疗的病例可以通过手术取得更好的疗效,而基于双柱理论之上不断发展的手术入路又大大推动了手术治疗的效果——从最开始的髂腹股沟入路、K-L 入路到扩大、联合入路再到改良 Stoppa 入路、腹直肌外侧入路。入路的选择越来越多样化,也越来越理性,争取在尽可能低的创伤下使术者能够更高效地对髋臼骨折进行处理。

总的来说,手术治疗技术的出现和进步减少了创伤后髋关节骨性关节炎的发生率,改善了髋臼骨折的治疗效果,尽管在某些病例上也出现过一些并发症。文献统计证实,髋臼骨折术后 5 年内的临床效果优良率可达 75%,其最常见的长期并发症为骨性关节炎(发生率约为13.9%),其他并发症包括异位骨化和股骨头坏死等,其发生率不到 10%;仅约 6.7% 的患者需要进行二次手术,如髋关节置换。影响预后的因素包括不可控因素和可控性因素,前者如髋臼骨折的类型、有无合并股骨头损伤、合并伤的种类以及患者是否有慢性疾病等;后者如手术的时机、手术入路的选择、能否达到满意复位以及有无局部并发症等。Mears 等对 424 例髋臼骨折的研究结果表明,简单髋臼骨折解剖的复位率可达 87%,而复杂髋臼骨折仅为59%,认为 T 形骨折最难达到满意复位。另外,髋臼骨折术前等待时间超过 11 天者,其预后明显要差于在这之前进行手术的病例。Malkani 等在髋臼标本上进行的力学实验表明,关节面 1 mm 的不平整就可以引起髋关节面压力峰值的极大增高。因此,髋臼骨折的处理极具挑战性,患者应当及时就近送到三甲医院或创伤中心救治,并尽早手术治疗,且术中尽可能达到精确复位并可靠固定。

1. 髋臼的解剖　髋关节是由深邃的髋臼和深陷其中的股骨头构成的杵臼关节,粗壮的关节骨架、其外包裹的坚强、厚韧的髋关节囊,以及周围覆盖的许多韧带和强大的肌群是髋关节稳定的基础。

（1）关节软骨：髋臼为髋骨外侧中部倒置的杯形深窝，而其并非全部覆以关节软骨，髋臼窝的周围有蹄铁形关节面，称月状面，上覆关节软骨（图2-1）。关节软骨是不可替代的，外伤引起的任何软骨缺失都将导致患者负重不正常。髋臼骨折将导致一定数量的软骨细胞丢失，这与造成损伤的暴力程度有关，且难以修复。所以要最大限度地减少关节内摩擦和不平衡负重引起的二次软骨细胞丢失。关节软骨在髋臼前方最薄，后方相对较厚。对关节腔压力的研究表明，整个软骨表面对负重都有作用，甚至一块不明显的后壁缺失都可能造成关节腔压力的改变。在髋关节前后位X线片上，关节间隙

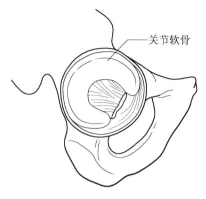

关节软骨

图2-1 髋臼的解剖学构成

的宽度近4～5 mm，同时还显示关节软骨最厚处位于髋臼顶的最大负重位置。因此，髋臼最重要的单个结构为髋臼软骨，但是髋臼的形状及其方向、股骨头和股骨颈的形状同样重要，髋关节发育不良、过度后倾和过度前倾都将导致股骨头或髋臼不匹配，增加关节软骨的负荷。

（2）髋臼：髋臼为一半球形深窝，占球面的170°～175°。站立时，髋臼向前、向下、向外倾斜。髋臼由髂骨体、坐骨部和耻骨部组成，与股骨头相关联（图2-2）。髋臼的顶非常坚厚，由髂骨体构成，占球面上方2/5，此部向后、向上延伸至骶髂关节，作为强有力的承重点，直立时可将躯干的重量传递到股骨头。髋臼的后下部由坐骨体构成，成三棱柱状，占球面后方的2/5，后面与坐骨神经贴近，此部骨折时可造成坐骨神经损伤。坐骨体作为另一承重点，坐位时传递身体重量至坐骨结节。髋臼的前壁由耻骨体构成，只占髋臼面积前下方1/5，较薄弱，厚度约1.5 cm。髋臼的下1/3（或内壁）与上、后部比较显得较薄，造成骨折需要的暴力也较小，但骨折对髋关节的功能影响较小。髋臼窝的中央凹陷而粗糙，无关节软骨覆盖，不与股骨头相贴，称为髋臼窝，被股骨头韧带和移动性脂肪所占据，当关节内压力增大或减

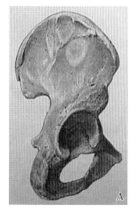
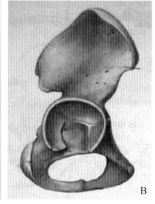

图2-2 髋臼的构成

A. 骨模型；B. 模式图显示髋臼由髂骨体、坐骨部和耻骨部构成

小时，这些移动性脂肪可被挤出或吸入，以维持关节内压力的平衡。髋臼窝的骨壁很薄，可因骨质破坏或外伤被股骨头向内穿透。髋臼缘成堤状，非常坚实，缘的后部隆起、前部低下，其下缘有宽而深的缺口，称为髋臼切迹，上方与髋臼窝相连。髋臼切迹之间有髋臼横韧带跨过，恰好将髋臼前下部的缺口弥补，成为完整的球凹。通过髋臼切迹与髋臼横韧带的小孔，有股骨头韧带动脉及神经进入关节内，髋臼及髋臼横韧带四周镶以髋臼唇，为纤维软骨，目的是增加髋臼深度。髋臼唇平面

与身体矢状面之间形成向前开放的 15° 角，与水平面之间形成向外开放的 40° 角。髋臼中轴为髋臼轴，亦指向前外下方，与水平面形成 30° 角。骨性髋臼内缘（在髂前上棘与坐骨结节连线上）的平均直径为 52.8 mm（49.2～60.1 mm），带有髋臼唇的髋臼口内缘直径平均为 45.5 mm（42.8～48.2 mm），带有髋臼唇的髋臼深度平均为 32.6 mm（30.9～34.3 mm）。

（3）髋臼柱：从去除股骨头的髋臼外侧面看，Judet 和 Letournel 形容髋臼好似位于一个弓形之中，这个弓形包括两个臂，前方称为前柱，后方称为后柱（图 2-3）。由此引出了髋臼柱的概念，前柱和后柱形成一个倒置的 Y 形结构，两个柱之间形成的夹角约为 60°。前柱高，从髂嵴的顶点到耻骨联合；后柱低，其上方为坐骨大切迹，在此处和前柱的后部相连而构成坐骨支柱。前柱为髂耻支，由髂嵴、髂棘、髋臼前半部和耻骨组成，从髂棘前部延伸至耻骨联合，较长；后柱为髂坐支，由坐骨、坐骨棘、髋臼后半部和形成坐骨切迹的密质骨组成，较短的后柱止于前柱交叉的坐骨切迹顶端。后柱的上端与前柱的后面相抵，相抵处略高于前柱中间水平。柱的概念用于骨折分型，是讨论骨折类型、手术入路和内固定的关键。

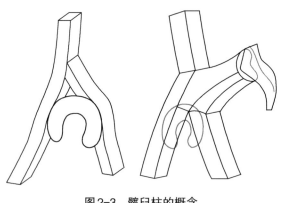

图 2-3　髋臼柱的概念

1）前柱：前柱又称为髂骨耻骨柱，其从髂嵴的前方一直到耻骨联合，形成一个向前、向内凹的弓形结构，两端由腹股沟韧带连接。前柱从上到下可分为三个节段：髂骨部分、髋臼部分、耻骨部分。髋臼下降时，前柱在关节面正上方旋转 90°，直至耻骨联合。关节前表面在神经血管结构下起伏不平，因此髂耻隆起是确定前柱螺钉在关节内或关节外的重要解剖标志。前柱的内侧部分是真骨盆缘。通常，近端髋臼骨折累及前柱时，常位于髂骨厚区之间的薄弱区域，即髂前下棘远端或在两个髂棘之间或在髂前上棘和结节之间（图 2-4）。远端髋臼骨折常位于股血管的后方。

2）后柱：后柱也称为髂骨坐骨柱，上部由部分髂骨组成，下部由坐骨组成。后柱很坚固，呈三角形，最适合行内固定。其起点为坐骨大切迹的致密骨—骨盆最坚硬的骨—从髋臼的中点，包括坐骨棘和坐骨结节向远端延伸，其横断面为三角形，内面形成髋臼的壁，前面和后面形成髋臼的关节面。后柱有三个面，分别为内侧面、后面及前外侧面；后柱比较厚实，可为内固定提供较坚实的骨质（图 2-4）。

（4）髋臼的血供：由于髋臼是许多肌肉的附着处，故血供非常丰富。J. Lapart 在 1933 年就着手研究髋臼周围血供，研究结果后期由其学生 L. Louis 和 M. Bergouin 整理报道。在髋

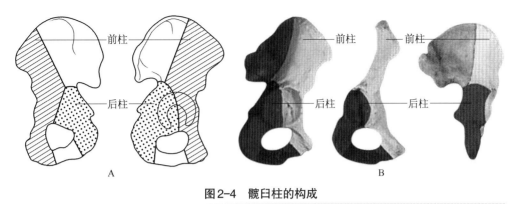

图2-4 髋臼柱的构成

A.示意图；B.实体模式图，深色为后柱，白色为前柱

骨的内外侧面及髋臼周围有丰富的血供，这些血管分别为闭孔动脉、臀上动脉、臀下动脉、髂腰动脉、腰动脉等及其分支（图2-5）。在髋臼周边存在着呈放射环状的血管（周围血管环），然而在髋臼窝的水平，从闭孔动脉来的血管分支形成了另一个星形的吻合血管网。尽管该区域有丰富血管和血管吻合网，但广泛的骨膜下剥离骨折片，还是能导致骨片缺血坏死，所以必须尽量减少剥离范围。特别值得注意的是，在髂外动脉或腹壁下动脉与闭孔动脉之间偶尔存在大交通支即冠状动脉（图2-6），采用髂腹股沟入路时，如果不能结扎该交通支，可因髂外血管破裂而出现难以控制的大出血。

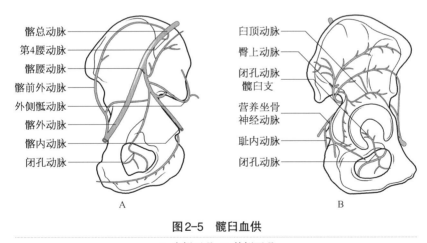

图2-5 髋臼血供

A.内侧面观；B.外侧面观

2. 髋臼骨折的损伤机制　髋臼骨折形成的根本原因，是创伤造成的股骨头与髋臼之间的髋关节非生理性载荷传导。由于受伤时髋关节所处的位置不同，同侧膝关节呈伸直位或屈曲位时用力的着力点不同，以及外力大小的差异，所致髋臼骨折的部位、类型乃至程度也必然各异。

髋臼骨折通常是由外力传导至股骨头，股骨头冲击髋臼而引起，髋臼骨折的类型取决于受伤时股骨头的位置以及暴力的大小、方向和暴力作用的速度。外力的着力点、受伤时髋关

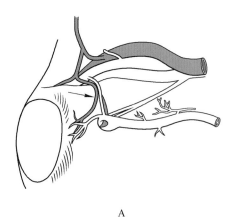
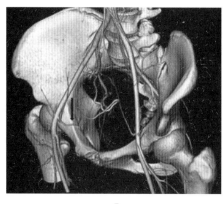

A   B

图2-6　冠状动脉的解剖

A.示意图；B.骨盆血管造影CT三维重建影像。箭头所示为"死亡冠"

节所处的位置是影响骨折位置、类型及移位的因素。形成髋臼骨折的外力明显，必须是瞬间暴力，其完全不同于正常载荷传导时关节接触面由轻度不吻合曲面转为完全吻合曲面，关节面上受到均匀的压应力，而是呈现完全吻合曲面接触的特点，压应力过于集中。现代高速、高能量损伤更加多见，暴力损伤的特点更为明显。

　　Letournel 等依据外力的着力点及髋关节所处的位置，对髋臼骨折的特点进行了较为详细的分析，介绍如下。

　　（1）作用于股骨大转子：常见的暴力来源有两个：一是失足跌倒，髋外侧着地，暴力沿股骨头传导至髋臼；二是暴力直接作用于股骨大转子外侧部，并沿股骨颈轴线传导至股骨头，股骨头在髋臼上的作用点取决于股骨的外展及旋转度。作用于股骨大转子外侧部的暴力几乎可以导致所有类型的髋臼骨折。

　　（2）膝部屈曲受力：这是髋臼后部骨折常见的受伤原因。人坐在车上的时候，膝、髋部各屈曲90°～100°。如果发生汽车相撞或者急刹车，人体由于惯性作用向前移动，屈曲的膝关节前部将撞在汽车的仪表板或前排座椅的后部，产生的应力经股骨干向上传导至股骨头，撞击髋臼造成骨折，这就是所谓的"仪表板损伤"。受伤瞬间下肢所处的位置不同，可产生不同形式的髋臼骨折：下肢基本处于中立位可引起后壁骨折；外展15°时造成单纯后柱骨折；外展50°时股骨头向后向内撞击，引起后柱骨折，或可合并横行骨折；极度外展时，可能累及臼顶，而前柱则仅仅在发生横行骨折时才会受累；大腿内收时股骨头撞击髋臼后缘造成髋关节后脱位，合并或不合并后壁骨折。膝部受伤时，髌骨和后交叉韧带常同时损伤，应加以注意。

　　（3）膝伸直位，足部受力：此有两种状况，屈髋位受伤和伸髋位受伤。当一足踏在刹车上，呈伸膝屈髋位，出现迎面而来的冲击；如当时髋关节处于旋转中立并外展时，髋臼的后上壁受到撞击，发生横行骨折。从高处坠落时，身体呈直立姿势而足部着地；如果下肢轻度外展，主要撞击区为髋臼顶之内缘，造成横形的穿透骨折。

　　（4）腰骶部受力：俯身而立时髋关节屈曲90°，如遭重力打击于腰背部，将造成髋臼后壁骨折,此伤多为井下工人俯身施工遭遇塌方所致。

二、分 类

髋臼骨折分类是理解骨折损伤的一个重要元素,也是手术计划的第一步。髋臼的三维解剖结构复杂,加上可能有多种损伤类型交集在一起,使得这类髋臼骨折的分类显得非常棘手。一个系统和完善的骨折分类是创伤骨科医师认识和治疗髋臼骨折的重要基石。任何骨折的分型分类方式都要满足4个目的:① 判断骨折的严重程度。② 指导治疗方式的选择。③ 判断预后及便于结果比较。④ 便于学术交流。

髋臼骨折的分类方式有多种,目前国际普遍采用的髋臼骨折分类方式有Letournel-Judet分类和AO分类两种,其中Letournel-Judet分类方式更为常用。

Letournel-Judet解剖分类分为简单骨折和复杂骨折两组,每组又分为5型,是现在外科医师使用最广泛的分类系统。Tile在此分类基础之上提出了改良,将复杂的骨折分为A、B、C 3型,充分体现分类与手术入路和复位方案的关系。

(一)Letournel-Judet分类

Letournel-Judet分类经历了一个动态发展的过程。其雏形诞生于1961年,Judet和Letournel于1964年提出经典的"双柱理论",标志着Judet-Letournel分类基本成形。目前我们看到的髋臼双柱结构是1980年改进而来,前柱的范围发生了较大的变化,这也是Letournel-Judet分类成熟的象征。Letournel-Judet分类将髋臼骨折分为简单骨折和复杂骨折两组,各组又分为5个亚型。简单骨折只有一条主要骨折线,复杂骨折则有两条或更多主要骨折线(图2-7)。

1. 简单骨折 简单骨折是累及一个柱或者一个壁的骨折,或者只有一条骨折线的骨折,共有5种骨折类型(图2-7A ～ E)。

(1)后壁骨折:后壁骨折是髋臼骨折中最常见的骨折之一,发生率为17.0% ～ 25.2%,仅次于双柱骨折。常见的后壁骨折往往合并髋关节后脱位,髋臼后关节面有不同程度的损伤破坏(图2-8)。骨折块的大小、后壁移位的程度和压缩骨折都可以在前后位和Judet斜位片上看见。由于整个后柱未断裂,所以髂坐线可以是完整的。

Anglen等把髋臼内上方负重区塌陷的典型X线表现描述为"海鸥征(gull sign)"(图2-9),臼顶上内侧如果塌陷,就会出现海鸥征。后壁骨折的髋臼稳定性取决于后壁骨折块的大小及其在负重区的位置,骨折块可位于后方、后上方或后下方。后上方的骨折块之所以特别重要是因为其涉及髋臼顶的负重区。骨折块的大小、是否粉碎及边缘压缩骨折的程度都会影响髋关节的稳定性和发生创伤性关节炎可能性的大小,因此会影响手术策略的制订。后壁骨折累及负重区越大、边缘压缩和粉碎程度越高、合并股骨头后脱位等危险因素时,预后越差。

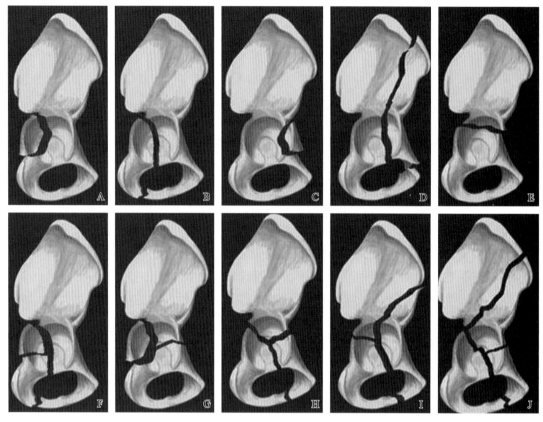

图2-7 髋臼骨折的Letournel-Judet分类

A～E.简单骨折；F～J.复杂骨折

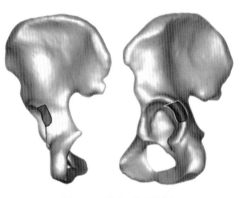

图2-8 髋臼后壁骨折

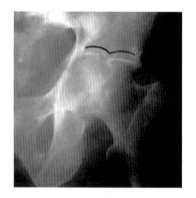

图2-9 海鸥征

X线片显示髋臼骨折负重区关节面塌陷，出现海鸥征（黑线）

（2）后柱骨折：后柱骨折在前后位片和髂骨斜位片上表现为髂坐线的断裂。单独的后柱骨折非常少见，在Letournel报道的髋臼骨折中只占3%多一点。尽管如此，识别后柱骨折也很重要，因为典型的后柱骨折会将完整的后柱分离，骨折线最高从坐骨大切迹的角开始，向下经过髋臼后壁，纵穿髋臼窝底，最后到达耻骨支、坐骨支（图2-10）。

（3）前壁骨折：相对于后壁骨折，直到1968年前壁骨折才被列为一个单独的骨折类型来描述，发生率极低，仅占1.7%左右。前壁骨折是仅涉及髋臼前柱的中间，累及前关节面的一种骨折（图2-11），而耻骨支是完整的。

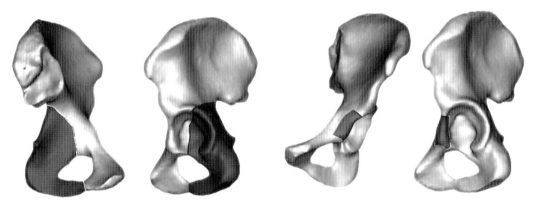

图2-10　髋臼后柱骨折　　　　　　　　图2-11　髋臼前壁骨折

（4）前柱骨折：根据骨折线所波及的范围可以分为低位骨折（图2-12A）和高位骨折（图2-12B），高位起自髂棘，低位起于髂前下棘，累及髋臼前半，延及耻骨支。X线表现为髂耻线中断移位，在闭孔斜位片上更加清楚，显示为耻骨支断裂、移位。

（5）横行骨折：一条横行的骨折线把髋骨分成上、下两个部分，而断裂的髋臼柱的上、下两个部分都保持完整（图2-13），约占髋臼骨折的8.2%。前唇线、髂耻线和髂坐线中断，后壁也常受累。尽管横行骨折累及双柱，但只有单一骨折线且前后柱本身之间没有分离，因此横行骨折不算是双柱骨折，被归于简单骨折。骨折线可在髋臼的任何水平位置，可分为3型：臼底型，骨折线在髋臼底水平；臼缘型，骨折线通过髋臼窝和髋臼顶的交界处；臼顶型，骨折线经过髋臼负重区的上方。横行骨折中闭孔是完整的，骨折线不仅能与水平线呈任何角度的倾斜甚至是垂直，还可以起自髋臼的后下方、前柱的上部，反之亦然。股骨头移位的程度可从很小到完全的中心性脱位。骨质疏松的横行骨折患者经常合并股骨头

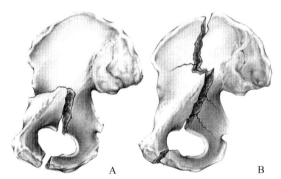

图2-12　髋臼前柱骨折

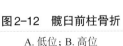

A. 低位；B. 高位

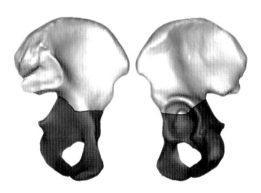

图2-13　髋臼横行骨折

中心性脱位,因为四方体粉碎性骨折的移位程度是影响预后的重要因素,特别是在高能量损伤中。

2. 复杂骨折 由两个及以上简单骨折组合起来的骨折称为复杂骨折,也包括5个类型。

(1)T形骨折:如果髋臼仅由一横行骨折线和与之垂直的纵行骨折线构成,称为T形骨折,这种骨折约占髋臼骨折的9.8%。其实就是在横行骨折的基础上,再由一条垂直骨折线将横断骨折的远端分为两部分(图2-14)。X线表现为前唇线、髂耻线和髂坐线中断,闭孔环破裂。

(2)后柱伴后壁骨折:这类型骨折是在后柱骨折的基础上伴有后壁骨折,包括两部分:一部分为髋臼后壁骨折,后壁在一处或者多处骨折,骨折可累及髋臼边缘,后壁骨折多伴髋关节后脱位;另一部分为后柱骨折,后柱骨折可以是不完全的,骨折常无明显移位(图2-15),此类骨折约占髋臼骨折的5.5%。

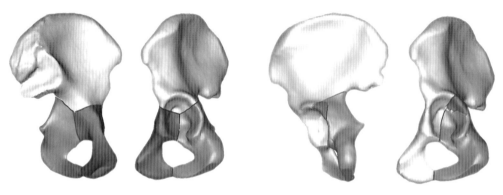

图2-14 髋臼T形骨折   图2-15 髋臼后柱伴后壁骨折

(3)横行伴后壁骨折:横行伴后壁骨折是在横行骨折的基础上伴有后壁骨折(图2-16)。横行伴后壁骨折是常见的髋臼复杂骨折,约占14.6%,其发生率仅次于后壁骨折而排在第三位。横行伴后壁骨折表现为髋臼后缘的阶段性中断,髂坐线和髂耻线中断,闭孔通常是完整的。横行伴后壁骨折由高能量损伤引起,并发症的发生率很高且很常见。坐骨神经损伤和股骨头的缺血性坏死是具有破坏性的并发症,可以导致无法逆转的继发性损伤。横行骨折部分在最初的X线片上或许看上去没有移位,但是在固定后壁骨折时,如果没有同时获得固定,发生继发移位的危险性很大。

(4)前柱伴后半横行骨折:前柱伴后半横行骨折是指在前壁骨折和前柱骨折的基础上伴有一个横断的后柱骨折(图2-17)。在此型骨折中,强调前方骨折的严重程度大于后方,前柱骨折范围通常很大且粉碎,或者前方为前壁骨折,后柱为一相对低位的横断骨折,仍有一部分为未骨折的髋臼顶和主骨相连,这种骨折约占7.1%。

(5)双柱骨折:双柱骨折发生率很高,可达20%左右,是发生率最高的髋臼骨折。相对其他累及前柱和后柱复杂骨折来说,双柱骨折是独具特色的。双柱骨折中,关节面完全与后部髂骨分离,后部髂骨仍然和中轴骨相连(图2-18)。随着关节面骨折块的中心性移位,

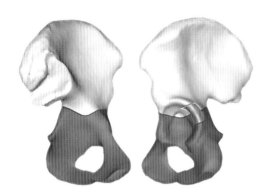

图2-16 髋臼横行伴后壁骨折

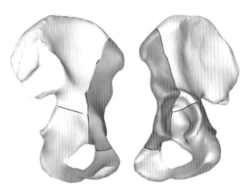

图2-17 髋臼前柱伴后半横行骨折

髂骨未被累及的部分在闭孔斜位片上表现为"马刺征"(图2-19A),在CT三维重建影像上更逼真(图2-19B)。中世纪骑士靴子后跟有个带轮或不带轮的短尖状物(图2-19C、D),是骑士用来刺激战马快跑的"马刺"。双柱骨折时髂骨骨折端的形态酷似马刺,故称"马刺征"。双柱骨折时可认为是髋关节漂浮或是髋臼关节面完全分离,主骨上已没有任何的关节面。

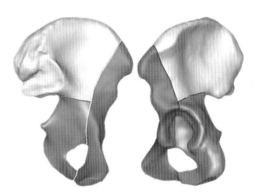

图2-18 髋臼双柱骨折

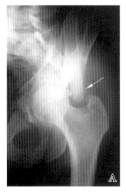

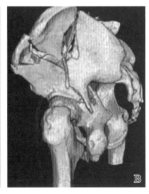

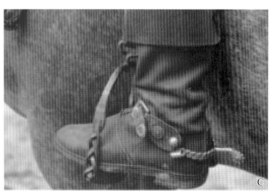

图2-19 双柱骨折的马刺征

A. 闭孔斜位X线片显示马刺征(箭头);B. CT三维重建;C. 中世纪骑士的马靴及后跟的马刺;D. 马刺实物图

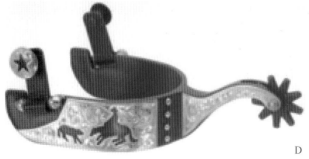

（二）AO分类

Tile的AO分类是对Letournel分类的改良，试图适应各种骨折类型使之成为通用的分类方法，像四肢长骨骨折一样，将髋臼骨折亦分为A、B、C 3种类型，每型再分为1、2、3三组，每组又进一步分为亚组。在AO通用分类系统，根据骨折解剖位置和形态赋予希腊数值码。髋臼骨折的数值码为62。因此每个骨折都有单一的标记符，方便数据录入和统计分类。

（1）62-A型，单一柱或壁的骨折，分为3个亚型：62A1型，后壁骨折（图2-20A）；62A2型，后柱骨折（图2-20B）；62A3型，前柱骨折（图2-20C）。

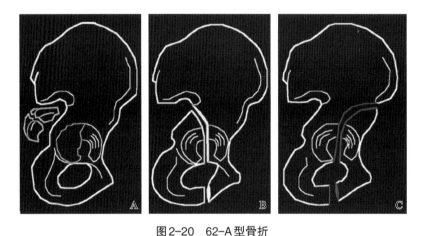

图2-20　62-A型骨折

A. 62A1型；B. 62A2型；C. 62A3型

（2）62-B型，骨折线是横行的，主骨上仍有部分髋臼关节面的累及双柱的骨折（图2-21），分为3个亚型：62B1型，横行骨折（图2-21A）；62B2型，T形骨折（图2-21B）；62B3型，前柱（壁）+后半横行骨折（图2-21C）。

（3）62-C型，即Letournel-Judet分类的双柱骨折，髋臼关节面与主骨完全分离，分为3个

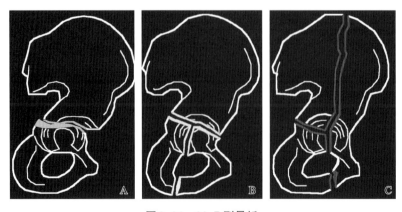

图2-21　62-B型骨折

A. 62B1型；B. 62B2型；C. 62B3型

亚型：62C1型，高位骨折（图2-22A）；62C2型，低位骨折（图2-22B）；62C3型，累及骶髂关节（图2-22C）。

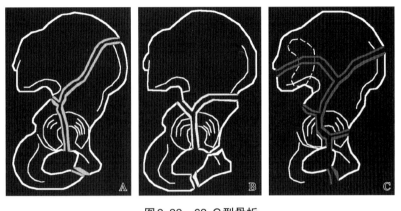

图2-22　62-C型骨折

A. 62C1型；B. 62C2型；C. 62C3型

（三）其他分型

虽然近年来，髋臼骨折出现了新的分型系统，但这些新的分型在临床中的应用十分有限。以色列学者Herman等基于CT扫描提出了"无柱理念"。张英泽院士团队提出了髋臼骨折的"三柱分型"。值得注意的是，王钢团队提出了改良的髋臼骨折Letournel分型，其核心要点有：① 以解剖标志为基础，在3D打印骨盆模型上定义髋臼壁的明确边界。② 每个柱的解剖学共性是一个三面体，壁的骨折累及柱的两个面而柱的骨折累及柱的3个面，以此来区分壁的骨折和柱的骨折。③ 柱的骨折合并壁的骨折时，用小写字母a、p、q分别代表相应前壁、后壁、四边体的粉碎；柱的骨折未合并壁的骨折时，用数字0代表。④ 改良的Letournel分型有8种类型（图2-23），包括后壁骨折、后柱骨折、前壁骨折、前柱骨折、横行骨折、T形骨折、前柱＋后半横行骨折、双柱骨折。后者具有一定的优势：① 与传统的Letournel分型既一脉相承又与时俱进，易于接受、推广和教育。② 最核心的术语和最经典的理论得以继承和延续。③ 首次定义了髋臼三个壁的明确边界，并提出了髋臼柱的解剖学共性是三面体。④ 定义壁和柱的骨折，为不典型髋臼骨折提供了划分标准。

三、影像学诊断

影像学检查对骨折诊断、分类、制订手术方案都是必须的。骨盆前后位X线片应该作为骨盆创伤的一项常规检查，只要患者病情稳定也应该加拍Judet斜位片，即髂骨斜位片和闭孔斜位片（图2-24）。骨盆上口位和下口位在单纯髋臼骨折时是可以不拍的，但髋臼骨折合并骨盆环损伤时是有必要的。骨盆CT扫描还可以提供有关髋臼骨折移位和压缩程度、确定

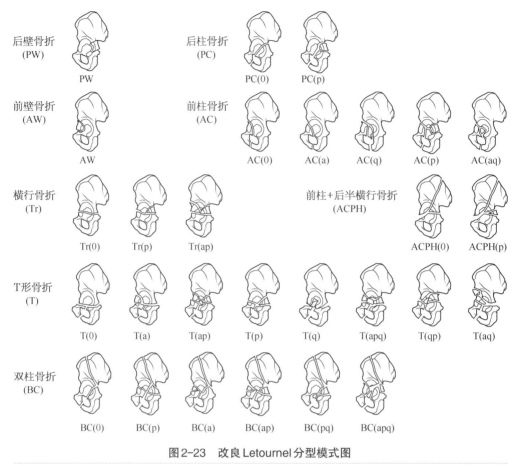

后壁骨折
(PW)

PW

后柱骨折
(PC)

PC(0)　　PC(p)

前壁骨折
(AW)

AW

前柱骨折
(AC)

AC(0)　AC(a)　AC(q)　AC(p)　AC(aq)

横行骨折
(Tr)

Tr(0)　Tr(p)　Tr(ap)

前柱+后半横行骨折
(ACPH)

ACPH(0)　ACPH(p)

T形骨折
(T)

T(0)　T(a)　T(ap)　T(p)　T(q)　T(apq)　T(qp)　T(aq)

双柱骨折
(BC)

BC(0)　BC(p)　BC(a)　BC(ap)　BC(pq)　BC(apq)

图2-23　改良Letournel分型模式图

8种类型28亚型髋臼骨折

是否有关节内骨折的其他信息。尽管如此,前后位和Judet斜位X线片仍然是准确判断髋臼骨折分类的金标准。

(一)X线检查

借助传统的X线片能全面显示髋臼的解剖结构,对髋臼骨折的诊断、分类及处理非常重要。一张单纯的骨盆前后位X线片只能初步诊断是否有髋臼骨折的存在,而不能对髋臼骨折做出准确的解剖学诊断。对于髋臼骨折,常规需拍摄3张X线平片,分别是:骨盆前后位、髂骨斜位和闭孔斜位,统称为Judet系列位片。各个位置的X片表现特点如下。

1.骨盆前后位(或患髋正位)片　患者取仰卧位,X线球管中心对准耻骨联合,拍出来的就是骨盆前后位片(图2-25A)。在骨盆前后位片上,主要观察骨盆环的骨折以及少见的双侧髋臼骨折。在此位置上,可看到6个重要标志(图2-25B)。

(1)髂耻线:该线代表真骨盆上口前缘,该线中断表示前柱骨折。

(2)髂坐线:该线代表整个四边体后下边即后柱,该线中断表示后柱骨折。

(3)臼顶线:该线代表髋臼负重区,该线中断说明骨折累及髋臼负重区。

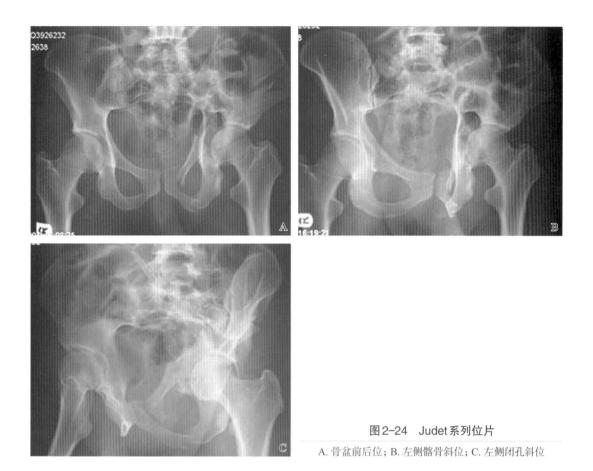

图2-24 Judet系列位片

A. 骨盆前后位；B. 左侧髂骨斜位；C. 左侧闭孔斜位

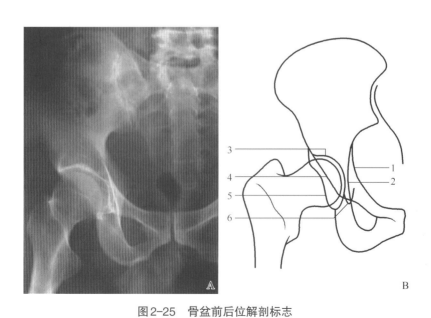

图2-25 骨盆前后位解剖标志

A. 前后位X线片；B. 示意图：1. 髂耻线；2. 髂坐线；3. 髋臼顶；4. 髋臼前唇线；5. 髋臼后唇线；6. 泪滴

（4）髋臼前唇线：该线中断提示髋臼前缘或者前壁骨折。

（5）髋臼后唇线：该线代表髋臼后缘，如中断说明有后壁骨折。

（6）泪滴（"U"形线）：由髋臼最下和最前面部分的边缘及四边体前方平坦部分的边缘构成，分为泪滴内支及泪滴外支，内支代表闭孔管及四边体前下面，外支代表髋臼前壁的上面，两者在正位片上相互重叠，该线中断代表涉及四边体的骨折。

2. 闭孔斜位片　患髋垫高45°并调节球管位置，使其对准患侧髋关节，就能拍出该侧的闭孔斜位片（图2-26A）。理想时，此片显示尾骨末端接近髋臼中心上方，此位片由于髂骨旋转只能看见其侧面，就如同一把刀立起来只见其刀背一样，呈一堵墙的侧面，而坐骨和闭孔则显示最大。闭孔斜位片主要显示以下结构（图2-26B）。

（1）髋臼后唇线，此线中断说明有后壁骨折。

（2）髂耻线，该线中断表示前柱骨折。

（3）髋臼顶。

（4）耻骨上下支和闭孔。

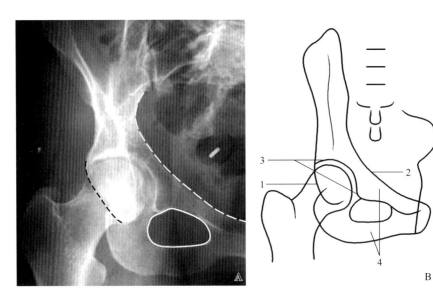

图2-26　髋臼闭孔斜位解剖标志

A.右闭孔斜位X线片；B.示意图：1.髋臼后唇；2.髂耻线；3.髋臼顶；4.耻骨上下支（闭孔）

3. 髂骨斜位片　患者健侧髋部抬高45°，患侧半骨盆外旋，球管正对髂前上棘，拍出来的是该侧髂骨斜位片（图2-27A）。标准的髂骨斜位片可见宽大的髂骨，而坐骨只能显示其侧面，闭孔极小或者看不见。在髂骨斜位片上主要显示。

（1）髋臼前唇和前壁，髋臼前缘在此位时显示清晰，避免与髋臼后缘线的重叠，该线中断提示髋臼前缘或者前壁骨折。

（2）坐骨大切迹，该线中断表示后柱骨折。

（3）坐骨棘和坐骨支。

（4）髂骨翼，重点显露了髂翼、髂骨，可使该部位骨折充分显露。

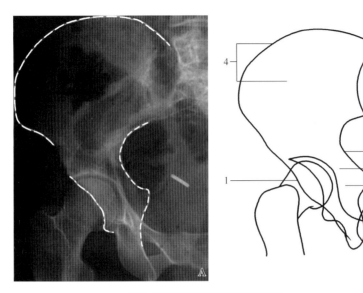

图2-27 髋臼髂骨斜位解剖标志

A. 髂骨斜位X线片；B. 示意图；1. 髋臼前唇和前壁；2. 髋臼后柱；3. 四边体；4. 髂骨翼

4. Matta顶弧角的测量及其意义 1986年Matta利用Judet系列位片提出了顶弧角的概念，用以弥补Letournel-Judet分类时只说明了骨折部位而没能表示骨折粉碎程度的不足。Matta顶弧角的测量是对Letournel-Judet分类的补充，测量的基础是Judet系列位片。测量的方法是首先找到髋臼的几何中心，在髋臼周边任两点做横切线，然后后从两个切点分别画出切线的垂直线，两条垂直线的交点就是髋臼的几何中心。正常情况下髋臼的几何中心与股骨头的中心位置是重合的。但当髋臼骨折时，股骨头向下、向盆腔内移位，导致两者分离。此时，髋臼中心应从残存髋臼上部的完整区取点测量，而不能以股骨头中心作为髋臼的几何中心。髋臼中心的垂线和其与髋臼骨折处连线的夹角称为顶弧角，即Matta角。在骨盆前后位片上，Matta角称为内顶弧角（图2-28A），该角>30°表明髋臼负重区完整，<30°表明骨折侵及负重区，移位明显者，应建议手术治疗；在闭孔斜位上，Matta角称为前顶弧角（图2-28B），

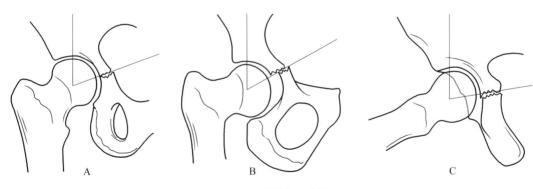

图2-28 顶弧角示意图

A. 内顶弧角；B. 前顶弧角；C. 后顶弧角

主要反映髋臼前部破坏情况；在髂骨斜位上，Matta角称为后顶弧角（图2-28C），主要反映髋臼后部的破坏的情况；如果前顶弧角<40°、后顶弧角<50°，则说明髋臼前部或后部臼顶负重区损伤严重，残存的臼顶不足以控制髋臼的稳定，建议手术治疗。

（二）CT诊断

髋臼骨折属于关节内骨折，要详细评价髋臼骨折情况CT检查必不可少，因为X线平片难以精确评估关节面的损伤情况，尤其是关节内游离体（图2-29A）、髋臼顶骨折（图2-29B）、四边体骨折（图2-29C）及股骨头骨折。

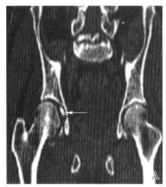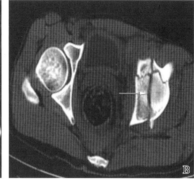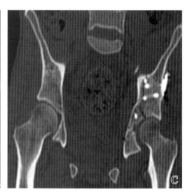

图2-29　髋臼的CT平面视图

A.关节内游离体；B.髋臼顶骨折；C.四边体骨折及髋臼顶骨折术后

1. CT扫描的要求　CT扫描的范围一般从髂嵴顶点水平至坐骨结节水平。为了防止骨折小碎片的漏诊，扫描间隙要缩小至2～3 mm（图2-30～图2-33）。

2. 不同类型骨折CT图像的特征　在CT平扫二维图像上，我们要学会连续读片，不能单看某一层面的图像，要分析所有层面，特别是重要层面的信息，从而认识骨折类型，不遗漏重

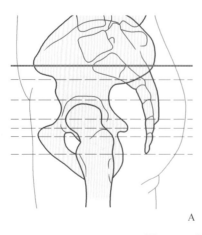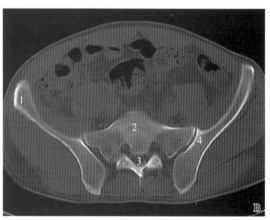

图2-30　髂前上棘水平髋臼CT视图

1.显示髂骨翼；2.骶骨体；3.骶管；4.骶髂关节

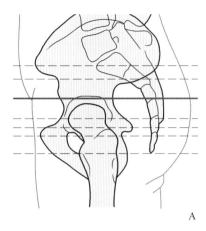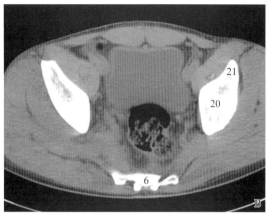

图2-31　髂前下棘水平髋臼CT视图

6. 骶骨；20. 髋臼顶；21. 髂骨

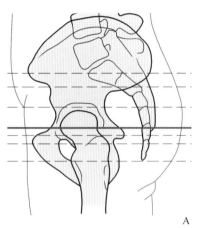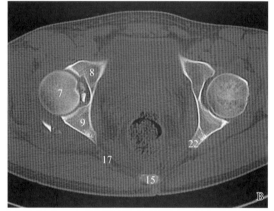

图2-32　股骨头水平髋臼CT视图

7. 股骨头；8. 髋臼前柱；9. 髋臼后柱；15. 尾骨；17. 骶棘韧带；22. 坐骨棘

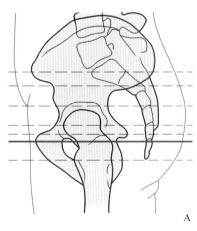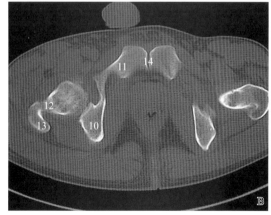

图2-33　耻骨联合水平髋臼CT视图

10. 坐骨结节；11. 耻骨上支；12. 股骨颈；13. 股骨大转子；14. 耻骨联合

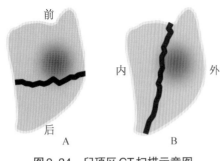

图2-34　臼顶区CT扫描示意图

A. 横行骨折线，前后分离；B. 纵行骨折线，内外侧分离

要内容。首先要辨识骨折线的走行与数量，继而通过连续读片判断骨折类型。拿到一张骨盆、髋臼的CT二维图片，要清楚图像上方为前柱，后方为后柱，内侧为四边体及盆腔，外侧为髋关节及股骨头（图2-34）。骨折线可以如图所示为横行，即冠状面的骨折，导致髋臼前后分离；也可以为从上向下纵行，即矢状面的骨折，导致髋臼内外分离；也可以是斜行，常为前后壁的骨折。可以是一条骨折线，也可以是多条骨折线，但是每种骨折都有其各自独特的CT表现。

（1）CT平扫一条冠状横行骨折线的骨折

1）前柱骨折的CT特点：前柱骨折为髋臼前方的骨折，前方骨块不稳定，在CT平扫上仅是前方的冠状面骨折，骨折线为横行、偏前（图2-35）。

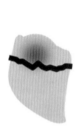 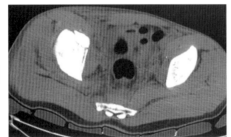 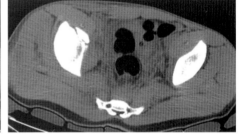

图2-35　前柱骨折CT图示及CT影像

2）后柱骨折的CT特点：后柱骨折为髋臼后方的骨折，后方骨块不稳定，在CT平扫上仅是后方的冠状面骨折，骨折线为横行、偏后（图2-36）。

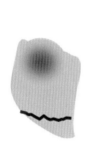 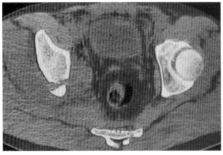 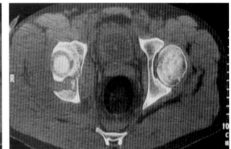

图2-36　后柱骨折CT图示及CT影像

3）双柱骨折的CT特点：双柱骨折为涉及髋臼前后柱的骨折，前后方骨块均不稳定，而且与骶髂关节相连的髂骨，即近端骨块上没有关节面，不参与构成髋关节，这在连续扫描上看得非常清楚，这块孤立于髋关节外面的小骨块即是闭孔斜位观察到的马刺征（图2-37）。

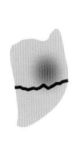
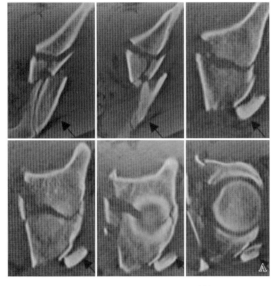
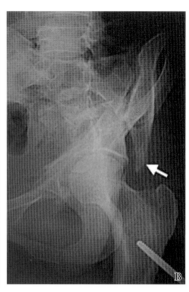

图2-37　双柱骨折CT

A. 图示为CT连续影像,箭头所指为近端髂骨,即为马刺征的CT表现;B.闭孔斜位X线片显示双柱骨折马刺征(白箭头所指)

（2）CT平扫一条矢状纵行骨折线的骨折:横行骨折的CT特点为一条横行的骨折线把髋骨从前向后分成上、下两个部分,因而CT图像上骨折线是纵行,矢状面从上向下的CT影像见图2-38。

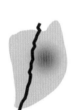
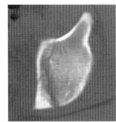
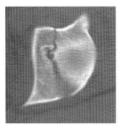
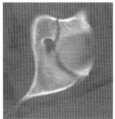
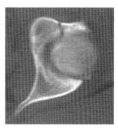

图2-38　横行骨折CT图示及CT连续影像

（3）斜面的骨折:斜面的骨折位于前外侧面的是前壁骨折(图2-39),位于后外侧面的是后壁骨折(图2-40)。

（4）两个位面的骨折

1）T形骨折的CT特点:T形骨折是在横行骨折的基础上,一条纵行的骨折线将远端骨折又分为前后两部分,在CT图像上显示的是完全矢状(横行)和部分冠状(远折端前后分离),就像一个旋转了90°的字母"T"(图2-41)。

2）前柱伴后半横行骨折CT特点:与T形骨折不同,这是完全冠状、部分矢状的CT图像,但在CT影像上则显示的是个大写的字母"T"(图2-42)。

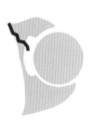
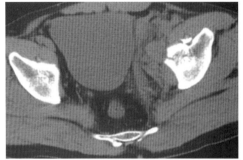
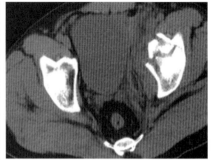

图 2-39　前壁骨折 CT 图示及 CT 连续影像

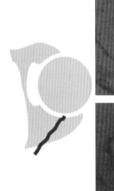
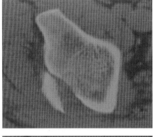
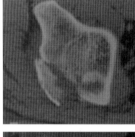
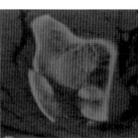
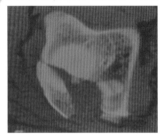
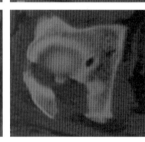
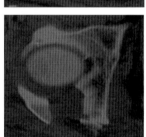

图 2-40　后壁骨折 CT 图示及 CT 连续影像

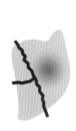
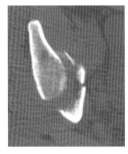
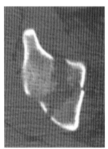
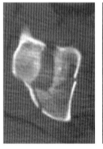
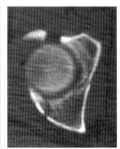

图 2-41　T 形骨折 CT 图示及 CT 连续影像

　　3）横行伴后壁骨折的 CT 特点：在横行骨折的基础上，加上后壁骨折，CT 上是完全矢状加上后外侧的斜行骨折线（图 2-43）。

　　4）后柱伴后壁骨折 CT 特点：后柱冠状加上后外侧斜行骨折线，后壁分离，斜行夹角 45°～60°（图 2-44）。

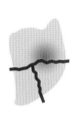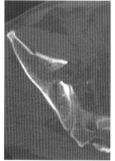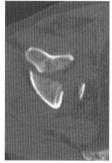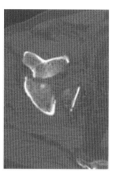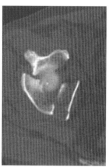

图2-42 前柱伴后半横骨折CT图示及CT连续影像

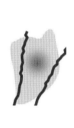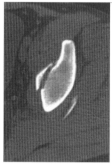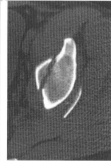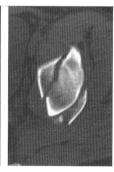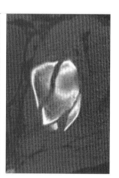

图2-43 横行伴后壁骨折CT图示及CT连续影像

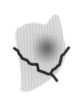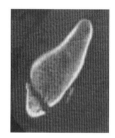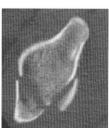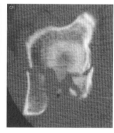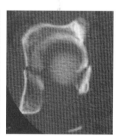

图2-44 后柱伴后壁骨折CT图示及CT连续影像

3. 髋臼骨折的CT三维重建 应用计算机软件可以将CT原始数据重组转换成三维立体图像,这样便可以整体角度地反映骨折的形态(图2-45),在电脑上可以360°旋转图像,全面观察骨盆髋臼骨折的形态。CT三维重建是髋臼骨折影像学诊断的重大飞跃,就显示骨折情况的清晰度及完整性而言,CT三维重建具有其他影像学无可比拟的优越性。而且,可以利用软件从三维重建的影像中将股骨头移除,更直观地显示整个髋臼关节面的形态。但同时也要认识到它的缺点:三维重建的效果与CT扫描的精度相关,在显示骨折的细部特征方面不如CT断层图像。

随着3D打印技术的发展与三维软件的衔接,可以导出处理好的原始数据进行三维打印(图2-46),制作等比例的实体模型,观察诊断更直观,还可以模拟手术复位、预弯钢板等,这在骨盆骨折畸形愈合矫正制订术前计划时尤其实用。

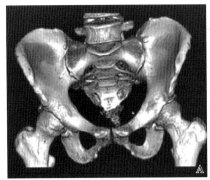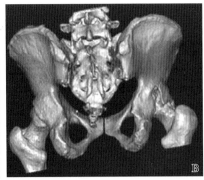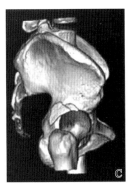

图2-45　骨盆髋臼的CT三维重建

A.前面观；B.后面观；C.右侧面观，显示右髋臼后壁骨折

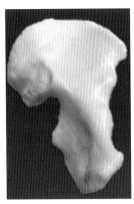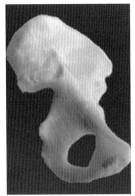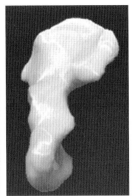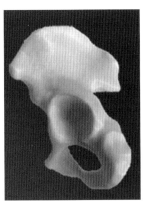

图2-46　3D打印技术重建半骨盆模型

四、治疗原则

（一）概述

　　既往对髋臼骨折多采取非手术（保守）治疗，但随着髋臼骨折治疗经验的不断积累，手术治疗的效果不断提高。但髋臼骨折治疗方法的选择有时仍然是很困难的，因为无论是非手术治疗还是手术治疗，不同学者对其疗效评价各异，常用的D'aubigne评分法有较大的主观性，而且不够全面。

　　在决定患者采取何种治疗方案前，我们需对患者病情及医疗条件做出评估，包括：① 患者一般情况，如年龄、职业、骨骼质量、既往和现在身体状况、是否有严重合并伤等；② 髋臼损伤特点，如骨折类型（结合术前X线及CT对骨折仔细评估）、皮肤软组织条件、神经血管情况、患肢功能等；③ 医疗团队及医院条件，髋臼骨折治疗难度较大，如考虑手术治疗，需要由经验丰富的专科医师组成的医疗团队及良好的医疗条件。GF Zinghi在《骨盆与髋臼骨折》一书中曾写道:"应将此类骨折交给有大量病例经验的专家进行处理,如每年处理此类患者少于5例,很难有好的治疗效果。"

所以对髋臼骨折是手术治疗还是非手术治疗,要全面权衡利弊,如决定手术治疗,要考虑手术能否给患者带来益处。同时术前要全面查体,仔细、反复阅片并根据患者具体情况做出治疗规划,从而选择正确的治疗方法。

髋臼骨折作为关节内骨折,无论是保守治疗还是手术治疗,均应尽量采取措施复位关节内骨折块,使头臼匹配。如果患者适宜手术治疗,AO关节内骨折的治疗原则同样适用于髋臼骨折,即解剖复位、坚强内固定;如果患者不适宜手术治疗,也要采取办法尽量使关节及骨折块复位和维持复位。

(二)早期评估和处理原则

任何创伤患者的早期处理原则都应该遵守ATLS的指导方针。虽然髋臼骨折在没有同时合并骨盆环骨折时很少出现威胁生命的大出血,但对任何血流动力学不稳定的患者都必须主动地按照ATLS原则来观察和处理。对于骨盆生物力学稳定的髋臼骨折患者,没有使用外固定来控制出血或维持骨折复位的指征。虽然在髋臼骨折中动脉损伤很少见到,但仍有病例报道有损伤动脉血管的可能。髋臼双柱骨折联合(移位)引起髂内动脉损伤已有文献报道,髋臼前柱骨折的牵拉伤可导致股静脉和髂外或股动脉的损伤,经过坐骨大切迹的骨折有损伤臀上动脉的可能,至少一篇文献研究表明增强CT扫描的图像能够明确是否需要进行血管造影检查。有活动性出血而又找不到出血源的情况下,可考虑行动脉造影。动脉造影作为一种治疗手段能够发现出血的动脉并进行选择性栓塞,尽量避免非选择性栓塞动脉,因为闭塞某一动脉可能导致其所供养区域的软组织发生缺血性坏死。臀外展肌群的血供主要来自臀上动脉,扩展的手术入路如果损伤臀上动脉可导致外展肌群(皮瓣)的血供中断。不过,供养臀外展肌群的还有旋股外侧动脉的升支和旋髂深动脉。一些学者认为,在决定实施髋臼扩展的手术入路之前,如果怀疑有动脉损伤,或者已经实施非选择性动脉栓塞,术前首先应该进行动脉血管造影检查。

髋臼骨折的处理原则:

(1)及时诊断和处理合并的可能危及生命的器官损伤。

(2)开放性或股骨头脱位难以手法复位者应急诊手术。

(3)无须急诊手术者早期应行骨牵引。

(4)力争伤后3～7天内手术,最迟不超过3周。

(5)完美恢复髋臼的解剖结构。

(三)非手术治疗的原则

1. 非手术治疗的适应证

(1)自身因素

1)老年或伴有严重内科疾病、全身多系统损伤的、难以耐受手术的患者,均应考虑非手术治疗。但是单一的年龄因素并不是手术治疗的绝对禁忌证。

2）根据Letournel的经验，髋骨的骨质疏松是重要的手术禁忌证。骨质严重疏松使骨折既得不到满意的复位，也难以获得牢固的内固定，导致临床效果不佳。

3）患侧伤前即存在骨性关节炎，势必会降低手术治疗髋臼骨折的疗效。但是早期的骨性关节炎并不是手术禁忌证。

4）对局部的感染，应积极抗感染治疗，在治疗感染过程中，非手术治疗对髋臼骨折是必需的。

（2）骨折因素：髋关节稳定、头臼匹配良好的患者可行非手术治疗，具体的有以下几种情况。

1）无移位的髋臼骨折：须通过影像学检查和应力实验评估骨折的稳定性，如骨折不稳定或关节易脱位则建议行手术治疗。

2）移位较小的髋臼骨折

- 裂纹骨折或移位<3 mm的骨折。
- 髋臼骨折在非牵引情况下，股骨头与髋臼顶对合良好。
- 按Matta法测得前顶弧角、内顶弧角及后顶弧角均≥45°，提示髋臼顶尚完整。
- 在所有CT层面上，后壁至少有50%完整。
- 有10 mm软骨下CT弧完整。通常采用非手术治疗，可牵引治疗。在非手术治疗期间必须定期拍床边X线片，密切观察骨折端的移位情况，一旦移位>3 mm，若符合其他的手术指征，应及时改行手术治疗。牵引时间需要持续8～12周直到骨折愈合为止。

3）低位前柱骨折：该骨折通常只累及臼顶的最远端和前部，股骨头和髋臼顶的关系正常。骨折部可有1 cm或1.5 cm的移位，但不影响预后。对这些骨折，如果仔细检查，则往往发现股骨头完全复位而且是稳定的，因此无须手术治疗。

4）低位横行骨折：位于髋臼窝顶部以下的横行骨折并不破坏臼顶的主要部分，通常可通过手法复位获得头臼的良好匹配，并能通过牵引得以维持。多数学者认为，非常低的横行骨折仅累及髋臼关节面的角，即使骨折有移位，也仅产生较少的头臼不称，而且其长期预后经过随访是好的。

5）某些双柱骨折：双柱骨折有时可通过闭合复位的方法获得满意结果，虽然该骨折在X线平片上看起来十分复杂，但骨折的移位主要在髂骨翼，髋臼关节面移位不一定大，这时可试行闭合复位获得股骨头和髋臼骨折片的继发性匹配（二次匹配），如果这种继发性匹配在标准的X线平片、CT扫描下能够确定，则可以行非手术治疗。而且大部分骨折5～6周基本愈合，按D'aubigne评分其预后是好的，尤其是老年人。但是，如果臼顶或后柱有较大的旋转或移位，由于骨折的移位、髋臼的狭窄，患者可逐渐丧失部分外旋功能，此类骨折仍需手术复位内固定。

6）内壁或四边体区骨折：对内壁、四边体区骨折的治疗尚存争论，其往往是前柱、后柱或横行骨折的一部分。如髋臼顶保持良好的关节面，股骨头复位后内壁、四边体区能随之复位，牵引维持复位可以获得满意结果，这在老年患者、低能量损伤者中更是如此。牵引时间一般为8～12周。老年人的髋臼内壁、四边体区骨折不适宜行手术治疗，因为老年人的骨质疏松可能会导致内固定失败。如果年轻人的髋臼内壁、四边体区骨折在牵引下不能获得良好复位,牵引去除后髋关节仍然不稳定并影响臼顶的完整性者应当考虑手术治疗。

2. 非手术治疗的方法

(1)牵引:通常采用股骨髁上牵引,如膝关节韧带无损伤,也可考虑胫骨结节牵引,牵引重量要大于体重的1/6,以股骨头与髋臼不发生分离为宜。一般需持续牵引6~8周,期间定期复查X线观察骨折愈合情况及是否发生进一步移位。去牵引后非负重下练习患肢髋膝关节功能,8~12周复查如骨折愈合良好可考虑逐渐下地负重。

需要指出的是,牵引有可能是髋臼骨折患者最终也是最好的治疗选择,对于尚未完全掌握髋臼骨折手术治疗技术的医师来说,尤其应当认识这一点。髋臼解剖结构复杂,位置深在,周围软组织血运丰富,比邻重要的血管、神经及脏器。加之髋臼骨折绝大多数都是高能量损伤,骨折形状复杂多变,分型困难,需要相当长时间的认识与学习曲线才能掌握。髋臼骨折的手术创伤大、出血多,复位与固定都需要掌握正确的方法与技巧,是创伤骨科领域里最困难的手术之一。如对这种骨折缺乏全面的认识盲目手术,也许治疗效果还不如采取单纯牵引治疗。

(2)康复锻炼:对于骨折无移位且稳定的患者,可早期行被动活动,有限地和逐渐地负重。对于严重骨质疏松的老人或遭遇骨代谢疾病而没有合适的骨质进行内固定的患者应该考虑早期行非手术治疗,单一的老年因素并不是非手术治疗的适应证,若干文献报道老年人的髋臼骨折行切开复位内固定治疗取得了良好的效果,通过无张力的显露进行髋臼骨折复位内固定,尤其是后壁骨折,如果患者完全按照要求做的话,在后期可以取得良好的关节功能。

对患者进行非手术治疗的决定通常要求患者经历一段卧床时期,有些需要进行骨牵引。骨牵引对一部分髋臼骨折复位是有用的,也可以允许关节轻微的运动,尤其是对于移位骨折伴有继发性关节匹配的患者。在一些病例中,通过挂拐杖或乘轮椅等方式进行早期活动是恰当的,在任何病例中都要经常地拍摄X线片。如果骨折移位或关节不匹配,就要考虑行手术治疗,手术应该在21天内进行,因为随着时间的推移,手术重建的效果将越来越差。

(四)手术治疗的原则

对于没有达到前述非手术治疗标准的所有髋臼移位骨折都应该考虑进行手术治疗。髋臼骨折的手术治疗要求很高的技术,这种骨折的处理存在明显的学习曲线,因此这类手术只能够由那些具有丰富经验的医师或专科培训医师来完成。髋臼手术的历史非常短暂,在20世纪60年代末之前,基本上都采用非手术治疗,预后基本上都比较差。因为髋臼手术显露及固定困难,很少有文献建议手术治疗。自从1964年Judet建议对所有的髋臼骨折进行解剖复位及内固定手术后,手术治疗髋臼骨折才变得常见,越来越多的文献提示手术有助于取得优良的预后。

1. 髋臼骨折手术治疗的适应证及禁忌证

(1)手术治疗的适应证:手术治疗的适应证包括患者因素,如全身情况良好、没有严重的骨质疏松和严重的内科禁忌证;同样重要的是骨折因素,如髋关节的稳定性、头臼匹配的情况等。

1）关节内骨折移位≥3 mm：当骨折线累及髋臼顶负重区，即便骨折移位很小，髋关节亦可能处于不稳定状态。按Matta法测量前顶弧角、内顶弧角及后顶弧角均≤45°，提示髋臼顶可能受累。而当前顶弧角≤20°、内顶弧角或后顶弧角≤30°时，为手术治疗适应证。股骨头与髋臼对合不佳是影响髋臼骨折治疗效果的重要因素之一，通常在正位片上髋臼顶弧与股骨头的几何中心不重合时提示股骨头与髋臼对合不良，一般认为当髋臼顶弧与股骨头的几何中心间距离>3 mm时，即应手术治疗。关节腔内游离体是导致股骨头与髋臼对合不良的常见原因。在髋臼骨折合并股骨头脱位时，应先行闭合复位。如果行闭合复位失败或复位后坐骨神经损伤，须急诊行切开复位内固定治疗。

2）后壁或后柱骨折合并股骨头后脱位：髋臼后壁或后柱的大块骨折常伴有髋关节后脱位，若CT片示骨折块占整个后壁的40%以上，不论是单纯骨折还是复合骨折，该类骨折均属不稳定性骨折，是手术治疗的绝对适应证。与其他关节相比，髋关节的稳定更多地依赖于髋臼的骨性阻挡作用，后壁或后柱骨折合并股骨头后脱位的患者，即使股骨头复位，但由于缺少后部骨块的阻挡，股骨头仍有向后滑脱的倾向，髋关节仍然不稳定，这种情况在后柱骨折时更为明显。对这类骨折，只有手术治疗才能取得满意疗效，而非手术治疗不能恢复髋关节的稳定性，会形成向后的半脱位，从而导致髋关节的早期创伤性关节炎。

3）其他尚存争论的手术适应证：① 髋臼顶部移位在2～4 mm之间的骨折。② 髋臼的残存部分有较多的移位，可能产生明显的畸形。③ 边缘压缩骨折>5 mm，特别是后壁。④ 后壁骨折>50%但"稳定"的髋关节。⑤ 需要早期活动的多发性创伤的髋臼骨折患者。⑥ 合并需要手术治疗的股骨颈或股骨头骨折。

4）其他支持手术治疗的因素：① 坐骨神经损伤如果发生于复位或牵引中，必须进行神经和骨折块的探查。对于外伤当时发生的神经损伤是否进行手术治疗还没有明确的指征，除非合并髋关节的后脱位。在没有脱位和切开复位指征的情况下，可以对患者进行观察，如无恢复则需二期探查和修复。② 合并股骨骨折时，髋臼和股骨的合并损伤，称为"浮髋损伤"，无法进行有效的牵引，应该先对股骨骨折进行手术固定。但股骨内固定术后进行牵引将造成不良后果，所以需对髋臼骨折尽早进行切开复位和内固定。③ 同侧膝关节损伤如果膝关节需要手术治疗，牵引针不应该通过胫骨或股骨髁。对髋臼骨折进行手术稳定有利于整个肢体进行早期康复和避免使用牵引。

（2）手术治疗的禁忌证

1）患者全身情况不稳定或合并明显的骨质疏松。

2）骨折粉碎严重，难以达到预定的治疗目标。

（3）急诊手术治疗的适应证

1）髋关节脱位无法复位：如果在全麻和肌肉松弛的情况下股骨头仍不能复位，应该行早期切开复位，常见的原因包括：关节内存在较大的骨折块、关节囊或髋臼唇被嵌压在关节内、股骨头通过关节囊狭窄的裂口脱位。

2）髋关节复位后不稳定：对于后脱位可采取外展、后伸和外旋位牵引；对于前方脱位应采取内旋、屈曲和内收牵引。有时即使在肢体牵引的情况下也不能使股骨头复位到髋臼内，在这种情况下，应该积极准备切开复位内固定或是将患者转诊到可以紧急处理此情况的治疗中心。

3）神经损伤加重：在闭合复位前坐骨神经损伤加重是紧急行闭合复位的指征；闭合复位后坐骨神经损伤加重是急诊手术切开复位的指征，有条件的最好使用神经监测。

4）合并血管损伤：这是一种很少见的适应证，可见于累及前柱的髋臼骨折造成的股动脉破裂。

5）开放骨折：髋臼开放骨折十分少见，应按开放性骨折的治疗原则进行处理，包括冲洗、清创和骨折稳定。这种情况下，内固定只有在理想的条件下才能使用。因此，根据情况进行骨牵引和二期切开复位和内固定可能是首选的治疗方案。

2. 髋臼骨折的术前准备　骨盆髋臼骨折患者多为严重暴力损伤所致，合并症多，伤情严重，术前应进行常规检查以明确伤情，对于危及生命的伤情应当优先处理。如没有禁忌，抗凝药物的应用应从患者入院时开始直到术后3～5周以避免DVT。除开放性损伤外，髋臼骨折一般不需立即手术，Matta等认为手术应在伤后48小时以后进行。只要患者全身情况允许，骨盆和髋臼骨折的手术应当尽快进行，尽量不要超过1周。通常手术治疗在伤后3～10天内完成，如超过3周则已为陈旧性骨折，将增加手术难度并影响手术效果。术前留置尿管不仅可用于术中监测液体平衡，还可因膀胱容积缩小，便于保护膀胱和扩大手术视野。

患者入院后在等待手术期间，不应被动地期待患者的一般情况好转，而应为手术治疗做好积极的准备工作。

（1）完善各项辅助检查：包括心、肺、肝、肾功能、血糖、血、尿常规及出凝血时间等。常规作髋臼前后位片、闭孔斜位片和髂骨斜位片，应常规行CT扫描，如条件允许可行多方位、多角度CT三维重建，以便直观、形象地反映骨折情况，然后根据X线平片和CT片进行全面、仔细地分析，精心设计手术方案。如为复杂的髋臼骨折或者陈旧骨折，术前行3D打印出骨折模型，对认识骨折类型、确定手术入路、制订复位及固定方案和准备、预弯重建钢板都极有帮助。术前应检查骨盆周围皮肤是否有伤口、瘀斑或皮下血肿等软组织损伤，还应仔细行神经系统检查。

（2）伤肢骨牵引：外伤后若无特殊情况可行骨牵引，可使肌肉韧带松弛，使术中复位易于成功，并可避免股骨头因长时间点状受力而形成软骨坏死。但也有学者认为术前骨牵引好处有限，而且绝不要在股骨近端牵引。

（3）组织技术力量：手术治疗髋臼骨折需要一组有经验的医师。由于一般骨科医师对该类骨折缺乏充分认识，而髋臼骨折的切开复位手术又相当复杂，因此不但对手术者的技巧和经验有较高要求，也要求手术组配备有合格的助手、护士和麻醉师。不具备手术条件的医院，应请求支援或将患者转院。

（4）准备术中X线监控设备及相应的手术床：髋臼骨折的手术需要有能透X射线的手术台，以便在手术中进行C臂机透视或摄片，监控和检查骨折复位及内固定情况。使用骨科手术台以利于肢体的放置，并通过牵引使股骨头与髋臼分开一定距离，便于复位和检查关节面。术中应保持膝关节屈曲45°～60°，以防牵拉坐骨神经。

（5）预防性应用抗生素：由于手术时间长、创伤大、出血多，故所有患者均应术前预防性应用抗生素,一般于术前12小时静脉给予头孢菌素类抗生素,术后继续应用7天。

（6）备血：要准备充足的全血,1 000 ～ 3 000 ml或更多,最好使用术中自体血液回收装置。

（7）输液准备：最好术前1 ～ 2小时静脉输入生理盐水1 000 ～ 1 500 ml,以稀释血液,减少术中丢失全血。

（8）手术器械的准备：术前消毒一般骨科器械和髋臼复位盒中的特殊器械,术者最好要亲自检查一些必用的复位器械,如骨钩、顶棒及其垫圈、Schanz钉、小Farabeuf钳和大Farabeuf钳、不对称复位钳、加长的钻头和螺丝刀等。

（9）准备神经检测装置：像Calder等主张的一样,在术中采用诱发电位监护坐骨神经。

五、手术入路

（一）概述

复位及固定髋臼骨折的手术技术依赖于对骨折的良好暴露,而正确选择手术入路是获得良好的骨折暴露、满意复位、取得良好疗效的关键性因素之一。目前临床上髋臼骨折的手术入路有：后方入路（Kocher-Langenbeck入路）、前方入路（髂腹股沟入路）、改良Stoppa入路、腹直肌旁入路以及前后联合入路,其他还有髂股入路、三叉形扩展入路等。最常用的手术入路是Kocher-Langenbeck入路、髂腹股沟入路、改良Stoppa入路、腹直肌旁入路和前后联合入路。经过多年的临床实践,其他入路由于存在各种各样的问题已基本上很少应用。笔者体会应用上述5种入路基本可以满足全部的髋臼骨折手术,因此,其他入路本节不作讲述。

手术入路的选择通常由骨折的类型和骨折的受力方向等因素决定：对由股骨头向后方或者后上方冲击造成的后柱、后壁、后柱伴后壁、横行伴后壁及以后方移位为主的横行骨折应行后入路手术；对由股骨头向内、向前及内上方撞击造成的前柱、前壁及以前方移位为主的横行骨折、T形骨折、前柱伴后半横行骨折以及双柱骨折则行前入路手术,而扩展入路比单一入路并发症多、创伤大,前入路比后入路更加安全。Letournel曾经指出没有一个切口能暴露全部骨折。因此对于一些复杂和粉碎严重的髋臼骨折、陈旧骨折和通过单一切口复位双柱骨折有困难时还应采用前后联合入路。至于是选择髂腹股沟入路+Kocher-Langenbeck入路还是改良Stoppa入路+Kocher-Langenbeck入路,针对累及到后柱的骨折,笔者个人的经验是：① 对于简单无明显移位的后柱骨折可经髂窝入路,显露骶髂关节、四边体后采用我们自行研究设计的后柱螺钉导航模板置入后柱拉力螺钉；而横行骨折也可经前方入路复位骨折后,采用前方钢板加顺行拉力螺钉固定后柱骨折。② 对于所有累及到后柱的复合型髋臼骨折,如双柱骨折、"T"形骨折、前柱伴后半横行骨折,如果后柱移位不大或者能够通过前入路解剖复位,我们采用单一前方入路复位前、后柱骨折,前柱骨折采用重建钢板固定,高位后柱骨折采用内髂坐钢板固定,低位后柱骨折在自行设计的后柱螺钉导航模板辅助下置入顺行拉力螺钉固定。

总之,在满足对骨折充分复位固定的前提下,优先选择自己最熟悉的手术入路。不同入路或者联合入路的灵活运用是可取的,但不应将手术入路绝对化。

(二)后方入路

1. Kocher-Langenbeck入路 手术入路的选择通常由骨折的类型决定,伴有后壁的骨折通常首选后方入路,也就是Kocher-Langenbeck(简称K-L)入路,许多髋臼骨折可通过前方或者后方入路来复位及固定,这取决于术者的经验及骨折的并发伤情况。

(1)适应证

1)髋臼后壁骨折。

2)后柱骨折。

3)横行+后壁骨折。

4)后柱+后壁骨折。

5)T形骨折。

6)横行骨折。

7)需要同时探查坐骨神经的髋臼骨折。

(2)应用解剖:应注意坐骨神经及臀上神经、血管的解剖。手术中需准确辨认下列后侧结构:坐骨神经;需注意解剖变异情况,梨状肌、短外旋肌、股方肌等。

(3)麻醉:气管插管全身麻醉或L1 ~ L2平面硬膜外麻醉。

(4)体位:侧卧位或俯卧位,根据手术者的经验而定。整个手术过程都要注意维持患膝处于屈曲90°位,以减轻坐骨神经的张力。允许术中应用牵引,当患者取俯卧位时应用加压装置可以防止DVT的发生。笔者常使用侧卧位(图2-47),在切开皮肤皮下后,令一助手负责抱腿,使患肢始终处于髋内旋、屈膝90°脚掌朝天位。

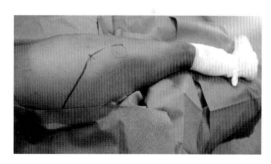

图2-47 K-L入路的侧卧体位

(5)体表标志:髂后上棘、大转子及股骨外侧面可以清晰地分辨。

(6)显露范围:整个髋臼后壁和坐骨大切迹以下的后柱(图2-48)。

(7)操作步骤

1)切口及显露:自髂后上棘向股骨大转子尖连线中上1/3起,经大转子沿股骨外侧向远端延长8 ~ 12 cm(图2-49A)。切口转弯处可以呈弧形或直角,先切开臀区皮肤及浅筋膜,切开臀大肌筋膜(图2-49B)。遇肥胖患

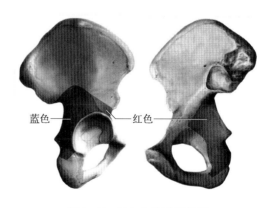

图2-48 K-L入路显露范围

蓝色为直接显露区域,红色为间接显露区域

者,宜在切开皮肤之后,通过触摸确认大转子的位置。沿股骨长轴方向切开髂胫束和股外侧深筋膜,筋膜切开起始于臀下皱褶处水平,因为这是臀大肌肌腱止点,为增加后方显露可以部分剥离切断肌腱止点;沿臀大肌纤维方向切开臀大肌筋膜后,可用手指钝性分离。笔者常先切开大转子滑囊,这时会有少许滑液流出,便于辨认。切开大转子滑囊后,可用组织钳提起近端扇形的臀大肌,用电刀切开筋膜,自下(远端)向上(近端)钝性分开臀大肌。当臀大肌掀开后,先用电刀或骨膜剥离子将深层肌肉表面的疏松脂肪组织推开,将髋关节内旋、膝关节屈曲90°,足底朝向天花板,可使外旋肌群紧张,便于显露和切断。这时可见坐骨神经在梨状肌下方自骨盆内穿出,自上而下覆盖于臀小肌、梨状肌、上下孖肌、闭孔内肌之上,最下是股方肌。股方肌的肌纤维是横着走向的,而其他外旋肌则都是斜行的,此点便于术中辨认。在梨状肌与臀小肌之间可见粗大的臀上动脉穿出(图2-49C)。辨认大转子后方的短外旋肌群,将其自止点0.5 ~ 1 cm处标记、切断(图2-49D)。

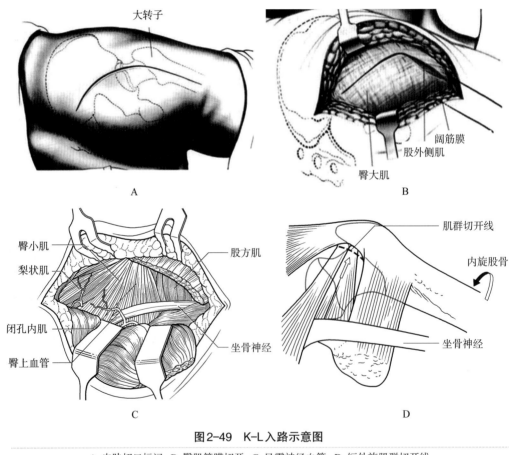

图2-49　K-L入路示意图

A.皮肤切口标记;B.臀肌筋膜切开;C.显露神经血管;D.短外旋肌群切开线

将梨状肌及短外旋肌切断并标记后提起,与位于其下方的关节囊分离。梨状肌向后剥离至坐骨大切迹;闭孔内肌以及上孖肌、下孖肌向后剥离至坐骨小切迹;将Hofmann拉钩插入坐骨大、小切迹,向后侧牵开外旋肌与坐骨神经。在臀小肌下剥离并向前牵拉外展肌,可将Hofmann拉钩锤入髋外展肌之下的髋臼上方外板,以期获得髋臼后上方更好的显露;也可以在此处钻入2枚3.5 mm斯式针,折弯后代替后上方的拉钩。这样用3把Hofmann拉钩就可以清晰地显露后壁和后柱上部。再次强调,术中一定要保持膝关节于屈曲位,以保护坐骨神经。髋臼骨折复位、固定之后,短外旋肌群要重新缝合到大转子。

2)技术技巧:如果在俯卧位下实施手术,手术暴露时将患髋内旋可使短外旋肌处于紧张状态,有利于辨认和显露这些肌肉的腱性部分。在一些肌肉发达或肥胖的患者中需要进一步向后牵开肌肉瓣,此时需将臀大肌肌腱的一部分在股骨止点切开。为便于髋关节的暴露,可将3把Hohmann拉钩分别插入坐骨大、小切迹和髂骨翼,即可显露后柱上部及后壁。通过股骨远端置入牵引针并实施外后侧牵引,可应用台式牵引装置或者用骨钩提拉股骨大转子以牵开髋关节,这有利于关节内骨块的清理以及评估股骨头和髋臼的关节软骨损伤情况。将Schanz针拧入股骨近端的外侧可控制股骨头的活动,并可实施牵引以检查髋关节和清除可见的关节内碎骨块。将Schanz针插入坐骨结节可纠正后柱的旋转和利于后柱骨块的复位。后壁骨折在应用拉力螺钉时,应注意进钉角度,以免穿入关节损伤关节面和股骨头。关闭切口前应实施细致的清创,去除坏死组织,大量冲洗伤口以降低关节周围HO的风险,至少放置两根引流管。

(8)HO的预防:HO是髋臼骨折术后最常见的并发症,指的是术后髋关节周围软组织出现的异位新生骨,按照严重程度不同可分成Brooker 0~Ⅳ级,Ⅰ级和Ⅱ级HO对髋关节功能影响有限,而Ⅲ级和Ⅳ级HO包绕在髋关节周围,致使髋关节活动受限,甚至形成关节僵硬。有研究发现虽然HO总发生率高达20.1%,但术后髋关节功能造成严重影响的Brooker Ⅲ级以上的HO发生率并不高,仅为5.3%。可是一旦发生,这些骨化会严重影响预后,即使再次手术切除也不可能恢复到理想的活动范围。一直以来,有关消炎痛对HO的预防作用都存在争议,许多学者坚持在术后规范化使用消炎痛2周以上,甚至直到患髋负重为止。但也有荟萃分析的结果并不支持消炎痛有预防HO的作用。另一方面,不少文献认为,HO的发生率与手术切口,尤其是扩展的髂股入路和后方K-L入路有关,因为这些入路要求广泛剥离软组织和肌肉,会导致严重的软组织创伤和炎性反应。这些局部因素导致HO的高发生率。鉴于此,对HO的预防应当更注重对手术入路的探索,尽量减少术中对髋臼周围软组织的损伤。

放射疗法亦是目前用于预防HO的常用方法,放射线可通过抑制成骨细胞的前体细胞增和转化而抑制HO形成,但因其治疗方式繁琐、不良反应大、疗效不确切,也限制了其在临床上的使用。

二膦酸盐曾被用于HO的预防,但研究结果表明其只是抑制了骨形成时的矿化过程,仅能推迟HO的发生,并无实际的预防作用。

(9)K-L入路的优缺点

1)优点:① 多数医师对这一入路的解剖较为熟悉。② 仔细解剖可将出血减少到最低限度。③ 能满意暴露后壁、后柱骨折。

2)缺点:① 易损伤坐骨神经、旋股内动脉及臀上神经和血管。② 有一定的HO发生率。

(10)并发症:传统的K-L入路易于造成以下损伤。

1）臀上血管神经束损伤，显露髂骨翼和坐骨大切迹时容易发生。

2）坐骨神经损伤，此入路坐骨神经永远处于危险之中，腓总神经麻痹常和原发性及医源性损伤有关，并有较高的发病率。

3）阴部神经损伤，见于粗暴切除或在坐骨棘处放置撑开器时。

4）旋股内侧动脉损伤，见于后柱骨折或在松解股方肌时。

5）髋外展无力，损伤臀上神经所致。

6）HO见于所有髋骨后外侧手术。

2. 改良K-L入路　实际上是K-L入路显露范围的扩大，加了个大转子截骨，所以又称为改良K-L入路。手术体位、切口与K-L入路相同，只是向下稍作延长。显露出大转子后游离出附着在大转子上的臀中肌。在股骨头颈交界水平切开臀中肌，并将其与臀小肌分离。在臀中肌内侧面使用钳子，并从侧面观察，即可准确确定臀中肌的前界，尤其是附着在大转子上的腱性部分。确定了臀中肌的前界及内侧面后，即可使用几种方法进行截骨。在截骨前应预先计划大转子如何固定，大转子截骨后使用张力带、两枚螺钉，或者联合这些固定方法重新复位固定大转子，都是可行的。如果要使用螺钉固定，则需在截骨之前预先钻孔，从大转子尖到小转子形成穿过双层骨皮质的钉道，可以接纳35 mm、45 mm或者65 mm螺钉。理想状态下，螺钉应该位于股骨近端外侧的中线上，通过双层骨皮质的拉力来抵抗患者醒后外展肌群对大转子的牵拉力量。

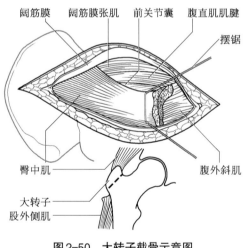

图2-50　大转子截骨示意图

平行于臀中肌腱纤维做一小的纵行切口至预钻孔的水平，将臀中肌与臀小肌充分的分离后，将线锯穿过臀中肌肌腱深面。沿着大转子基底部与股骨干顶端所成的角度放置线锯，小心保护软组织（图2-50）。在完成截骨之前，由助手先在大转子上放置一器械，防止锯片因反弹而伤到术者的头部。骨刀、电动锯、线锯等均可以进行大转子截骨。截骨后将臀中肌连同臀小肌和大转子牵向头侧，这样可以扩大显露髂骨及臼顶的外侧。

关闭转子延伸切口时必须修复臀小肌（如果已切断），缝合关节囊，修复截骨。如前所述，截骨修复可用两枚螺钉，或者将钢丝围绕两枚螺钉的头部，穿过在大转子远端侧方骨皮质上钻的孔，进行张力带固定加固。

转子截骨术的潜在并发症主要是截骨本身带来的问题。文献报道截骨后不愈合率为0%～39%。术后早期，要求患者限制髋关节的主动外展活动4～6周。转子截骨术的远期并发症可能有骨折块的碎裂或是截骨术引起的小骨折块切割。

转子截骨术的优点包括上方及侧方更大范围的暴露、减少股骨头脱位及便于关节内的检查、容易延伸关节囊切口。在一些经转子的截骨术中，通过12点钟方向直视髋臼是必须的。当前运用此入路的原则是强调骨膜下及骨膜外最少的环形剥离，以及防止HO而达到臀肌的最小伤害。此入路适用于髋臼严重粉碎、体型胖的患者。

(三)前方入路

1. 髂腹股沟入路 Letournel最早描述了经典的髂腹股沟入路,用于髋臼骨折的手术治疗。该入路采用内、外、中三个解剖窗口来显露骨折端,包括髋臼的前柱、四边体及后柱的上半部分,通过这三个软组织窗口,髂腹股沟入路可以显露从骶髂关节至耻骨联合的几乎整个骨盆内侧面,进行骨折的复位固定,被认为是髋臼前侧手术入路的金标准。相比较扩展的外侧入路,HO的发生率也较低。这个入路的主要缺点是术者可能对几个有危险的主要结构的解剖不熟悉,虽然一些后柱或者横行骨折的复位和固定可通过此入路完成,但却不适于后壁骨折及后缘的嵌插骨折。如果存在显著的双柱骨折,或者合并前环、后环骨折,可同时或分阶段行髂腹股沟入路和后方入路,联用这两个入路的并发症较扩展的外侧入路要低。

(1)适应证:所有骨盆前面和前柱的骨折均可采用,包括前壁骨折、前柱骨折、横行骨折、T形骨折、前柱伴后半横行骨折、双柱骨折以及前后联合入路的前路部分。

(2)应用解剖:不同于后方入路,很多骨科医师对前方的许多结构不是很熟悉。腹外斜肌、腹内斜肌、腹横肌这三块腹壁扁肌,在浅表入路来说是完整的。这三块肌肉联合成一层筋膜止于髂嵴前方。但是,在髂前下棘的下方,这三块肌肉又分开,形成腹股沟管的前壁和后壁。腹外斜肌形成腹股沟管的前壁,并向下延伸为腹股沟管浅环。腹内斜肌和腹横肌混合形成联合腱,由此形成腹股沟管的后壁。三块肌肉的腱膜又重新联合在一起形成腹股沟韧带。腹股沟管内通过精索(男性)或者子宫圆韧带(女性)。成年人腹股沟管长度4～5 cm,自腹股沟深环(腹横筋膜的一个缺口)延伸至腹股沟浅环。

在腹股沟韧带下方有两个不同的间隙,这两个间隙对这个入路很重要。外侧的间隙内有髂腰肌、股神经及股外侧皮神经,而内侧的间隙内有股动静脉、淋巴系统。这两个间隙有一个间隔——髂耻韧带,由髂筋膜自骶髂关节前方开始沿骨盆缘向耻骨结节纵向延伸而形成(图2-51A)。在应用髂腹股沟入路时,仔细鉴别这些结构是非常重要的。如果术中不剪断髂耻筋膜,髋臼前壁就不能显露,也不能通过第二窗口复位、固定后柱和四边体(图2-51B)。

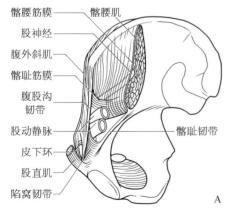
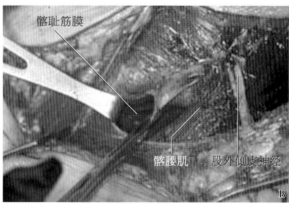

图2-51 髂耻韧带

A.结构示意图;B.术中图片显示髂耻韧带

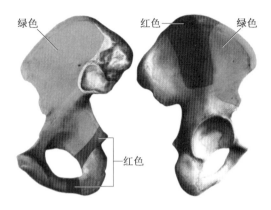

图2-52 髂腹股沟入路显露范围示意图

绿色为直接显露区域,红色为间接显露区域

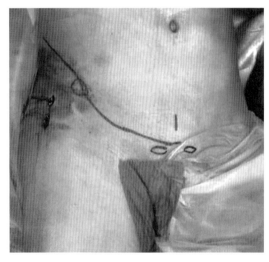

图2-53 髂腹股沟入路

体位和皮肤切口标记

（3）麻醉：气管插管全身麻醉或硬膜外麻醉。

（4）体位：通常仰卧位或者"漂浮体位"，决定于是否需要联合应用后方入路。

（5）体表标志：髂前上棘及耻骨联合。

（6）显露范围：整个髋臼的前面和内面，包括从骶髂关节前方到耻骨联合几乎整个髋骨的内侧面（图2-52）。

（7）操作步骤

1）切口：此切口分为三部分，完全显露后形成3个显露窗，3个窗在底下是相通的，但在表面分别被髂腰肌、股动静脉和精索（或子宫圆韧带）所分隔。因此，手术显露时常用粗的、柔软的乳胶管将上述3个重要结构提起，避免损伤和便于手术操作。手术切口起自髂骨嵴前中1/3交界处，沿髂嵴内侧1 cm至髂前上棘，再在腹股沟韧带上方2 cm向内侧延伸，横过下腹部止于耻骨联合上方2 cm（图2-53）。

2）显露：切开皮肤和筋膜，沿髂骨嵴切开骨膜及腹肌附着点和髂肌起点，行骨膜下剥离，将髂肌由髂骨内窝上推开，后方到骶髂关节内侧的骨盆上口，前方到髂腰肌外侧、髋臼前上方。在髂骨内窝用大纱布填塞止血，此为该切口的第一窗。经切口下半部可显露腹外斜肌腱膜、腹直肌筋膜。沿皮肤切口方向切开这些组织直至距腹股沟环1 cm处，向外翻开腹外斜肌腱膜，打开腹股沟管，显露腹股沟韧带。在切口内侧可见精索或圆韧带，可用粗的硅胶管绕过精索或圆韧带及附近的腹股沟间神经，将其牵引拉开，以便于术中操作（图2-54A）。

锐性切开腹股沟韧带，留3～5 mm韧带附着于腹内斜肌、腹横肌和腹横筋膜的共同起点上。小心避免损伤下面的神经血管，因为股外侧皮神经就紧贴腹股沟韧带下方进入股部。此神经可在髂前上棘附近或上方或内侧3 cm范围内找到，应予辨认并在术中加以保护。切口中央的下方有髂外血管，自血管内侧于耻骨上的起点处切开联合腱，也可能需要在耻骨上方切开一部分腹直肌腱，以进入Retzius耻骨后间隙。此时，在切口中部的血管间隙内可显露股血管和周围的淋巴，在外侧的肌肉间隙内可见髂腰肌、股神经和股外侧皮神经。髂腰肌鞘或髂耻筋膜将这两个间隙分开。小心解剖血管及淋巴，在筋膜内侧面及髂腰肌和股神经外侧面之间用甲状腺拉钩拉开，锐性切开髂耻筋膜直至耻骨隆起（图2-54B）。在此步骤之

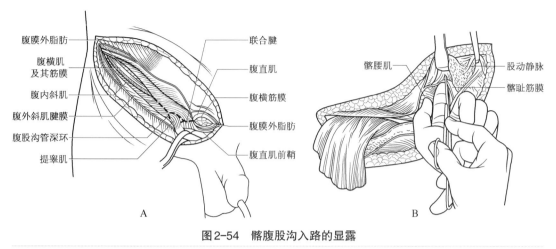

图2-54 髂腹股沟入路的显露

A. 腹股沟韧带及精索的显露；B. 锐性剪开髂腰肌与血管鞘之间的髂耻筋膜

前先触知髂外动脉的搏动，以确保血管束不受损伤，沿真骨盆缘切断髂耻韧带，用手指进行剥离，然后切开髂腰肌筋膜进入真骨盆，显露四边体面和后柱。用第二根粗硅胶管绕过髂腰肌、股神经和股外侧皮神经，便于向前拉开。第三根粗硅胶管绕过股血管和淋巴结，注意不要将血管周围的脂肪蜂窝组织刮掉，因为其内有淋巴管通过，干扰这些淋巴组织会导致术后淋巴引流受损和水肿。

在牵开髂外血管前，必须在血管后内侧方分辨出闭孔神经和血管，要分辨出闭孔动脉和髂外动脉之间的交通支——冠状动脉（图2-55A），此时这个交通支可能非常靠近髂耻弓，在分离耻骨和髋臼前壁时，有可能导致该血管的损伤，损伤后血管可能缩入盆腔，寻找和止血困难，所以被有些学者称作"死亡冠"（图2-55B）。因此，安全的操作是在切此处之前先仔细触诊筋膜以确定有无明显的血管，如果有就先烧灼或结扎，以防止手术中拉断血管而导致难以控制的出血。但据笔者的经验，只要在切开髂耻筋膜后，在其下方切开耻骨骨膜，行骨膜下剥离，一般不会伤及该血管，不像文献介绍的和其名称那样恐怖。

骨膜下剥离显露骨盆上口、耻骨上支和四边体骨面，此时用三条粗的乳胶管分别将髂腰

图2-55 死亡冠

A. 血管造影CT三维重建，箭头指示死亡冠；
B. 术中照片，箭头显示髂外血管与闭孔血管的交通支（死亡冠）正好横过耻骨表面

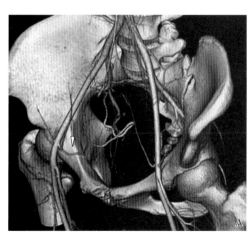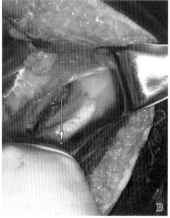

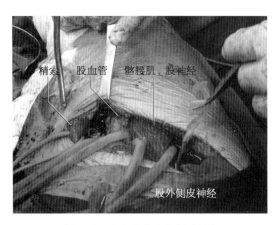

图2-56 髂腹股沟入路三个窗口

术中所见

肌、髂外血管鞘和精索提起,显露出三个窗口(图2-56)。

向内拉开髂腰肌和股神经,经第一个"窗口"观察整个髂骨内窝、骶髂关节和骨盆上口(图2-57)。经此窗可以进行骶髂关节的复位、固定,髋臼前柱的复位、固定以及从前柱向后柱顺行打拉力螺钉固定后柱。

向外拉开髂腰肌和股神经,并向内侧拉开髂外血管,打开第二个"窗口",经此"窗口"可进入骨盆,观察到由骶髂关节到耻骨结节之间的范围,也可进到四边体骨面以复位后柱骨折。在此"窗口"操作时,应经常触诊检查髂外动脉的情况。向外侧拉开髂外血管并向内侧拉开腹直肌和精索形成第三个"窗口",以便进入耻骨上支和耻骨联合(图2-58),如需要可将精索或圆韧带拉向内或外侧。经此窗可以进行耻骨远侧和耻骨联合的复位和固定。如有对侧的耻骨远端骨折,亦可向对侧延长切口,用同一块钢板或再加钢板固定。

(8)优缺点

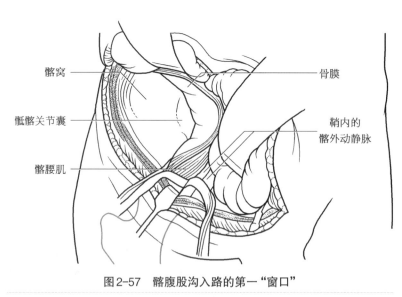

图2-57 髂腹股沟入路的第一"窗口"

显露整个髂骨内窝,骶髂关节和骨盆上口

1)优点:①根据骨折类型分别在一个或几个间隙内操作,方便显露髋臼的内面和前面。② 与Langer皮纹平行,手术瘢痕小,切口线美观。③ 不切开关节囊,手术创伤小,有利于保护股骨头血运。④ 不剥离臀肌,HO发生率低,关节功能恢复较满意。⑤ 易于显露和固定骨盆和髋臼的前方和内侧,可以应用于除后壁骨折以外的所有髋臼骨折。

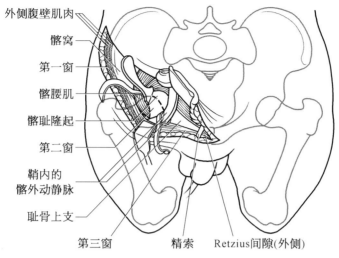

外侧腹壁肌肉

髂窝

第一窗

髂腰肌

髂耻隆起

第二窗

鞘内的
髂外动静脉

耻骨上支

第三窗　　　精索　　Retzius间隙(外侧)

图2-58　髂腹股沟入路的第二、三个"窗口"

第二窗可显露骶髂关节到耻骨结节之间的区域,也可到达四边体骨面以复
位后柱骨折;第三窗显露耻骨支和耻骨联合

2)缺点:① 该入路解剖较为复杂,要求手术层次分明,分清内、中、外窗口。② 需要耐心、细致地解剖股动、静脉和股神经用胶管牵起才能显露髋臼前壁,易造成一些并发症,如大出血、股神经损伤、髂外血管血栓形成、股外侧皮神经损伤等。③ 髋臼外侧显露范围有限,不能直视髋关节内面,影响对关节面复位程度的检查。④ 术后易发生腹股沟疝、下肢淋巴水肿和耻骨后Retzius间隙高感染率等并发症。

(9)并发症:髂腹股沟入路的并发症主要是神经、血管的损伤。

1)股外侧皮神经损伤是最常见的神经损伤,导致大腿外侧麻木。

2)股神经损伤多为牵拉伤,由暴力牵拉髂腰肌和股神经所致。

3)坐骨神经损伤,原因可以是在坐骨大切迹放置牵开器,也可能是钻头直接损伤。

4)髂外血管附近的淋巴组织损伤导致术后大腿高度肿胀。

5)直接损伤髂外动脉、静脉或过分牵拉血管可致髂外动脉的内膜损伤而继发动脉栓塞。

6)术后可并发腹股沟不全疝。

2. 改良Stoppa入路　改良Stoppa入路最初是用于修补复杂腹股沟疝和切口疝的,到20世纪90年代初,Hirvensalo E、Cole JD开始使用这个入路来治疗骨盆和髋臼骨折,发现通过这个入路处理骨盆前环和髋臼方形区非常方便,这才引起了大家的注意。迄今报道改良Stoppa入路例数最多的作者为Hirvensalo,他在2007年就报道了164例应用改良Stoppa入路治疗前方和侧方骨盆骨折,复位满意率达93%,临床优良率超过80%。Cole JD等对改良Stoppa入路的使用主要集中于髋臼骨折,认为该入路可以广泛用于前柱、后柱、前壁、双柱和累及后半横的前柱骨折,以及部分横行和T形骨折。如果髋臼后柱上的骨折线较高,也可以采取改良Stoppa入路。改良Stoppa入路因其显露广泛、解剖简单,在骨盆髋臼骨折手术中的使用越来越为广泛。国内最早报道改良Stoppa入路的是朱世文和陈仲,近些年有关该入路

的报道越来越多。近年来,笔者采用 Stoppa 入路内髂坐钢板固定治疗累及后柱的复杂髋臼骨折,取得了优良的手术效果,并指导研究生完成了内髂坐钢板置钉安全区域的研究。

（1）适应证与禁忌证

1）适应证:前柱骨折、后柱骨折、前壁骨折、双柱骨折、前柱伴后半横的前柱骨折、部分横行、部分 T 形骨折、骨折线高的后柱骨折。

2）禁忌证:单纯后部的骨折、坐骨棘平面以下的横行骨折;有下腹部手术史者,如疝气或剖腹产、子宫切除、膀胱损伤、膀胱手术史、前列腺切除等,因既往手术史容易发生腹膜外粘连,导致手术无法进行,故不宜选用此入路。

（2）应用解剖:此入路为下腹部正中入路,普通外科、泌尿外科和妇产科医师对这一入路比较熟悉,如为第一次开展此入路可请熟悉此入路的其他外科医师协助显露。要注意的解剖结构有,切开腹白线后在近端显露时注意不要打开腹膜以免伤及膀胱。行此入路复位和固定耻骨时,由于骨折粘连或骨折端有刺伤膀胱的风险。在显露耻骨支时,基本上都可以见到髂外或腹壁下血管与闭孔血管的交通支——死亡冠,要注意仔细分离和处理。闭孔血管紧贴四边体表面,在处理四边体骨折时,注意不要伤及这些血管。

（3）麻醉:全麻或椎管内麻醉。

（4）体位:仰卧位或漂浮体位（如需同时后路手术时）。

（5）体表标志:下腹肚脐和耻骨联合、耻骨结节。

（6）显露范围:耻骨、耻骨支的后表面、四边体、耻骨结节、耻骨下表面、坐骨壁,坐骨结节、前骶髂关节（图2-59）。

（7）手术操作

1）术者站位:站在健侧,便于观察与操作（图2-60）。

2）切口:最常见的为耻骨联合上方2 cm的横切口（比基尼线）,也可采用腹部正中纵切口,前者与腹横纹相平行,外观较好,但后者术中牵拉腹膜囊和腹壁肌肉时更为轻松（图2-61）。

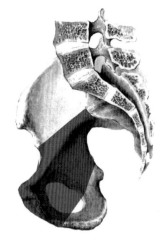

图2-59　改良 Stoppa 入路显露范围

阴影部分为显露范围

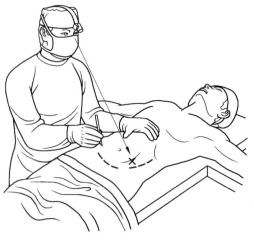

图2-60　术者站位

3）操作：切开腹直肌前筋膜，沿腹白线劈开腹直肌（图2-62），有时需结扎腹壁下动脉。

在耻骨联合上方切开腹横筋膜后，用手指钝性分离潜在的耻骨后间隙，推开腹膜囊和膀胱，用一把大拉钩将下腹壁肌、髂腰肌和股神经牵及髂外血管拉向外侧，将一把窄的血管拉钩置于坐骨大切迹处，用以保护闭孔神经束，将一把小的Hohmann拉钩置于耻骨结节前面，即可暴露由耻骨联合至骶髂关节前方的真性骨盆缘全程，术中要结扎切断死亡冠，以确保手术操作可以到达骨盆缘和四边体表面（图2-63）。

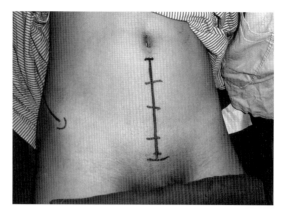

图2-61　改良Stoppa入路

纵行皮肤切口标记

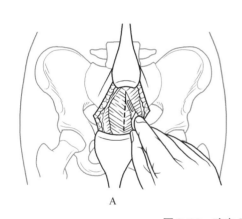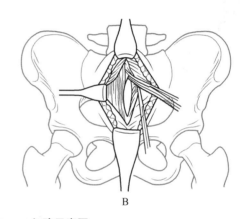

图2-62　改良Stoppa入路示意图

A.纵行切开腹白线；B.钝性分开腹直肌

沿耻骨上支和耻骨基底切开髂耻筋膜和骨膜，骨膜下剥离，往下游离可显露后柱和四方体，向后方游离则可一直显露至骶髂关节前方。该过程中全部操作都在腹膜外进行，如术中不慎穿透了腹膜囊，应及时予以修补，避免进一步损伤到腹腔内的肠管。当四方体位置不明确时，可通过触及坐骨大切迹和闭孔来确定。

4）复位及固定技巧：术中要求屈曲髋关节，以减少髂腰肌、股神经、髂外血管的张力，以便能更好地到达高位骨盆及髂骨翼。

推出改良Stoppa入路的初衷就是为了

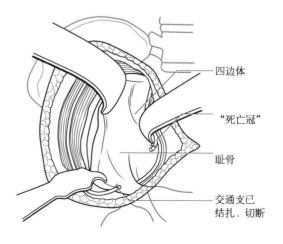

图2-63　改良Stoppa入路显露

方便四边体和双侧骨折的处理,可以从盆腔内侧直视下对四方体和后柱进行操作。2 mm 克氏针有助于骨折块的临时固定,对粉碎的、不稳定的四方体骨折进行固定时需使用四方体支撑钢板。钢板可以根据骨折线走向进行预弯,最好能放在真性骨盆缘下方或四方体的表面,这样就可以在耻骨支后方和坐骨垫上分别进行螺钉固定。这两个部位骨量丰富,固定相对牢靠,而且能尽可能地避开髋关节。但即使是最熟练的高年资骨科医师,尽管术中多次透视,也无法完全避免螺钉进入关节腔。

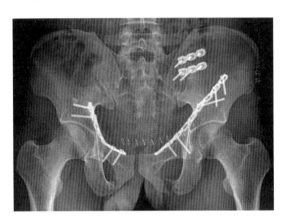

图2-64 改良stoppa入路髋臼骨折切开复位钢板螺钉内固定

术后X线片显示钢板与骨面紧密接触,螺钉方向自前上向外下

改良Stoppa入路与髂腹股沟入路不同,前者是在盆腔内操作,面对骨盆的内壁。真骨盆缘下方的耻骨、髂骨和四边体区的骨质平坦,非常适合安放钢板。螺钉的进钉方向是由内上向前下,便于固定(图2-64)。而髂腹股沟入路属于在骨盆上方操作,就如同修理房屋,髂腹股沟入路是站在房顶向下修理屋内墙壁,而改良Stoppa入路就像站在屋内修理,显然更加适合骨盆内壁损伤的修复。近年来笔者应用此入路在后柱的内侧面进行后柱的复位与固定,取得了较好的效果,将在相关章节详述。

处理骨折线位置较高的前柱和髂骨翼骨折需要沿髂嵴上方加做外侧切口,即髂腹股沟入路的第一窗,又称"髂窝入路"。在此切口内不仅可对整个髂骨翼进行暴露处理,还能对位置较低的后柱骨折进行拉力螺钉固定(图2-65)。

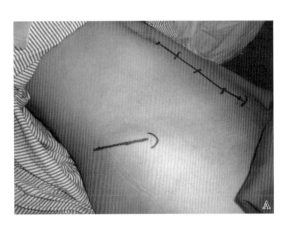

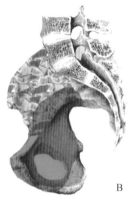

图2-65 Stoppa入路联合外侧入路(髂窝入路)扩展显露范围

A. 切口标记; B. 显露范围(阴影加花纹部位)

(8)术中容易损伤的结构:该入路中最容易损伤的结构为闭孔血管与神经,其次为髂腰血管。闭孔动脉大多起于髂内动脉,与其下缘的闭孔静脉相伴行进入闭孔,行经方向基本与髂耻线相平行,但也有部分闭孔动脉起于腹壁下动脉,跨过髂骨上支后进入闭孔。闭孔血管和腹壁下血管的交通支死亡冠的发生率各家报道不一,一旦损伤,术中大量失血将难以避

免,故有"死亡冠"之称。经由改良 Stoppa 入路操作时,该血管显露充分,可在直视下进行结扎止血。

闭孔神经起于腰丛神经,因其行经过程中与髂耻线相交,术中牵拉和放置钢板容易损伤。Burkey 等报道闭孔神经与髂耻线相交处位置相对固定,距骶髂关节约 2 cm,在此处放置内固定物时应小心解剖。不仅如此,标本中该部位的闭孔神经活动范围较小,即使经过分离也仅能活动 2.6 cm 左右,活体中该部位神经张力更大,活动范围更小,术中要避免暴力牵拉。

髂腰血管因靠近髂耻线并与骶髂关节相邻,术中容易损伤,而且一旦损伤则止血困难,但髂腰血管与髂腰肌相邻,术中可将两者一起牵开加以保护,但仍应注意间断松弛拉钩以免损伤血管。髂腰动脉起于髂内动脉,行于腰大肌内面,常分为 2 ~ 3 支后跨过髂耻线,而髂腰静脉较少分支,在部分标本(40%)中该静脉甚至缺如。

其次,在切口显露和助手反复牵拉时也容易撕裂髂外静脉或股静脉,有时出血较汹涌,盲目钳夹会造成裂口越撕越大,应迅速填塞压迫止血,找到裂口两端的血管,用血管夹夹住后进行无创缝合裂口。不过,有时术后会发生很长时间的下肢肿胀,可能与缝合后血管狭窄有关。

膀胱损伤亦偶有发生,特别是伴有耻骨骨折时,膀胱的脏层在伤时已有损伤,术中牵拉不慎也会导致膀胱破裂。此时应一边请泌尿外科医师会诊上台协助处理,一边继续完成手术。

(9)手术并发症:与其他入路相比,改良 Stoppa 入路对髋周肌肉损伤小,因此术后患者不仅 HO 发生率要低得多,而且术后肌力的恢复也快,这有助于早期患髋的功能锻炼。其他术后并发症,如医源性血管、神经损伤、伤口感染、深静脉栓塞等也因改良 Stoppa 入路涉及到的组织结构相对简单而发生率相对较低。改良 Stoppa 入路的主要并发症包括闭孔神经损伤和腹壁疝。但根据文献报道,绝大多数闭孔神经损伤所致的外展肌力下降能够在 6 个月内缓解,而腹壁疝则很少有需要手术处理的报道。

(10)优缺点

1)优点:① 损伤小,不需对腹股沟管内结构进行分离和显露。② 视野宽阔,能对从耻骨联合到骶髂关节前方之间的整个真性骨盆缘进行显露。③ 能够在直视下保护髂外动脉并可对死亡冠血管进行止血操作。④ 可以在直视下对四方体进行骨折复位和有效固定。⑤ 能够对从坐骨大切迹到坐骨棘之间的后柱骨折在直视下进行复位和固定。⑥ 术中对髋周肌肉损伤小,术后恢复快,HO 发生率低。⑦ 在双侧骨盆和髋臼骨折时可以通过一个切口完成双侧的手术。⑧ 该入路所经过解剖结构相对简单,学习曲线短。

2)缺点:① 对髋臼后壁骨折无能为力。② 对髋臼后柱骨折的旋转移位纠正困难。③ 无法直视髋臼关节面。④ 常需要与其他入路联合使用。⑤ 有髂血管损伤风险。

3. 腹直肌旁入路 Keel 等于 2012 年最早提出经腹直肌旁入路,该入路的设计思路抛弃了以往从前侧、内侧显露髋臼顶部及四边体的做法,选用腹直肌旁切口,直接经由髋臼顶及四边体的上方显露该部位,尤其适用于髋臼前柱骨折。其集中了髂腹股沟入路和改良 Stoppa 入路的优点,腹直肌旁入路可直达髋关节上方,相当于髂腹股沟入路的第二窗,进入腹膜外后又相当于Stoppa入路,具有创伤小、暴露范围广的特点。Mardian和Wenzel分别开展临床研究比较腹直肌旁入路和髂腹股沟入路治疗髋臼骨折,认为前者手术时间更短、创伤更小。杨晓东等比较了腹直肌旁切口入路和改良Stoppa切口入路,认为前者治疗髋臼前方高位骨折优于后者,而改良Stoppa切口入路治疗双侧髋臼骨折更有优势。国内樊仕才教授最早对该入路做了基础及临床研究,获得了良好手术效果。笔者指导博士研究生对该入路进行了深入研究,对其进行了改良并应用于临床,取得优良效果。

（1）适应证

1）前柱骨折。

2）前壁骨折。

3）部分双柱骨折。

4）前柱伴后半横的前柱骨折。

5）部分横行骨折。

6）部分"T"形骨折。

7）骨折线高的后柱骨折。

8）骶髂关节周围骨折及脱位。

（2）禁忌证

1）单纯后部的骨折。

2）有影响该入路的下腹部手术史者,因既往手术史容易发生腹膜外粘连,导致手术风险增高,故不宜选用此入路。

（3）应用解剖:该入路在腹直肌外侧,须熟悉腹直肌前鞘、腹外斜肌、腹内斜肌、腹横肌等局部解剖结构,深层应掌握骨盆内侧腹膜后血管、神经、闭孔神经、血管,髂腰肌及髂外血管、股神经等。

（4）麻醉:全麻或椎管内麻醉。

（5）体位:仰卧位或"漂浮"体位(如需同时后路手术时)。

（6）体表标志:髂前上棘、肚脐及耻骨联合。

（7）显露范围:从耻骨联合到骶髂关节前部的骨盆缘、四边体及后柱内侧部、髂窝、髂嵴均可显露。

（8）手术操作

1）切口:以髂前上棘与脐连线的中外1/3交点为切口上顶点,髂前上棘与耻骨联合中内1/3交点为切口下止点,根据需要上下延伸移动,两点间连线为手术皮肤切口(图2-66)。

2）入路操作:切开皮肤、皮下组织达深筋膜下,可显示腹直肌前鞘、腹外斜肌、腹股沟韧带上方的浅环及其内的精索(或子宫圆韧带)等,斜形切断腹外斜肌、腹横肌及腹内斜肌和腹横筋膜至壁腹膜外,切口内侧是腹直肌外缘和腹

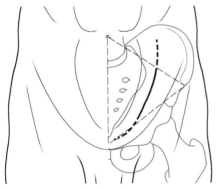

图2-66 腹直肌旁入路示意图

切口体表标记

壁下动脉及部分腹外斜肌,外侧是精索(或子宫圆韧带),下方是腹股沟韧带,在此分离过程中注意不损伤腹壁下血管和精索(或子宫圆韧带)。于腹膜外间隙用手指进行钝性游离腹膜,将腹膜及盆腔内组织牵向内侧,髂腰肌牵向外侧,中间为髂外血管束及精索,经腹膜与髂外血管束间的软组织窗口,可显露耻骨支、闭孔、死亡冠血管、髋臼前柱、前壁及方形区下半部分等,此窗口可复位固定髋臼前壁、前柱及方形区;经过髂外血管束、精索与髂腰肌间的软组织窗,可显露髋臼前柱及方形区上半部分、小骨盆环,向深层可显露至坐骨棘,在此过程中可由助手屈曲膝、髋关节,减轻髂腰肌的张力,有利于窗口的暴露。

3)复位及固定技巧:骨折显露后,经腹膜与髂外血管束间的窗口,先探查耻骨上支及内侧面是否有腹壁下血管与闭孔血管的交通支(死亡冠),若有则予以结扎后切断,然后行髋臼前柱的复位。直视下行骨折复位,将塑形好的钢板放置于前柱及四方体的内表面,拧入螺钉固定髋臼前柱及方形区。然后经过髂外血管束、精索与髂腰肌间的软组织窗,直视下沿方形区内侧骨膜下剥离至坐骨棘水平,显露髋臼后柱内侧面,通过牵拉、撬拔等手段复位后柱骨折,紧贴方形区后上方表面指向坐骨棘方向放置克氏针(低位髋臼后柱骨折克氏针指向坐骨结节方向),平行克氏针沿小骨盆环上缘向坐骨棘方向,在髋臼置钉安全区置入6.5 mm空心螺钉导针,经C形臂X线机透视证实骨折复位满意、导针位置理想后沿导针打入合适长度的6.5 mm空心螺钉,顺行拉力螺钉固定髋臼后柱骨折。

(9)术中容易损伤的结构:该入路中最容易损伤的结构参见Stoppa入路。不过,与Stoppa入路相比,用此入路可在直视下保护髂血管等结构。

(10)手术并发症:医源性腹膜破裂造成腹膜穿孔、深静脉血栓、神经损伤、切口感染等。

(11)优缺点

1)优点:① 损伤小,不需对腹股沟管内结构进行分离和显露。② 视野宽阔,能对从耻骨联合到骶髂关节前方之间的真性骨盆缘及髂骨翼进行显露。③ 能够在直视下保护髂外动脉并可对"死亡冠"血管进行止血操作。④ 可以在直视下对四边体进行骨折复位和有效固定。⑤ 可在同一切口完成后柱拉力螺钉固定。⑥ 术中对髋周肌肉损伤小,术后恢复快,HO发生率低。⑦ 可在同一切口内处理累及髂骨翼的骨折,无须再增加切口。

2)缺点:① 对髋臼后壁骨折无能为力。② 对髋臼后柱骨折的旋转移位纠正困难。③ 无法直视髋臼关节面。④ 常需要与其他入路联合使用。⑤ 有髂血管、输精管等损伤风险。

(四)前后联合入路

累及髋臼双柱的骨折,单一手术入路常常难以获得良好的暴露及固定,而扩展入路易发生HO和其他严重并发症,目前越来越多的学者倾向于前后联合入路。Routt指出,在一般情况下,若移位的骨折累及两个柱,骨折块移位超过3 mm,就可使用联合入路。吴新宝认为对于需要进行前后暴露者,前后联合入路优于延长的髂股入路。

前后联合入路的组合方式有两种:一是K-L+髂腹股沟入路;二是K-L+髂股入路。对于髂腹股沟入路及髂股入路的选择问题,Routt认为如果骨折累及前柱的髂耻结节的远侧或者波及耻骨联合,应使用髂腹股沟入路;如果骨折累及前柱髂耻结节的近侧,则选用髂股入

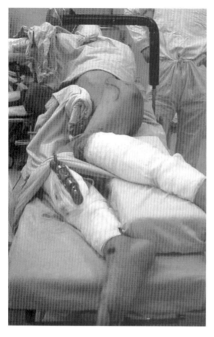

图2-67　摇摆体位

路。不过，现在越来越多的选择则是K-L+Stoppa入路（或腹直肌外侧入路）。

1. 适应证　T形骨折、横行伴后壁骨折、前柱伴后半横行骨折、双柱骨折、涉及两柱的陈旧髋臼骨折。

2. 体位　摇摆体位，亦称漂浮体位，因身体是有一侧着床，在手术床上根据术中需要而摆放体位，故称摇摆体位。笔者的摇摆体位是指上半身患侧在上的侧卧位，健侧腋下垫软枕，双上肢固定，患侧臀部垫薄枕不需与手术台固定。笔者一般先做前路，使患侧臀部呈垫起30°～40°的半平卧位，须做后路时将患侧推起呈90°的正侧卧位，亦即术中取半仰卧及正侧卧位（图2-67）。

3. 麻醉　采用气管插管的全身麻醉。

4. 切口选择　术中需注意第一切口的选择，根据影像学的显示，哪一柱受累最严重、移位最大、旋转最明显，就首先选择最容易暴露那个柱的入路（图2-68）。

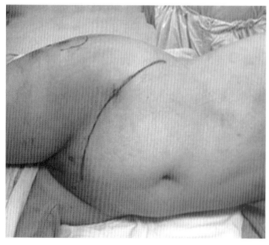
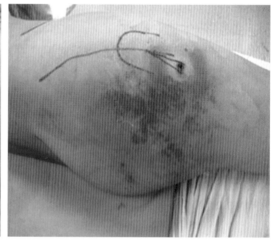

图2-68　K-L+髂腹股沟入路皮肤切口标记

5. 优缺点

（1）优点：可以显露髋骨内外侧面的全部区域，方便从内外侧面进行骨折的复位（图2-69），适用于髋臼的各种复杂骨折和陈旧性骨折。可以在前后柱均放置内固定物，达到坚强固定，便于术后早期功能锻炼。与扩展入路相比，前后联合入路可依次进行，切口互不相连，不翻开皮瓣，没有皮瓣或肌肉破坏，创伤出血少，血管栓塞机会少。

（2）缺点：由于采用平卧和侧卧结合的摇摆体位，手术时间长，出血多，感染率高；与其他单一的切口相比，出现神经损伤、HO、关节僵硬等并发症相对较高。

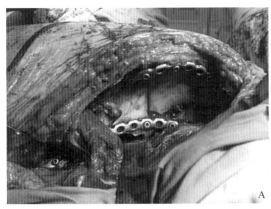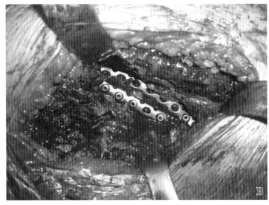

图 2-69 前后联合入路效果

A. 半平卧位前路显示前柱骨折已复位重建钢板固定；B. 侧卧位后路显露，后柱两块钢板固定

六、复位与固定技术

（一）概述

复位与固定两者相辅相成，只有复位满意才能达到良好的固定效果，也只有良好的固定才能维持满意的复位，两者缺一不可。要满意的复位和牢固的固定，既要有熟练的复位、固定技术，也需要合适的手术器械。

髋臼的解剖结构复杂，骨折复位需要很高的技巧和特殊的器械，对在这方面经验不足的医师来说是一件非常困难的事情，如果不能达到髋臼的解剖复位或者近似解剖复位，那么就是一个失败的手术。骨折获得解剖复位需要以下条件：在治疗骨盆创伤方面有丰富经验的医师、能够对患者实施良好的麻醉并能处理术中意外的麻醉师、必要的复位器械以及特殊的骨盆复位钳和特殊的固定器材等。复位目的在于用尽可能小的手术创伤恢复髋臼的完整和光滑，并且能保存股骨头和关节内骨折片的血运，使髋关节有一个良好的功能。髋臼骨折的复位方法有直接复位与间接复位两种，复位技术包括牵引技术和其他一些技术。

直接复位用在大部分后方入路，关节面的观察主要通过后壁的骨折，骨折的复位也是直接可见的。后柱和横行骨折可以通过将 Schanz 钉拧在坐骨上直接进行旋转复位，而前柱骨折复位则需要将手指头通过坐骨切迹探查才能确定。

间接复位用在大部分髂腹股沟入路，由于看不到关节面，骨折的复位是通过间接复位进行的。清除掉血肿和骨痂后，通过牵引肢体和直接按压骨折块来进行复位，至于关节面复位与否，主要依据髋臼的外侧面来判断。

为了叙述方便，可以将髋臼骨折的复位和固定技术进行标准化，将大部分的复位和固定技术命名，按照显露方法＋复位或者固定的部位＋器械名称的顺序命名。例如，臀面后柱球端弯钳技术，臀面为采用后侧入路显露髂骨的臀面（外侧面），盆面为采用前侧入路显露髂骨的盆面（内侧面）；前柱和后柱是根据这种技术复位和固定的部分或复位器械放置的部位而言;球端弯钳为这种技术所用的器械。有时对于比较简单的复位和固定技术,可能会在前面省略盆面或臀面。在拉力螺钉固定技术中,顺行是指螺钉拧入的方向是从髋臼向周围,逆行是指螺钉拧入的方向是从周围向髋臼。

1. 复位原则　手术入路显露完成以后,医师所面临的首要问题就是骨折的复位,即使正确地判定了骨折类型,选择了正确的手术入路,备好了各种器械,髋臼骨折的复位仍是极富挑战性的难题。骨折类型不同,要求的复位技术不同,甚至对某一复杂骨折来说,其每一部分的复位技术也不一样。各种各样的骨折复位钳和顶棒对髋臼骨折的复位非常有用。骨折复位时应该使用复位钳配合下肢牵引,完全依赖下肢牵引复位骨折,易发生坐骨神经牵拉性损伤。

髋臼的复位常需分步骤进行,首先复位并固定单一的骨折块,然后再将其他的骨折块固定于已固定的骨折块。手术野狭小所造成的器械及内固定物操作不便是术中经常遇到的问题,可用克氏针临时固定骨折以便操作。

为了保证关节面复位,每一步复位步骤都应力争准确,其中关节上骨折块的复位质量将直接影响到关节面复位的质量。由于髋臼的前后柱均是三面体结构,实际操作中可以将髋臼前、内和后三个面中的两个面作为判断关节面是否解剖复位的依据,避免打开关节脱出股骨头而增加手术创伤。骨折的复位可通过直视下观察骨折线的对位或非直视下的触摸来判断,当然直视下检查关节面是最好的检查方法。如果为了直视下检查关节面的复位情况需进行额外的软组织和关节囊的剥离,则最好通过检查髋骨骨皮质的复位情况来间接判断关节面的复位好坏。骨盆与髋臼骨折有个特点,即在手术复位时出血较多,而一旦解剖复位或者基本复位则出血明显减少。此时,因骨折移位而导致的各种软组织回到了原有的生理解剖状态,所以出血减少,这一点也可以作为骨折是否复位的参考判断指标。

对累及前柱和后柱的T形、双柱骨折等,通常应先复位固定前柱,然后复位固定后柱,如复位次序颠倒,则骨折复位固定较难。髋臼骨折伴有骶髂关节或骶骨骨折,须首先处理这些骨折,然后再复位和固定髋臼骨折。髋臼骨折合并坐骨大切迹上方的髂骨骨折时应首先复位和固定髂骨骨折,然后复位和固定髋臼骨折。对骨柱合并壁的骨折者,如后柱合并后壁骨折,应先复位柱再复位壁。只有掌握正确的复位固定次序,才能达到事半功倍的效果。在复位固定双柱骨折时,应注重解剖复位固定髂骨上的每一个骨块,因髂骨复位的满意度将与关节面的复位密切相关。简言之,髋臼骨折的复位顺序一般是先复位骨盆骨折,再复位髋臼骨折;先复位柱的骨折,再复位壁的骨折;先复位复杂一侧的骨折,再复位简单一侧的骨折。

2. 内固定原则与技术　髋臼骨折内固定的目的在于维持复位,由于髋臼骨折属于关节内骨折,AO关节内骨折的治疗原则适于髋臼骨折解剖复位和坚强固定。常用的内固定技术有钢板技术、螺钉技术和拉力螺钉技术等。

3. 内固定选择　在髋臼骨折内固定中,选择何种内置物,对维持骨折的复位及稳定极为重要。临床上应根据骨折的类型及生物力学要求合理选择。目前常用的内置物有:① 钢板类:是目前使用最广泛的内固定方式,主要有重建钢板、弹性钢板、锁定加压钢板以及 Letournel 钢板等。② 螺钉类:常用的螺钉有松质骨螺钉(使用于较大的碎骨块固定)、加压螺钉(使用于前后柱的骨折固定)、空心加压螺钉(常用于计算机导航的经皮固定)以及可吸收螺钉（用于>5 mm的骨块）、同种异体骨螺钉等。③解剖异形及定制类：随着数字骨科及3D打印技术的发展与进步，国内外许多学者依据髋臼的解剖特点设计、生产出了一批新型内固定器材，经临床验证取得了不错的效果。④钢丝类：常用于骨折线延伸到坐骨大切迹的骨折，包括后柱、横行和双柱骨折。⑤记忆合金类：主要为国内张春才等研制的髋臼三维记忆内固定系统等。

（二）复位和固定器材

1. 髋臼复位器械 骨盆骨折内固定手术中最常用的复位器械有骨盆复位钳（大小型号）、尖端复位钳（大、小型号，二、三爪型）、Farabeuf复位钳及Weber复位钳。骨盆复位钳主要借助于固定于骨盆上的螺钉而复位；Farabeuf钳可夹持骨块或骨块上的螺钉；尖端复位钳和Weber复位钳可直接作用于骨表面、已钻过骨皮质的浅钻孔或辅以垫圈而实施复位；顶棒可顶推骨块以助复位；Schanz螺钉既可做外固定使用，又可在内固定复位时，将其置于骨内以助牵引、复位。目前国内常用的有进口AO（强生辛迪思）、捷迈、史赛克等公司器械和国产华森、创生、威高、大博、科惠等公司器械和内固定材料，它们分别有自己的髋臼、骨盆复位器械盒，便于术中应用（图2-70）。

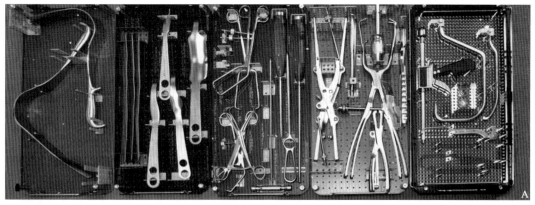

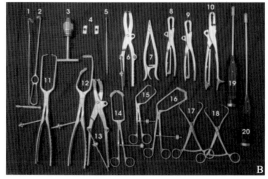
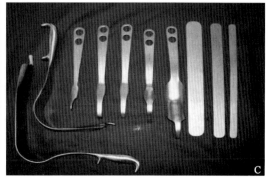

图2-70　AO髋臼、骨盆复位器械盒

A. AO骨盆、髋臼复位器械盒内器械；B. 骨盆、髋臼复位拉钩系列；C. 骨盆髋臼复位器械。1. T形骨钩；2. 直柄大骨钩；3. T形手柄；4. 方形顶盘；5. Schanz钉；6. 小螺钉复位钳；7. 螺钉取出钳；8. 小Farabeuf钳；9. 小Farabeuf钳；10. 大Farabeuf钳；11. 双爪复位钳；12. 不对称复位钳；13. 大螺钉复位钳；14. 球端复位钳；15. 小球端弯钳；16. 大球端弯钳；17. 复位巾钳；18. 复位巾钳；19. 短钉棒；20. 加长钉棒

　　这些器械是由专门研究骨盆和髋臼骨折的专家设计,其中任何有关节的钳子统称为骨盆复位钳。医师应用任何尖头的复位钳时必须注意避免损伤血管神经。这些器械的使用方法,将在下面结合复位技术介绍。

　　(1)螺钉复位钳:通过复位钳头部的卡槽对置入髋臼骨折端的螺钉进行把持,通过复位钳的张弛操作骨折块,可以对骨折块进行分离、加压、提拉、旋转等操作。主要有Farabeuf复位钳(图2-71A)和AO骨盆复位钳(图2-71B)两种。AO骨盆复位钳可以在多个方向上对骨折块进行把持操作,对于骨折块的控制要强于Farabeuf复位钳。

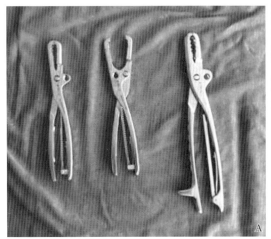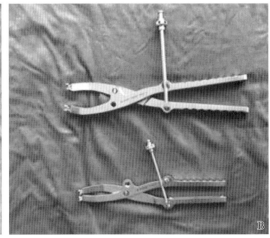

图2-71　螺钉复位钳

A. Farabeuf复位钳;B. AO骨盆复位钳

　　(2)点状复位钳——Matta复位钳:点状Weber复位钳(图2-72A)通过尖刺样的头端对骨折端进行夹持复位,尺寸较小,操作方便,当尖端夹持打滑时,可以先用钻头在预夹持的部位现行钻一小坑,方便夹持。球头点状复位钳最早由Joel Matta设计,该型复位钳有不同大

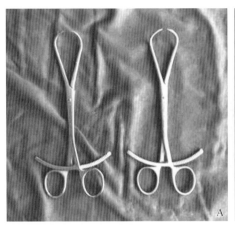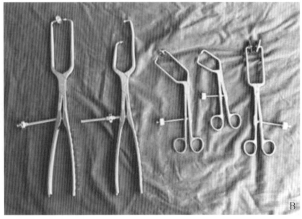

图2-72　点状复位钳

A. 点状Weber复位钳;B. Matta复位钳

小型号,结构上有直形、弯形、等臂、不等臂等不同样式,共同特点是复位钳的末端为带刺球头(图2-72B),通过对骨折端的点状加压获得骨折的复位,在骨质疏松的病例中可以在球头上安装防滑垫片,防止骨折端加压时球头滑脱或陷入骨折块内。

以往Matta复位钳在髋臼前路手术中多用于髂腹股沟入路,近年来随着骨盆内入路的兴起。文献报道,有学者对Matta复位钳进行了针对性改进,使其方便在骨盆内入路使用(图2-73)。

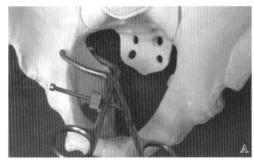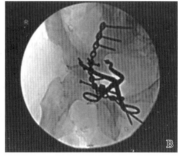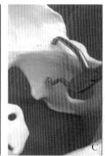

图2-73　改良Matta复位钳的应用

A. 在假骨模型上演示;B. 术中透视影像,改良Matta复位钳置于大切迹,用于高位后柱骨折的复位;C. 在假骨模型上演示

(3)球头尖刺顶棒:用于骨折端的推顶复位,使用时将球头尖刺置于骨折端表面预先钻好的孔内,可防止在推顶骨折块时器械滑脱伤及周围组织(图2-74A),遇有需推顶部位骨折是粉碎骨折时,可在球头尖端放置顶盘(图2-74B)。

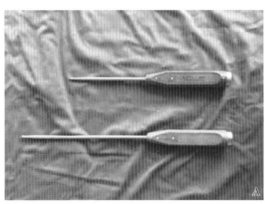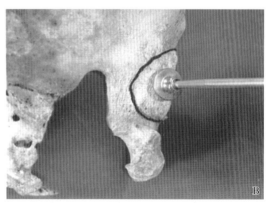

图2-74　球头尖刺顶棒

A. 实物图片;B. 在假骨上演示用顶盘复位髋臼后壁骨折

(4)骨钩:利用钩状末端对骨折块进行提拉复位操作,前路手术中可沿四边体表面向下放置于坐骨棘下方,或向后放置于坐骨大切迹对四边体连同后柱进行提拉复位。在后路手术中可放置于转子间窝对股骨头进行提拉牵引或是沿后柱表面向内放置于坐骨大切迹对后柱进行提拉复位(图2-75)。

（5）Schanz螺钉复位操作杆：带有螺纹的钢针，结合T形手柄使用，可以将其置入髂嵴、坐骨结节、股骨颈等部位作为操作杆对骨折块进行提拉、旋转等操作（图2-76）。

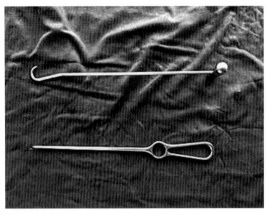

图2-75　骨钩

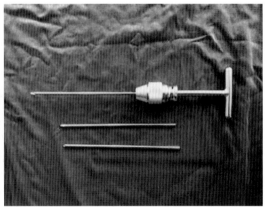

图2-76　Schanz螺钉及其T形把手

（6）髋臼骨折手术中使用的拉钩：髋臼骨折位置深在，手术中需要使用不同的拉钩协助进行骨折端的显露，常用的有Hohman拉钩、骨盆拉钩、S拉钩、坐骨神经拉钩、可塑形拉钩等（图2-77A）。近年来随着骨盆内入路的普及和发展，又有一些新型的适合这种入路的拉钩出现，比如史赛克（Stryker）公司2016年推出的带光源的四边体后柱显露拉钩，除自带冷光

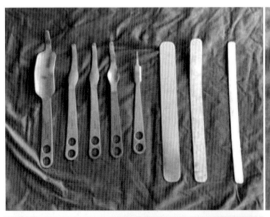

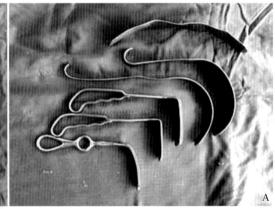

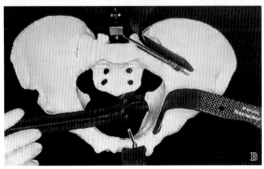

图2-77　髋臼骨折中使用的拉钩

A. 各种手控拉钩；B. 自带冷光源和固定装置的骨盆内入路四边体拉钩

源外，还在挂钩前方加上了1～2个圆形套管，放好拉钩后，从套管打入1～2枚3.5 mm斯氏钉固定拉钩，既解放了人力，避免助手拉钩的痛苦；又增加了安全性，避免人工拉钩的用力不均导致髂血管撕裂损伤的风险（图2-77B）。

2. 髋臼固定器械　骨盆、髋臼的固定器械以重建钢板和螺钉为主（图2-78）。

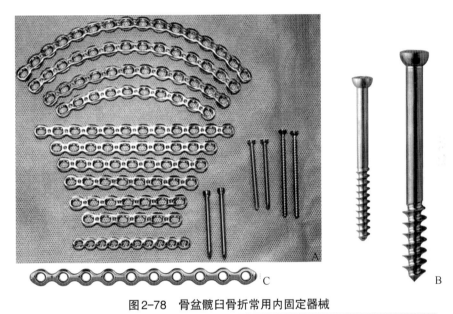

图2-78　骨盆髋臼骨折常用内固定器械

A. 直形重建钢板、弧形重建钢板和普通和锁定螺丝钉；B. 4.5 mm松质骨螺钉和6.5 mm拉力螺钉；C. 带状钢板

（1）重建钢板：有直形和弧形2种，厚2.8～3.6 mm、宽10 mm、孔长12 mm，螺孔数4～22个。

1）设计特点：孔距较短，且螺钉孔之间边缘有便于塑形的凹槽，其有3.5 mm和4.5 mm两种规格。临床以3.5 mm的直形和弧形重建钢板应用较广，一般髋臼周围和骨盆的边缘常用弧形钢板固定，其他部位的骨折多用直形钢板固定。

2）钢板材质：常用较软的金属材料制成，便于将钢板做任意方向的弯曲塑形以使钢板与不规则的髋臼骨面相吻合，尤其是可以沿其宽度方向塑形，这是普通钢板办不到的，螺钉允许在其孔内有其15°～30°的倾斜范围，便于固定。目前临床上常用的AO、捷迈等公司的重建钢板以特殊不锈钢材料制成，可塑性好，而且可以术后行MR检查。国产产品仍以钛合金材料为主，钢板较进口的要厚，塑形比较困难。如不能很好地塑形，紧贴髋臼骨质表面，常会造成骨折复位丢失。目前还有更易于塑形的低切迹钢板和带状钢板应用于临床。

（2）特殊设计的钢板：除了常规的重建钢板外，学者们还设计了诸多解剖型钢板，方便手术中使用。髋臼骨折手术中使用的不同部位的解剖钢板：真骨盆缘钢板、髂缘钢板、髂骨外缘钢板、骶髂关节钢板、耻骨联合钢板、后壁解剖钢板、后壁弹簧钢板等。近年来累及四边体的骨折越来越受重视，国内外学者均针对累及四边体骨折的特点设计了特殊类型钢板（图2-79）。

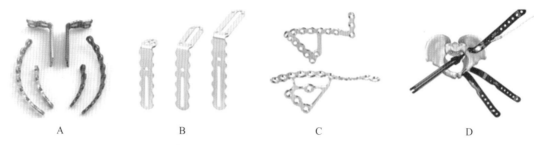

图2-79 市场上可用的支持髋臼骨盆内壁的内植物与拉钩

A. 四边体和骨盆缘钢板（Acumed）；B. 3.5四方体表面钢板（Depuy Synthes）；C. 耻骨下和耻骨上钢板（Stryker）；D. 带光源的骨盆内拉钩（Stryker）

（3）螺钉

1）皮质骨螺钉：直径有3.5 mm和4.5 mm两种，前者选直径2.5 mm钻头钻孔，3.5 mm丝锥攻丝；后者选直径3.2 mm钻头钻孔，4.5 mm丝锥攻丝。松质骨螺钉的直径分别有4.5 mm和6.5 mm两种，以4.5 mm松质骨螺钉最为常用，以3.2 mm钻头钻孔，4.5 mm丝锥攻丝。使用时螺钉孔穿破双层皮质选用皮质骨螺钉，未穿过对此皮质，则选用松质骨螺钉。6.5 mm的松质骨螺钉强度比较大，可以使骨折端加压，常用做拉力螺钉使用。以3.2 mm钻头钻孔，6.5 mm丝锥攻丝，多用于后壁骨折块的固定及前后柱的柱螺钉固定。

2）空心螺钉：规格有4.0 mm、5.5 mm、6.5 mm或7.3 mm空心螺钉等，常用做拉力螺钉。由于髋臼位置深，手术中显露困难，钻孔时位置不好摆，加之钻头较脆，常有折断之可能。用2.5 mm或3.2 mm克氏针代替钻头钻孔，克氏针有弹性不易折断，还可以将克氏针适当弓起打钻，克服一些特殊位置钻孔方向不好调整的问题。但应注意，克氏针钻孔穿透后落空感不如钻头明显，要避免持续进针，采用转几圈停一停再转的方法，以免贸然穿出伤及对侧组织结构。

（4）与固定相关的手术器械

1）钢板折弯器（图2-80）：用于普通重建钢板的塑形，使其较好地帖服于髋臼不规则骨面。

2）螺丝改锥（图2-81）：髋臼骨折中使用的改锥一般需要较长的长度，适于在骨盆内深

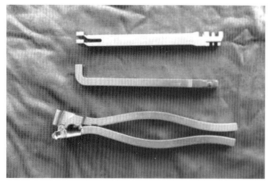

图2-80 钢板折弯器

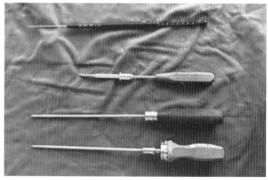

图2-81 改锥和测深尺

部操作,把手较为粗大,减少拧螺钉时手部肌肉的疲劳。在拧入螺钉时可以在改锥头部涂抹少量骨腊,防止操作过程中螺钉掉入骨盆深部。

3)测深尺(图2-81):用于测量所需螺钉长度。

(三)复位技术和特殊器械的使用

1. 牵引技术　在髋臼的骨折复位过程中,牵引是一个必不可少的措施。如果没有充分的牵引,根本不可能达到骨折的解剖复位。牵引方法有两种,一是术前牵引;二是术中牵引。

(1)术前牵引:术前牵引不仅维持了髋关节脱位复位后的位置,而且使股骨头关节面远离尖锐的骨折片,从而避免股骨头软骨面的损伤,更重要的是牵引使股骨头免受压,减少了股骨头缺血坏死的可能。通常在这个阶段采用股骨髁上牵引,而不采用股骨大转子骨牵引,因为后者可能干扰手术入路。临床上有些病例仅通过牵引也能达到最终治疗目的。如图2-82所示,患者,男性,50岁,车祸致全身多发损伤、右髋臼后柱骨折入院,行右股骨髁上牵引,1周骨折获得复位,维持牵引3周,位置满意。

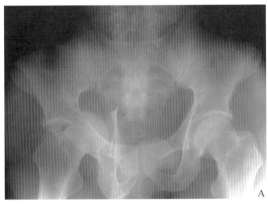
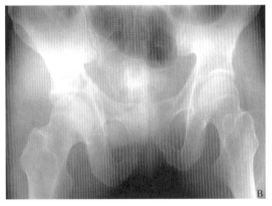
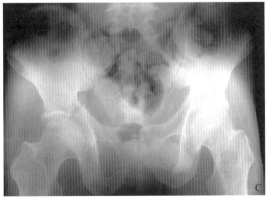

图2-82　牵引复位治疗单纯后柱骨折

A. 术前X线片显示右髋臼后柱骨折; B. 股骨髁上牵引1周后X线片显示基本解剖复位; C. 牵引后3周X线片显示复位得以维持

(2)术中牵引:术中可用ASIF股骨牵引器固定髂嵴和股骨近端,通过牵引髋关节使髋臼骨折复位(图2-83A)。尽管ASIF牵引器有一定作用,但其牵引方向常不理想,并妨碍手术操作,笔者很少采用。术中最常用的是人力牵引,无论患者采用什么体位,均可以牵引患侧大腿。牵引时患侧膝关节必须始终保持屈曲,以防止造成坐骨神经的牵拉伤。显露髋臼前方时，应保持髋关节屈曲，以防止牵拉股血管和股神经。这种牵引是间断的，而不是持续的。根据需要进行牵引，通常由第三助手或位次更低的助手来完成，也可以使用器械，如常用的 Schanz 钉和骨钩进行牵引。在股骨上端的侧方，恰在大转子嵴下方钻孔，插入带有 T 形手柄的 Schanz 钉，经股骨颈拧入，直达股骨头关节面的软骨下骨内，实施侧方牵引（图 2-83B）。这种方法在年轻的患者中通常可以提供良好的牵引，但在骨质疏松的老年患者中，牵引时 Schanz 钉可能松动，甚至拔出。骨钩牵引是在术中用大而尖的骨钩在转子窝钩住大转子进行牵引（图 2-83C）。如果大转子没有截骨，可以劈开臀中肌肌腱将骨钩置于转子窝；如果已经做了大转子截骨，直视下很容易用骨钩钩住大转子进行牵引。最近有学者设计出一种带有双钩的骨钩，以将载荷均匀地分配于大转子上。有医师担心骨钩会干扰股骨头的血运，其实这种担忧是不必要的，因为股骨头的血运主要来源于股骨颈的内侧和后方，不会受到骨钩的扰乱。也有医师在手术中使股骨头脱位，再用纱布条套在股骨颈上来进行牵引，这种做法是错误的。因为供应股骨头血运的支持带动脉在股骨颈处的滑膜与骨皮质之间走行，这种牵引方法无疑将损伤支持带动脉，会导致股骨头的缺血性坏死，理应摒弃。

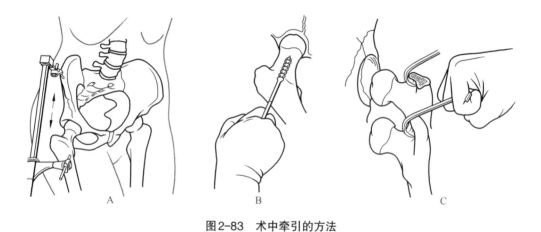

图 2-83 术中牵引的方法

A. ASIF 股骨牵引器；B. Schanz 钉牵引技术；C. 骨钩牵引技术

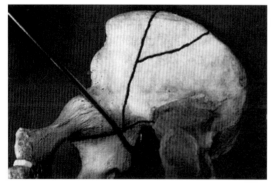

图 2-84 骨钩提拉牵引使双柱骨折的后柱部分复位的技术

模式示意图

骨钩还可以用于髋臼骨折的复位，如通过髂腹股沟入路处理双柱骨折时，可以通过中间窗口显露四边体，只要后柱的骨折块是一整块，就可以用骨钩钩住坐骨小切迹或者坐骨棘牵拉骨块使之复位（图 2-84）。

2. Schanz 螺钉技术 Schanz 螺钉的直径为 6 mm，与通用 T 形手柄卡头配套使用。在后侧入路中，将带有 T 形手柄的 Schanz 螺钉拧入到坐骨结节，控制后柱进行旋转、牵引和复位（图 2-85A、B）。这对于后柱骨折、后柱加后壁骨折、横行骨折、横行加后壁骨折、T形骨折和双柱骨折的复位是一个非常有效的方法，称为坐骨结节Schanz螺钉技术。患者在侧卧位时，插入到坐骨结节内侧部分的Schanz螺钉可以轻松地操纵后柱，向上牵引Schanz螺钉可以复位骨折线，旋转Schanz螺钉可以纠正后柱的旋转移位。实际上，如果不采用这种方法，要想纠正后柱的旋转畸形非常困难。在前侧入路中，也可以将Schanz螺钉拧入髂前上棘的前缘，对前柱的骨折进行内外方向的旋转与向前牵引，适用于高位前柱骨折、前柱加后半横行骨折和双柱骨折前柱部分的复位；也可将Schanz螺钉拧入髂嵴的内外板间（图2-85C），对前柱骨折进行内外方向的旋转和向上的牵引。如果术前没有准备Schanz钉，将使手术难度增加，复位满意度下降，有时可以用关节置换手术中的股骨头取出器来代替Schanz钉。

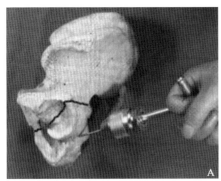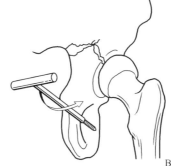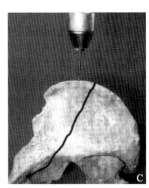

图2-85 Schanz螺钉技术

A.坐骨结节Schanz螺钉技术模式图；B.坐骨结节Schanz螺钉复位技术示意图；C.髂嵴Schanz螺钉技术

3.髋臼骨折手术中复位钳的使用技术

（1）双螺钉技术及Farabeuf钳的使用：主要用于骨折复位和复位的暂时性维持。双螺钉技术是指在骨折线的两侧分别拧入两枚4.5 mm的不锈钢皮质骨螺钉，露出螺帽和长约5 mm的螺纹，用Farabeuf钳的两个末端分别卡在这两枚螺钉的螺帽上，进行复位操作的技术（图2-86A）。如果骨折线两侧的骨面高低不平，可以提拉较低一侧的螺丝钉；如果骨折有相对移位，可以通过旋转Farabeuf钳纠正；如果骨折有分离，直接加压即可，如果骨折间有软组织或碎骨块嵌入，可以将两骨块分离加大，予以分出或清除。临时固定或内固定完毕后可以将双螺钉移除。双螺钉的放置位置不能影响骨折的固定。双螺钉技术在后柱主要适用于复位后柱有横行骨折线的类型，如后柱骨折（图2-86B）、横行骨折、横行+后壁骨折、T形骨折、前柱+后半横行骨折和双柱骨折的后柱骨折成分。对于后柱的斜行骨折，可将Farabeuf钳的一个末端咬住坐骨大切迹游离的骨折端，另一个末端咬住骨折线上方临时固定的螺丝钉，夹紧维持复位，这称为后柱单螺钉固定技术。同样双螺钉技术亦可使用于复位前柱骨折、前柱加后半横行骨折和双柱骨折的前柱骨折成分，在髂骨内板或骨盆界线的骨折线两侧分别拧入两枚螺钉，用Farabeuf钳的两个末端分别卡在这两枚螺钉上钳夹复位（图2-86C）。

（2）各式球头复位钳的使用：球头状骨盆复位钳常用于单一入路治疗涉及前后柱的骨折中对侧柱的复位。例如，在前方入路中复位连带四边体骨块的后柱时，将不对称的球头状

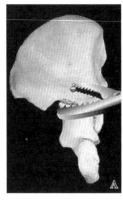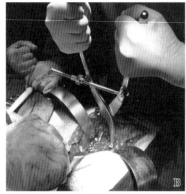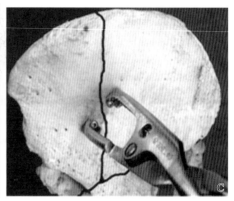

图2-86　双螺钉复位技术

A.操作模式图；B.术中照片显示双螺钉技术复位后柱骨折；C.前柱骨折复位模式图

复位钳短臂置于髂骨外板髋臼上缘，将长臂沿四边体表面向下放置，通过两点夹持的作用对后柱骨块进行复位（图2-87A）。此外在后方入路中，可以通过坐骨大切迹将弯形球头状复位钳的一端伸向前方前柱骨折块，另一端固定于后柱，对移位的前柱进行复位（图2-87B）。

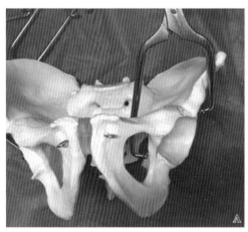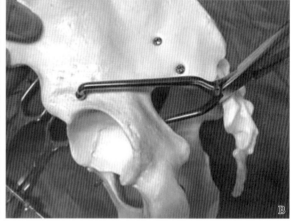

图2-87　球头复位钳复位技术

A.髋臼骨折前入路时用不对称球头复位钳复位后柱及四边体；B.髋臼骨折后方入路时弯形球复位钳的放置

4. 纠正旋转技术　髋臼骨折最常见的移位是旋转移位，如不能纠正旋转移位就不能达到解剖复位。手术中常常只能显露骨盆或髋臼的外侧或者内侧，当存在旋转畸形时，往往一侧的骨面是平整的，而对侧则是张嘴的（图2-88A）。此时，必须沿相反方向逐步施加外力（图2-88B），直到完全纠正旋转移位畸形（图2-88C）。

矫正后柱的旋转移位，常需将带有T形手柄的Schanz螺钉插入到坐骨大结节中进行旋转、牵引来进行复位；而在前柱，除仍可将Schanz钉拧入髂嵴或髂前下棘以纠正前柱旋转外，还可联合应用顶棒和Farabeuf钳来进行复位（图2-89）。

5. 嵌压关节面撬起植骨技术（图2-90）　髋臼关节面压缩是指髋臼边缘的部分关节面

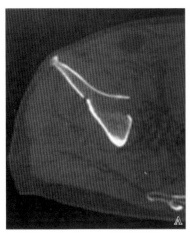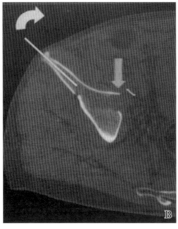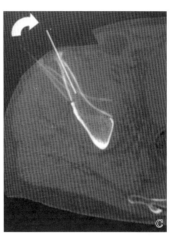

图2-88　骨盆髋臼外旋移位的矫正（术中CT扫描影像）

A. 外板平整而内板明显外旋张嘴移位；B. 向内旋转复位和施压方向（箭头）；C. 继续内旋矫正外旋移位，可见内外板均平滑，无张嘴，完成复位

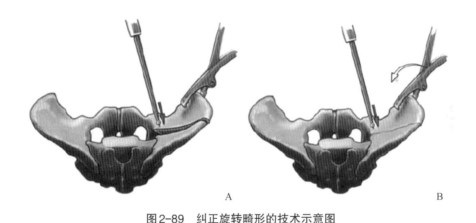

图2-89　纠正旋转畸形的技术示意图

联合应用顶棒和Farabeuf钳

及软骨下骨由于其下方骨小梁的压缩骨折所致的塌陷，通常压缩的软骨面明显损伤。髋臼骨折合并髋臼关节面压缩，多见于髋臼后壁骨折合并髋关节后脱位，如果压缩的关节面较大，需要将其复位保持头臼匹配。由于髋臼边缘压缩的关节面旋转了90°，所以手术医师在手术中能直接看到压缩和反转的关节面，术中应先将股骨头复位，然后以股骨头为模板，用骨凿或骨刀撬起压缩的关节面使其去旋转，直到髋臼与股骨头匹配为止。最好在这些骨折块的下面植入松质骨作为支撑，就像治疗胫骨平台骨折那样，可能的话用细小的2.5 mm或2.7 mm螺钉固定，但在这些碎骨片上做内固定有时是非常困难的，可先用1.0 mm或1.5 mm克氏针临时固定，以维持主要碎骨块的位置，然后解剖复位带有皮质骨的后壁骨块挤住压紧带有关节面这些碎骨块，用拉力螺钉、弹簧钢板加支撑钢板固定。这些碎骨块在术后可能会发生缺血坏死和塌陷。当然，预后主要与骨折块的大小和这些骨折块是否稳定有关，非常小的游离骨折块可以去除。常用的取骨部位为股骨大转子。

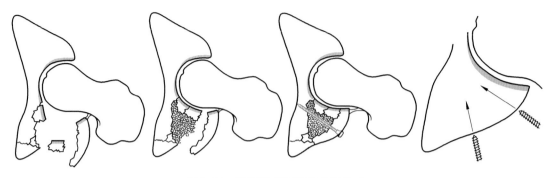

图2-90　嵌压关节面撬起植骨技术

6. 钢板过度塑形技术　骨盆的解剖复位并不像看起来那么容易,尤其是受手术入路所限时。例如,通过后侧入路行横行骨折内固定时,应将重建钢板放置在后柱上面。如果钢板的塑形和后柱完全相符,当拧紧螺丝钉后,虽然从后面看骨折已经获得了解剖复位,但由于骨折块的旋转,髋臼前部出现分离移位。如果将钢板过度塑形,放置钢板后钢板和后柱骨面之间留有2 mm的间隙,当拧紧螺钉时,前柱的骨折将被加压而不会出现分离移位。从前侧入路行骨折复位固定时也是如此,如果钢板的塑形与前柱轮廓完全相符,当拧紧螺钉后,从髋骨的内面观察骨折已经获得了解剖复位,实际在髋骨的外面骨折可能发生旋转并有高低不平的台阶。这种情况下,只有通过手法直接触摸或者行X线检查才能发觉,若不能及时发觉可导致骨折复位不良和畸形愈合。因此在应用柱的支持钢板技术时,尤其受手术入路的限制只能看到一个柱的骨折时,应将钢板略微过度塑形使钢板与骨面之间留有2 mm的间隙,这样在拧紧螺钉时,对侧柱的骨折会产生加压而不至于分离(图2-91)。

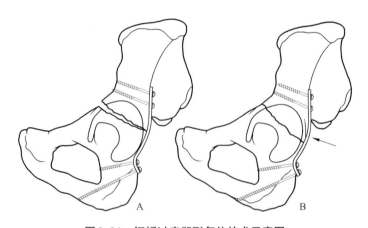

图2-91　钢板过度塑形复位技术示意图

A. 在固定横行骨折时,依后柱形状塑型钢板,拧紧螺钉时前柱的骨折线会分离;
B. 钢板略过度塑形,使之与髂骨存在约2 mm的间隙,拧紧螺钉时钢板将使前柱骨折块产生加压而不至于分离

7. 拉力螺钉固定技术　在髋臼骨折手术中,当完成了骨折的复位后,可以通过髋臼的拉力螺钉固定技术完成骨折的初步固定。在某些特殊病例中甚至可以单纯采用拉力钉固定技

术完成手术,这需要很高的手术技巧。髋臼骨折中常用到的拉力螺钉技术有前柱螺钉、后柱螺钉、LC-Ⅱ螺钉、髂缘螺钉、髋臼下缘螺钉等(图2-92)。

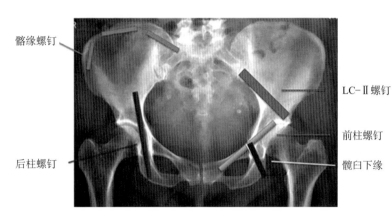

髂缘螺钉

LC-Ⅱ螺钉

前柱螺钉

后柱螺钉

髋臼下缘

图2-92　髋臼骨折手术常用拉力螺钉固定的部位

8. 真骨盆缘钢板固定技术　在髋臼手术中将塑形后的重建钢板或预塑形的解剖钢板沿真骨盆缘放置是固定髋臼骨折的主要固定模式。沿真骨盆缘置入螺钉时注意避开髋臼危险区,避免螺钉进入髋臼内(图2-93)。

9. 涉及四边体及后柱骨折块的钢板固定技术　在髋臼骨折中,常出现四边体骨折块连同后柱受到股骨头撞击向骨盆内移位,为了固定此类骨折块需要在四边体表面放置钢板作固定。钢板放置有以下三种方式。

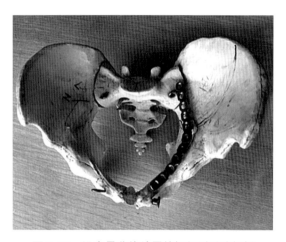

图2-93　沿真骨盆缘放置的解剖型重建钢板

(1)真骨盆缘下方钢板固定技术:将普通重建钢板依据真骨盆内缘弧度进行塑形后沿真骨盆缘下方放置固定骨折端(图2-94),此钢板又称四边体支撑钢板或者Stoppa钢板。通过钢板的挤压作用维持向髋臼内移位的四边体后柱骨折块的复位。但需注意钢板的弧度塑形必须准确,塑形不良可能导致后方骨折端的分离。

(2)内髂坐钢板固定技术:针对涉及后柱的复杂髋臼骨折,杨运平、王钢等提出经改良Stoppa入路采用内髂坐钢板模式进行

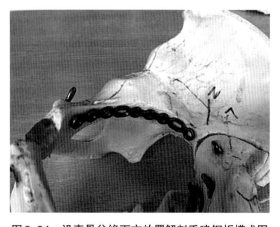

图2-94　沿真骨盆缘下方放置解剖重建钢板模式图

固定(图2-95)。通过基础结合临床病例研究认为该固定方式具有以下优点：① 手术入路安全,直视操作,避免副损伤。② 钢板安放容易,显露充分,没有阻挡,骨面平整。③ 内固定确实,与K-L入路固定力学强度基本一样。

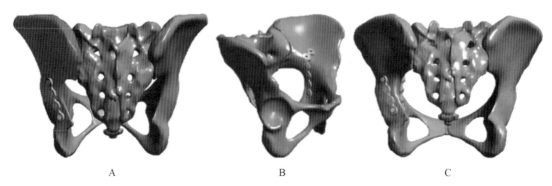

A   B   C

图2-95   髋臼后柱后外侧与内侧钢板固定示意图

A.常规后柱钢板,也可称为后髂坐钢板；B.内髂坐钢板；C.后髂坐钢板与内髂坐钢板的固定位置与对应关系：互为投影关系

（3）特殊设计的解剖钢板固定技术：一些特殊设计的解剖钢板带有四边体延伸部分,可以很方便通过骨盆内入路放置,减少术中塑形钢板花费的时间及钢板与骨面不服帖所致的问题(图2-96)。

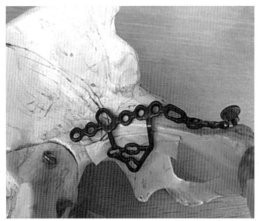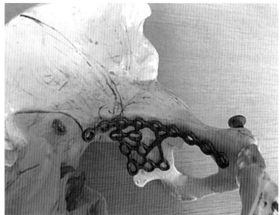

图2-96   带有四边体延伸部分的解剖型钢板的应用模式图

10. 单一入路同时复位固定累及前后柱骨折的技术　随着手术医师复位固定技术的提高,部分以往需要采用联合入路手术同时累及前后柱的髋臼骨折病例可以通过单一手术入路完成。

（1）后路钢板结合顺行前柱螺钉：适用于横行骨折、横行合并后壁骨折、前柱移位较小的T形骨折。此类病例采用后方入路,在完成后壁、后柱的复位后采用重建钢板固定,然后在不改变体位的情况下,经皮沿前柱置入螺钉固定前柱骨折块,导航辅助可以更微创、更准确(图2-97)。

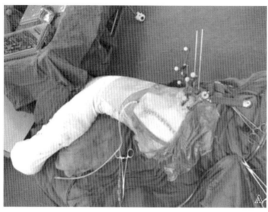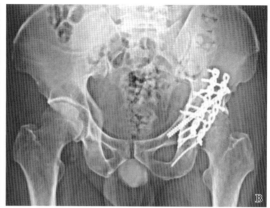

图2-97 单一后方入路重建钢板结合前柱螺钉治疗髋臼横行合并后壁骨折

A. 术中照片显示导航下置入前柱螺钉；B. 术后X线片

（2）前路钢板结合顺行后柱螺钉：适用于横行骨折、T形骨折、前柱合并后半横行骨折、双柱骨折等。此类病例采用前方入路，在完成前柱部分的复位固定后，向骨盆内移位的后柱四边体骨折块部分通过复位钳复位，由前方沿后柱方向置入顺行后柱螺钉、髋臼下缘螺钉固定。螺钉可以采用长为3.5～4.5 mm皮质骨螺钉，或是6.5～7.3 mm的中空螺钉固定（图2-98）。

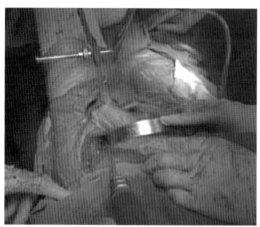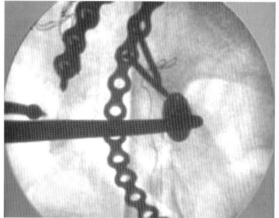

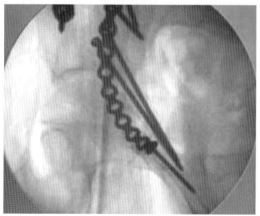

图2-98 单一前方入路中使用不对称点状复位钳结合后柱螺钉复位固定后柱

11. 髋臼手术中拉钩的使用技术

（1）髋臼后方K-L入路中拉钩的使用：在坐骨大切迹及坐骨小切迹各放置一把坐骨神经保护器或髋臼拉钩，在髋臼后缘前方放置一把S拉钩将外侧肌群拉开，显露髋臼后壁后柱骨面（图2-99）。

（2）髋臼前方入路中拉钩的使用：改良Stoppa入路：在骨盆缘上方放置一把S拉钩，将髂外血管束、髂腰肌及腹壁组织向外侧拉开，在髋臼前缘或耻骨支前缘放置1～2把髋臼拉钩，将腹直肌向外侧牵开，坐骨大切迹或坐骨棘下方放置一把骨盆拉钩完成对髋臼前柱及四边体的显露（图2-100）。

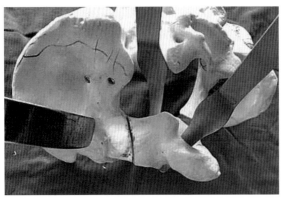 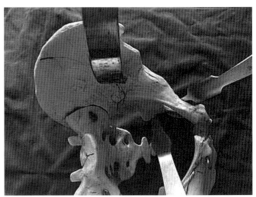

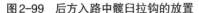

图2-99　后方入路中髋臼拉钩的放置　　　图2-100　前方入路手术中髋臼拉钩的放置

12. 髋臼后壁骨折的弹簧钢板固定技术　部分髋臼后壁骨折粉碎程度严重，骨折块较小，累及髋臼后缘，难以用常规的钢板螺钉固定，此类病例可以采用髋臼后壁弹簧钢板固定，通过钢板的挤压作用维持骨折块的复位固定。须注意弹簧钢板钩的部位需置于髋臼后缘骨折块的骨质内，而不能钩于髋臼后缘的盂唇内（图2-101）。

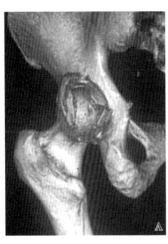 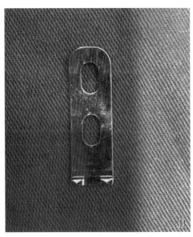 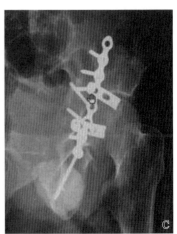

图2-101　用弹簧钢板维持髋臼后壁粉碎骨折的复位和固定

A. 术前三维重建影像；B. 弹簧钢板实物图；C. 术后X线片

七、不同类型髋臼骨折的治疗

(一)简单骨折

简单髋臼骨折尽管骨折线的类型比较简单,但其治疗却不一定是最简单的。经过认真仔细的术前评估与计划,此类骨折的固定通常可通过螺钉和接骨板来实现,两种内固定物的使用与组合方式可依据骨折固定的不同需求来选择。绝大多数简单髋臼骨折的固定均可通过单一入路来实现。近年来,层出不穷的新式手术器械与某些新显露"窗口"的发展,使得有限切开内固定成为可能。尽管特定情况下,需要同时做两个切口或是广泛地延长切口,但对于简单骨折极少需要广泛地切开。截至目前,固定的唯一要求是:必须确保髋臼关节面的骨折完全复位,并恢复各个必要组成部分的稳定性,直至骨折愈合。

1.后壁骨折

(1)概述:后壁骨折是髋臼骨折中最常见的类型,在Letournel统计的数据中,后壁骨折的发生率达23.7%,单纯的后壁骨折约占70%,其余为粉碎性骨折,手术优良率在80%左右,可见后壁骨折是髋臼骨折中手术效果最不好的一种,其导致髋关节预后功能不良的概率极高。究其原因是两方面的:一是客观原因,为骨折粉碎、边缘压缩、累及臼顶、股骨头损伤等;二是主观原因,髋臼后壁骨折多经后路(K-L入路)显露,在诸多髋臼骨折手术入路中,其恰恰是骨科医师最为熟悉的,使得想要开展髋臼骨折手术治疗的创伤骨科医师,往往从髋臼后壁骨折的复位内固定着手做起,结果后壁骨折的占比高而效果偏差。

(2)损伤机制:后壁骨折的发生与向后、向外的暴力造成髋关节后脱位相关联,这种损伤机制多见于撞车时屈曲的膝关节撞击汽车的仪表盘,即所谓的仪表盘损伤。后壁骨折造成坐骨神经损伤有一定的概率,治疗时需要严密监测观察。后壁骨折虽然归类为髋臼的简单骨折,但其治疗远没有想象的那么简单,应当给予足够的重视。在一般情况下,累及后壁不足20%的后壁骨折是稳定的,并能承受生理负荷;累及超出40%～50%的后壁骨折是不稳定的;累及20%～50%的后壁骨折如果有脱位病史,也是不稳定的。不稳定的后壁骨折需要手术治疗。此类骨折的治疗原则与其他涉及后壁的复杂髋臼骨折者相同。

(3)定义与范围:何为壁的骨折?何为柱的骨折?它们的主要区别在哪里?查阅文献并没有给出明确的答案。笔者团队根据骨盆CT平扫及三维重建试图阐明柱与壁的区别与分水岭的位置。通过仔细研究分析,我们发现所谓壁均是两面体结构,而柱则是三面体结构,这在CT扫描图上可以清晰地看到(图2-102)。CT平扫图像上,前柱及后柱均为三角形,各由3个面组成:

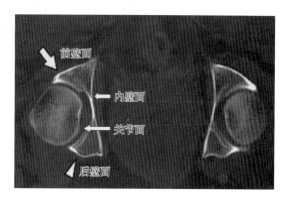

图2-102　髋臼CT扫描图像

显示髋臼柱与壁的结构

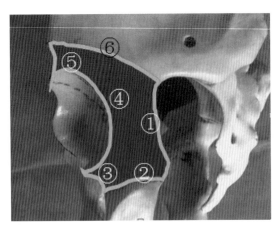

图 2-103 后壁的范围及其六条边界

① 坐骨大切迹；② 坐骨棘下缘的水平线；③ 闭孔后缘；
④ 后壁边缘线；⑤ 髂前下棘与后壁线起点的连线；⑥ 髂前
下棘与坐骨大切迹最高点的连线

前柱由前壁（皮质骨）面、关节面及内壁面（四边体）组成；后柱由后壁（皮质骨）面、关节面及内壁面（四边体）组成。而前壁及后壁仅有两个面，即前壁（后壁）面与关节面。因此，骨折累及两个面为壁的骨折，累及三个面则为柱的骨折，所以后壁骨折就是后壁面与关节面的骨折。

为进一步明确后壁的范围，笔者团队进行了仔细的观察，发现后壁面有 6 条边（图 2-103），在这个范围内的骨折均为后壁骨折。

（4）后壁骨折的影像学特征

1）X 线表现：后壁骨折在 Judet 系列 X 线片上有特殊的表现，主要在闭孔斜位。

① 骨盆前后位片：后壁骨折块好似股骨头的"帽子"，位于髋臼的后上方。除后唇线有缺损外，其余 5 个放射学标记均完整（图 2-104A）。② 闭孔斜位片：完全展示后壁骨折块的大小。股骨头可能处于正常位置，或处于半脱位及脱位。前柱和闭孔环是完整的（图 2-104B）。③ 髂骨斜位片：显示髂骨的后缘（坐骨大切迹）、髋臼前缘及髂骨翼完整。后壁骨折块和髂骨翼相重叠（图 2-104C）。

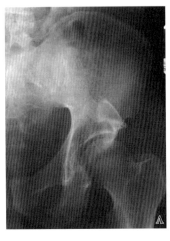
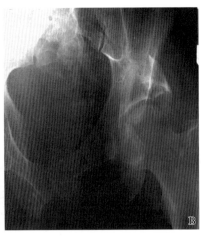
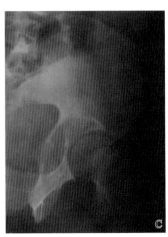

图 2-104 髋臼后壁骨折的 X 线表现

A. 骨盆前后位；B. 闭孔斜位；C. 髂骨斜位

2）后壁骨折的 CT 表现：在 CT 平扫上，可以看到后壁具有两个面，与股骨头相邻的关节面和外侧的后壁面，是一个两面体的结构。后壁骨折是后外侧斜面的骨折，后外侧不稳定（图 2-105）。CT 平扫的效能包括：判断后壁骨折块的大小、移位程度及髋关节的稳定性；显示股骨头的位置，髋臼匹配情况；显示有无边缘压缩骨折及复位后关节是否平整有无台阶；

确定关节内有无游离骨折块及内固定有无进入关节（图2-106）。

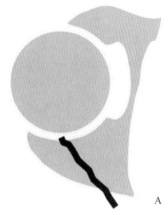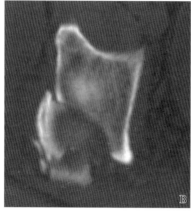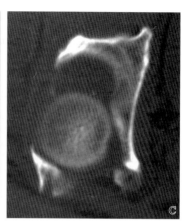

图2-105　后壁骨折的CT扫描

A.骨折线示意图；B、C.CT影像

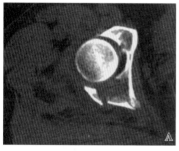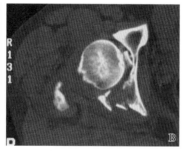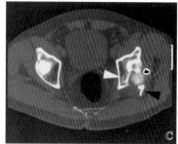

图2-106　后壁骨折CT扫描的效能

A.显示后壁骨折；B.显示股骨头复位后关节内有碎骨块；C.显示关节面压缩（白箭头）和游离的软骨面（黑箭头）

　　3）髋关节稳定性的判断：已如前述，后壁骨折累及后壁不足20%是稳定的，并能承受生理负荷；而累及后壁超过40%～50%者，骨折不稳定，需要手术治疗。而如何计算与判断后壁骨块的大小则需CT平扫图像。用Keith等的方法，后壁缺损率（%）=［A（对侧完整后壁）−B（伤侧残存后壁）］÷A×100%。如图2-107所示，在CT扫描图像上测量对侧完整后壁A是40.99 mm，伤侧剩下的后壁B是27.89 mm，后壁缺损为40.99 mm−27.89 mm = 13.10 mm，代入公式后壁缺损率=（40.99−27.89）÷40.99×100%，计算出骨折块大小的百分比大约为32%（13.10÷40.99×100%≈32%），介于稳定与不稳定之间，为不确定组。如果髋关节有过脱位，则为不稳定；如果未曾脱位，则可能属于稳定组。

　　4）CT三维重建：CT三维重建的影像能立体显示出后壁骨折块的形状、大小、移位方向，以及股骨头的位置（图2-108），在三维CT上更能清楚地观察到后壁的组成是个两面体结构，而且还可以观察到后壁的全貌及其与股骨头的关系。

　　（5）后壁骨折的手术治疗

　　1）手术入路：K-L入路是首选入路。

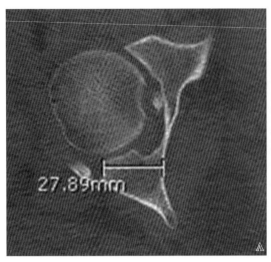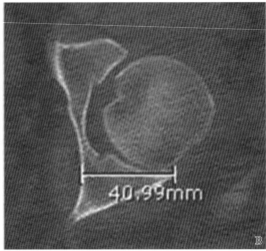

图2-107　横断面CT扫描影像上髋臼后壁骨折块的测量

A. 残留后壁的宽度；B. 健侧后壁的宽度

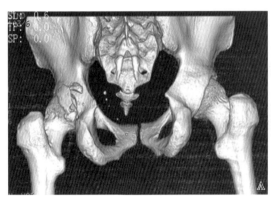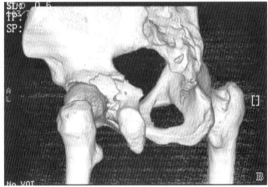

图2-108　后壁骨折的三维CT重建影像

A. 后前位观；B. 左后侧位观；髋臼后侧骨折块的大小、数量及位置清晰可见

2）体位：一般取俯卧位或侧卧位，体位的选择视术者的习惯。通常来说，俯卧位有利于维持股骨头与髋臼顶的相对关系，髋关节的伸直或者过伸位更有利于股骨头的复位，适合髋臼内无较多碎骨块的后壁骨折。而侧卧位允许术中屈曲髋关节，有利于处理累及髋臼顶部的骨折，必要时可结合大粗隆截骨进行固定。

3）复位技术：如股骨头仍处于脱位状态应先将股骨头复位，便于辨认周围结构和显露。显露髋臼后壁时应注意保留骨折块表面附着的关节囊组织，以尽可能多地保留骨折块的血供（图2-109A）。将骨折块及其附着的软组织翻起，显露下方的股骨头。有时后壁骨折块向关节囊内翻转，则需先延长关节囊的撕裂口，取出骨折块，再进行复位。可以用股骨头作为复位的模板，将破碎的后壁关节面摆放在股骨头上，将骨折块拼凑复位，再用顶棒维持复位（图2-109B），用克氏针临时固定（图2-109C）。另外，需要辨认是否存在髋臼边缘的压缩骨折，如有则确定其范围和压缩程度，将压缩的关节面连同其下的软骨下骨一同翘起，以股骨头为模板进行复位，自体骨植骨填充复位遗留下来的骨缺损。通常从股骨大转子部位取骨，较为方便。为复位方便，可贯穿缝合撕脱的髋臼唇以便操作。手术结束时应修复关节囊，关节囊缝合时，应在髋臼侧髋臼唇旁3～5 mm缝合，或在手术结束时将关节囊从侧壁掀起，缝回到骨上。仔细清理骨折边缘及髋臼边缘，以确保解剖复位。术中可脱出股骨头，显露髋臼关节面；也有学者主张不脱出股骨头，术中令助手纵向牵引以加大股骨头与髋臼之间的间隙，显露观察负重区和后壁的对位情况。在复位结束之前，笔者建议应再次检查关节内是否存在游离骨块或其他骨折线，办法是让助手牵引下肢，或用骨钩钩住大转子顶端向外牵引，以加大髋关节间隙便于检查和清理。通过30～50 ml注射器用生理盐水反复冲洗关节腔，将残留的碎骨片、陈旧积血等尽可能取净、冲出，当然术中CT扫描很容易发现嵌在关节腔内的骨块（图2-109D）。

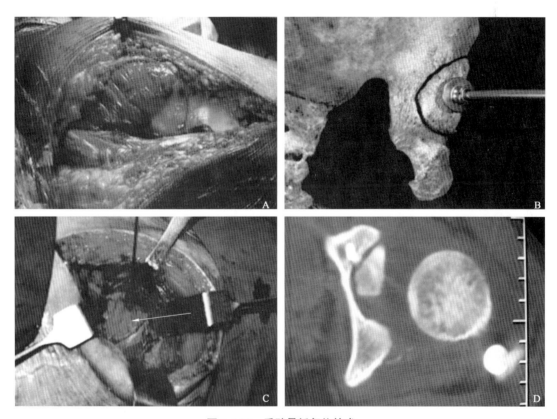

图2-109 后壁骨折复位技术

A. 术中图片显示保留附着在骨折块上的软组织；B. 用顶棒维持复位的示意图；C. 术中图片显示用克氏针临时固定复位的骨折块；D. 横断面CT扫描图像显示关节腔游离体

4）固定技术：后壁骨折标准的固定方法是，用1～2枚空心钉固定大的骨块，再在后壁上用重建钢固定以保持螺钉固定的稳定性，是为保护钢板或中和钢板。如后壁粉碎严重，不能用空心钉固定，常需使用弹簧钢板固定。

• 拉力螺钉固定：为避免后壁空心钉固定时螺钉穿入关节伤及股骨头，常用预钻孔技术进行后壁的复位和固定。将需复位固定的后壁骨块翻转，见到骨折端和关节面，自内向外在未复位的骨折块预钻孔,确保螺钉远离关节面并且位于骨折块的中央,然后复位后壁骨块,沿预钻孔拧入空心钉(图2-110A)。另一种选择是克氏针临时固定,一旦骨折复位,就不可能看到关节内,因此术中透视对于识别和排除关节内金属物是有帮助的。一旦确信没有关节内金属物,就可以用拉力螺钉代替克氏针,依据骨折的粉碎程度、骨折块大小和骨折类型的不同,可以选用3.5 mm或4.0 mm的空心钉、皮质骨螺钉或者部分螺纹的4.0 mm螺钉,给拉力螺钉加垫圈可以防止拉力螺钉的切割拔出(图2-110B)。

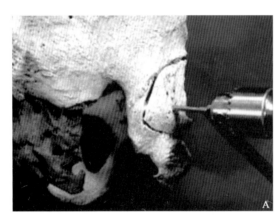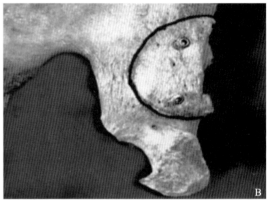

图2-110 后壁骨折固定技术模式图

A.先在骨折块上预钻孔再复位;B.用螺钉固定骨折块

• 中和钢板固定:螺钉固定后,为维持固定的稳定性,还需在后壁用3.5 mm重建钢板进行加强固定(图2-111),一般以6～8孔钢板为宜,直形或弧形钢板均可。钢板沿后壁放置,从坐骨棘经后壁到髋臼上缘表面。

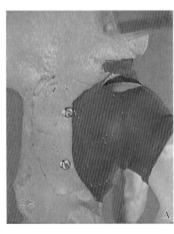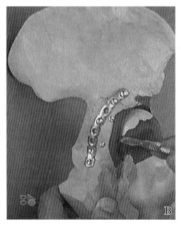

图2-111 后壁骨折固定的标准方法模式图

A.用2枚拉力螺钉固定后壁骨块;B.用重建钢板作中和钢板固定

钢板需要预弯塑形,方法是先用模板在后壁表面拓出外形,再根据模板对重建钢板进行预弯塑形。后壁钢板需要几个明显的弯曲,钢板上方的弧度要适合髋臼上壁,下方部分在第

1～2或2～3孔处弯曲适合髋臼下沟,钢板最下端的孔要正对坐骨结节。在坐骨结节处松解腘绳肌的起点,可以增大钢板螺钉放置的区域。中间部分的弧度要与髋臼后壁相匹配,但要稍欠一点塑形,此处位于后壁关节面部分,不能用螺钉固定,而需要钢板与后侧面紧密压实加大摩擦力,提高固定效果。一般情况下钢板的上、下孔要横跨整个骨折线,钢板塑形之后,第一枚螺钉置于钢板远侧(通常是第2个孔)以确保钢板在髋臼下沟内,此时螺钉暂不拧紧以便调整钢板位置。用球头顶棒顶住钢板最后一个孔,

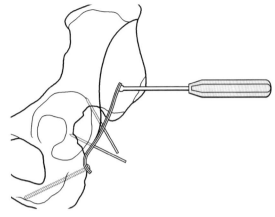

图2-112 后壁钢板预弯欠塑形示意图

观察塑形钢板的服帖情况及位置,若可以接受,即拧紧这两处的螺钉。避免钢板翘起,免得干扰邻近的坐骨神经。塑形钢板与后壁之间应留2～3 mm间隙,稍欠塑形,使得钢板两端螺钉拧紧后能够对后壁形成一定压力,阻止后壁移位(图2-112)。

一般情况下,与钢板中部对应的后壁之骨质较薄,不适宜用螺钉固定,通常让钢板中部的螺孔旷置,只在钢板的远近两端各用两枚螺钉固定,只要螺钉的位置良好即可提供充分固定(图2-113)。在一些病例中,也可能需要在后壁骨折块经钢板打一枚螺钉固定,但必须调整好进钉角度,以防止其进入关节。

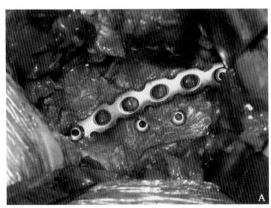 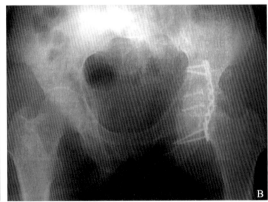

图2-113 髋臼后柱骨折保护钢板的固定方法

A.术中照片显示所见; B.术后X线片,显示钢板和螺钉位置

注意钢板的近端要跨过近端骨折线,钢板的边缘不要偏出髋臼盂唇,以免术后磨损股骨头导致股骨头坏死、变形(图2-114)。

高位的后壁骨折更不稳定并且更难暴露,针对该类骨折,笔者建议使用大转子截骨术,因为可以提供良好的外科暴露视野并降低对周围组织的损伤。上壁可以用先前描述的标准方案进行处理。由于上壁区域受力更大,有时选用弹性钢板和一块重建钢板交叉结合固定

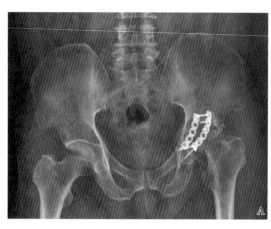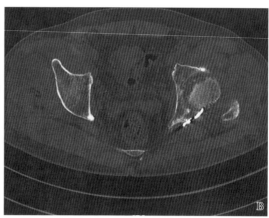

图2-114　后壁骨折钢板位置偏外

A.骨盆正位钢板偏出后壁线；B.CT扫描钢板与股骨头直接触碰

上壁（图2-115）。

　5）粉碎性后壁骨折的处理技巧：对于后壁粉碎的骨折，复位时应先将股骨头半脱位，清理关节内的碎骨块，然后复位股骨头，以股骨头为模板，将粉碎的后壁骨块进行拼接复位。拉开股骨头的方法常用的有两种，一种是从大转子向股骨头颈方向拧入Schanz钉，装上T形把手，向外下方牵引使股骨头半脱位而增大关节间隙（图2-83B）；另一方法为用骨钩钩住大

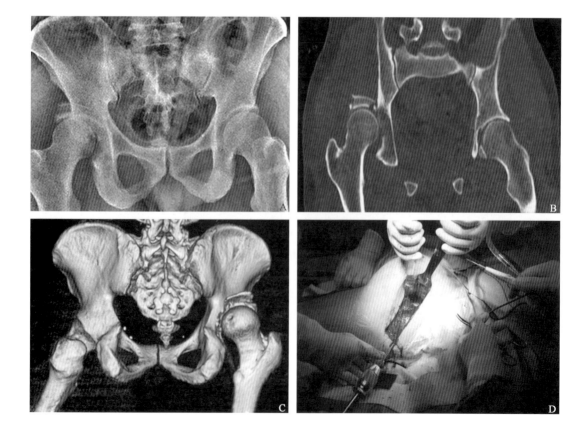

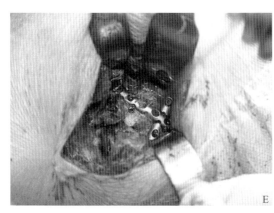
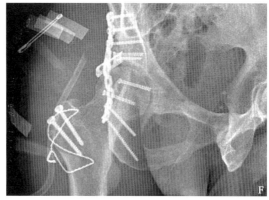

图2-115 K-L入路并大转子截骨治疗髋臼高位后壁骨折(近臼顶部)

A. 术前X线片; B. 术前CT冠状位扫描; C. 术前三维重建显示右侧髋臼近臼顶部骨折; D. 大转子放置Schanz钉,牵拉辅助股骨头复位; E. 重建钢板和弹簧钢板交叉固定髋臼后壁; F. 术后X线片显示复位固定良好,大转子截骨处3.5 mm螺钉钢丝张力带固定

转子顶点向外下方牵引(图2-83C)。关节间隙拉开后,用长的弯钳多方向探查关节腔,清理出碎骨块和异物,然后再用30 ～ 50 ml大的注射器反复高压冲洗,确保关节内无异物存留。关节内碎骨块清理不彻底常常是术后股骨头半脱位的主要原因,因为碎骨块占据了股骨头的位置,负重时可致股骨头脱出,导致手术失败。如图2-116所示,左髋臼后壁骨折,伴有股骨头脱位及关节内碎骨块(图2-116A),切开复位重建钢板内固定,术中没有彻底清理关节

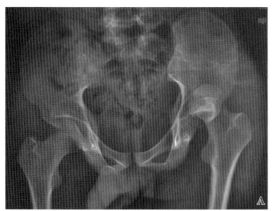
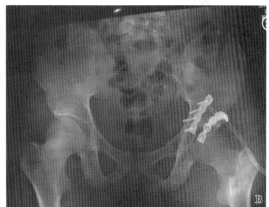

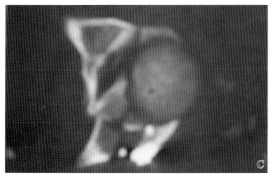

图2-116 髋臼后壁骨折切开复位内固定术中检查清理关节腔的重要性

A. 术前骨盆平片显示左髋臼后壁骨折伴股骨头脱位; B. 术后骨盆片显示股骨头仍有半脱位; C. CT扫描证实有碎骨块残留在关节内

腔,结果游离骨块嵌塞在股骨头和髋臼之间,术后X线检查发现股骨头与髋臼间隙增宽,呈半脱位状(图2-116B),CT扫描证实碎骨块嵌塞在关节腔内(图2-116C),不得不再次手术处理,足见髋臼后壁骨折切开复位内固定时仔细检查清理关节腔的重要性。

大的碎骨块可以用细克氏针临时固定,完全复位后可以用2.7 mm的螺钉固定,亦可先用更小的钢板——弹簧钢板固定粉碎的骨折块,再安置重建钢板之完成固定。在一些后壁粉碎骨折或者髋臼缘粉碎骨折,复位和维持都很困难,固定时需要将3.5 mm骨盆重建钢板沿臼缘放置,即便这样仍不能维持臼缘的稳定。在这种情况下,就需要用弹簧钢板固定。目前市场上已经有这种小的钢板销售,其实也可以在术中自行制作,方法是:将2～3孔的1/3管型钢板的末端孔剪断,断端形成两个小的尖端,将这两个断端折弯90°,就制成一弹性钢板。使用时,应将弹簧钢板稍作预弯,使其拧紧螺钉后有一向下的持续压力。后壁或臼缘复位后将弹性钢板横行放置,把折弯的尖端卡在后壁的边缘,把骨折块压于其下,近端钉孔用螺钉固定于后柱上。使用时,只用螺钉固定钢板的一端,另一端未用螺钉固定,而是靠其齿状尖端卡在髋臼边缘,利用钢板预弯后固定所产生的弹性力压住髋臼边缘,起固定的作用,故称弹簧钢板(图2-117A)。特别需要强调的是,弹簧钢板前方的小钩不是用来勾住后壁边缘的,而是要压住髋臼边缘骨折块的(图2-117B),倘若偏出髋臼边缘或者到盂唇以外,就会与股骨头撞击,使股骨头磨损、变形甚至坏死(图2-117C)。

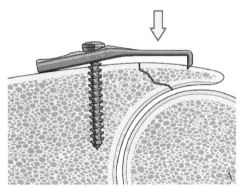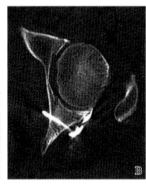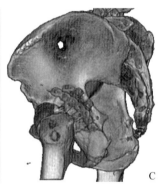

图2-117　弹簧钢板固定髋臼边缘骨折

A. 示意图;B. 临床病例术后CT扫描和三维重建影像显示弹簧钢板位于髋臼后壁边缘以内;C. 临床病例术后X线片和CT扫描显示弹簧钢板偏出后壁线撞击股骨头导致股骨头磨损

应用微型钢板和微型螺钉能较好地固定粉碎骨折的小骨块,起到辅助复位固定及减少骨量丢失的作用。弹簧钢板或微型钢板固定后,再将重建钢板置于其上进行固定,只要指征合适,临床应用就能取得满意效果。如图2-119所示,左髋臼后壁边缘骨折(图2-118A),先用弹簧钢板固定骨折的髋臼缘,再用重建钢板固定后壁骨块(图2-118B),髋臼边缘骨折解剖复位,固定也十分牢靠(图2-118C、D)。

如果髋臼后壁完全粉碎无法修复,建议用大块髂骨植骨修复后壁。移植的骨块必须是全板髂骨,才有足够的支撑力量,也便于固定。根据后壁缺损的范围,设计切取髂骨的大小和形状。髂骨取下后进行修整,将内板作为对着股骨头的关节面,因为内板正好有向内的弧

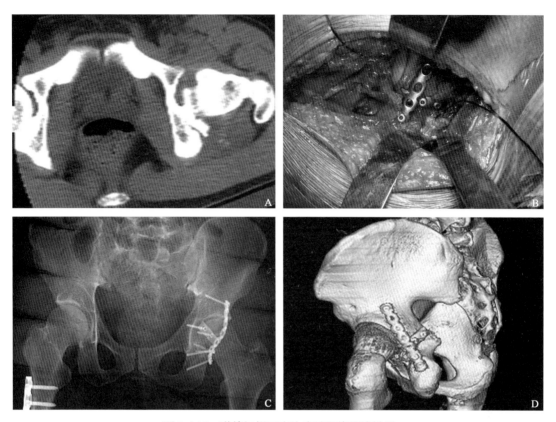

图2-118 弹簧钢板固定治疗髋臼缘粉碎骨折

A. 术前CT显示髋臼后壁边缘骨折；B. 术中照片显示用弹簧钢板固定；C. 术后X线片显示复位及弹簧钢板和重建钢板的位置；D. 术后CT三维重建影像左后斜位观

度。以股骨头为模板匹配髂骨块，然后用螺丝钉固定。如图2-119所示，右髋臼后壁骨折粉碎，无法进行复位内固定（图2-119A），遂于清理碎骨块之后，切取大块髂骨重建髋臼后壁，用钢板螺钉固定（图2-119B），经CT三维重建影像检查证实髋臼后壁的重建堪称满意（图2-119C）。

6）后壁关节面压缩骨折的处理技巧：外伤时股骨头直接撞击后壁常造成后壁关节面的压缩、塌陷，这在CT扫描图像上显示得非常清楚（图2-120）。处理时要将压缩塌陷的关节面撬起，以股骨头为模板复位关节面，遗下骨缺损要植骨填充，用克氏针临时固定，或用细小的微型螺钉固定（图2-90）。常用的取骨部位为股骨大转子，正好在术野里，操作方便。不能随意将后壁简单盖合，造成外观解剖复位、关节面仍然塌陷的假象。同时尽量保留骨块血运，不要将其游离复位，以防术后骨坏死导致脱位。目前老年髋臼后壁骨折的发生率越来越高，由于老年患者多伴有骨质疏松，后壁骨折常存在髋臼边缘的压缩和粉碎，采用切开复位内固定失效风险较高，一期采用人工关节置换可能也是一个较好的选择。

2. 后柱骨折

（1）概述：髋臼后柱又称为髂骨坐骨柱，是由较厚的致密骨组成。孤立的后柱骨折非常少见，仅占髋臼骨折的3%～6%，常常伴有髋关节后脱位，更常见的情况是后柱骨折伴有后

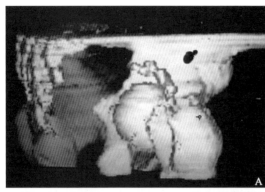
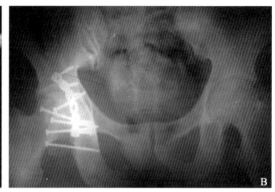
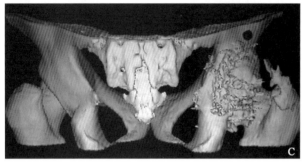

图2-119　髋臼后壁粉碎骨折髂骨植骨重建髋臼后壁

A. 术前CT三维重建影像显示右侧髋臼后壁骨折粉碎；B. 髂骨植骨修复后壁术后X线片显示复位固定良好；C. 术后CT三维重建影像显示后壁重建满意

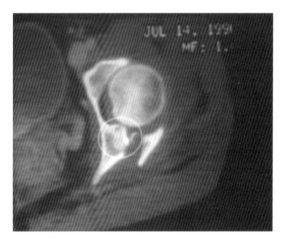

图2-120　髋臼后壁骨折关节面压缩的CT扫描影像

壁骨折。手术复位内固定被认为是治疗不稳定后柱骨折的主要治疗方式，此时可选择K-L入路或改良K-L入路。常见的固定方法通常包括重建钢板和拉力螺钉，确保完美复位和术后早期的康复训练有利于关节功能的恢复。典型的后柱骨折线开始于髂骨的后缘靠近坐骨大切迹处，然后向下进入关节，经过四边体、髂耻线进入闭孔。偶尔后柱的骨折仅限于坐骨，骨折线在后柱中也存在高低差异。骨折块通常后移、内移和内旋，伴随后柱和坐骨结节的旋转，有损伤臀上血管和神经的危险，须高度警惕。

术前最好进行CTA检查，明确血管情况。

（2）后柱骨折的影像学表现

1）X线表现：① 前后位：髂坐线断裂，而髋臼顶、髂耻线、前缘及泪滴完整。股骨头可伴随着一大的骨折块向内移位（图2-121A）。② 髂骨斜位：特征性的改变是坐骨大切迹中断，显示后柱骨折的移位程度。前缘完整，可以显示后柱骨折线位置高低（图2-121B）。③ 闭孔斜位：显示前柱完整，可见后柱骨折线，但是后壁完整，偶尔可看到股骨头后脱位（图2-121C）。

2）CT扫描：在CT平扫上可以清楚地看到后柱的形态构造，是由后侧（壁）面、外侧（关

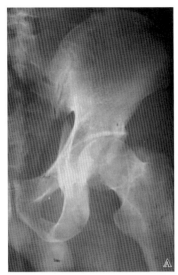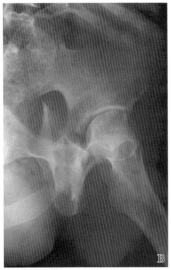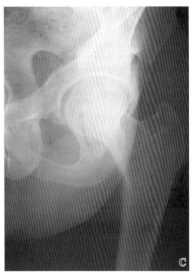

图2-121 后柱骨折X线特征

A.前后位片显示髂坐线中断;B.髂骨斜位片显示坐骨大切迹断裂、移位;C.闭孔斜位片显示髂耻线、后壁线完整

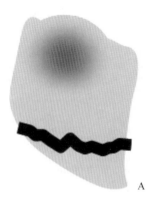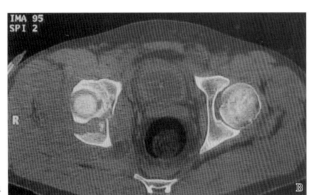

图2-122 后柱骨折的CT扫描影像

A.后柱骨折线示意图;B.后柱骨折的CT扫描影像

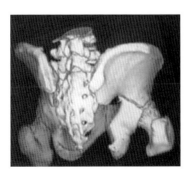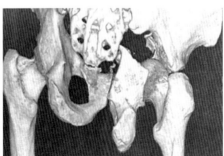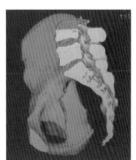

图2-123 后柱骨折的CT三维重建影像

节）面和内侧（四边体）面组成的三面体结构,骨折线累及这3个面才是后柱骨折。后柱骨折的骨折线在CT平扫图像上是冠状面的横行骨折线,位置偏后,尤其在臼顶平面比较明显,股骨头脱位时移位尤其明显（图2-122）。

3）CT三维重建：CT三维重建的影像有多种位置和方式,可以提供后柱骨折的全貌,移位小时在前后位影像上可能看不到骨折线,但在后位或斜位影像上则可能清楚地显示后柱的骨折线、移位程度,以及股骨头有无脱位及骨块大小等（图2-123）。

（3）后柱骨折的手术治疗

1）手术入路：经典的后柱骨折常用K-L入路或改良Gibson入路,该入路暴露充分,解剖清晰,便于后柱钢板固定,同时便于处理常常伴随的后壁骨折。

2）手术体位：俯卧位或侧卧位。

3）显露、复位技术

● 显露技术：在切断剥离短外旋肌后,将短外旋肌和坐骨神经一同牵向内侧,将Hoffman拉钩插入坐骨大、小切迹并牵开。同时屈曲膝关节,后伸髋关节,以保护坐骨神经。此外,屈膝伸髋位可最大限度地暴露后柱并且能够减小腘绳肌使后柱移位的力量。

● 复位技术：暴露骨折后,在坐骨结节上拧入一枚带有T形手柄的Schanz钉或其他类似的复位器械,如股骨头取出器,通过旋转手柄来纠正后柱的旋转移位,必要时使用复位钳辅助（图2-124）。

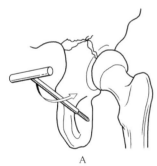 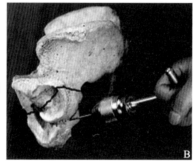 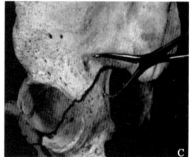

图2-124　后柱骨折的复位技术

A. 利用Schanz钉手柄纠正后柱旋转示意图；B. 手术操作模式图；C. 点状复位钳辅助复位模式图

术中也可以使用双螺钉技术进行后柱骨折的复位,方法是在后柱骨折线的上、下方分别拧入1枚4.5 mm不锈钢皮质骨螺钉,露出约5 mm的螺纹,用Farabeuf钳或螺钉复位钳的两个末端分别卡在这两枚螺钉的螺帽上,钳夹施压实现复位（图2-125）。

4）固定技术：后柱复位后根据骨折的部位和形状可以选择拉力螺钉固定、短钢板固定或拉力螺钉加重建钢板固定。骨折线整齐,可用1枚4.5 mm皮质骨螺钉从后向前钻入,对骨折端进行加压固定（图2-126A）；如不方便打螺钉亦可用重建钢板固定,这是后柱骨折常用的固定方法。

如骨折线位于后柱的中下部,可以用一短的4～5孔直行重建钢板沿坐骨大切迹前方平行放置,从坐骨结节到髋臼的上方放置3.5 mm的重建钢板作固定（图2-126B）,也可以经

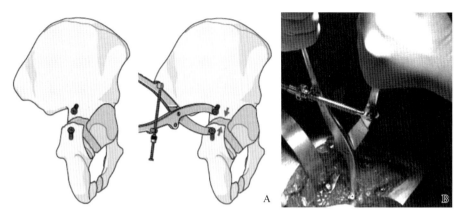

图2-125 Farabeuf钳双螺钉技术复位后柱骨折

A.示意图；B.术中照片显示用Farabeuf钳复位

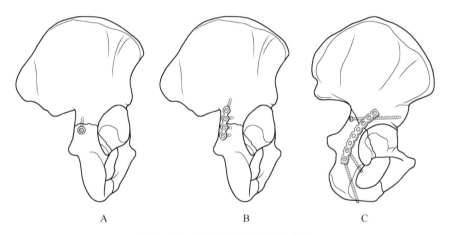

图2-126 后柱骨折的固定示意图

A.加压螺钉固定；B.短直钢板固定；C.弧线钢板加拉力螺钉固定

钢板下端最后1～2个螺孔将1～2枚5～6 cm长的松质骨螺钉拧入坐骨结节，以增加固定的牢固性（图2-126C）。

5）后柱拉力螺钉固定技术：对于无移位或移位小的后柱骨折，可经坐骨结节由远而近用逆行拉力螺钉固定。患者侧卧位，髋关节、膝关节屈曲，术者用手法触摸其坐骨结节的中点，反复透视选择合适的进钉角度，打入1枚6.5 mm或7.5 mm的拉力螺钉固定。逆行拉力螺钉固定的手术技术要求很高，进钉点易找，但进钉方向难以掌握。髋臼后柱螺钉内固定的关键，是如何将拉力螺钉更好地经"安全通道"置入后柱。因此，术中常采用骨盆正位、45°髂骨斜位和45°闭孔斜位3个方位进行透视监控置钉。所以术中必须能正确分析透视图像所反映的情况才能保证安全、准确、微创地置入螺钉。一般正位保证螺钉不穿出内侧壁进入盆腔（图2-127A）；髂骨斜位保证螺钉不穿出外侧进入髋关节（图2-127B）；闭孔斜位保证螺钉不从后柱后面穿出（图2-127C），螺钉一旦穿出后侧则有损伤坐骨神经的可能。研究发现，术中进行闭孔斜位透视监控时，倾斜角度增加10°～15°，即在闭孔斜位55°～60°，可以

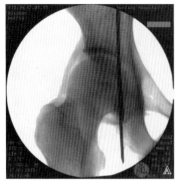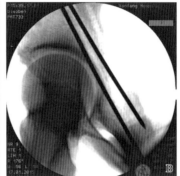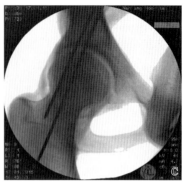

图2-127　后柱拉力螺钉固定导针置入的术中透视监控

A.正位；B.髂骨斜位；C.闭孔斜位

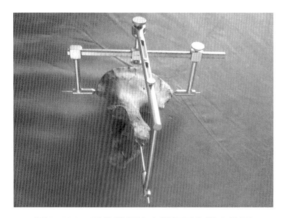

图2-128　后柱逆行拉力螺钉导向器实物图

有效判断后柱螺钉是否穿出后柱骨质。

　　为了能够简便快捷、准确安全地插入空心拉力螺钉的导针，笔者经多年研究设计出经皮后柱逆行拉力螺钉进钉导向器，简化了手术操作，提高了进钉准确率，获得了良好的临床效果（图2-128）。虽然经皮逆行拉力螺钉技术固定治疗髋臼后柱骨折，临床疗效满意，具有经济、创伤小的特点，但该技术主要适用的前提是骨折无明显移位或必须能够达到解剖复位，如在骨折未复位情况下置钉则是危险和不推荐的。

　　（4）典型病例介绍

　　1）病例1：髋臼后柱骨折后侧入路切开复位双钢板内固定。

　　患者男性，57岁。车祸致右髋臼后柱骨折，2个月后来院就诊。入院X线检查显示髂耻线完整，髂坐线中断，股骨头突入盆腔（图2-129A）；CT三维重建影像提示右侧髋臼后柱完全断裂，股骨头脱位，后柱旋转移位（图2-129B）。经术前准备后取后侧K-L入路行切开复位双钢板内固定（图2-129C）。

　　2）病例2：患者男性，35岁。车祸致髋臼后柱骨折，伤后2周入院诊治，CT扫描和三维重建影像诊断右髋臼后柱骨折移位（图2-130A），经后侧K-L入路切开显露，直视下解剖复位髋臼后柱，用弧形重建钢板固定，术后X线检查证实后柱骨折解剖复位，髂坐线恢复，双侧闭孔等大（图2-130B）。

　　3.前壁骨折

　　（1）概述：很多类型的髋臼骨折可能累及髋臼前壁，但单纯的髋臼前壁骨折比较少见，占所有髋臼骨折的1.7%～2%，多伴有髋关节的前脱位。目前对于髋臼前壁骨折的受伤机制存在争议，Mirovski等认为其发生机制为髋关节伸展、外旋位时，膝关节受到撞击导致的间接损伤；Letournel认为是髋关节外旋至少40°～50°时，大转子受到打击，外力由股骨头

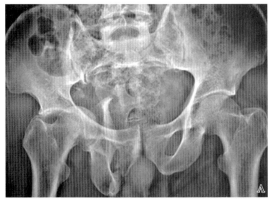
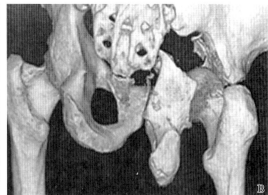
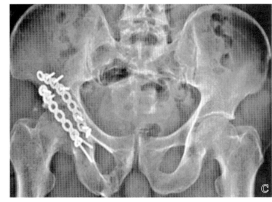

图2-129 髋臼后柱骨折后侧入路切开复位双钢板内固定

A. 术前正位 X 片；B. 术前 CT 三维重建影像后面观；C. 术后 X 线平片显示骨折解剖复位，双钢板固定位置良好

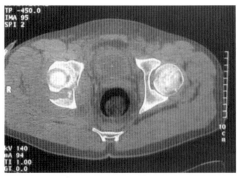
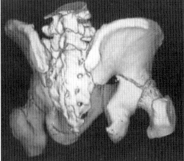
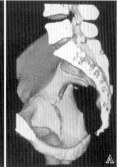
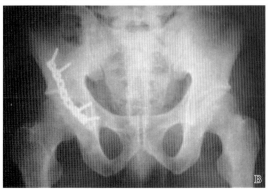

图2-130 髋臼后柱骨折切开复位弧形重建钢板内固定

A. 术前 CT 扫描显示右侧髋臼后柱冠状骨折线，CT 三维重建影像清晰显示后柱骨折；B. 术后骨盆平片可见髂坐线恢复，双侧闭孔等大，后柱骨折解剖复位

传导到髋臼所致；张维康等认为是髋关节处于外展位时，接受后方或外侧暴力所致。值得注意的是，在50岁以上的患者中，有一些患者可能只受到中等程度的创伤，就发生了髋臼前壁的骨折。前壁骨折的骨折线较为复杂，在骨盆外壁，骨折线起于髂前下棘，经过髋臼窝前缘，在坐骨耻骨切迹区域到达闭孔，然后骨折线方向改变到达耻骨体。在骨盆内侧，骨折像一个大的菱形块，累及髂骨耻骨线的一大部分，近端距骶髂关节仅几厘米，远端指向耻骨体。骨折块累及髋臼窝的前部、四边体的前半部和髂骨耻骨线（图2-131）。前壁分离骨块可能是一块单个的骨块，也可能沿着髂骨耻骨线分成两部分，像打开的"闸门"一样。

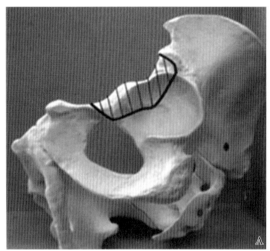 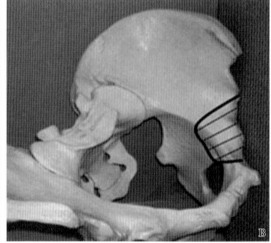

图2-131　髋臼前壁骨折解剖位置模式图

A. 外侧面观；B. 内侧面观

（2）定义与范围：研究发现，如同后壁一样，前壁也是一个两面体结构，即前壁外面的皮质骨面和关节面，其外侧面有4条边，分别是：① 弓状线。② 前壁线的起点与弓状线的垂线。③ 前壁线。④ 闭孔后缘及其向弓状线的延长线（图2-132）。

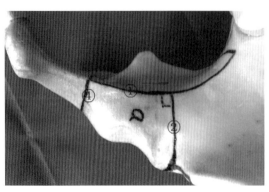 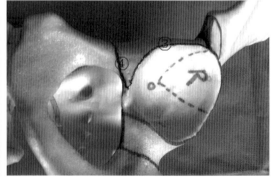

图2-132　髋臼前壁的组成模式图

① 弓状线；② 前壁线的起点与弓状线的垂线；③ 前壁线；④ 闭孔后缘及其向弓状线的延长线

（3）前壁骨折的影像学表现

1）X线表现：① 前后位（图2-133A）X线片上，前缘出现断裂；髂耻线在其中部断裂，而且常常有两处断裂点。② 闭孔斜位（图2-133B）X线片上，永远不会将前壁骨折漏诊：完整展示斜方形的前壁骨折块，后缘完整，显示闭孔环断裂的部位——在坐骨耻骨切迹处。③ 髂骨斜位（图2-133C）X线片上，髋臼后缘的完整，可看到竖起的前壁骨块的截面，显示髂骨翼完整。

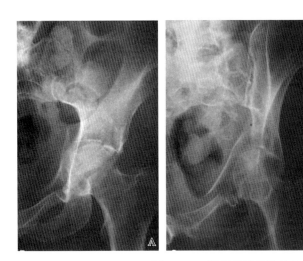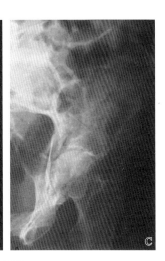

图2-133　髋臼前壁骨折的X线表现

A.前后位；B.闭孔斜位；C.髂骨斜位

2）CT扫描：可显示前壁骨折块的大小及移位程度，还可显示骨折涉及四边体的情况。在CT平扫图像上，前壁骨折是前外侧斜行的骨折线，位于图像的上方（图2-134A）。CT三维重建影像则可清楚显示前壁骨折的大小、范围、粉碎程度及与股骨头的关系（图2-134B）。

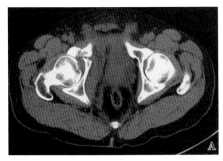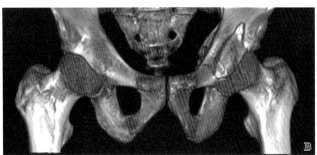

图2-134　前壁骨折的CT检查影像

A.CT平扫；B.CT三维重建影像

（4）髋臼前壁骨折的治疗原则：如髋臼前壁骨折块不大，移位不明显，且不伴有髋关节前脱位，可以采取非手术治疗，包括卧床休息、患肢的牵引制动等，与合并髋关节后脱位的单纯髋臼后壁骨折类似；如果髋臼前壁骨折合并髋关节前脱位，则属于不稳定性骨折，需要手术治疗；另外如果出现关节内的游离骨块或是关节内的压缩骨折，也必须手术治疗。前壁骨折往往是髋臼复杂骨折的一部分，手术中需同时进行复位和固定。

1）手术体位：一般采用仰卧位，患侧肢体消毒包裹，便于术中牵引及松弛股血管神经及髂腰肌。

2）手术入路：对于单纯髋臼前壁骨折手术入路的要求：能良好地显露髋臼前壁及髂前下棘区域，满足内固定的需要，并且能直视下显露髋臼关节面，便于关节内压缩骨块及游离骨块的处理。髂腹股沟入路、改良 Stoppa 入路是前壁骨折较为常用的手术入路，其他尚有 Smith-Petersen 入路及多种基于髂腹股沟入路的改良入路。

3）复位与固定技巧：前壁的复位常在髂腹股沟入路的第二窗进行，即在髂血管的深面，复位前应彻底游离血管并妥善保护拉开。首先通过纵向和侧方牵引患肢，使股骨头复位，并以此作为模板进行髋臼前壁骨折块的复位。简单的前壁骨折复位较为容易，可以结合使用球头顶棒和复位钳进行复位，将点状复位钳的一侧放在四边体的面上，另一侧放在骨折块表面，复位后保持骨折块稳定，用克氏针进行临时固定，如果骨折块较小可采用拉力螺钉固定（图2-135）。

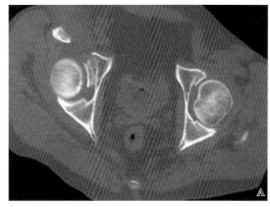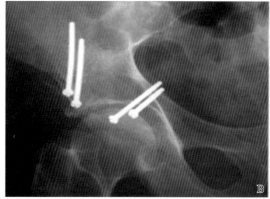

图2-135　简单的髋臼前壁骨折切开复位拉力螺钉固定

A. 术前CT扫描显示右髋臼前壁骨折移位；B. 术后正位X线片显示复位与固定螺钉的位置

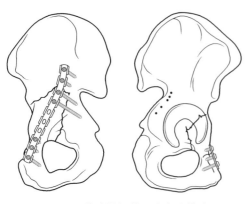

图2-136　前壁骨折的固定方法模式图

如果骨折块比较大，需要用拉力螺钉结合重建钢板固定。先对重建钢板进行塑形，将其沿骨盆边缘放置，用螺钉固定于骨折线远端的耻骨支上，然后沿骨折线近端的骨盆边缘用螺钉固定钢板的近端。其间可以用球形顶棒或点状复位钳对骨折端进行微调复位，待复位满意后，再经钢板在骨折端拧入螺钉作最后固定。由于前壁骨折块下方即是股骨头，常常在钢板的中部2～3孔不拧螺钉，以免螺钉进入关节。术中的定位标记是近端螺钉不要低于髂前上棘平面,远端螺钉不要高于髂耻隆起平面。前壁骨折往往合并前柱骨折,因此在前壁复位固定之后,还要用弧形重建钢板作为中和钢板固定整个前柱。重建钢板的近端固定在内髂窝上,远端固定在耻骨上支远端(图2-136)。

　　对于粉碎的髋臼前壁骨折,必须充分显露髋臼关节面,将关节内的游离骨块取出,撬拨塌陷的关节内压缩骨块,并用骨松质植骨支撑,使关节面恢复平整,粉碎的骨块可以应用弹性钢板结合拉力螺钉技术进行固定,并于髋臼前缘安放一块重建钢板起支撑保护作用。因为髋臼前壁比后壁更薄,一般在髂耻隆起中心的前方约16 mm处,即髋臼前缘投影的区域置入1枚12 ~ 14 mm长的螺钉。实施螺钉固定时要把握螺钉的方向,务必不能让螺钉进入关节腔。在矢状面上螺钉应朝向四边体,接近骨盆上缘。内固定完成后应常规X线透视,检查复位的情况,并确认内固定螺钉未进入关节内。如图2-137所示,患者男性,42岁,因车祸致右侧髋臼前壁骨折伴股骨头前脱位(图2-137A)入院。术前CT扫描显示右侧髋臼前壁及其上方髂骨内板多处破裂,股骨头前脱位(图2-137B),取S-P入路显露髋臼前柱内侧面及前壁,点状复位钳夹持与顶棒协助复位,前壁表面用克氏针弯成U形针固定,臼顶负重区采用弹簧钢板、拉力螺钉及中和钢板固定,髂骨内板重建钢板固定,术后骨盆正位及髂骨斜位片显示骨折复位满意,钢板、内固定位置可,未进入关节(图2-137C、D)。

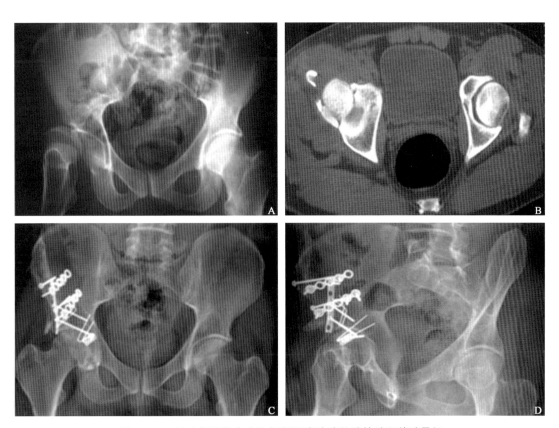

图2-137　拉力螺钉结合中和钢板固定治疗粉碎的髋臼前壁骨折

A. 术前X线片;B. 术前CT扫描;C. 术后正位X线片;D. 术后髂骨斜位X线片

4. 前柱骨折

（1）概述：单纯前柱骨折亦不多见，但较单纯前壁骨折多见，占髋臼骨折的3% ～ 5%。随着CT三维重建技术的出现，可以清楚地看见骨折线的走向，其骨折形态大致分为向内四边体突出的股骨头、外旋的髂骨翼和被股骨头撞击挤压而内旋的四方体骨块，因其类似于老式西方酒吧旋转门，而被称为酒吧门畸形。大多数前柱骨折的骨折线从髋臼延伸到髂骨，其影像上主要表现为髂耻线和前缘断裂，泪滴与髂坐线分离，泪滴向内移位，在闭孔斜位片上可看到前柱骨折的移位程度。移去股骨头的CT三维重建图像（图2-138）可清晰地显示骨折线走向。根据骨折线走向的高低，前柱骨折常可分为高、中、低位前柱骨折。当骨折移位>2 mm，或者前顶弧角<25°，髋臼缺乏足够的骨性支撑来维持关节稳定，或者关节对合不良时需手术治疗。高位前柱骨折累及髂嵴前部或髂前上棘，可导致头臼匹配不良，往往需要手术治疗；而低位前柱骨折仅累及髂前下棘，不引起明显的头臼匹配不良，非手术治疗常能取得较好疗效。中位前柱骨折介于高位和低位之间，往往累及髋臼顶，需要手术治疗。

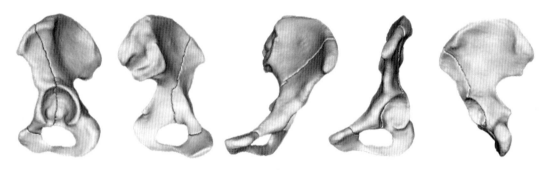

图2-138 前柱骨折模式图

三维重建模型,股骨头已移除

（2）前柱骨折的影像学表现

1）X线表现：① 前后位X线片上（图2-139A），髂耻线和前缘断裂；泪滴和髂坐线分离，泪滴常常向内移位；闭孔环在耻坐骨支处断裂；对于高位，还可看到髂骨翼的骨折。② 髂骨斜位X线片上（图2-139B），髋臼后缘完整，可看到一竖起的骨块截面（一般为四边体）；对于高位，还可看到髂骨翼的骨折。③ 闭孔斜位X线片上（图2-139C），可看到股骨头伴随前柱骨折端的移位程度和闭孔环断裂的部位，髋臼后缘是完整的。闭孔斜位片对前柱骨折很重要。

2）CT检查影像：① 前柱骨折的CT扫描影像上，髋臼的后柱是完整的，前柱骨折的移位程度和方向则显示得很清楚，包括骨折是否累及四边体（图2-140A）。② 骨盆的CT三维重建影像（图2-140B）上，髋臼前柱骨折的部位、骨折线走行、骨折块大小和移位方向、是否合并股骨头脱位等信息一览无遗（图2-140C）。去除股骨头的CT三维重建甚至能够更加完整地显示骨折的形态。

（3）前柱骨折的手术治疗

1）手术入路及体位：髂腹股沟入路是前柱骨折的经典入路。但改良Stoppa入路治疗前

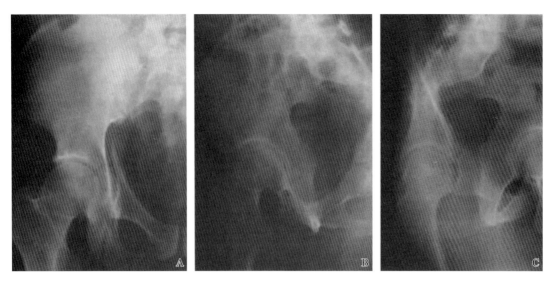

图2-139 髋臼前柱骨折的X线表现

A.前后位；B.髂骨斜位；C.闭孔斜位

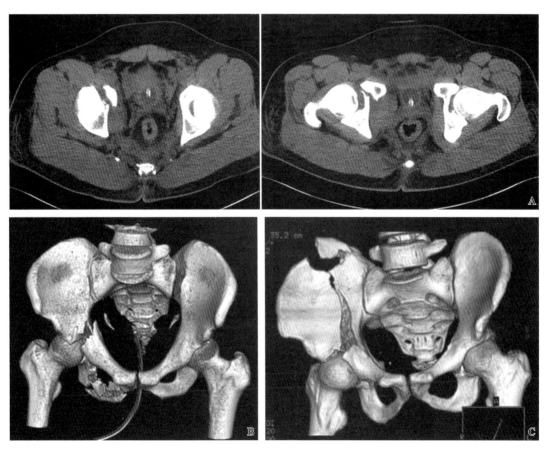

图2-140 前柱骨折的CT影像

A.CT扫描影像；B.低位前柱骨折的CT三维重建影像；C.高位前柱骨折的CT三维重建影像

柱骨折的应用逐渐增多,并有部分作者认为其可以替代髂腹股沟入路,特别是在合并需充分暴露四边体区域的骨折时,优势更为明显。对高位前柱骨折,采用改良 Stoppa 入路结合髂腹股沟入路外侧窗,内外贯通,可充分显露。手术体位均为仰卧位。

2)复位技术:前柱骨折常有典型的髂骨外旋,股骨头向内突起,四边体受挤压内旋移位。因此,前柱骨折复位顺序应该是从外周向中心逐步复位,股骨颈部 Schanz 钉向外牵引复位股骨头,纠正髂骨翼及四边体内旋,最后完成髋臼的复位,手术中可通过关节外骨折线对合程度和透视评估髋臼对位情况。常用的复位方法有 Farabeuf 复位钳结合顶棒行内旋复位,此钳有助于控制髂骨翼的旋转,顶棒对于复位髂骨翼骨折十分有效,但此部位骨质菲薄,须警惕医源性骨折的发生。另外,双螺钉技术、大复位布巾钳、三爪复位钳骑跨骨盆内外面等技术均可采用。

低位前柱骨折常带有髂骨四边体的一部分,复位髂骨四边体部分,术中保持髋关节屈曲,髂腰肌松弛,将复位钳的长臂伸至髋臼前柱或骨盆内侧壁,分离髂嵴外表面附着的筋膜即可放置复位钳的短臂(图2-141),但需注意复位时可能造成髋臼边缘缺损或是小的骨软骨碎片。如遇复位困难,切忌使用骨盆复位钳进行粗暴的复位动作,以免造成四边体表面骨折导致局部结构的稳定性进一步破坏。可以使用顶端带保护垫圈的复位顶杆以使复位力分散均匀,避免骨折进一步粉碎的风险。

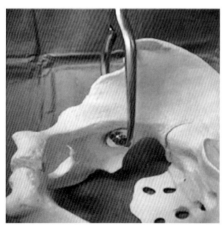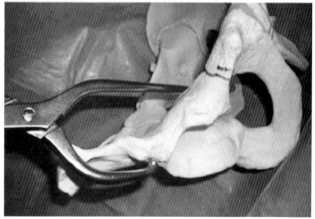

图2-141 低位前柱骨折复位时复位钳的使用方法示意图

3)固定技术:前柱骨折固定常用的方式有拉力螺钉技术,结合前柱、髂嵴支撑钢板。经典的低位、高位前柱骨折固定方式见图2-142。应用经或不经钢板的螺钉固定前柱骨折时,螺钉应尽可能向骨质致密的方向固定,常见的有:自髂前上棘指向髂棘、自髂前下棘指向髂后上棘和自髂窝真骨盆边缘指向后柱方向。对于无移位的简单前柱骨折,可采用顺向或逆向经皮拉力螺钉固定技术。

骨折复位后,于骨盆边缘依标准手术方式放置一块接骨板单纯固定前柱,须注意四边体表面情况,如果四边体残留不稳定,有发生股骨头中心性脱位的风险。治疗此类病例,既往采用标准弹性钢板,但其塑形困难,且钢板较薄,在髋关节的强大外力下易发生变形。也可

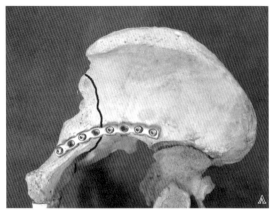
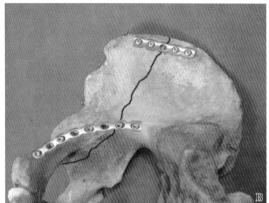
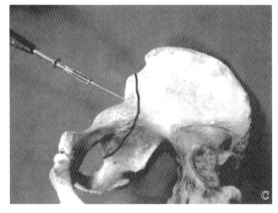

图2-142 髋臼前柱骨折的固定技术模式图

A. 前柱钢板固定；B. 前柱钢板结合髂嵴钢板固定；C. 通道螺钉固定

以尝试一种新的固定方式，通过Stoppa入路将折成"7"字形的接骨板置于骨盆内缘的四边体表面（图2-143A），或用特殊的"L"形钢板对四边体进行支撑固定（图2-143B）。

对于高位及中部前柱骨折，手术入路有多种选择，多数情况下仅需外侧显露窗口便已

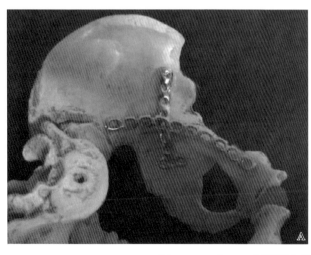
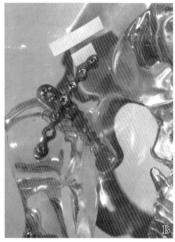

图2-143 Stoppa钢板固定模式图

A. 经Stoppa入路将接骨板置于骨盆内缘的四边体表面；B. Depuy-Synthes公司新型四边体阻挡钢板

足够;如需处理髂骨上部骨折,则应考虑髂腹股沟入路。经第一窗口可以轻松完成显露、复位及固定。手术重点是对第二窗的显露,因为在那里可以清楚地显露、复位髋臼顶,并可以触摸四边体,借以确定拉力螺钉置入的最佳方向,术者可以在钻孔和拧入螺钉的过程中将手指置于髂骨体的内面,凭借自身的感觉来确定进钉的方向和位置,保证螺钉安全地处于关节腔外。钻孔时钻头应缓慢推进,并保留1个手指在髋臼前柱的内表面,以感受钻头穿出点的位置。必要时调整钻孔的方向,以保证螺钉置入骨质厚而致密的部位。借助闭孔出口位X线影像,可清楚地显示螺钉在髂骨皮质上的进、出针点,确定螺钉的位置是否合理。手术应用腹直肌外侧入路的中间两个窗,更能直接地显露真骨盆缘、骶髂关节前方以及四边体,更有助于前柱的解剖复位。如图2-144所示,患者,男性,37岁。伤后X线检查诊断右髋臼前柱骨折,累及髂骨翼图(图2-144A),CT三维重建影像更立体地显示骨折明显外旋(图2-144B),经髂窝入路进行切开复位,术中用Schanz钉控制髂骨,配合应用顶棒矫正髂骨的外旋移位,达到解剖复位(图2-144C),用拉力螺钉固定,用重建钢板分别固定四边体及髂骨翼(图2-144D)。

5. 横行骨折

(1)概述:横行骨折是骨折线经过髋臼前柱和后柱的简单骨折,占全部髋臼骨折的

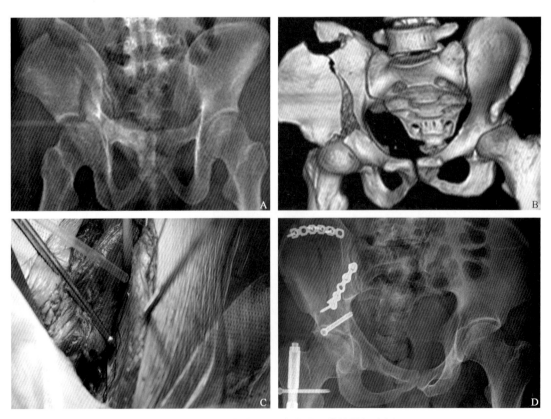

图2-144　螺钉钢板固定治疗髋臼前柱骨折病例

A. 术前X线片;B. 术前CT三维重建影像;C. 术中照片显示使用顶棒加Schanz钉纠正髂骨外旋并复位;D. 术后右侧闭孔斜位X线片显示骨折复位及固定良好

5%～19%。一条横行的骨折线将髋骨分为上、下两部分,但在上、下两部分中,前后柱之间仍保持完整而并未分离。由于骨折线将髋臼水平横断,所以前唇线、髂耻线和髂坐线中断,后壁也常受累。横行骨折虽然累及双柱,但只有单一骨折线且前、后柱之间没有分离,因此不算双柱骨折,而被归类为简单骨折。根据骨折线经过关节面的位置不同将横行骨折分3型:臼底型,骨折线在髋臼底水平;臼缘型,骨折线通过髋臼窝和臼顶的交界处;臼顶型,骨折线经过髋臼负重区的下方。横行骨折的骨折线不仅能以任何角度与水平线倾斜,甚至垂直,还可以起自髋臼的后下方、前柱的上部,反之亦然;但闭孔是完整的。股骨头移位的程度可从很小到完全的中心性脱位。骨质疏松性髋臼横行骨折的患者经常合并股骨头中心性脱位,导致四边体的粉碎性骨折(图2-145)。

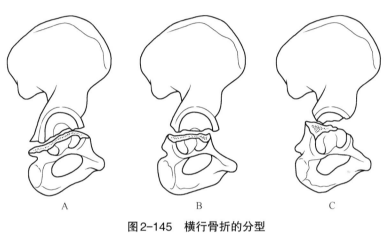

图2-145 横行骨折的分型
A. 臼底型;B. 臼缘型;C. 臼顶型

(2)横行骨折的影像学表现

1)X线表现:① 前后位X线片(图2-146A)上,四个垂直的放射学标记(髂耻线、髂坐线、前缘、后缘)均断裂;闭孔环完整;股骨头随远折端向内移位。②闭孔斜位X线片(图2-146B)上,可看到完整的骨折线,是显示横行骨折的最佳位置;闭孔环完整;骨折向前或向后移位的程度显示殆尽,有利于手术入路的选择。③ 髂骨斜位X线片(图2-146C)上,后柱骨折移位的程度得到充分显示;还能展示坐骨大切迹处后柱骨折。

2)CT扫描表现(图2-147):① 横行骨折最显著的表现是其骨折线为矢状面走行,即前后方向(纵行)。② 可判断骨折线的方向,即是从前上到后下还是从后上到前下。③ 判断骨折是否有旋转。④ 髂骨翼和闭孔环是完整的。

3)CT三维重建(图2-148):前后及各方向斜位均可见到将一侧髋臼横断的骨折线,可清楚地显示骨折线的方向、股骨头有无脱位、闭孔环的完整等。

(3)髋臼横行骨折的手术治疗

1)手术入路:一般采用后方Kocher-Langenbeck入路,如果前方骨折移位较大,可采用前方髂腹股沟入路。手术入路的选择通常由骨折的类型决定。切口选择根据移位较大的柱和涉及上关节面多的柱做出调整。如前方骨折间隙较大,且存在旋转,应采用前方入路;如

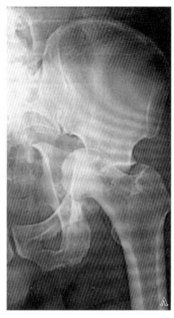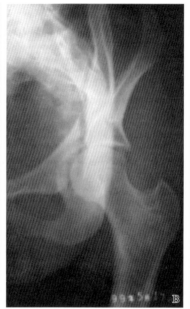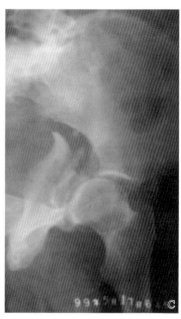

图 2-146　髋臼横行骨折的 X 线表现

A. 前后位；B. 闭孔斜位；C. 髂骨斜位

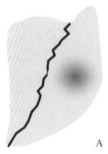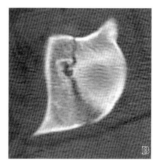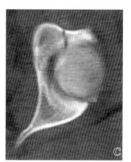

图 2-147　横行骨折的 CT 平扫

A. 扫描示意图；B. 臼顶横断面扫描；C. 横行骨折平扫图

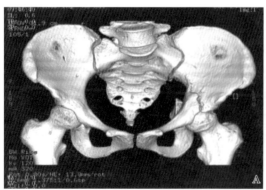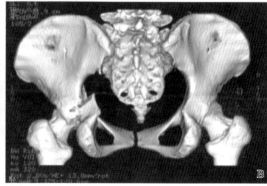

图 2-148　横行骨折的 CT 三维重建影像

A. 前后观；B. 后前观

反之,或者累及后壁骨折,应采用K-L入路或扩大入路。因此大多数后柱往往移位较为明显的臼底型、臼缘型可采用K-L入路。臼顶型采用K-L入路难度大,骨折线的垂直走向导致通过坐骨大切迹很难成功触摸到骨折线。Letournel建议采取扩展髂股入路,同时控制双柱,以便更好地复位。然而,这种手术入路的使用正在逐渐减少,一些专家认为在必要情况下可采用髂腹股沟入路或联合入路。当然,入路的最终选择还是由手术者决定的,依据有两个:一是根据骨折的类型,选复杂、移位大的一侧;二是根据术中个人的经验和对入路的熟悉情况。就横行骨折而言,前入路或后入路均可。虽然横行骨折固定一个柱就够了,但大量的实验证明,如果双柱均作固定,其固定强度将明显提高,因此主张尽可能做双柱固定。可采用一侧钢板固定,另一侧拉力螺钉固定;如果一侧单用钢板,注意钢板要预弯,以防钢板对侧骨皮质"张嘴"。笔者近年对部分患者采用改良Stoppa入路治疗横行骨折,疗效满意。

2）复位技术

• K-L入路的复位技术:后路复位横行骨折与复位后柱骨折类似。双螺钉复位技术可矫正旋转移位,还可矫正内侧移位。通过坐骨大切迹触摸四边体表面和骨盆缘可评价前柱复位的效果。在臼顶型和臼缘型横行骨折中,只有一小部分病例可以触摸到前柱骨折线,术中透视有助于判断前柱复位程度。骨折的残留移位是由骨折块绕其水平轴旋转所致,在坐骨结节上置入Schanz螺钉或经坐骨大切迹插入弯头复位钳可完成复位。先用拉力螺钉在髋臼上方进钉,固定横行骨折的前柱部分,再用拉力螺上、下固定后柱。在获得较好的复位后,应用精确塑形的重建钢板固定,才能获得良好的生物力学稳定性。在横行骨折的后方钢板固定中,钢板塑形是一项精细的工作,而且非常重要。在单纯采用后路显露、后柱钢板固定时,过度塑形钢板可使前部骨折线紧密接触。

• 经髂腹股沟入路复位技术:前路复位横行骨折与复位前柱骨折相似,很多复位前柱骨折的技术,如双螺钉技术、大复位巾钳、三爪复位钳骑跨骨盆内外面进行复位的技术等都可以应用。由于横行骨折尚是一整体,大多数情况下通过复位前柱或后柱可以使另一柱达到复位。在前路复位时,于中间窗用顶棒加压,于外侧窗或中间窗用双螺钉技术或弯头复位钳维持复位位置。如果后柱复位不满意,可以在中间窗用骨钩、不对称复位钳或枪式复位钳进行复位。复位后,沿骨盆缘用预先塑形的重建钢板和螺钉固定前柱,采用顺行拉力螺钉固定后柱。经髂腹股沟入路的第二窗复位后柱技术和后柱顺行拉力螺钉固定技术,是应用此入路能否获得解剖复位和妥善、牢固固定的关键。

• 经改良Stoppa入路复位技术:改良Stoppa入路可以直视四边体,对于后柱向内侧移位的横行骨折复位较为容易。可以应用不对称复位钳夹住四边体与骨盆缘进行复位（图2-141）,也可以直接应用球形顶棒将后柱推向外侧方复位。复位后将塑形好的重建钢板在髂窝与后柱内侧面沿坐骨大切迹前缘进行固定,这块钢板因近端在髂骨,远端在坐骨,故称为内髂坐钢板（图2-149）,前柱也可以沿弓状缘下方放置重建钢板进行固定,也称为四边体支撑钢板或者Stoppa钢板。

3）固定技术:一般情况下如复位满意,单纯固定前柱或后柱亦可达到固定效果。但不少学者建议,还是应该固定前后柱,这样双柱固定较单柱固定稳定性要高40%。笔者早期病例大多数采用K-L入路,后来主要采用髂腹股沟入路,近年来则以改良Stoppa入路为主,均

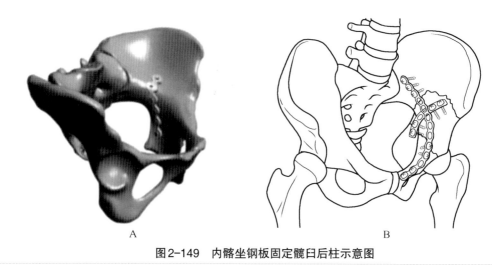

图2-149　内髂坐钢板固定髋臼后柱示意图

A. 后柱固定方法及钢板安放；B. 前柱钢板+髂坐钢板固定前后柱示意图

可达到解剖复位、妥善固定。但后入路的HO发生率较高，近年来越来越多的学者建议采用髂腹股沟入路或Stoppa入路治疗横行骨折。

● 后柱支持钢板技术：应用后侧入路时可以采用此技术。骨折复位后，在后柱放置一块3.5 mm的重建钢板固定。钢板依照后柱骨的形状塑形，务必略微过度预弯。这样，将钢板安置在髋臼后柱时，与骨面之间有2 mm的空隙，当螺钉拧紧后，前柱的骨折间隙将被加压。反之，钢板仅按骨面形状塑形而不作预弯，钢板安置时尽管与骨面完全贴服，但螺钉拧紧时将在前柱的骨折间隙产生分离的力，使骨折间隙加大（图2-150）。这在从后方用钢板固定髋臼横行骨折的过程中尤其重要，因为可以使骨端接触不紧密的现象降低到最低限度。如果能够在应用重建钢板前，先用拉力螺钉技术将后柱进行固定，固定效果更好（图2-126A）。需要注意的是，如果没有应用拉力螺钉充分地固定横行骨折，而仅仅应用后柱支持钢板固定，术后可能会发生复位丢失。因此，只要有可能，就应该用后方或前方的拉力螺钉固定横行骨折，实现骨折断端间加压。

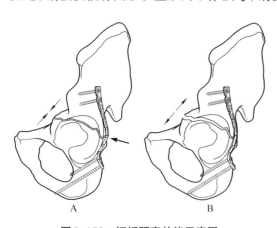

图2-150　钢板预弯效能示意图

A. 钢板预弯固定能使对侧皮质加压；B. 未预弯的钢板固定后可能使对侧皮质分离

● 后柱支持钢板+前柱顺行拉力螺钉技术：应用后侧入路或扩展入路时可以采用此技术。后柱骨折用重建钢板固定后，前柱骨折可以用顺行拉力螺钉固定（图2-151），这是一项有风险的技术，钻头或螺钉可能会钻入关节内，更严重的是可能损伤股动脉或股静脉，所以尽量不采用这种间接的技术。在顺行钻孔时应该使用摆动钻。如果医师的经验不是很丰富或在手术中遇到困难时，放弃该技术而采

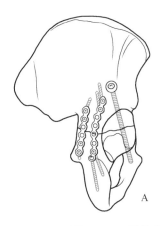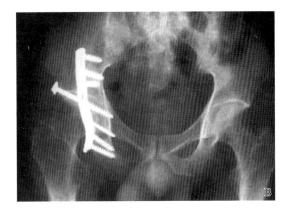

图2-151　后柱支持钢板前柱顺行拉力螺钉固定治疗横行骨折

A.示意图；B.临床病例前后位X线片

用前侧入路内固定更为安全。Tiles曾报道1例应用前柱顺行拉力螺钉技术的患者，虽然骨折的复位非常好，但在术后发现无法触及患肢的动脉搏动，行急诊动脉造影发现髂外动脉损伤并已栓塞，遂急诊手术从前路切除损伤段的血管并作血管移植，术后患者恢复良好。因此，在应用前柱顺行拉力螺钉技术后，应时刻注意患肢足背动脉的搏动情况，如怀疑术中损伤了血管应急诊行血管造影或彩色Doppler检查以除外血管损伤；若血管已损伤，应急诊修补或行血管移植术。

•后柱支持钢板技术＋前柱支持钢板技术：联合入路时可以采用此技术。后柱的固定应用重建钢板，固定的方法同后柱骨折的固定相同。前柱的固定采用沿骨盆界线放置的重建钢板固定，自髂窝下方通过骨折线至耻骨水平支近端，放置弧度与骨盆界线相同的预弯的重建钢板，拧入螺钉固定（图2-152）。在钢板的中间1孔，相当于骨折上方骨质坚厚区，斜行拧入一枚长螺钉，通过骨折线加强固定。另在钢板远端最后1孔，相当于耻骨上支处，也拧入1枚长螺钉至耻骨下支内。

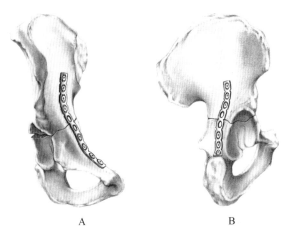

图2-152　前柱＋后柱支持钢板固定治疗横行骨折示意图

A.前柱；B.后柱

• 前柱顺行拉力螺钉技术+后柱顺行拉力螺钉技术：对于横行骨折也可以经前后联合入路显露、复位横行骨折后，采用前后柱拉力螺钉技术进行固定，国内外学者曾对髋臼横行骨折的不同内固定方式进行研究，指出双柱同时内固定要比单柱内固定坚强，其中双柱拉力螺钉与双柱钢板内固定无生物力学上差别。甚至有实验表明，拉力螺钉获得比钢板固定更加坚强的生物力学效应（图2-153）。虽然拉力螺钉固定具有创伤相对较小、不需要太大的暴露范围、花费较钢板低等优点，但由于螺钉的进钉方向难以掌握、对术者的技术要求极高、术中需要反复进行X线透视、稍有不慎后果严重等问题，限制了此项技术的开展。为了确定拉力螺钉置入的最佳方向，保证螺钉安全地处于关节腔外，手术者可以在钻孔和拧入螺钉的过程中将手指置于髂骨体的内面，凭借自身的感觉来确定进钉的方向和位置。钻孔时钻头应缓慢推进，并保留一个手指在髋臼前柱的内表面，以感受钻头穿出点的位置。必要时应调整钻孔的方向，以保证螺钉置入骨质厚而致密的部位。通过闭孔出口位X线影像，可清楚地显示螺钉在髂骨皮质上的进、出钉点，明确螺钉的位置是否合理。可以采用锤击的方法置入导针，克服电钻速度过快、穿破皮质不易察觉的缺点。方法是用电钻将导针钻开皮质，取下电钻，改用骨锤敲击导针尾部，使导针沿髂骨两侧皮质中间的髓内前进。透视证实导针位置满意后，方可拧入空心拉力螺钉或者改用长皮质骨螺钉。

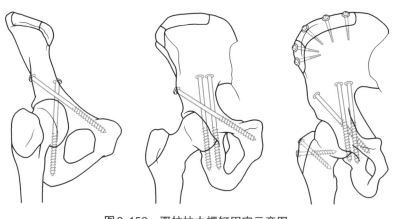

图2-153　双柱拉力螺钉固定示意图

• 前柱支持钢板固定+后柱拉力螺钉固定技术：通过髂腹股沟入路切开复位内固定时应用这个技术。经前路复位骨折后，用大巾钳或克氏针临时固定，先用重建钢板固定前柱再打后柱拉力螺钉；亦可相反，先固定后柱，再固定前柱，视术中的具体情况而定（图2-154A）。从前路在髂骨向坐骨打入拉力螺钉最关键的技术是选择正确的螺钉进钉点和进钉方向。关于进钉点，国内外很多学者做了大量的研究，认为最佳进钉点位于弓状缘上，距离骶髂关节前缘1 cm、往髂翼旁开2.5 cm，进钉方向指向坐骨棘与闭孔后缘连线的中点（图2-154B）。术中进钉点较易找到，但进钉方向难以把握。虽然很多学者通过实验给出了冠状位、矢状位很多的进钉夹角，但在临床上难以掌握。螺钉往往偏出后柱，穿入盆腔、髋关节，有损伤坐骨神经、臀上血管、神经、髋关节和盆腔脏器的风险，术中必须借助X线的反复监视，使得术者不敢打钉或者不敢使用长的拉力螺钉，而达不到固定效果。

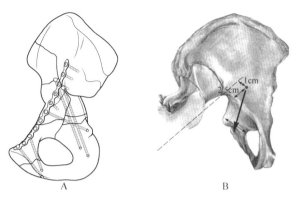

图2-154 前柱支持钢板固定+后柱拉力螺钉固定技术示意图

A.前柱钢板固定+后柱螺钉固定；B.后柱顺行拉力螺钉的最佳进钉点和进钉方向（箭头）

采用前柱钢板加后柱拉力螺钉固定骨折是一种理想的手术方式。其优点在于：减少一个手术切口，减少了手术出血，减轻患者的痛苦，节省手术时间，降低手术费用，同时也降低了髋关节HO的发生率。

笔者团队经过多年临床和基础研究，根据四肢骨折钢板固定时的导钻原理，结合骨盆的解剖特点，设计了后柱顺行拉力螺钉的导向装置（图2-155A、B）。经半骨盆标本、Mimics电脑模拟进钉、尸体骨盆标本和临床病例验证，应用该导航模板置钉成功率高，操作简单，无特别的经验要求，即使缺乏髋臼后柱拉力螺钉置钉经验也可安全操作。只要将该导航模板紧贴于四边体相应的解剖结构上即可对后柱准确定位定向（图2-155C），减少术中X线透视次数。

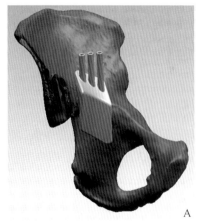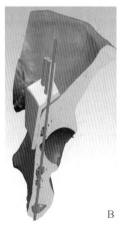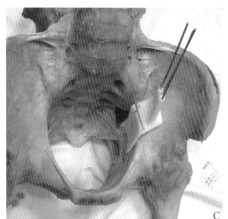

图2-155 后柱顺行拉力螺钉的导向装置

A.应用模式图内面观；B.剖面观；C.标本使用图

• 前柱支持钢板联合后柱内髂坐钢板固定技术：前方骨盆内入路均能进行该技术。取6～8孔重建钢板预制折弯，使其与前柱髂骨内面和后柱内侧面骨质交界处的形状匹配，呈

略 >90° 的"L"形(图2-156A)。将制备好的"L"形钢板自髂窝跨过弓状线置于髋臼后柱内侧,坐骨大切迹前方 0 ～ 10 mm 处(图2-156B);1枚皮质骨螺钉自钢板折弯处拧入弓状线,1枚螺钉固定在髂窝骨质上,2或3枚螺钉固定在钢板远侧后柱内侧面上。由于该钢板近端固定在髂骨,远端固定在坐骨的内侧面,所以称其为内髂坐钢板。K-L 入路时,重建钢板放在髋臼后柱的后侧面,同样是近端固定在髂骨,远端固定在坐骨,为便于区别,可将其称为后髂坐钢板。这两块钢板内、外是相对应的(图2-156C)。后柱固定后,紧贴内髂坐钢板,在真骨盆的内侧缘向耻骨联合方向放置1块重建钢板固定前柱。

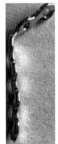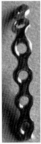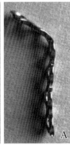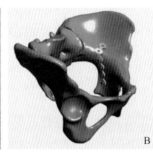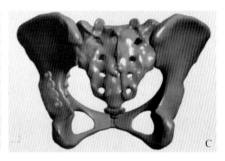

图2-156　内髂坐钢板联合后髂坐钢板固定技术

A. 内髂坐钢板实物图; B. 内髂坐钢板的安放位置; C. 后髂坐钢板与内髂坐钢板彼此对应

内髂坐钢板的优点是:① 在生物力学稳定性方面,内髂坐钢板与后髂坐钢板相似,能获得较好的固定。② 从应力分布上,内髂坐钢板固定髋臼后柱效果优于空心螺钉固定。③ 采用 Stoppa 入路,一个入路即可同时固定前、后柱骨折。④ 钢板安放容易,显露充分,没有阻挡,骨面平整。⑤ 直视下操作,相对安全,避免了拉力螺钉方向不易掌握的风险。

需要注意的是,内髂坐钢板整体位于四边体后方和坐骨大切迹前方,坐骨大切迹后方存在着众多神经、血管结构,如闭孔神经血管束、臀上神经血管束、坐骨神经等结构,行骨膜下剥离或在坐骨大切迹放置拉钩、复位器时,容易对这些解剖结构造成损伤,可导致术中大出血,术后下肢活动、感觉功能障碍。

(4)临床例证

病例1: 单纯后柱钢板固定横行骨折。

患者,男性,车祸致右侧髋臼横行骨折。术前 X 线检查显示右侧髂耻线、髂坐线中断,股骨头脱位(图2-157A)。经后路切开复位,重建钢板固定后柱(图2-157B)。术后1年取出钢板,骨折线虽依稀可见,但患者并无不适症状,髋关节功能良好(图2-157C)。

病例2: 前柱钢板后柱拉力螺钉固定治疗横行骨折。

患者,男性,车祸致骨盆与髋臼骨折。术前 X 线检查发现右侧骶髂关节脱位、右侧髋臼横行骨折、左耻骨上下支骨折(图2-158A),术前 CT 三维重建证实骨折移位的方向和程度(图2-158B)。术中予以髂腹股沟入路行切开复位,先用重建钢板固定骶髂关节和前柱,然后在透视监护下用顺行拉力螺钉固定后柱(图2-158C),实现骨折的解剖复位和坚强固定(图2-158D)。

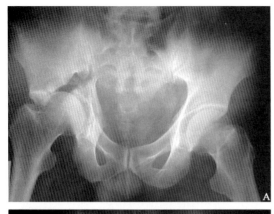
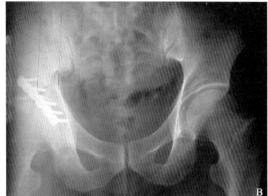
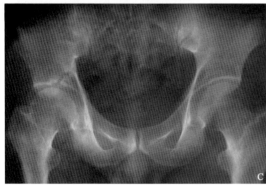

图2-157　单纯后柱钢板固定横行骨折

A. 术前X线片；B. 术后X线片；C. 术后1年取出钢板后的X线片

病例3：双柱拉力螺钉固定横行骨折。

患者，41岁，男性，塌方滚石砸伤。放射影像学检查诊断双侧髋臼横行骨折，没有明显移位（图2-159A、B），经术前准备后，于耻骨联合两侧经皮逆行穿入导针，透视证实位置无误后分别用空心拉力螺钉固定前柱；再取双侧髂窝入路，沿髂骨内板插入后柱顺行拉力螺钉的导向装置（图2-159C），在透视监护下，打入导针（图2-159D），并紧随其后打入拉力螺钉。关闭髂窝切口并放置引流（图2-159E），拍片确认骨折复位和内固定位置（图2-159F），通过双侧髂骨斜位片确认固定螺钉均位于前后柱内，没有穿入盆腔和髋关节（图2-159G、H）。

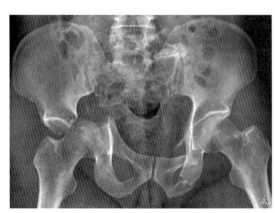
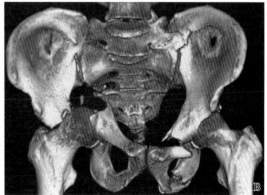

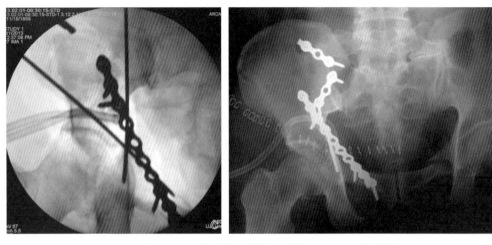

图 2-158 前柱钢板后柱拉力螺钉固定治疗横行骨折

A. 术前正位 X 线片；B. 术前 CT 三维重建影像；C. 术中透视监护下安置后柱固定的导针；D. 术后 X 线平片显示髋臼横行骨折解剖复位和前柱重建钢板与后柱拉力螺钉的位置

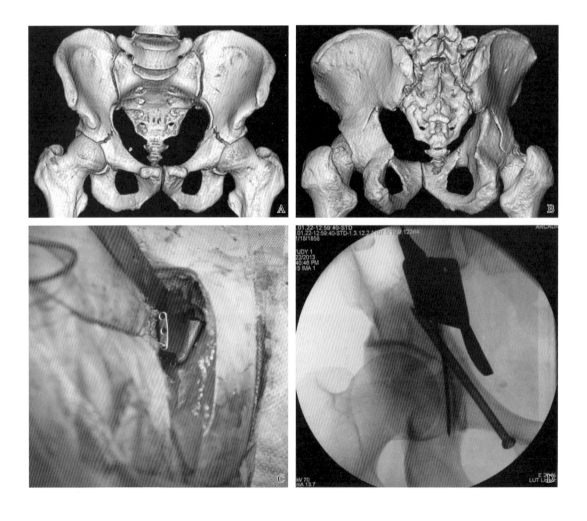

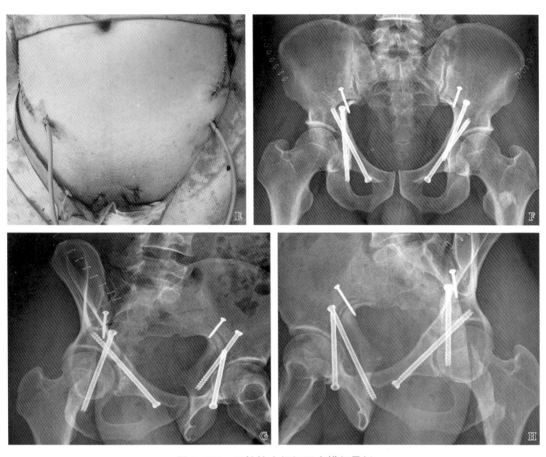

图2-159 双柱拉力螺钉固定横行骨折

A. 术前CT三维重建影像前面观；B. 术前CT三维重建影像后面观；C. 术中照片显示经髂窝入路置入后柱螺钉导向器；
D. 术中透视影像显示经导向器置入导针；E. 术毕大体照片显示耻骨联合处经皮切口及双侧髂窝切口（已关闭）；F. 术后
正位X线片；G. 术后左侧髂骨斜位X线片；H. 术后右侧髂骨斜位X线片

病例4：经皮逆行拉力螺钉固定治疗髋臼横行骨折。

患者，38岁，男性，车祸伤。X线检查诊断右侧髋臼横行骨折（图2-160A），CT三维重建
影像内侧面观清晰显示横行骨折线，无明显移位（图2-160B），后面观显示坐骨大切迹不光

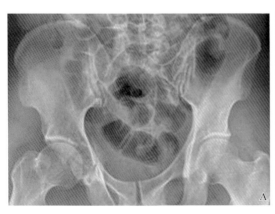

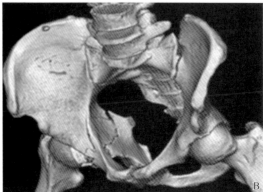

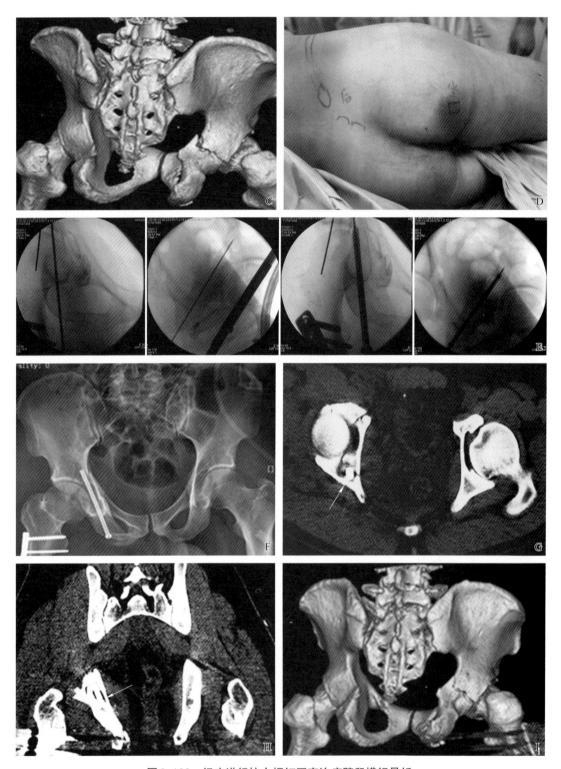

图2-160 经皮逆行拉力螺钉固定治疗髋臼横行骨折

A. 术前正位X线片；B. 术前CT三维重建影像内面观；C. 术前CT三维重建影像后面观；D. 术中图片显示体位、髂前上棘、髂后上棘和坐骨结节标记，仅在坐骨结节处切—2 cm小切口；E. 术中系列透视影像监控导针和空心钉于后柱正中；F. 术后正位X线片；G. 术后CT扫描横断面，白色箭头指示空心拉力螺钉；H. 术后CT扫描冠状面，白色箭头指示空心钉；I. 术后CT三维重建影像

滑,有1～2mm的移位(图2-160C)。由于骨折移位不明显,不需要过多复位,遂决定行经皮螺钉固定。患者侧卧在手术台上(图2-160D),使用笔者设计的经皮后柱逆行拉力螺钉进钉导向器(图2-128),经坐骨结节打入导针,术中分别行闭孔斜位和髂骨斜位透视监控导针以及顺着导针拧入的一枚100mm长的6.5mm直径空心拉力螺钉(图2-160E);术后X线检查显示后柱骨折解剖复位(图2-160F),CT扫描影像证实固定螺钉位于后柱的中央(图2-160G、H),术后CT三维重建影像上坐骨大切迹光滑,骨折线严密对合,术前骨折移位不复存在(图2-160I),表明拉力螺钉固定是可以纠正1～2mm骨折移位的。

病例5: 改良Stoppa入路内髂坐钢板固定治疗髋臼横行骨折。

患者,女性,47岁,高处坠落伤。12天后就诊,X线检查诊断左髋臼横行骨折(图2-161A),CT三维重建影像前髂骨斜位(图2-161B)及后髂骨斜位观(图2-161C)均显示骨折的移位不大。手术计划通过改良Stoppa入路显露髋臼前柱和后柱的内侧面,复位后用重建钢板固定前柱,用髂坐钢板固定后柱(图2-161D),术中透视监控(图2-161E)、X线检查(图2-161F)确认复位质量和钢板固定的位置均属满意,术后通过CT容积重建的Judet系列位片证实手术完全符合术前设计,堪称完满(图2-161)。

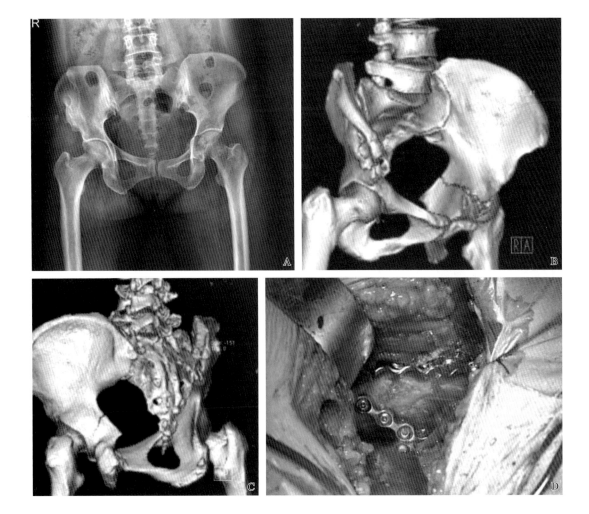

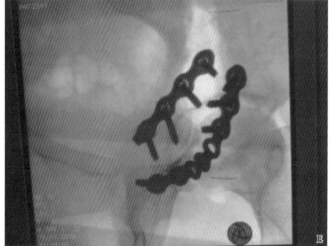

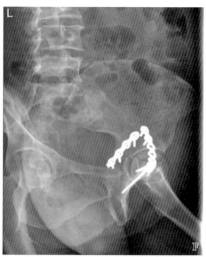

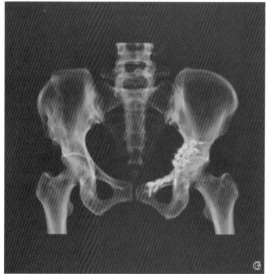

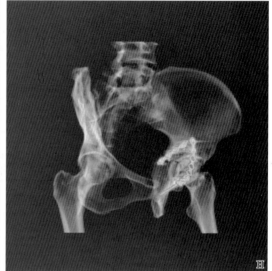

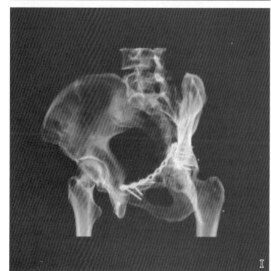

图 2-161　改良 Stoppa 入路内髂坐钢板固定治疗髋臼横行骨折

A. 骨盆平片显示髋臼横行骨折；B. 术前 CT 三维重建影像右前髂骨斜位观；C. 术前 CT 三维重建影像左后髂骨斜位观；D. 术中照片显示前柱钢板和髂坐钢板；E. 术中透视影像；F. 术后髂骨斜位 X 片；G. 术后 CT 容积重建正位片；H. 术后 CT 容积重建髂骨斜位片；I. 闭孔斜位显示骨折复位及钢板位置

（二）复杂骨折

1. 后柱伴后壁骨折

（1）概述：后柱合并后壁骨折也比较少见，约占整个髋臼骨折的5.5%。该类骨折主要的损伤在后壁，伴有轻微移位或隐藏的后柱骨折。常由髋关节向后脱位撞击产生，注意在髋关节向后脱位过程中，髋臼后壁关节面可能产生压缩性骨折，而这些压缩需要被抬高复位。其治疗方案与单纯后壁骨折类似，都是采用后侧入路，对于这种联合类型的骨折，原则是先固定后柱，再固定后壁。其定位和牵引的方法在前面的章节已有叙述。

（2）后柱伴后壁骨折的影像学表现

1）X线表现：① 前后位片（图2-162A）上，髂坐线断裂、后唇线模糊，股骨头脱位。② 闭孔斜位片（图2-162B）上，髂耻线完整，即前柱完整；清楚地显示后壁骨折块的大小；可看到闭孔环破裂，有时骨折线并未累及闭孔环而是经过坐骨结节。③ 髂骨斜位片（图2-162C）上，髂坐线断裂，后柱骨折的部位及移位程度得以显示并证实前壁完整。

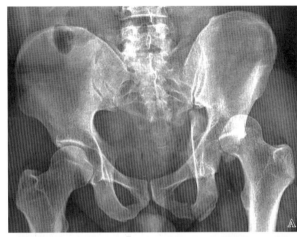
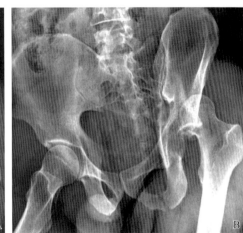
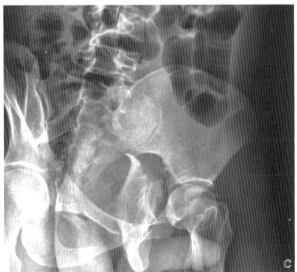

图2-162 后柱伴后壁骨折的X线表现

A.前后位；B.左闭孔斜位；C.左髂骨斜位

2）CT扫描：CT平扫在臼顶平面可见两个位于后部的斜行骨折线，成45°～60°（图2-163A），在股骨头平面可见到后柱、后壁的骨折线（图2-163B）和关节内的碎骨块（图2-163C），有时因股骨头脱位使得影像重叠。

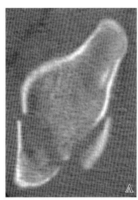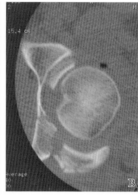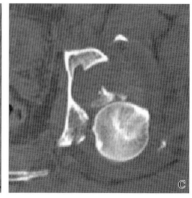

图2-163　后柱伴后壁骨折的CT扫描

A. 臼顶平面；B. 股骨头平面显示后柱、后壁的骨折线；C. 股骨头平面显示伴股骨头脱位和关节内的碎骨块

3）CT三维重建影像：CT三维重建影像可以在各个位置上立体显示髋臼后柱和后壁的骨折线，髂骨斜位可见前柱、前壁完整而后柱骨折（图2-164A），后位可见后柱及后壁的骨折及股骨头脱位（图2-164B），闭孔斜位显示后壁骨折和股骨头脱位（图2-164C）。

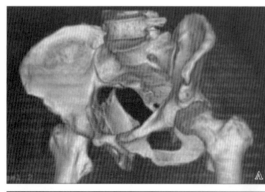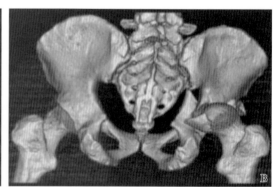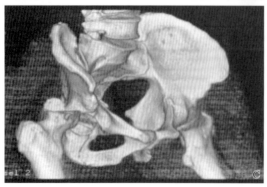

图2-164　后柱伴后壁骨折的CT三维重建影像

A. 左前侧位观；B. 后前位观；C. 右前侧位观

（3）髋臼后柱伴后壁骨折的治疗原则：后柱伴后壁骨折的复位方法同单纯性后柱和单纯性后壁骨折的复位方法一样。对于这种联合类型的骨折，关键在于先固定后柱，再固定后壁。这种次序（先柱后壁）为复位后壁奠定了基础。一定要记住在处理有移位后柱骨折时极易损伤坐骨神经，特别是伤及坐骨切迹的骨折类型。总之，术前对任何异常情况的详细记录是很必要的，当术后出现异常时，就能避免发生误诊。对于严重的移位性骨折，如果有少量骨质缺损，一定要考虑检测神经功能变化，主要是记录术前骨质缺损的状况，并保证手术不会加重神经损伤。有些作者提出术中利用神经监控仪器，以防神经损伤，但这不是手术中的常规操作。一些累及坐骨切迹的骨折类型，一个同样重要的问题是在手术操作中注意保护臀上血管和神经束，过度牵拉会损伤这些结构。止血是相当关键的，血管断裂后极易收缩进入骨盆内。如发生比较汹涌和鲜红的出血，应该判断为动脉血管破裂损伤，此时头脑一定要冷静，不要多次反复的尝试钳夹止血。此处血管断端深在，周围肌肉软组织丰厚，很难显露出出血部位，盲目反复钳夹，不仅不能找到出血点还可能将本来不大的撕裂口继续撕裂加大或者损伤其他重要结构。加之每次试图止血都要去除填塞压迫的纱布，使出血迅速填满术野，即使拼命吸引也往往难以找到准确的出血点。如此多次反复，必将导致大量失血，带来危险。此时应迅速用大量明胶海绵加上干纱布填塞至出血点附近压实止血，再进一步观察出血情况，协调台下与麻醉医师加快输血、输液。如出血缓解、变慢，血压稳定，可先进行其他部位的操作，暂时旷置出血处一段时间再做处理。如压迫止血无效，出血依然凶猛，血压持续下降，应在快速输血的支持下果断变换体位为平卧，腹部切口找到髂外动脉暂时阻断，再进一步寻找处理可能破裂的臀上血管。也可术中紧急邀请介入科进行相应血管的介入栓塞治疗。很多医院有很成功的阻断与栓塞的经验可以参考借鉴。骨折血肿和坐骨切迹水平的骨膜清创也是很危险的，当暴露这些神经血管组织时必须非常小心。

1）手术入路：K-L入路或改良K-L入路。

2）体位：俯卧或侧卧位。

3）复位技术：对于这种联合类型的骨折，关键是先复位固定后柱，再复位固定后壁，这对恢复髋关节的稳定性和关节面的对合非常重要。如果后壁骨折块很大，有时固定的顺序就要颠倒过来，需要把后壁先暂时性固定于一侧后柱上，使之成为一体，然后再复位和固定后柱。有些后壁骨折向后延伸很多，由于后壁骨折线靠近坐骨切迹，后柱的接触面很少，骨折看起来是分节段的。由于缺少复位标志，这些骨折可能很难复位和固定。后柱和后壁的复位方法在前面单纯后柱、后壁骨折章节中介绍的方法均可采用，应保持髋关节在伸直位，翻开后壁骨折块，并保持关节囊的一部分复位，尽量不要剥光使后壁骨块成为游离骨块。如有股骨头脱位，要先行复位，再清理髋关节，并用生理盐水冲洗。后柱如有旋转移位，须在坐骨结节附近置入Schanz钉，套上T形把手，协助后柱复位和纠正旋转。复位时可用大的点式复位钳、球头复位钳夹持骨折两侧进行复位。如距离较大，也可采用两点加压复位方法进行复位。后柱复位后可以通过尚未复位的后壁观察髋臼关节面是否平整，从内侧检查后柱复位是否满意。如果复位满意，可以直接用短钢板固定，或者先用克氏针临时固定或用拉力螺钉暂时固定，然后进行后壁骨折的复位。有时后柱、后壁骨折线是相连的，此时则需同时进行后柱、后壁的复位，克氏针临时固定。

4）固定方法：后柱复位后，先沿后柱后缘放置重建钢板固定后柱。大多数情况下，在骨折两端各用2枚螺钉（在钢板上）可以确保固定。一旦后柱被充分固定，那么后壁就可以按照单纯"后壁骨折"来复位固定。若后壁骨块较小，可用1～2枚松质骨螺钉固定。若骨块较大，应采用标准的后壁固定术式：2枚拉力螺钉固定后壁骨块，另外用一单独的中和钢板加以保护。如果后壁粉碎性骨折需要用弹性钢板，后柱固定过程中需要考虑是否要用这种技术，以免后柱的固定干扰弹性钢板的放置。最理想的情况是先置入弹性钢板，再将重建钢板放置其上。固定完成后应常规活动髋关节或探查关节，检查螺钉是否进入关节内。

5）临床例证

病例1：双钢板加拉力螺钉固定后柱伴后壁骨折。

患者，徐某，车祸伤。急诊骨盆前后位X线片显示右侧髂坐线断裂，股骨头后上方可见"帽子征"（图2-165A），诊断右髋臼后柱伴后壁骨折、髋关节半脱位。CT冠状位（图2-165B）和横断面（图2-165C）扫描都显示骨折明显移位，不同立体位置的CT三维重建影像上（图2-164），右侧髋臼的后柱及后壁骨折伴股骨头脱位，遂决定通过K-L入路进行切开复位内固定。术中先用一块重建钢板固定后柱骨折，然后用3枚拉力螺钉固定后壁骨折块，再用一块重建钢板作为中和钢板加以保护（图2-165D），实现解剖复位、坚强固定。

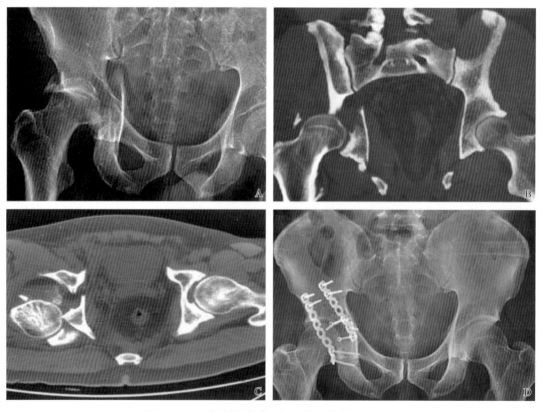

图2-165　双钢板加拉力螺钉固定后柱伴后壁骨折

A. 骨盆前后位X线片；B. 冠状位CT扫描；C. 横断面CT扫描；D. 术后骨盆前后位X线片显示骨折解剖复位，后柱、后壁各用一块钢板固定，后壁同时拉力螺钉固定

病例2：双钢板固定后柱+后壁骨折。

患者，男性，29岁，骑摩托车跌倒致伤，2周后就诊。术前右髋正位及髂骨斜位X线片诊断右髋臼后柱+后壁骨折（图2-166A），经CT扫描影像证实骨折移位（图2-166B），有手术指征。经K-L入路手术，先复位后柱，用5孔短钢板固定，再复位后壁用拉力螺钉固定，另加中和钢板保护（图2-166C）。术后CT扫描证实骨折解剖复位，固定确实可靠（图2-166D）。

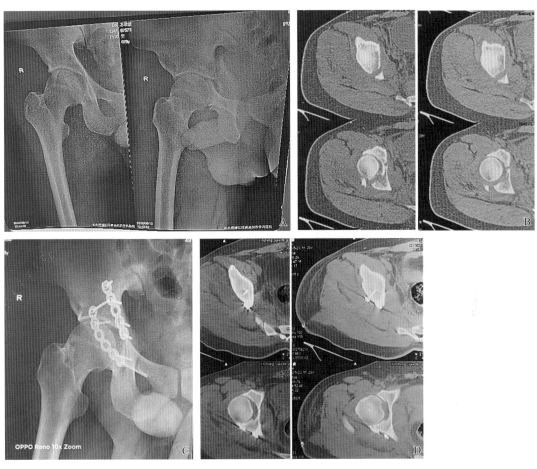

图2-166 双钢板固定后柱+后壁骨折

A. 术前右髋正位及髂骨斜位X线片；B. 术前多平面CT扫描影像；C. 术后右髋正位X线片；D. 术后多平面CT扫描影像

2. 横行加后壁骨折

（1）概述：横行加后壁骨折，是髋臼骨折中发生率较高的一种，发生率在14%～20%，是后壁、双柱之后第三高发的骨折。对于单纯的髋臼横行骨折，可以采用多种手术入路。高位型骨折采用前方入路，低位型骨折则采用后方入路。如果横行骨折合并的后壁骨折需要手术，那么髋臼横形加后壁骨折病例的手术入路就必须选择后方入路，或者是前后联合入路。

（2）横行加后壁骨折的影像学表现

1）X线表现：① 前后位X线片（图2-167A）上，可以看到股骨头后脱位（大多数）或中心性脱位；后壁骨折块呈现"帽子征"，有时骨折块可在股骨颈的后方甚至下方；4个垂直的放射学标记,即髂耻线、髂坐线、前缘、后缘均断裂;泪滴和髂坐线的关系正常,闭孔环完整。② 闭孔斜位X线片(图2-167B)上,清晰地显示后壁骨折块的大小及股骨头后脱位情况,以及横行骨折的骨折线及移位情况,而闭孔环完整。③ 髂骨斜位X线片(图2-167C)上,能够显示后柱骨折的部位及移位程度,而髂骨翼和髋臼顶完整。

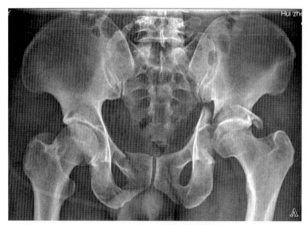
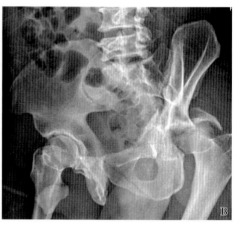
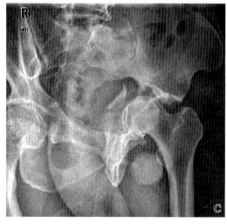

图2-167 横行伴后壁骨折的X线表现

A. 正位;B. 左闭孔斜位X线片;C. 左髂骨斜位X线片

2)CT扫描:在臼顶平面的CT平扫影像上,可以见到两个位面的骨折线,彼此约呈平行的关系,既可见到横行骨折的矢状前后骨折线,也可见到后壁的斜行骨折线(图2-168)。

3)CT三维重建影像:可以操控CT三维重建影像,在各个位置上观察髋臼的横行骨折线,在后侧的位置可以看到后壁的骨折形状和股骨头是否脱位(图2-169)。

(3)横行伴后壁骨折的手术治疗

1)手术体位:一般采用侧卧位或俯卧位,若准备前后联合入路,则手术体位采用"漂浮"体位,即上身与肩侧卧位,骨盆不固定、可随意前倾和后倾的侧卧位。

2)手术入路:横行合并后壁骨折,首选K-L入路,因为只有后入路才能显露和处理后壁骨折。对于手术难度比较大的骨折或陈旧性骨折,需要做扩展或联合入路。多数学者提倡需预备前后联合入路,以便术者在术中视具体情况随时将一个切口改为联合切口。

3)复位技术:复位的方法取决于医师选择的手术入路,后侧入路和前侧入路的复位方

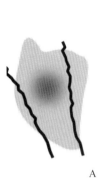
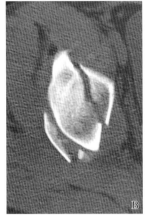
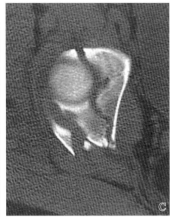

图2-168 横行伴后壁骨折的CT扫描影像

A.骨折线示意图；B.臼顶平面CT平扫图像；C.股骨头平面CT平扫图像

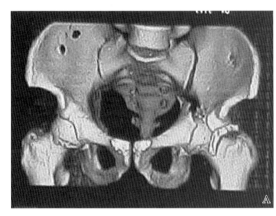
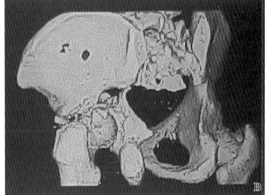

图2-169 横行伴后壁骨折的CT三维重建影像

A.前后位观；B.左后侧位观

法不同。如果骨折端发生旋转，其骨折开口往往向后，那么应该选择后侧入路，此入路能很好地显露后柱后壁，但是该入路不能显露前柱和前壁。在所有的类型中，如果计划在手术中应用后柱拉力螺钉行骨折块间的加压固定，那么在复位前应该预钻滑动孔。

• 后侧入路中的复位技术：采用后侧入路时，复位技术与后柱骨折的相似，即先复位后柱骨折，再复位后壁骨折。复位技术主要有以下几种：① 术中牵引：在整个手术过程中都非常有必要进行牵引。② 坐骨结节Schanz螺钉技术：将Schanz螺钉拧入坐骨结节，装上T形手柄，用以操控骨块纠正后柱骨折的旋转移位。实际上，当旋转Schanz螺钉时，整个坐骨耻骨都旋转，而不仅仅是后柱。③ 双螺钉技术：可在后柱骨折的上、下方各拧入1枚皮质骨螺钉，其螺帽及根部外露，用Farabeuf钳或者骨盆复位钳夹住螺钉，先牵开分离骨断端，清除断端间影响复位的碎骨块，再合拢复位钳使骨折端复位。横行骨折常以远折端向内、后移位为主，较少旋转移位，故应以近侧螺钉为支点，用复位钳将远折端向远、外和前方牵开复位，满意后合拢复位钳临时固定骨折。

对于横行+后壁骨折,应先复位、临时固定横行骨折,再复位后壁骨折。如果存在1个或多个后壁骨折块(有或没有边缘关节面嵌压),应该用顶棒复位后壁骨折块并用克氏针临时固定。复位后可将食指通过坐骨大切迹伸入骨盆内的四边体去触摸骨折线和坐骨大切迹内缘的方法判断前柱的复位情况。由于后柱是一个三面体结构,四边体面和后壁面两个面平整了即可认定已达到解剖复位。

特别需要注意的是,有些横行骨折合并后壁骨折,后壁骨折块往往比较大,行后侧入路时,脱位的股骨头和后壁很容易发现和找到,而残存的后柱仅剩一个斜行的窄条,导致术中复位与固定困难。经验欠缺的术者有时仅仅复位和固定了后壁就以为大功告成,结束手术,结果导致术后固定失效或者手术失败,笔者自己发现和处理过的这种病例就不止10例,教训深刻。

下面列举一些失败病例,供读者借鉴。

病例1: 髋臼横行+后壁骨折复位不良。

右侧髋臼横行加后壁骨折,伴髋关节后脱位(图2-170A),取右髋外侧入路切开复位内固定(图2-170B)。术后骨盆正位片显示股骨头复位,后壁用钢板固定,但前后柱均未复位与固定,与术前比较没有变化(图2-170C);术后CT平扫显示股骨头脱位、头臼不匹配,后壁虽有钢板固定,但也没有复位(图2-170D)。

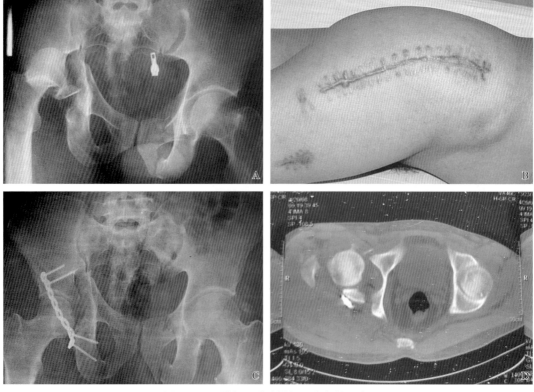

图2-170 横行+后壁骨折手术复位不良

A. 术前骨盆正位X线片;B. 术后大体照片显示手术切口瘢痕;C. 术后骨盆正位X线片;D. 术后CT扫描影像

病例2：髋臼横行加后壁骨折，前后柱骨折没有复位与固定致创伤性骨关节炎、HO和股骨头坏死。

左侧髋臼横行加后壁骨折，骨盆平片见髂耻线、髂坐线、前、后唇线均断裂，股骨头后脱位，髂骨及闭孔环完整（图2-171A），CT扫描可见四边体外侧从上向下的矢状骨折线和后外侧的斜行骨折线，股骨头向后外侧脱位，呈典型的髋臼横行加后壁骨折CT影像（图2-171B）。术后1周髋关节正位片示后壁后上缘钢板固定，前后柱均未复位与固定（图2-171C）；术后2个月左髋正位片显示股骨头半脱位，髋关节后外侧较多HO影（图2-171D），髂骨斜位片显示髋关节间隙变窄（图2-171E）；术后3个月CT扫描见左侧髋臼头臼不匹配，

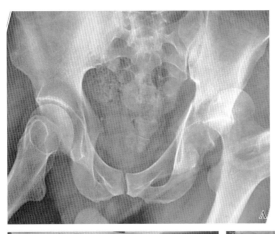
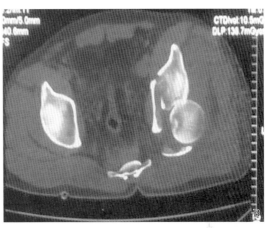
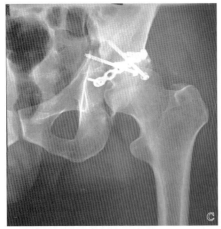
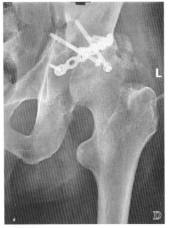
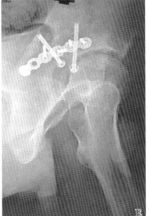
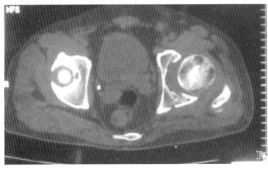

图2-171 横行及后壁骨折，前后柱未复位固定导致骨关节炎、HO和股骨头坏死

A. 术前骨盆平片；B. 术前CT扫描影像；C. 切开复位内固定术后1周左髋正位X线片；D. 术后2个月左髋正位X线片；E. 术后2个月左髋髂骨斜位X线片；F. 术后3个月CT扫描影像

股骨头半脱位,股骨头密度不均,部分塌陷坏死(图2-171F)。

• 前侧入路中的复位技术:如果在单独使用后侧入路时难以将骨折解剖复位,应再行前侧入路。使用前侧入路时骨折的复位方法与低位前柱骨折相似,复位方法有2种:一是前柱双螺钉技术,在骨折线两侧的髂前下棘和下方耻骨处各拧入1枚皮质骨螺钉,外露螺帽及其根部,安装螺钉复位钳或Farabeuf钳,牵开分离骨折断端后钳夹复位。由于此型骨折的特点是其远侧骨折段向内上方移位,故在牵开分离骨折断端后,螺钉复位钳以近侧螺钉为支点将远折段向外侧复位;二是前柱巾钳复位技术,将大复位巾钳的2个尖端分别插入骨折线两侧预钻的孔内,钳夹复位骨折。横行骨折如果其后柱骨折成分较完整,也可以通过骨盆内面协助复位。前侧入路是不能处理后壁骨折的,后壁骨折只能经后侧入路处理。

后壁骨折已在前面章节中描述的"后柱伴后壁骨折"中重点强调。这种后壁骨折类型多样,其固定也有赖于形态学和骨折位置。对于后壁上段的骨折类型,骨折复位质量是非常重要的,因为这是髋臼的主要承重区。再者,可以利用大转子截骨术时的转子翻转来获得较好的视野和固定。对于位置更靠下的骨折类型,就要避免采用这种方法,而更多的是采取常规方法。

4)固定方法:取K-L入路,首先牵开股骨头,清除关节内嵌顿的碎骨片。复位横行骨折后,如果技术允许最好采用前柱顺行拉力螺钉固定。有时无法使用拉力螺钉行初始固定,就需要沿坐骨大切迹放置钢板作为初始固定。横行骨折固定完毕,去掉复位钳,复位后壁骨折并用拉力螺钉初步固定,再从坐骨结节到髂骨下部,跨过横行骨折和后壁骨折放置钢板并固定。固定应兼顾横行骨折和后壁骨折,以发挥钢板对后者的支撑和整体固定功能。横行加后壁骨折复位后,固定方法与后柱伴后壁骨折的固定是相同的,后柱后壁各用一块重建钢板固定。在安置后柱钢板时,与单纯横行骨折的后柱钢板固定一样,应先对钢板进行过度预弯塑形,使之固定后对前柱骨折线产生压力。大块后壁骨折可以采用拉力螺钉加中和钢板的标准固定方法进行固定;较粉碎和臼缘的后壁骨折,可用弹性钢板或细小的螺丝钉固定,再用重建钢板固定保护(图2-172)。注意进钉的角度和方法,不要将螺钉拧入关节。此外,有

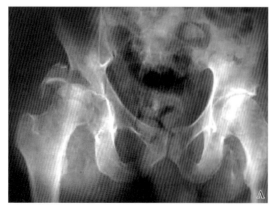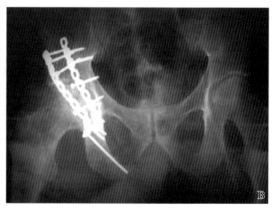

图2-172 横行+后壁骨折拉力螺钉与中和钢板固定

A.术前X线片显示后壁骨块较大;B.术后X线片显示拉力螺钉和中和钢板固定

生物力学研究结果显示针对后壁骨折,标准的拉力螺钉加中和钢板是最稳定、最坚强的固定方式,操作困难时可选择弹性钢板加中和钢板的方式固定,但生物力学强度相对较弱。针对横行骨折,有研究提示单纯后柱固定和前柱加后柱固定在早期预后和远期随访方面均没有明显的统计学差异。联合入路时,髂腹股沟入路显露复位前柱骨折后,可用重建钢板固定前柱骨折,具体方法同前柱骨折的固定。

(4)临床例证

病例1:横行+后壁骨折切开复位钢板固定后柱和后壁。

患者,男性,43岁,车祸伤。术前X线检查显示右侧髋臼横行合并后壁骨折,左侧股骨颈骨折(图2-173A);CT扫描显示右髋臼横行加前后壁骨折(图2-173B);三维重建影像立体显示骨折移位的方向和程度,股骨头向后脱位(图2-173C)。手术计划:先行左侧股骨颈骨折闭合复位股骨近端髓内钉(proximal femoral nail, PFN)固定,然后更换为漂浮体位,经后侧K-L入路显露固定横行、后壁,做好采用联合入路的准备。结果:经后路手术实现骨折的解剖复位,用2块重建钢板分别固定后柱和后壁,术后X线检查和CT容积重建显示骨折复位和固定位置符合手术设计(图2-173D)。术后CT横断面(图2-173E)和冠状面(图2-173F)平扫均证实右侧髋臼关节面复位、头臼匹配良好。

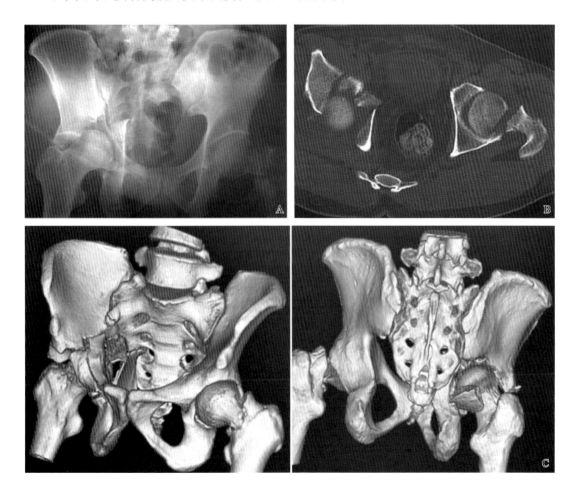

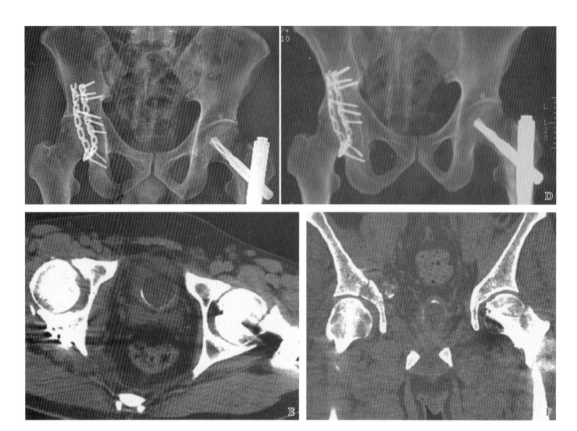

图2-173　横行加后壁骨折切开复位钢板固定后柱和后壁

A. 术前骨盆前后位片；B. 术前骨盆CT平扫影像；C. 术前骨盆CT三维重建影像；D. 术后骨盆平片和CT容积重建；E. 术后骨盆CT平扫影像；F. 术后骨盆CT冠状位扫描影像

　　病例2：联合入路切开复位钢板螺钉固定治疗横行加后壁骨折。

　　患者谢某，车祸伤。术前在骨盆前后位上可以看到左侧髋臼横形合并后壁骨折，但后壁骨折特征不明显（图2-174A）；CT扫描和三维重建则可清晰显示横行加前、后壁骨折，后柱骨折线较高，后壁骨块较大，尚完整（图2-174B～D）。决定手术治疗，取前后联合入路分别显露、复位和固定；先行K-L入路复位后柱、后壁，用2枚克氏针暂时固定，再取髂腹股沟入路复位前柱、前壁，调整复位满意后，用1块重建钢板固定前柱、前壁（图2-174E），再从K-L入路用重建钢板分别固定后柱及后壁。术后经骨盆CT平扫，显示骨折解剖复位，头臼匹配良好（图2-174F～H）。

　　病例3：横行加后壁骨折切开复位前后柱钢板及后壁钢板固定。

　　患者柯某，车祸伤致右侧髋臼横行并后壁骨折，髋臼向内移位（图2-175A），进一步的骨盆CT平扫及三维重建影像资料发现髋臼后壁有多个骨折块（图2-175B～D）。取前后联合入路实施切开复位内固定。经前路用一块钢板固定前柱，经后路用2块钢板固定后柱及后壁（图2-175E）。术后骨盆CT冠状位扫描证实骨折基本解剖复位（图2-175F）。

　　病例4：横行加后壁骨折K-L入路切开复位前柱螺钉、后柱钢板＋后壁弹簧钢板固定。

　　患者，男性。伤后骨盆平片检查发现右髋臼横行加后壁骨折（图2-176A），CT冠状位

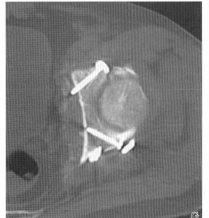

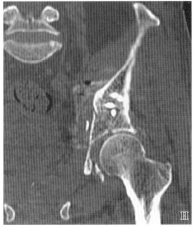

图2-174　联合入路切开复位钢板螺钉固定治疗横行加后壁骨折

A. 术前骨盆前后位片；B. 术前CT平扫横断面；C. 术前CT扫描冠状面；D. 术前CT三维重建后面观；E. 术后骨盆平片；F. 术后骨盆CT扫描横断面；G. 术后左侧髋臼CT扫描横断面；H. 术后左侧髋臼CT扫描冠状面均显示髋臼解剖复位，头臼匹配良好

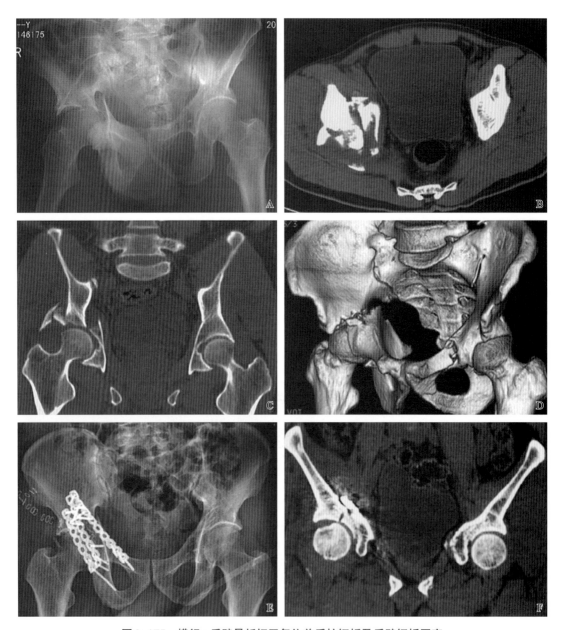

图2-175　横行+后壁骨折切开复位前后柱钢板及后壁钢板固定

A. 术前骨盆前后位片；B. 术前CT平扫横断面；C. 术前CT平扫冠状面；D. 术前CT三维重建；E. 术后骨盆平片；F. 术后CT冠状面扫描,骨折基本解剖复位

扫描影像显示关节内碎骨块(图2-176B)。患者俯卧位,取K-L入路,显露后柱、后壁,清理关节,清除碎骨块,用球头复位钳复位前柱(图2-176C),用Schanz钉牵引股骨头协助复位,透视监控下顺行向前柱置入导针,确认其位置满意后置入拉力螺钉固定前柱(图2-176D),通过坐骨大切迹用食指探查前柱及四边体复位情况(图2-176E)。满意后再复位后柱、后壁,用2块弹性钢板固定后壁骨块,另用重建钢板作中和钢板固定保护(图2-176F)。术后拍摄骨盆正位、闭孔斜位、髂骨斜位X线片,显示骨折解剖复位,钢板、螺钉位置佳(图2-

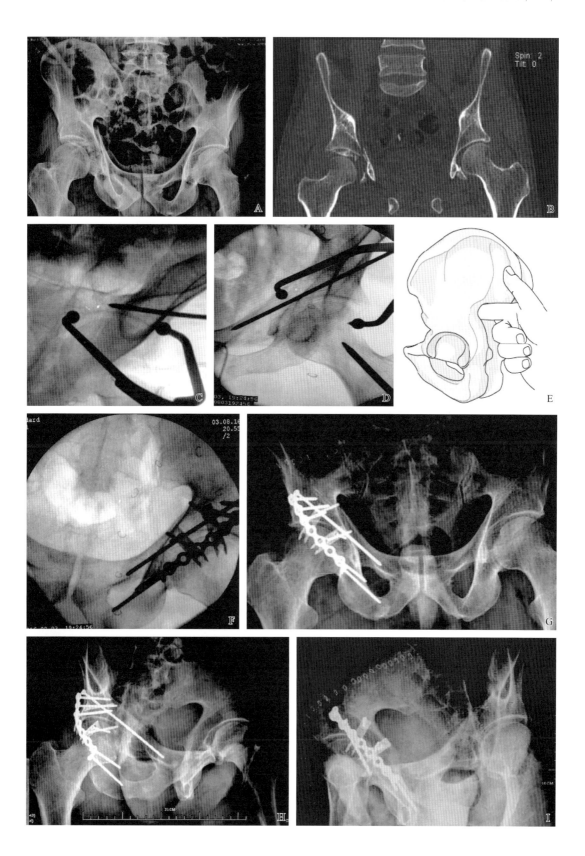

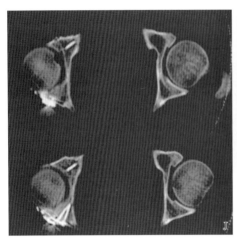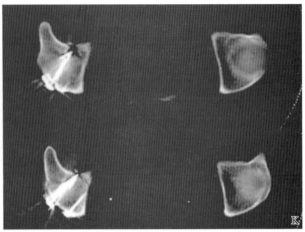

图2-176 横行＋后壁骨折K-L入路切开复位前柱螺钉、后柱钢板＋后壁弹簧钢板固定

A. 术前骨盆平片；B. 术前CT冠状位扫描影像；C. 术中透视影像显示用球头复位钳复位前柱；D. 术中透视影像显示用Schanz钉牵引股骨头协助复位，将螺钉导针顺行置入前柱；E. 通过坐骨大切迹用食指探查前柱情况示意图；F. 术中透视影像显示前柱拉力螺钉固定，后壁、后柱弹簧钢板加重建钢板固定完成；G. 术后骨盆正位X线片；H. 术后右侧闭孔斜位X线片；I. 术后右侧髂骨斜位X线片；J. 术后股骨头平面CT扫描影像；K. 术后臼顶平面CT扫描影像

176G～I)；骨盆CT平扫显示双侧髋关节对称（图2-176J)，骨折解剖复位，头臼匹配良好，钢板服帖，螺钉未进关节（图2-176J、K)。

3. T形骨折

（1）概述：T形骨折是横行骨折合并经过闭孔的一条垂直骨折线的髋臼骨折，发生率8%～10%。横行骨折线可在髋臼的任何水平，且同单纯横行骨折一样方向不一。垂直骨折线通常位于髋臼的中部，但也可能偏前或偏后，通过后柱或四边体和髋臼窝将前柱和后柱分开，向远端累及闭孔环致后柱完全游离，向后移位致使股骨头产生中心性脱位。在影像学表现上，除了髂耻线、髂坐线中断外，闭孔环往往是破裂的，这是判断是否为T形骨折的标志（图2-177)。由于前后柱游离，T形骨折常见的移位方式是旋转移位。

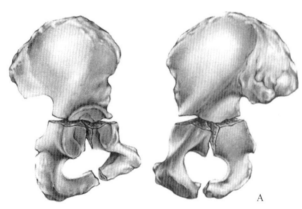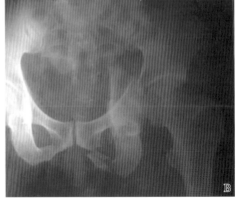

图2-177 T形骨折

A. T形骨折模式图；B. 骨盆前后位X线片显示髂耻线和髂坐线中断、闭孔环破裂

T形髋臼骨折是所有髋臼骨折类型中最具有挑战性、治疗最为困难的一种。在T形骨折中，股骨头经常与髋臼窝完全分离、脱位或突入骨盆内。而且，这种骨折经常伴随韧带结构的破坏，通过适当剥离破损的韧带可以使复位变得相对容易。对于这种类型的骨折，选择正确的手术入路和适合的复位工具是十分重要的。

（2）T形骨折的影像学表现

1）X线表现：① 前后位X线片（图2-178A）上，可见到远端的前后柱重叠，泪滴和髂耻线分离，髂耻、髂坐线断裂。② 闭孔斜位：可见髂耻线及闭孔环断裂（图2-178B）。③ 髂骨斜位：髂坐线断裂，后柱旋转移位，髂骨完整（图2-178C）。

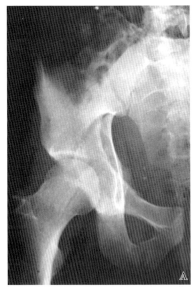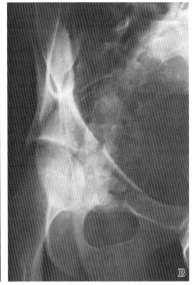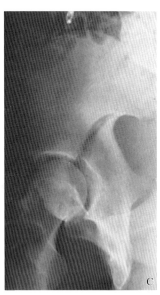

图2-178　T形骨折的X线

A.正位；B.闭孔斜位；C.髂骨斜位

2）CT扫描：CT平扫在臼顶平面可见两个位面的骨折线，呈完全矢状、部分冠状走行，似一旋转90°的、开口向内的大写英文字母"T"（图2-179）。

3）CT三维重建影像：可以在各个位置观察髋臼的横行骨折线和闭孔环破裂的骨折线，去除股骨头后可以看到贯穿前后柱的横行骨折线和一条纵行向下的垂直骨折线（图2-180）。

（3）T形骨折的手术治疗

1）手术入路：前后柱的移位程度、横行骨折线的高低以及是否同时累及后壁都将影响手术入路的选择。CT扫描有助于发现后壁是否骨折和判断骨折类型。而移位的前后柱和横行骨折的位置决定了优先选择的手术入路。① 前方髂腹股沟入路：该入路适用于移位、旋转主要发生在前柱及并发耻骨支骨折、骶髂关节分离、耻骨联合分离等骨折脱位。② 后方Kocher-Langenbeck入路：后方K-L入路是合并后壁骨折的T形骨折手术治疗时的首选。必要时可将大转子截骨上翻，充分显露髋臼后上部。③ 前后联合入路：很多T形骨折常需

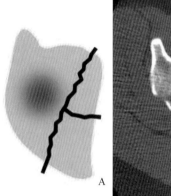
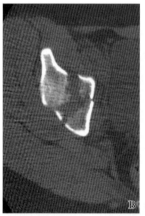
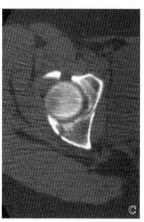
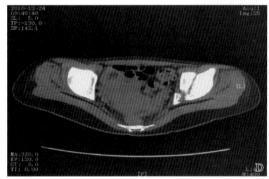
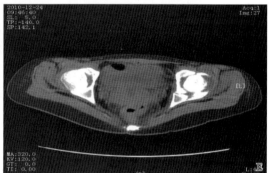

图2-179 T形骨折的CT平扫

A. T形骨折的骨折线走行示意图；B～E. CT平扫图

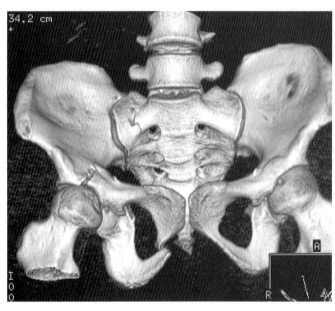
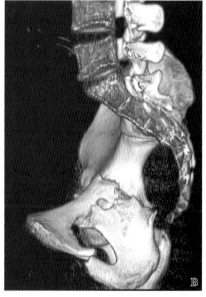

图2-180 T形骨折的CT三维重建影像

A. 正位见横行骨折线及闭孔环破裂；B. 四边体内面观见前后柱的横行骨折线及与之垂直的纵向骨折线，似一大写的"T"

采用联合入路来完成手术。一般采用有限的前后联合切口，即视具体情况先在移位明显侧作一标准切口，若尚嫌不足则另作前或后方小切口，通常能获得良好的暴露。如果旋转和移位主要发生在后柱，并发坐骨神经损伤者，主要选后方入路加前方小切口；遇骨折线位置较高者，可行大转子截骨，向上翻开臀中肌、臀小肌；如并发股骨颈或股骨上段骨折，则可延长远端切口；如旋转和移位主要发生在前柱、并发骶髂关节分离、耻骨上支骨折、耻骨联合分离者，通常选用髂腹股沟入路加后方小切口。④ 改良Stoppa入路：可用于移位不大的T形骨折。

2）体位：常用漂浮体位，以便术中改变切口。

3）复位与固定技术：由于T形骨折前后柱互不相连，可以将T形骨折看作是一个有无同时合并后壁骨折的后柱骨折加一个独立的前柱骨折。因此，在显露后可以按照前柱或后柱骨折的处理原则进行复位和固定。必须首先复位其中的一个柱，使髋臼关节面的一部分先复位，再复位另一柱。复位技术可以采用横行、前柱或者后柱的复位技术与技巧。

• 后方入路的复位固定：通过后方入路可将后方骨折块复位，并固定在坐骨结节及后方髂骨上，使游离的后柱与髂骨联为一体，便于前柱的复位。T形骨折后柱的复位一如横行或后柱骨折的复位技术，可用Weber钳或双螺钉技术复位（图2-181A）。复位后要验证后方骨折复位是否完全，不但要沿着后方皮质边缘，还要沿着四边体表面逐一检查，直到骨盆边缘，确保复位满意；手指通过坐骨大切迹触诊四边体面是一种很好的验证办法。须对骨折端作暂时固定者，要确保其不会干扰前柱骨折端的复位，这点很重要。后柱复位后可用一小的4～6孔重建钢板（图2-181C）或在髂骨与坐骨间斜行打入一枚皮质骨拉力螺钉进行固定（图2-181B）。

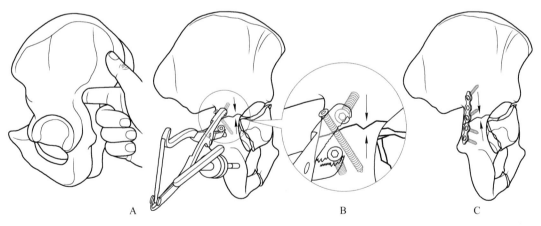

图2-181 T形骨折后路复位与固定示意图

A. 双螺钉Weber钳复位；B. 髂骨坐骨间皮质骨拉力螺钉固定；C. 重建钢板固定后柱

为复位前方骨折块，可以使用成角骨盆钳，即Matta钳，将复位钳的一头小心置入并穿过坐骨切迹，另一头放在完整未受损伤的髂骨上，小心加压实现复位。注意不要用力过大，以免引起更大的移位甚或造成更严重的粉碎性骨折。一旦复位成功，就有几种可以选择的固定方法。对于前方骨折块，可以沿着后方骨折块的边缘置入螺钉，依据T形骨折块的位置可以经后方使前方骨折块得到固定。同样,这些螺钉也可以通过钢板来拧入。后方入路经常需要用到前柱螺钉技术,因为髓内的固定往往能够提供良好的稳定性,这种螺钉可以经皮或是通过切开暴露来置入。大多数情况下置入前柱螺钉不需要分离外展肌。这种顺行经皮前柱螺钉的皮肤置入点一般在大转子顶点延长线和髂嵴中间相交处,骨性插入点在髋臼顶部上方4～6 cm处(图2-182A),指向耻骨结节的方向。在置入螺钉时,必须通过透视引导,以确保螺钉没有进入关节或损伤前方的血管、神经组织。如果是相对简单的T形骨折则可直接经皮完成骨折固定,在完成前柱螺钉固定的基础上,再通过使用1～2块横过后方骨折块的钢板及螺钉对后柱进行固定即可(图2-182B)。在某些病例中,我们不会首先对后方的骨折块进行复位和固定,而是将其牵拉向后方少许以使前方的骨折块直接可见,以利前柱的复位及固定。由于T形骨折经常需要一块位置更靠后的钢板来使螺钉可以拧入前方的骨折块,这样就有可能无法充分固定后壁的骨折块,在这种情况下,加用1～2块弹性钢板固定即可。如果在完成上述固定后前方的骨折块仍然没有完全复位或固定(固定后有移动表明固定不牢靠),则需考虑加做一个前方入路来解决问题。当然前提是确保后方的固定不会干扰前方骨折块的复位。

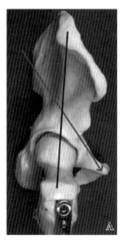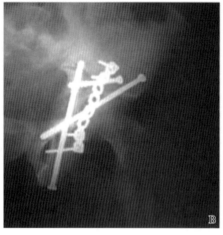

图2-182　T形骨折经后路复位前柱及顺行前柱螺钉固定

A.示意图; B.临床病例术后X线片

● 前方入路的复位与固定: 对移位明显的前方损伤且未累及后壁骨折的患者,则优先考虑前方入路。前方入路一般采用髂腹股沟入路、Stoppa入路或者改良髂腹股沟入路,患者可采用仰卧位。随着手术技术的不断改进,通过髂腹股沟入路的第二窗,可将后柱骨折复位并固定。需要注意的是第三窗的操作,术者要站在手术台的对侧,并在患者肌肉和血管神经束下及膀胱前侧进行操作。利用这种入路,可以很清楚地观察到四边体的暴露情况,也可以直接复位后柱。从骨盆的内部可以对后柱进行直接固定。因此,标准髂腹股沟入路的第三窗作用重大,只要适当延长切口,实际上就相当于Stoppa入路,采用很小的代价就能进行充分的暴露和固定。

通过前方入路进行复位和固定时,我们建议先复位后柱。后柱骨折块可以通过提拉和旋转进行复位。通常用顶棒将突入盆腔的后柱向外侧顶，并配合骨钩进入坐骨大切迹牵拉后柱纠正旋转，能将其复位。这里介绍两种简单的固定方法：一是直接将螺钉拧入坐骨支，这些螺钉通常很牢固，能够提供有效的暂时固定；二是通过髂腹股沟入路的第一窗拧入标准的后柱顺行拉力螺钉。

对于没有合并后壁骨折的T形骨折也可采用Stoppa入路进行复位与固定，特别是对于四边体骨折粉碎的病例选择这种入路更好。

（4）临床例证

病例1：T形骨折前后联合入路切开复位前后柱钢板固定。

患者，女性，38岁，车祸伤。伤后骨盆前后位X线检查发现髂耻线、髂坐线断裂，股骨头向盆腔内移位，闭孔环破裂，髂骨无骨折，诊断右侧髋臼T形骨折（图2-183A）。术前骨盆CT平扫见一完全矢状部分冠状的骨折线（图2-183B）、冠状面CT扫描显示臼顶前上方骨折（图2-183C）；术前CT三维重建影像前面观（图2-183D）和后面观（图2-183E）立体显示前后柱断裂、闭孔环破裂，四边体区有T形骨折线（图2-183F）。采用前后联合入路实施切开复位内固定，直视下复位，达到解剖复位，各用1块重建钢板分别固定前柱和后柱（图2-183G）；经骨盆CT扫描横断面证实右侧髋关节头臼匹配好、关节面平整、螺钉位置好，未进入关节（图2-183H）。

病例2：T形骨折切开复位前柱钢板固定后柱螺钉固定。

周某，车祸伤。伤后骨盆正位X线检查诊断左侧髋臼T形骨折，后柱向内移位（图2-

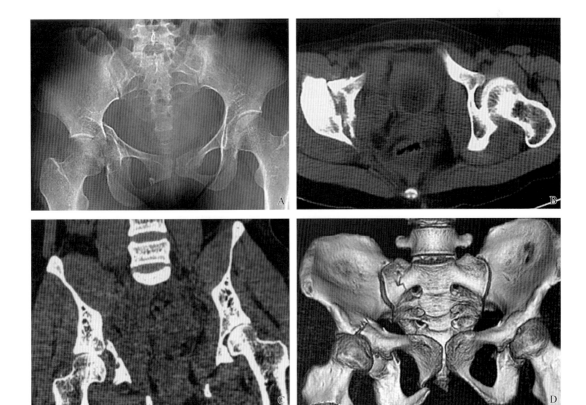

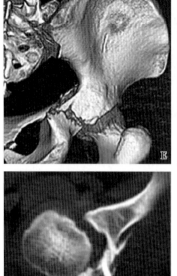
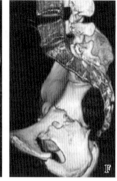
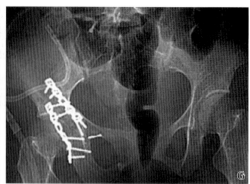

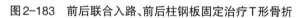

图2-183 前后联合入路、前后柱钢板固定治疗T形骨折

A. 术前骨盆前后位X线片；B. 术前CT平扫影像；C. 术前冠状面CT扫描影像；
D. 术前三维重建影像前面观；E. 术前三维重建影像后面观；F. 术前三维重建影像四边体区内面观；G. 术后骨盆平片；H. 术后骨盆横断面CT扫描影像

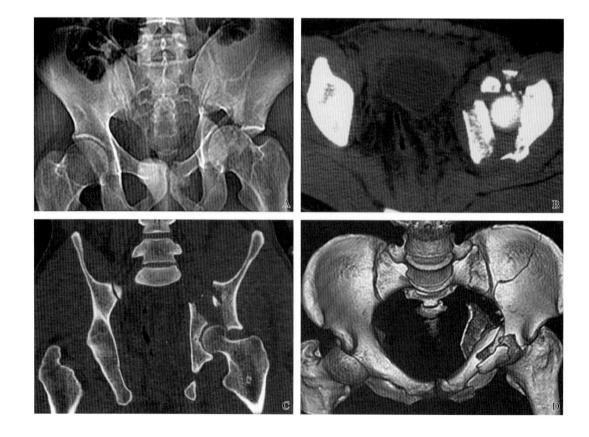

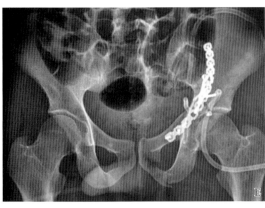
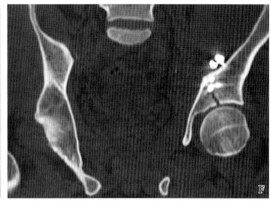

图2-184　T形骨折切开复位前柱钢板固定后柱螺钉固定

A. 术前骨盆前后位X线片；B. 术前骨盆CT横断面扫描影像；C. 术前骨盆CT冠状面扫描影像；D. 术前骨盆CT三维重建影像；E. 术后骨盆前后位X线片；F. 术后骨盆CT冠状面扫描影像

184A）。术前骨盆CT平扫（图2-184B）和冠状面扫描影像（图2-184C）显示髋臼顶破裂并有碎骨片；CT三维重建影像显示后柱明显向内移位（图2-184D）。结果通过髂腹股沟入路切开复位，用钢板固定前柱，螺钉固定后柱（图2-184E）。术后骨盆CT平扫证实骨折基本解剖复位（图2-184F）。

4. 前柱或前壁伴后半横行骨折

（1）概述：前柱或前壁伴后半横行骨折为髋臼骨折发生率的7%～8%，好发于老年人。前部骨折可以是高位亦或低位前柱骨折或是前壁骨折，后半部分常为低位横行的后柱骨折，该类骨折其实是T形骨折的变异，可视为T形骨折的另一种特殊表现形式。在影像学上常需与T形骨折及双柱骨折进行鉴别（图2-185）。这三种骨折的共同点是均有2条以上的骨

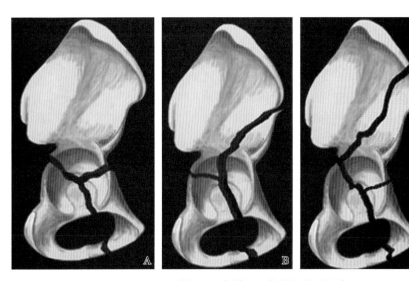

图2-185　T形、前柱+后半横及双柱骨折鉴别要点

A. T形骨折髂骨无骨折线；B. 前柱+后半横行骨折主骨尚存关节面；C. 双柱骨折主骨无关节面

折线、髋臼碎为3块以上及均有闭孔环破裂。但不同点也是非常明显的,T形骨折髂骨完整,而前柱伴后半横及双柱骨折髂骨有骨折,靠此点可将T形骨折与前柱伴后半横骨折及双柱骨折分开。有两个特征可作为前柱伴后半横骨折与双柱骨折的鉴别点:① 前、后柱骨折的同时,常有髋臼一部分关节面仍然与髂骨主体相连。② 后柱骨折常移位不大或无明显移位。由于老年人骨质疏松,可能出现髋臼关节面压缩,影像学常显示为前方骨折块的关节软骨下线上抬,被称为"鸥翼征"。因损伤时大部分力量直接作用于前柱,而后柱通常移位很小或无移位,此类骨折手术处理类似于前柱骨折。

(2)前柱或前壁伴后半横行骨折的影像学表现

1)X线表现:① 前后位:髂耻线、髂坐线断裂,髂骨多条骨折线,股骨头中心性脱位(图2-186A)。② 闭孔斜位:前柱、前壁骨折,髋臼顶的一部分仍和主骨相连(图2-186B)。

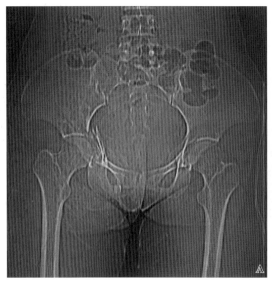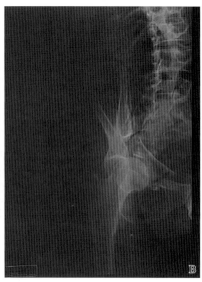

图2-186 前柱伴后半横行骨折的X线表现

A. 正位片;B. 闭孔斜位

2)CT扫描:CT平扫在臼顶平面与T形骨折有些相似,也是可见两个位面的骨折线,但呈完全冠状、部分矢状走行,似一大写的英文字母"T"(图2-187)。

3)CT三维重建影像:CT三维重建影像可以在各个位置显示前柱的复杂骨折及后柱的横行骨折(图2-188)。

(3)前柱或前壁伴后半横行骨折的手术治疗

1)手术入路及体位:由于主要累及前柱损伤,故前方入路最为常用,髂腹股沟入路或改良Stoppa入路均可。经典入路为髂腹股沟入路,通常需要通过外侧两个窗来复位固定移位的前柱,内侧窗可视情况不必显露,这样可减少出血和手术时间。近年来,采用改良Stoppa入路处理此型骨折已被广泛接受,该入路可直接观察到四边体区。老年患者的前柱伴后半横行骨折往往累及到四边体,改良Stoppa入路处理此类骨折比髂腹股沟入路更有优势。但是对于高位的前柱骨折,髂腹股沟入路更为有利。单纯前方入路时一般采用仰卧位。如单

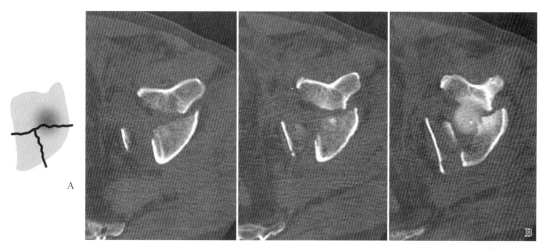

图2-187 前柱伴后半横行骨折的CT扫描

A. 骨折线走行示意图; B. 不同平面CT平扫影像

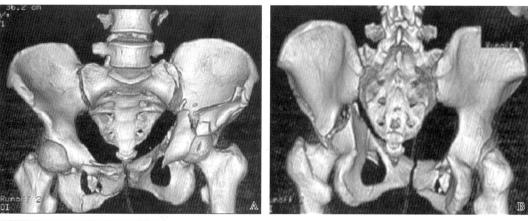

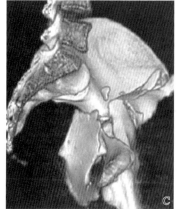

图2-188 前柱伴后半横行骨折的CT三维重建影像

A. 正位显示左侧低位前柱及前壁骨折,骶髂关节骨折脱位,右侧耻骨上下支骨折; B. 后位见后柱横行骨折; C. 内侧面观见四边体、前柱、前壁粉碎骨折及后柱横行骨折,闭孔环破裂

纯前入路无法使后柱骨折复位,需要加做后方K-L入路形成前后联合入路。有时在高位前柱骨折可采用髂股入路。该类型骨折通常采用仰卧位,但在后柱骨折移位或不稳定时,可能采用漂浮体位较为合适。

2）复位与固定技术：这类骨折通常前柱骨折较后柱严重，后柱往往移位不大，复位技术与前柱、前壁和横行、T形骨折中的前柱、前壁骨折复位相同。前柱伴后半横行骨折的手术技术大多与前柱骨折一致。首先清理骨折部位的血肿和骨碎屑，进而开放骨折端，确认关键骨折块。如果臼顶区存在游离骨块或者边缘压缩，都应优先处理。与后壁骨折不同，髋臼压缩部位无法直接显露，只能在透视下操作。以股骨头为模板，可以经骨折线或通过髂骨内侧皮质开窗来复位压缩，当关节面回复到原来的位置后，用自体松质骨或骨替代物填充缺损。

然后进行前柱骨折的复位。与简单前柱骨折一样，在高位和中位骨折中因为有足够的髂骨可以进行操作和固定，复位相对容易。在低位骨折或前壁伴后半横行骨折中，前方骨折块的复位固定困难很多。一般从髂骨翼到髋关节、由外到内进行复位。髂骨翼骨折可能为不完全骨折，为获得内侧的解剖复位，有必要将其变为完全骨折。在高位骨折中，可以用Schanz钉固定在髂嵴或髂前下棘，或者用跨过髂嵴骨折线的点式复位钳做复位和临时固定，球头顶棒对于恢复髂骨的凹面平整非常实用。用持骨钳控制髂骨的同时，通过顶棒在骨盆缘上施加一个偏心力可以使骨块外展或者旋转。在低于髂嵴的前柱骨折类型中，因为骨折块髂骨部分较少，并且靠近髋臼，复位方法非常有限。此时，通过股骨近端的外侧牵引间接复位至关重要。同时，可以小心使用小号克氏针、顶棒以及钳子，注意这些辅助工具必须是单皮质使用，以防损伤下面的关节面。髂骨翼下方的移位可以借助预弯的真骨盆缘重建钢板复位。预弯的真骨盆缘钢板先固定后方，在螺钉拧紧时对前柱施加一个复位的力量。为了实现解剖复位，几种复位技术常常需要同时使用。

在前柱复位和稳定后，后柱才能处理。后柱移位的初步复位多数情况下通过侧方牵引来实现，但通常需要进行调整以达到解剖复位。有多种复位钳可供使用，包括点式复位钳、非对称复位钳或大的非对称骨盆复位钳。通过外侧窗放置的非对称骨盆复位钳一端置于四边体区骨面，另一端通过臀小肌的间隙置于上方髂骨的外侧面。四边体区加压容易使骨块变得粉碎，故可在钳尖下用垫圈将压力分散。点式复位钳也可通过第二窗放置，但要注意保护血管神经避免过度牵拉。如需进一步显露四边体区，可打开Stoppa窗或髂腹股沟入路的内侧窗。

前柱或前壁的固定从外周的髂嵴或髂骨开始，可以通过螺钉或重建钢板来实现。最常见的是沿真骨盆缘放置3.5 mm的重建钢板，在复位前先将钢板按真骨盆缘形状进行预弯，钢板必须足够长，充分固定髋臼的上、下两部分，钢板近端与骶髂关节相邻，螺钉拧紧时可将钢板向下压，带动前柱骨折块完成复位。而对于涉及四边体前柱伴后半横行骨折的治疗要点在于四边体的复位与固定，如果四边体表面损伤很小或后柱骨折块没有移位，那么在钢板上拧入长的后柱螺钉就能起到很好的固定作用（图2-189A），或是从坐骨结节经皮逆行打入后柱拉力螺钉。如果钢板没有置入最佳位置或在钢板应用之前，后柱骨折块已得到了可靠的固定，此时仍然能够应用螺钉，只不过是独自位于钢板外面（图2-189B）。通常需要至少两颗螺钉用于后柱固定，以提供足够的旋转稳定性（图2-189C），靠后的螺钉指向坐骨棘，靠前的螺钉指向坐骨结节。理想的后柱螺钉置入点位于骶髂关节前方1 cm及弓状缘外侧2 ～ 3 cm（图2-189D），这在前述后柱螺钉固定技术中有过详细的阐述，请读者参见图2-

154B。从外侧开口进行手指触诊或从腹股沟下开口直接目测可以验证钻头是否沿着后柱的方向。闭孔斜位片可以用来确定合适的螺钉位置，螺钉的投影应对准坐骨，最常见的错误是将螺钉打到后壁的方向或者进入关节内，穿透后柱皮质的螺钉可能损伤坐骨神经。笔者设计了后柱顺行螺钉导向模板、辅助术中后柱的螺钉植入（见图2-128），大大提高了手术的安全性与成功率。笔者还通过多年的临床经验，设计出了专门应用于四边体固定的组合式多功能钢板。对于像这样累及后柱的复杂骨折、后柱无明显移位者，都可以通过单一前方入路处理双柱的固定难题。

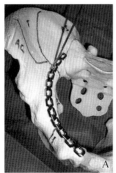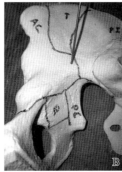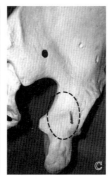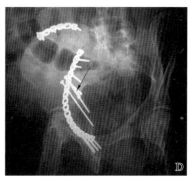

图2-189 后柱螺钉的安置

A. 经钢板置入螺钉模式图；B. 单独置入螺钉模式图；C. 安置后柱拉力螺钉的区域；D. 术后髂骨斜位片显示后柱螺钉的位置（箭头）

也可以选择用耻骨下钢板（四边体支撑钢板）固定四边体表面或后柱的骨折，起支撑骨块或阻挡后柱向内侧移位的作用。该钢板可通过髂腹股沟入路的第三窗或者Stoppa入路直视下放置，有多种放置方式，可以沿着后柱向下，也可以沿前柱向下指向耻骨支。该钢板近端通常固定在骶髂关节前方坐骨支的致密骨上，远端沿着弓状缘下方的髂、耻骨上支内侧面向远端延伸至耻骨结节甚至耻骨联合。闭孔斜位透视拍片有助于确保螺钉在关节外。另外，粉碎的四边体可以使用弹性钢板来固定，该钢板一般压在真骨盆缘钢板下，通过第一窗放置避免盆腔内剥离。如果在Stoppa入路下行四边体骨折固定可以采用内髂坐钢板或者史赛克公司的四边体组合钢板。

联合后路K-L入路进行后柱的复位固定时，令重建钢板跨越后柱，让其上下固定于髂骨和坐骨，可以获得最终的稳定。由于钢板放在髋臼侧面且接近髋臼边缘，打入螺钉时必须仔细定位，以免穿透进入关节。另外需要提及的是，牵拉和放置钢板螺钉时可能导致臀部神经血管损伤，要注意避免。

对于一些前壁或上前壁的损伤，有时固定可能困难，手术风险也大，因为骨折块的位置特殊又缺乏贴合骨面的拱形钢板，就像处理后壁骨折那样，有时可能需要使用小的"弹性"钢板。在处理上前壁骨折时，需要采用可延伸的髂腹股沟入路或Smith-Peterson入路（S-P入路）暴露至髂骨翼的外缘，以实施复位和固定。在其他一些情况下，可能需要通过骨盆壁把螺钉拧入骨盆边缘或是耻骨支。使用跨过前柱的钢板固定前壁骨折块，常常相对比较容易，这种固定包括复位及克氏针暂时固定和随后的钢板固定。有时，在钢板上拧入一枚横过

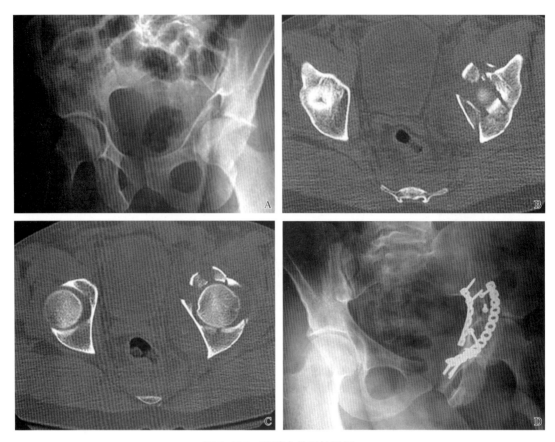

图2-190　前壁合并后柱骨折

A. 术前闭孔斜位片；B. 臼顶平面CT扫描；C. 股骨头平面CT扫描；D. 术后左侧髂骨斜位X线片

骨盆壁边缘内角的螺钉可以保证骨盆壁位于钢板之下。如图2-190所示，左侧髂臼闭孔斜位片显示髂臼顶部嵌塞（图2-190A），臼顶平面（图2-190B）和股骨头平面（图2-190C）CT扫描影像显示髂臼前半粉碎，后半横行骨折。前路手术切开复位，前壁用重建钢板固定，在内侧面用一块四边体支撑钢板固定不完全损伤的后柱（图2-190D），取得良好效果。

（4）临床例证

病例1： 髂臼前柱伴后半横行骨折前侧髂腹股沟入路切开复位内固定。

患者鲁某，车祸伤致左侧髂臼前柱伴后半横行骨折、左骶髂关节脱位、右耻骨支骨折（图2-191A）。骨盆CT扫描显示髂臼顶部骨折粉碎（图2-191B），术前CT三维重建影像显示左侧髂臼低位前柱及前壁骨折伴后柱横行骨折（图2-191C、D），四边体、前柱、前壁及后柱都有骨折线（图2-191E）。经前侧髂腹股沟入路实施切开复位，重建钢板固定前柱（图2-191F），顺行拉力螺钉固定后柱（图2-191G），骶髂关节复位后用骶髂螺钉和钢板固定，术后骨盆前后位平片显示骨折复位，钢板、螺钉固定良好（图2-191H）。

病例2： 髂腹股沟入路切开复位内固定治疗前柱伴后半横行骨折。

患者，男性，46岁，车祸伤。伤后6天入院，骨盆平片显示右侧髂臼的髂耻线、髂坐线中断，闭孔环破裂，髂骨可见骨折线（图2-192A）。术前CT冠状面及矢状面扫描影像示前柱及

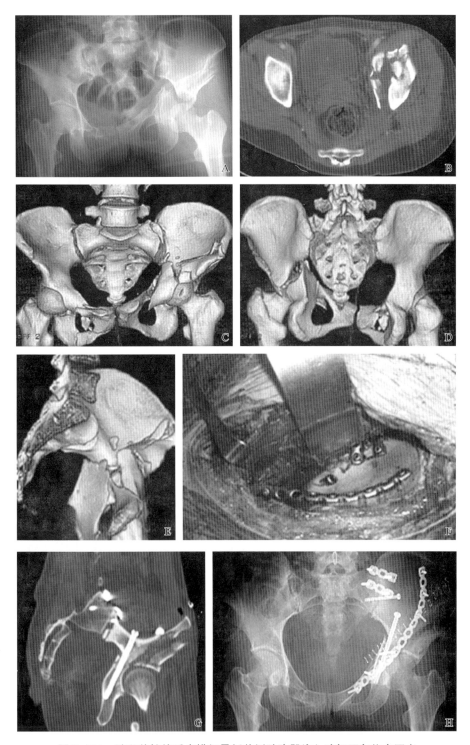

图2-191 髋臼前柱伴后半横行骨折前侧髂腹股沟入路切开复位内固定

A. 术前骨盆前后位片；B. 术前骨盆CT扫描；C. 术前CT三维重建影像前面观；D. 术前CT三维重建影像后面观；E. 四边体区域三维重建显示前柱、前壁及后柱骨折线；F. 术中照片显示钢板固定前柱；G. 术后CT矢状位扫描显示拉力螺钉位于后柱正中；H. 术后骨盆前后位平片显示骨折复位，钢板、螺钉固定良好

后柱骨折,臼顶可见骨折线(图 2-192B),CT 三维重建影像显示高位前柱、低位后柱骨折(图 2-192C)。取前侧髂腹股沟入路进行前后柱切开复位,前柱顺利按常规用长钢板固定,后柱曾试图用髂坐钢板固定,但钢板摆放困难,很难与坐骨大切迹平行放置,只能尽可能向后柱远端放置拧入螺钉,所幸术后 Judet 三个位置 X 线片显示骨折复位满意,钢板位置尚可(图 2-192D)。术后骨盆三维 CT 表面及容积重建也证实骨折复位可,钢板服帖,后柱、后壁平整(图 2-192E)。

病例 3: 髋臼前柱伴后半横行骨折改良 S-P 入路切开复位内固定。

患者,男性,27 岁,车祸伤。术前 X 线检查诊断为左侧髋臼前柱伴后半横行骨折(图 2-193A),经 CT 扫描和三维重建影像证实(图 2-193B、C)。改良 S-P 入路切开复位手术治疗,前柱骨折用 2 块重建钢板固定,前壁骨折用短螺钉固定,而前后柱之间用前柱顺行拉力螺钉固定。术后 X 线片显示骨折复位良好(图 2-193D)。

5. 双柱骨折

(1)概述:双柱骨折在髋臼骨折中的发生率最高,占 22% ~ 23%。双柱骨折形态变化复杂,多数移位比较明显,其共同的特征是髋臼与髂骨未受损的部分完全分离,即主骨也就是与骶髂关节相连的髂骨上完全没有关节面。对髋臼双柱骨折形态的具体分析是决定治疗方案的关键步骤。Judet 和 Letournel 将双柱骨折主要骨块的基本形态作了大致的划分,半骨盆大致被分为三部分,稳定的髂骨部分保持与骶骨的解剖关系,两个活动的部分即移位的前、后两柱,前柱包括关节大部分(臼顶、髋臼后部的前半及月状关节面的前角),后柱包括髋臼后部的后半及月状关节面的后角。这类骨折髋臼顶的解剖参考已不存在,即使是经验丰富的创伤骨科医师也难以获得完全的解剖复位。大部分双柱骨折患者需要手术治疗,但这种骨折髋臼缘一般不会损伤,在少数患者中,股骨头与髋臼移位的骨折块会产生二次匹配,保守治疗是允许的,特别是老年患者。患肢维持牵引 6 周治疗,可取得较好的远期效果。Letournel 曾报道了 13 例发生二次匹配的双柱骨折患者采用非手术治疗,获得比较满意的结果。但由于骨折块移位导致髋臼变窄,患者可能丧失大部分髋臼外旋的活动度。并且由于骨折愈合后骨盆存在较大的畸形,可能产生患肢短缩及旋转,因此非手术治疗不适合大多数的患者。

(2)双柱骨折的影像学表现

1)X 线表现:① 前后位 X 线片(图 2-194A)上,可以显示所有的基本骨性标志(髂耻线、髂坐线、前缘、后缘、臼顶和泪滴)均断裂移位,髋臼顶倾斜移位,髂骨翼骨折,闭孔环断裂,坐骨大切迹被显示为一个拱弧,股骨头中心性脱位似内陷到骨盆内面。② 闭孔斜位 X 线片(图 2-194B)上,髂耻线断裂,闭孔环破裂,与主骨相连的髂骨上已无任何关节面,而形成最具特征性的影像学表现"马刺征"。③ 髂骨斜位 X 线片(图 2-194C)上,髂坐线断裂,后柱及股骨头移位凸入盆腔内,髂骨上可见骨折线。

2)CT 扫描:CT 平扫可见到典型的冠状面关节内骨折,仔细全面地连续读片可见到双柱骨折特征性表现的"马刺征"(图 2-195)。

3)CT 三维重建影像:CT 三维重建影像可以在各个位置显示前后柱的复杂骨折及四边体和股骨头的骨折移位情况(图 2-196)。

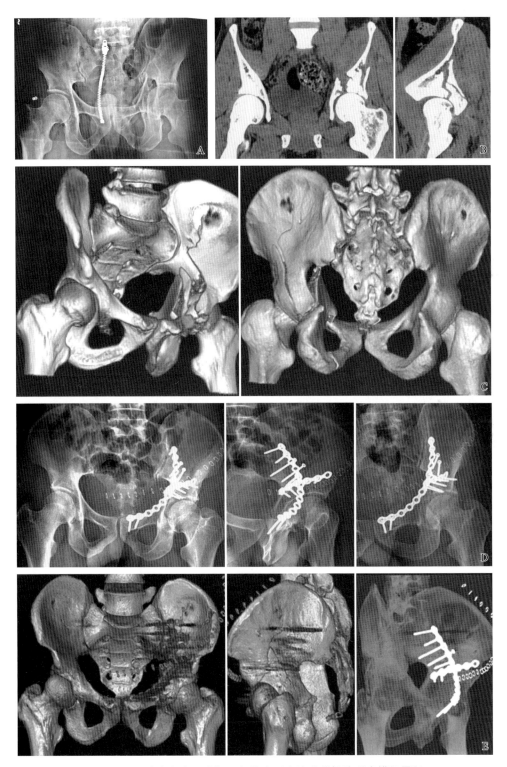

图2-192 髂腹股沟入路切开复位内固定治疗前柱伴后半横行骨折

A. 术前骨盆平片；B. 术前左髋冠状面CT扫描影像；C. 术前骨盆CT三维重建影像；D. 术后Judet系列X线片；E. 术后骨盆三维CT重建和容积重建影像

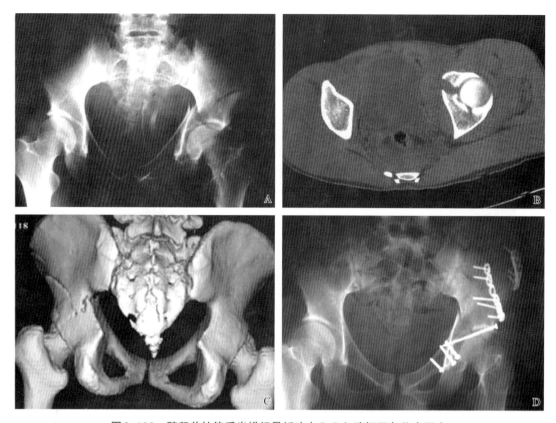

图2-193　髋臼前柱伴后半横行骨折改良 S-P 入路切开复位内固定

A.术前骨盆正位X线片；B.术前CT平扫影像；C.术前CT三维重建影像后面观；D.术后骨盆正位X线片

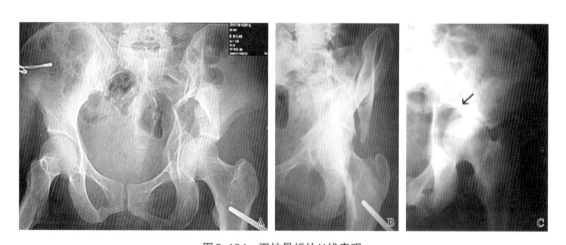

图2-194　双柱骨折的X线表现

A.正位；B.闭孔斜位；C.髂骨斜位

（3）双柱骨折的手术治疗

1）手术入路及体位：由于双柱骨折累及前后柱，范围较大，需要对半骨盆进行较大范围地、彻底地显露，所以在前路手术中，最常采用的是Letournel在1964年提出的经典髂腹股沟

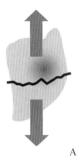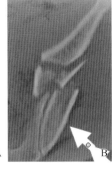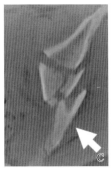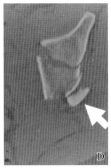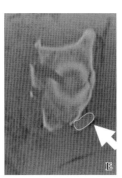

图2-195　双柱骨折CT扫描

A.冠状面不稳定骨折线示意图；B.骶髂关节平面CT平扫图，注意箭头所指为与骶髂关节相连的主骨块；C～E.臼顶以上平面平扫图，注意箭头所指主骨块越来越小，与关节面并不相连

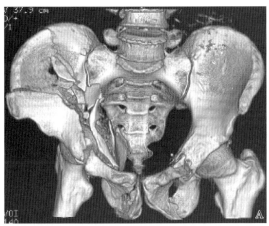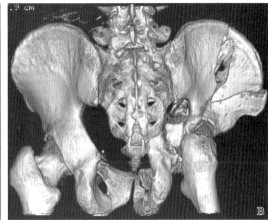

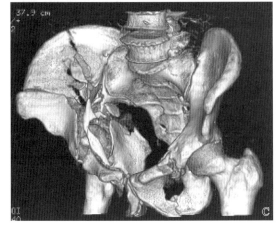

图2-196　双柱骨折CT三维重建影像

A.前后位观，见髂耻线断裂，髂骨及前柱粉碎骨折，骶髂关节上还有一块未移位的髂骨，股骨头向盆腔移位，四边体骨折，闭孔环破裂、闭孔变小；B.后面观，见髂坐线断裂，后柱、后壁骨折，股骨头及后柱均向盆腔移位，后柱旋转，臼顶及髂骨后部骨折；C.右髂骨斜位观，见前柱及四边体粉碎骨折，股骨头突入盆腔

入路，在后路手术中一般采用的是K-L入路，在部分复杂双柱骨折中需要采用前后联合入路。扩展的髂股入路由于软组织损伤大、并发症较多，近年来很少在临床中使用。髂腹股沟入路以及髂股入路均可广泛暴露前柱，对于此入路，前柱复位是关键，后柱可以通过第二窗进行复位和固定，前入路扩展后可以适用于大部分双柱骨折。K-L入路用于髋臼后柱严重

移位、合并后壁骨折或是陈旧性骨折时,要求沿坐骨大切迹解剖复位,使Judet弧线消失。双柱骨折常伴有后壁骨折块,但与经典的后壁骨折块不同,此类后壁骨折块并不是由股骨头直接撞击所致,而是由股骨头在受伤瞬间向内撞击前柱及四边体牵扯后壁所致。由于后壁骨折块较大、导致髋关节后脱位的不稳定倾向较小,在前柱骨折得到满意的复位后,后侧的后壁后柱骨折块往往可以得到比较满意的复位,因此在部分患者中可以通过单一的前侧入路完成对双柱骨折的复位固定。但如骨折复位不满意则需前后两个切口同时使用,但往往相继进行,不是同时切开。

1994年,Cole及Bolhofner提出采用改良Stoppa入路治疗髋臼骨折后,近年来此入路在髋臼前路手术中得到广泛应用。采用改良的Stoppa入路结合外侧的髂窝入路,也就是经典髂腹股沟入路的第一窗,可以对髋臼前柱进行充分显露,在显露范围上与经典髂腹股沟入路相似,并且在对"死亡冠"血管的处理、四边体区骨折的显露复位、后柱内髂坐钢板的放置方面具有独特的优势,并且该入路涉及的解剖结构相对简单、软组织损伤相对较小,因此有部分学者认为改良Stoppa入路联合髂窝入路在一定程度上可以替代经典的髂腹股沟入路。

对于可以通过单一前侧入路完成复位固定的双柱骨折,可采用仰卧位;对于需要前后联合入路治疗的患者,常采用漂浮体位。

2)复位技术:双柱骨折的复位方法与前面所讨论的各种简单骨折差别不大。由于双柱骨折是股骨头与前柱一起向内、向下移位,骨折近端留在原位的髂骨部分,在闭孔斜位X片上呈现特征性改变——马刺征(又称Judet弧线征),移位必须予以整复。如何复位内移的髋臼窝是此类骨折最难处理的部分,因为髋臼窝有时会卡在完整髂骨翼的后内侧。

首先,要研究双柱骨折的骨折块,深入了解每个骨块的特征。典型的双柱骨折基本上由3个部分组成:第一部分为未受损的髂骨部分,与骶髂关节相连,比较稳定,但与髋关节分离,是复位的基石;第二部分为前方的髂耻部分(前柱),与股骨头相连,包括髋臼窝的中1/3和前柱,一般表现为内移、外旋、分离等移位。这部分骨块是活动的,且形状不一;第三部分为坐骨部分,通过四边体、后柱与股骨头相连,一般表现为内移、旋转等移位(图2-197)。第二部分骨块有时会再次分开,产生第4部分骨块(图2-197D)。

• 前入路复位技术:双柱骨折绝大部分可以通过前方入路进行复位与固定,假如第二部分骨块移位比较严重,应先通过髂腹股沟入路或者Stoppa入路联合的髂腹股沟入路外侧窗(髂窝入路)来进行处理。由于第二部分前柱常常外旋并且向盆腔内移位,纠正旋转及内移是复位的重点。

复位的关键是将旋转的第2骨块也就是前柱骨块复位,并与稳定的第1骨块连在一起。此两者的复位连接可以通过以下方法获得:纵向牵引患侧下肢,在髂骨骨折线处插入骨膜剥离器或者Hoffman拉钩的尖端,将骨折解除嵌插状态。有时部分双柱骨折的髂骨是不完全骨折,骨折线自真骨盆缘向外侧延伸未到髂骨翼边缘,髂骨内板皮质嵌插交锁,即使插入骨膜剥离器也很难撬开。这种不完全的髂骨骨折较完全骨折还难复位,此时需将不完全骨折变为完全骨折才能顺利复位。此步骤成功后再用尖的顶棒顶住髂骨内板,再辅以夹住髂骨翼的骨盆复位钳内旋复位。第2骨块以及可能产生的第4骨块的复位极为重要,其结果将使髋臼顶复位,重建髂窝内部的凹度。只有恢复了髂窝的最低点才能使外旋的前柱完全复

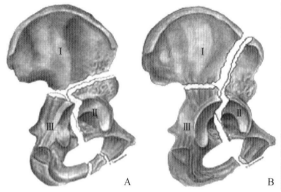

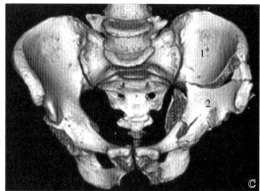

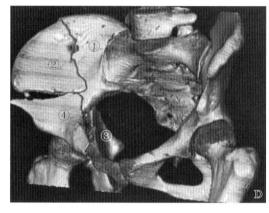

图2-197 双柱骨折的模式

A.1型,前方骨折线将第一部分和第二部分分开,骨折线基本上呈水平线,起于髂前上棘和髂前下棘之间,总体骨折线呈T形;B.2型,前方骨折线相对垂直,总体骨折线呈Y形;C.临床双柱骨折病例的骨盆CT三维重建显示各骨块位置;D.第二部分前柱有时会碎为两块,产生第4骨块

位,双柱骨折时常在骶髂关节前外侧、弓状缘附近出现一小的碎骨块,此部位常常即是髂窝的最低点,此骨块也被称为关键骨块(key stone)。因此,关键骨块的复位在前柱骨折的解剖复位中非常重要。然后将第2部分骨块与第1部分骨块解剖复位,以髂嵴、后滋养孔、髂前上棘为参考。第4骨块的存在会使复位复杂化,须从中间和外侧窗两个窗口进行手术操作。

第二部分骨块与股骨头联系紧密,包含了大部分关节面。遇股骨头中心性移位时,需要在骨折复位之前,先在股骨大转子处向股骨头方向打入一枚Schanz钉,用以牵引股骨头,以利于移位的第二部分骨折复位。前柱的复位顺序一般是:髂骨翼复位与固定,恢复完整性;关键骨块的复位与固定,恢复髂窝底部深度;前柱固定,恢复髂骨的完整性(图2-198)。

在最终固定之前,应注意以下3点:① 触摸2型骨折的髂嵴或1型骨折的切迹(髂前上棘和髂前下棘之间),确认骨折解剖复位。② 触摸髂窝内面,确认其内凹面平滑。③ 在闭孔斜位片上马刺征消失,并且髂骨斜位上髂骨骨折线复位。

假如复位满意,保留拉力螺钉,并在髂窝凹面上固定一块4～5孔钢板以预防二次移位。虽然在凸面放置钢板亦可,但我们建议放在凹面以避免钢板突出引起的并发症。

最终的固定需要通过长的重建钢板实现,钢板从髂骨后方靠近骶髂关节处指向髂耻隆起(2型)或耻骨(1型)(图2-198F)。如果髂骨也有骨折,如髂骨的分岔骨折,应首先将这部分固定在第一部分或第二部分以便其他的骨折复位。短钢板可用于髂窝的凹陷处,这样该骨折就转化成一个三部分骨折(图2-203A)。

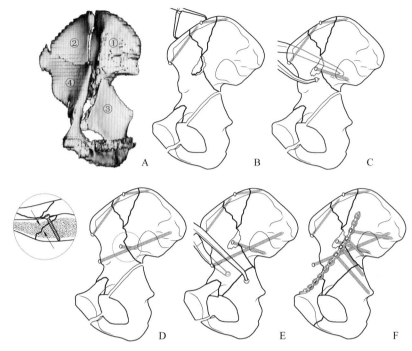

图2-198　双柱骨折前入路复位前柱的顺序及技巧

A. 双柱骨折骨折块分布及复位顺序②+①→④+②→③+④；B. 髂骨翼复位与固定（②+①）；C. 关键骨块的复位与螺钉固定，恢复髋窝底部深度；D. 第二部分与第一部分的解剖复位与固定，用拉力螺钉及重建钢板固定均可；E. 不对称复位钳复位后柱（③+④）；F. 前柱长钢板＋后柱顺行拉力螺钉固定

　　前方复位满意后可先用数枚克氏针临时固定，待后柱骨折复位满意后再上重建钢板。

　　后柱及四边体及耻骨部分的复位固定，可通过采用髂腹股沟入路时的内侧窗和中间窗，以及 Stoppa 入路来进行。复位时可以将四边体的后方向外推。假如后方骨折块比较松动，可以用手指将内陷和内旋的骨折块外旋复位。

　　如果透视机上显示后柱复位满意，即正位片上骨折线消失，髂坐线连续，髂骨斜位片上坐骨大切迹光滑，就可以使用后柱顺行拉力螺钉进行固定。

　　从前方将长螺钉拧入后柱较为容易，但定位较为困难。常用的顺行拉力螺钉的进钉点较易找到，但进钉方向不好把握，方向难以确定，需要反复的C臂透视；螺钉很容易进入髋关节、盆腔或穿出骨皮质，损伤臀上动脉、坐骨神经、阴部内动脉等。笔者为打这个螺钉设计发明了后柱顺行拉力螺钉导向装置（参见横行骨折一节）。

　　要特别注意的是，假如无法一次完成手术，那么就应当避免使用长螺钉，因为这有可能妨碍后方骨折的复位。

　　后柱移位主要是股骨头向盆腔内移位撞击所致，常有四边体的粉碎骨折和股骨头中心性脱位。后柱的移位主要是向内即盆腔内移位和向下即坐骨结节方向移位，复位时需首先纠正向内移位，也要先在股骨大转子处向股骨头方向打入一枚Schanz钉，用以牵引股骨头（图2-199A），再用顶棒或不对称复位钳进行复位（图2-199B），将不对称复位钳的短头放在髂前下棘或髂嵴上，长头置于四边体或坐骨大切迹前方夹持复位（图2-198E），注意如四边体骨质破碎需安放垫圈。然后纠正向下移位，可采用骨钩或枪式复位钳提拉坐骨棘复位后

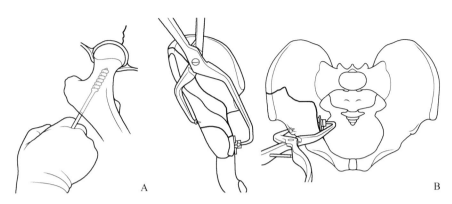

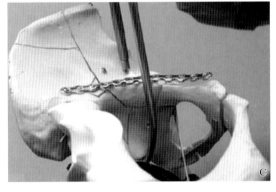

图 2-199 双柱骨折的前入路复位后柱骨折技术

A. 牵引股骨头协助复位；B. 向内移位者用不对称复位钳复位；C. 向下移位者用枪式复位钳复位

柱（图 2-199C），后柱复位后可检查骨折线是否平整，可用指尖通过坐骨大切迹触摸后柱后面骨折线是否光滑，如有张口说明后柱尚有旋转移位没有完全纠正需再次调整。后柱复位后可以用 2 枚长的 4.5 mm 皮质骨螺钉或 6.5 mm 空心钉固定：一枚螺钉在矢状位上从髂耻隆起经四边体到骨盆后缘，另一枚从第二部分骨块向下经四边体至后柱，即顺行的髋臼后柱螺钉。操作时，每个步骤要仔细，以确保螺钉不打入髋关节。

• 后入路复位技术：如果第三部分骨块的移位比较明显，宜先选用后方 K-L 入路处理后方的骨折。由于第三部分的骨折需要外旋和外移，可以将带有 T 形手柄的 Schanz 钉或斯氏针钉入坐骨结节，操控骨块的移动和复位。如果术前等待时间超过 2 周，由于瘢痕组织增生，使骨折复位变得更为困难，此时可以松解骶棘韧带或行坐骨棘截骨，以利骨折块的复位。

倘若股骨头内陷到前后柱中央，必须进行轴向牵引，否则难以复位。此时往往需要在股骨矩处放一拉钩或将 Schanz 钉打入股骨颈以便牵引。

复位后用克氏针临时固定，可以将手指穿过坐骨大孔触摸骨盆内面，检查确定坐骨切迹和四边体是否复位。四边体形态的恢复是复位的标志之一。术中透视监控是必需的，要能看到正位像上髂骨弓弧线消失，髂骨斜位上骨盆后缘光滑。

利用髂坐桥接钢板可以将第三部分骨块固定到第一部分上，但注意螺钉不能穿入关节，而且避免在近端使用长螺钉，以免穿入第二部分骨折块，使其复位困难。

一旦后柱复位成功，就需要通过斜位片评估前柱移位情况，闭孔斜位上马刺征的消失和髂骨斜位上髂骨骨折线的复位都表明第二部分得到复位。

假如髂骨骨折线非常靠前，髋臼上方仍与第一部分相连，可以在 C 臂机透视监控下将

4.5 mm螺钉透过穹窿将前柱固定在耻骨上支上。由于前柱直径较小，该操作需要熟练的导航技术。

大部分病例在完成后方骨折复位后仍然可以检查到马刺征，并且髂骨骨折移位，这意味着第二部分仍然旋转并且内移，需要通过附加前方入路复位前方骨折。

• 联合入路复位技术：对于前后柱粉碎、移位严重的双柱骨折、合并移位严重的后壁骨折或陈旧的双柱骨折则需要选择前后联合入路治疗。

联合入路时应采用漂浮体位，优先处理损伤重、移位大的一侧。一般情况下先行前入路处理前柱骨折和后柱骨折，移位大的后壁骨折则需K-L入路处理。具体的复位技术与单一入路的前、后入路复位技术相同。复位后先用克氏针临时固定，透视复位满意后再行钢板或拉力螺钉最终固定。

3）固定技术：绝大部分双柱骨折是前入路复位与固定的。根据具体情况，可以使用2～3块弧形重建钢板进行固定（图2-200）。首先，在髂嵴平面复位第1和第2骨块后，以2块弧形钢板在髂嵴上固定（图2-200A），也可采用拉力螺钉固定（图2-200B）；另一块短钢板置于髂窝内侧骶髂关节及第2部分骨块之间，最后用一块长的弧形重建钢板置于弓状缘上方将前柱、髂耻骨固定起来，有人称之为"髂耻钢板"（图2-200）。髂耻钢板要稍欠塑形，有时需要用到经钢板复位技术，第2骨块的残留移位有时可通过髂耻钢板的螺钉拧紧压迫而解决。后柱的固定可行顺行拉力螺钉固定，可经髂耻钢板的孔置入也可不经钢板孔置入（图2-200B）。后柱顺行拉力螺钉置入技术详见横行骨折一节。

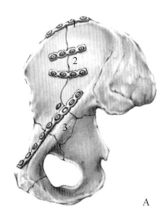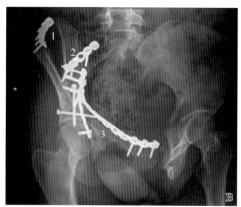

图2-200　双柱骨折的内固定

A. 前柱固定模式图；B. 临床病例术后闭孔斜位X线片，显示3块弧形钢板固定前柱，顺行螺钉固定后柱

四边体是后柱的内侧壁，随着后柱的复位，四边体一般也随之复位，但固定较为棘手。一是此处骨质菲薄，外侧又是关节与股骨头不便打钉固定；二是此处骨折常为粉碎性骨折，骨折线变异大固定困难。在髂腹股沟入路下将重建钢板根据髂骨内面及四边体的形状预弯呈L形，使其跨过弓状缘，螺钉固定髂骨端，而另一端则顺四边体向下可达坐骨棘平面，起阻挡四边体碎骨块的作用，也有一定的后柱固定作用，这就是四边体弹性钢板（图2-201A）。然而这种弹性钢板起到的仅仅是阻挡的作用，并不能牢固地固定后柱，且在用螺钉固定钢板

时,随着髂骨端螺钉的拧紧,即使塑形再好的L形钢板,远端也会翘起,起不到良好的阻挡作用(图2-201B)。Depuy-synthes公司最近针对四边体骨折推出了新型L形钢板,对此处的骨折处理有所帮助(图2-143B)。

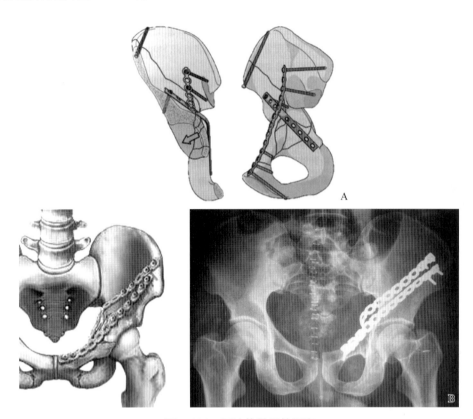

图2-201　四边体骨折的固定

A. 弹性钢板固定模式图;B. 临床病例术后X线片显示重建钢板折弯约90°用以固定支撑四边体,但可见钢板与骨面并不服帖,左为固定模式图

在采用改良Stoppa入路的病例中,对于四边体骨折块的固定可以在平行于真骨盆缘的下方四边体的表面安放钢板(图2-202A),即所谓的四边体支撑钢板,也称"Stoppa钢板",但不能有效固定后柱。因此笔者尝试采用改良Stoppa入路显露前后柱,结果发现用这个入路复位及固定更直接和便利,而且可以将L形钢板安放在四边体后侧、坐骨大切迹前方1 cm与坐骨大切迹平行的区域,近端固定在髂骨、远端固定在坐骨上,起到真正的钢板固定作用(图2-202B、C),笔者称这种固定在坐骨内侧面的钢板为内髂坐钢板。

前路手术完成固定后一定要术中拍片检查,如果发现Judet弧线征依然存在,是后柱沿坐骨大切迹复位不佳的有力证据,必须及时处理。方法是,去除两枚后柱固定螺钉,从后路复位后柱,重新进行固定。后半部分骨折复位固定与后柱移位骨折所需的技术设备基本相同。但一般情况下双柱骨折的后柱骨折移位不大,即使有后壁的骨折,也随着后柱及股骨头的复位基本回到原位,无须后路另行手术处理,除非是移位极大及陈旧骨折需前后联合入路处理。

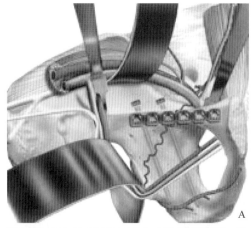
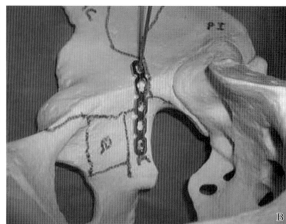
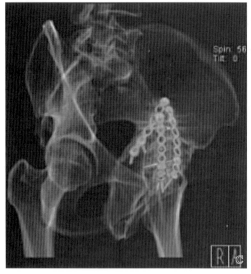

图2-202　Stoppa入路双柱骨折切开复位钢板固定后柱

A. 真骨盆缘支撑钢板固定示意图；B. 内髂坐钢板安放示意图，注意钢板近、远端均有螺钉置入；C. 临床病例之术后CT容积重建影像显示内髂坐钢板和真骨盆缘钢板固定位置

　　双柱骨折是最复杂的髋臼骨折，由于无法解剖重建髋臼关节面，以前许多医师情愿选择保守治疗，"二次匹配"就是这种治疗理念的产物。但是现代CT二维和三维重建技术显示该匹配其实是根本不存在的。股骨头周围的骨折块围绕股骨头旋转形成陷窝，股骨颈被卡在陷窝内。关节面不平滑，还有股骨头与髋臼撞击，这些都是保守治疗效果不满意的原因。而且，整个骨盆解剖结构的变形使将来进行全髋关节置换更为艰难。通过手术治疗可以获得相对理想的临床疗效，何况也有利于将来的关节置换术，因此我们建议对双柱骨折进行手术治疗。

　　（4）临床例证

　　病例1： 双柱骨折前后联合入路切开复位多钢板固定。

　　患者，女性，38岁，车祸致全身多处损伤，除骨盆、髋臼骨折外还有左肱骨近端及肘部骨折。骨盆平片X线检查发现右侧髋臼双柱骨折，闭孔环破裂，股骨头突入盆腔（图2-203A），术前骨盆CT平扫显示髋臼前后柱均有粉碎骨折，四边体向内移位（图2-203B），前后位CT三维重建影像上可以看到右髋臼前柱、前壁粉碎骨折，后柱及四边体与股骨头向盆腔内移位,髂骨粉碎骨折(图2-203C),后前位CT三维重建影像上右髋臼后柱、后壁粉碎骨折,后柱及四边体与股骨头向盆腔内移位(图2-203D)。手术采用飘浮体位,前路取髂腹股沟入路,后路取K-L入路(图2-203E);前路手术显露前柱骨折,复位后沿髂骨翼边缘、沿弓状缘至耻骨支分别用长重建钢板固定(图2-203F);后路手术显露并复位后柱、后壁骨折,各用一块重建钢板固定(图2-203G)。术后骨盆前后位、右侧闭孔斜位和右侧髂骨斜位X线片显示骨盆整体、前柱和后柱骨折的复位满意(图2-203H);术后骨盆股骨头平面CT平扫显示头臼匹配尚可,两侧对称,但臼底部有部分缺损,复位稍差,冠状面CT扫描影像显示髋臼关节面基本恢复,头臼匹配良好(图2-203I)。术后5年随访时,骨折完全愈合,双侧髋臼前后柱形态及

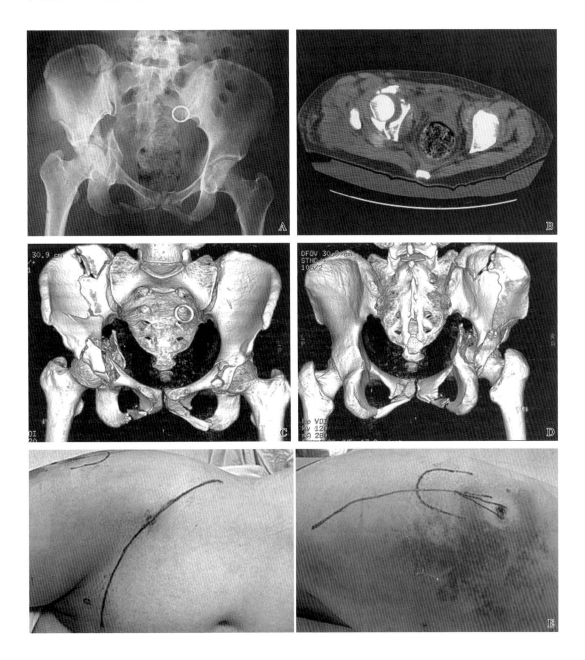

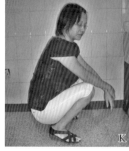

图2-203 双柱骨折前后联合入路切开复位多钢板固定

A. 术前骨盆前后位X线片；B. 术前骨盆CT平扫影像；C. 术前骨盆CT三维重建前面观；D. 术前骨盆CT三维重建后面观；E. 术中照片显示前侧髂腹股沟入路和后侧K-L入路的体位及皮肤切口标记；F. 术中图片显示前柱骨折复位用长重建钢板固定；G.术中图片显示后柱、后壁骨折复位后各用一块重建钢板固定；H. 术后骨盆前后位、右侧髋臼闭孔斜位和髂骨斜位X线片；I. 冠状面CT扫描影像显示髋臼关节面基本恢复；J. 术后5年随访时的骨盆股骨头平面CT扫描、CT三维重建及髂骨斜位容积重建影像；K.功能照片显示患者可完全下蹲

股骨头大小,关节间隙基本一致;原臼底缺损复位稍差处亦已愈合并塑形改建,CT平扫影像上髋臼形态与正常无异;影像学检查发现在四边体内侧出现HO,但在股骨大转子处未见明显HO(图2-203J)。由于HO发生在盆腔内,表面又比较光滑,对患侧髋关节的功能没有影响,患者能够完全下蹲(图2-203K)。

　　病例2:双柱骨折Stoppa入路切开复位重建钢板+髂坐钢板固定。

　　患者,男性,42岁,车祸伤。骨盆平片显示左侧髋臼双柱骨折,股骨头突向盆腔致双柱骨折(图2-204A)。术前CT三维重建影像前后位、右前斜位及后前位观立体显示骨折的形状及移位情况(图2-204B),据此做出手术计划:采用Stoppa入路,尽量向后剥离骨膜至坐骨大切迹,在一个视野窗里完成前柱和后柱的复位与固定,考虑到本例第二骨块与第一骨块未完全分离,如术中纠正外旋困难则加用髂窝入路;复位顺序拟先复位前柱、前壁,克氏针临时固定,再复位后柱。伤后1周手术治疗,按预定计划进行骨折的显露、复位和固定,整个手术过程都用透视监控复位和固定,以髂耻线、髂坐线光滑作为复位满意的指标(图2-204C);在前柱真骨盆缘下方放置钢板固定前柱,在前壁表面另外用一块钢板固定前壁骨折,将重建

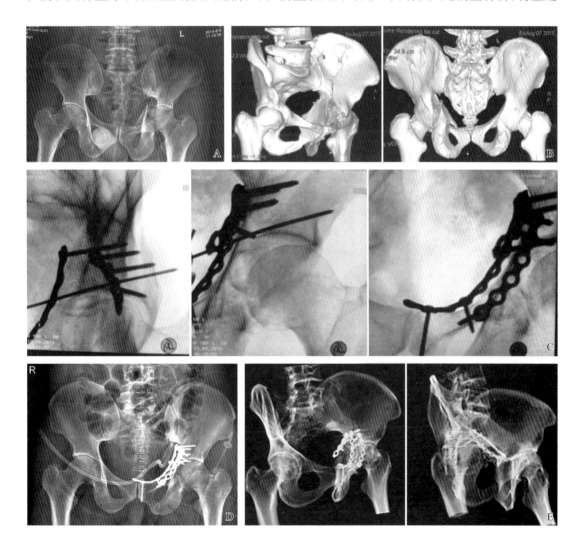

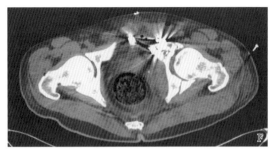

图2-204 双柱骨折Stoppa入路切开复位重建钢板+髂坐钢板固定

A. 术前骨盆平片；B. 术前CT三维重建右前髂骨斜位观和后前位观；C. 术中系列透视影像；D. 术后骨盆平片；E. 骨盆左髂骨斜位和闭孔斜位CT三维容积重建影像；F. 术后股骨头平面CT扫描影像

钢板预弯成略>90°的L形，置于坐骨大切迹前方1 cm，与坐骨大切迹平行区域固定后柱及四边体，术后骨盆正位片显示骨折解剖复位（图2-204D），三维容积重建显示内髂坐钢板沿坐骨大切迹前方固定后柱，确实牢靠（图2-204E）；术后CT平扫也证实前后柱复位满意，头臼匹配良好，关节面平整（图2-204F）。

病例3： 双柱骨折髂腹股沟入路切开复位前柱钢板固定后柱螺钉固定。

患者，男性，30岁，车祸伤。伤后骨盆平片检查发现左髂耻线、髂坐线断裂，股骨头及前后柱向盆腔内移位，闭孔环破裂，髂骨上可见骨折线（图2-205A），诊断左侧髋臼双柱骨

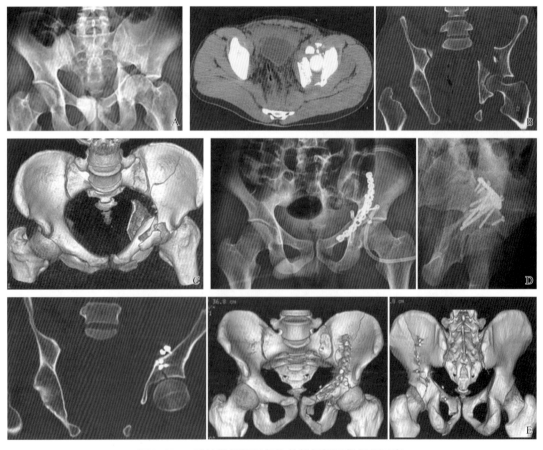

图2-205 双柱骨折切开复位前柱钢板后柱螺钉固定

A. 术前骨盆前后位片；B. 术前骨盆横断面及冠状面CT扫描影像；C. 术前骨盆CT三维重建影像；D. 术后骨盆正位及左髂髂骨斜位X线片；E. 术后骨盆冠状面CT扫描和骨盆CT三维重建影像前面、后面观

折；横断面和冠状面骨盆CT扫描影像显示髋臼骨折粉碎，顶破裂并有碎骨片（图2-205B），CT三维重建影像上，左侧髋臼的前柱、前壁骨折，四边体骨折块连同股骨头一起突入盆腔（图2-205C）。通过髂腹股沟入路进行切开复位，用长重建钢板固定前柱，用多枚短螺钉固定后柱，术后骨盆正位片和左髋髂骨斜位片显示骨折复位，螺钉未进入关节（图2-205D）；术后骨盆CT扫描和CT三维重建证实骨折基本解剖复位，钢板、螺钉位置可（图2-205E）。

病例4： Stoppa入路治疗双侧髋臼骨折。

患者，男性，41岁，车祸伤。伤后骨盆平片检查发现右侧髋臼的髂耻线、髂坐线中断，闭孔环、髂骨断裂，左侧髋臼前壁断裂（图2-206），诊断右侧髋臼双柱骨折，左侧髋臼前壁骨折。术前骨盆前后位、左前髂骨斜位及后前位CT三维重建影像上，清晰显示右侧髋臼双柱骨折，前柱及四边体粉碎、移位严重，左侧前柱低位骨折（图2-206B）。本例骨折特点是，双侧髋臼损伤，右侧严重，而且前柱及四边体粉碎移位较后侧严重，因此手术计划采用改良Stoppa入路显露双侧髋臼及右侧前柱另做右髂窝入路处理右侧髂骨骨折。伤后9天手术按

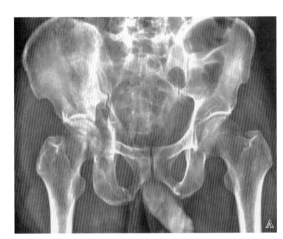

计划显露骨折处，右侧股骨头Schanz钉牵引，用不对称复位钳复位后柱（图2-206C），后柱顺行拉力螺钉固定，透视监控，不使螺钉进入关节及盆腔（图2-206D）；前柱真骨盆缘钢板、髂坐钢板重建钢板固定（图2-206E）；髂骨翼及左髋臼前柱骨折分别用重建钢板固定。术后骨盆平片证实复位及固定皆满意（图2-206F），一如术后骨盆多位置CT容积重建影像所示（图2-206G）。

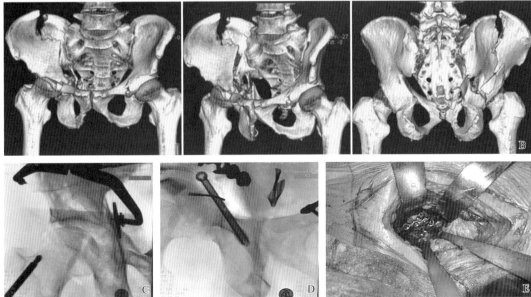

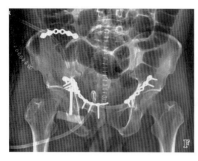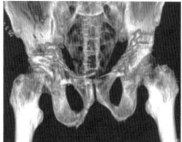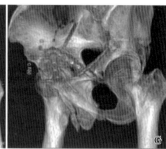

图 2-206　Stoppa 入路治疗双侧髋臼骨折

A. 伤后骨盆平片；B. 术前骨盆前后位、左前髂骨斜位和后前位 CT 三维重建影像；C. 术中透视显示右股骨头 Schanz 钉牵引、不对称复位钳复位后柱；D. 术中透视见后柱顺行拉力螺钉固定未进入关节及盆腔；E. 术中照片显示真骨盆缘钢板、髂坐钢板和后柱顺行拉力螺钉；F. 术后骨盆平片；G. 术后前后位及左前髂骨斜位 CT 容积重建图像

八、陈旧性髋臼骨折的治疗

（一）概述

随着交通运输业和建筑业的发展，高能量损伤明显增多，其中髋臼骨折由于其位置深、解剖关系复杂，且髋臼骨折本身大多伴发全身其他脏器损伤，使其诊断和处理较为困难，常存在延迟诊断或延迟治疗。有些多发损伤患者在抢救和其他专科治疗过程中往往错失最佳治疗时期，使 3 周以上的髋臼骨折即陈旧性髋臼骨折时有出现，陈旧性髋臼骨折在手术后的功能恢复上远不及新鲜骨折。

（二）陈旧性髋臼骨折的特点

髋臼骨折是高能量损伤，伤情复杂，合并伤或多发伤多，常有危及生命的颅脑或胸腹腔脏器损伤，处理较为棘手。且髋臼骨折解剖位置深，肿胀、畸形不明显，早期病情危重，特别是对于严重颅脑损伤患者，自己无主诉，漏诊及延迟诊断发生率高，导致不能早期手术。另外，部分患者由于病情危重，不能耐受手术打击，也不能早期手术，以至于在抢救过程中往往错失最佳治疗时期。因此，临床上常有髋臼陈旧性骨折患者，这些患者髋臼周围软组织挛缩，骨折端间瘢痕组织形成，常有骨痂形成、血肿机化、周围组织粘连、部分骨折线消失、畸形愈合等，且常合并股骨头持续脱位。在髋臼陈旧性骨折手术中往往出血凶猛，且缺乏明显的复位标志，有时固定不确切，故手术治疗难度大，手术并发症多，术后疗效相对较差。需要术者充分认识陈旧性髋臼骨折，术前评估准确，严格掌握手术指征，选择恰当的手术入路，术中尽可能达到满意复位，术后才可能获得相对满意的效果。

（三）手术适应证与禁忌证

陈旧性髋臼骨折切开复位的手术指征与新鲜髋臼骨折基本相同。对有移位的髋臼骨折手术前要选择恰当的手术适应证，目前普遍认为髋臼骨折的手术适应证有：① 骨折移位>3 mm。② 合并股骨头脱位或半脱位。③ 关节腔内游离骨折,阻碍股骨头复位者。④ CT片示后壁骨折缺损>40%。⑤ 移位骨折累及髋臼顶。⑥ 伴坐骨神经损伤。

但我们认为对于陈旧性髋臼骨折在选择手术指证时还要考虑以下几个因素;① 年龄在60岁以上的患者,一期可以考虑保守治疗,若骨折愈合后髋关节功能差,再考虑进行关节置换手术,Mcars等报道采用全髋关节置换治疗某些类型的髋臼骨折获得了良好的疗效。② 一般情况差,不能耐受手术的患者及严重骨质疏松的患者尽可能不考虑手术。③ 切口局部有感染或褥疮。④ 如果伤后已超过120天,骨折线已经分辨不清或者畸形愈合,很难恢复到解剖复位的程度,应慎行切开复位手术。⑤ 患者经济状况和要求也是需要考虑的因素。⑥ 要考虑术者的经验能否完成手术。如果没有髋臼骨折的手术经验,应该请这方面的专家指导手术,或将患者转到有条件的医院去治疗。

(四)患者评估与术前计划

对所有患者常规拍骨盆平片、髂骨斜位、闭孔斜位X线片和CT平扫加CT三维重建,术前Mimics重建骨盆三维模型,可任意旋转从各个方向观察骨折的特点,进一步明确骨折的类型、移位方向及骨折的愈合情况。目前3D打印技术逐步成熟,对于陈旧性髋臼骨折,最好能术前将患侧骨盆打印出1∶1的实物模型。先在模型上进行术前模拟截骨、复位和预弯重建钢板。即使是经验丰富的骨科医师,术前应用3D打印模型进行预手术,对于手术成功也是有益的。术前还应评估患者的全身情况能否耐受手术,排除手术禁忌证。制订手术计划,选择合适手术入路和复位内固定器械,术前备足同型血(一般1 000 ml),有条件时最好行自体血回输。如果预计术中可能困难大,复位不易,可以先行髂内动脉暂时阻断,以减少术中出血和使术野更加清晰。

对陈旧性髋臼骨折,治疗上究竟是做内固定手术还是做全髋关节置换术(total hip arthroplasty,THA)需要从以下几个方面考虑。

(1)Mcars等报道一期采用全髋关节置换治疗某些类型的髋臼骨折获得了良好的疗效,但这要求术者在髋臼骨折和全髋关节置换方面有丰富的经验。对于年轻患者,如骨折尚有希望复位固定,还是应优先考虑行内固定术。

(2)对骨折移位较小,如只有2 ~ 3 mm,且骨折已经愈合,很难通过切开而达到解剖复位要求,且术中出血难以控制,这类患者可暂不手术,等到严重的骨关节炎出现、患者行走功能受限时,直接行THA。

(3)伴有广泛骨质疏松、股骨颈骨折或病理性骨折的髋臼骨折可考虑直接行THA,但需要考虑骨折块和髋臼杯的稳定性,否则将直接影响THA后的使用寿命。

(五)手术方法

1. 手术入路的选择 手术入路的选择原则是既要能充分显露骨折,以便解剖复位、坚强内固定,又要避免损伤神经血管,尽可能少剥离附着于骨盆的肌肉,尽量做到手术操作时间短,术中术后失血少,避免术中、术后并发症。陈旧性髋臼骨折手术入路的选择主要取决于骨折的类型,单纯后壁或后柱骨折可以通过K-L入路完成复位和固定,单纯前壁或前柱骨折选择髂腹股沟入路即可完成手术,对于累及两个柱、横行、横行加后壁、T形复杂的陈旧性髋臼骨折应采用联合入路,联合入路可对骨痂和肉芽组织的清除、骨折的复位及固定创造良好的条件。

2. 手术体位　后侧入路时取健侧卧位,前路时采用平卧位,联合入路时取"漂浮"健侧卧位。

3. 复位固定技术　术中复位采用骨钩提拉、撬拨、两点加压及利用股骨头取出器置于大转子牵引间接复位等方法复位,复位后多采用克氏针行暂时固定。由于髋关节周围神经血管丰富,受伤时间较长,骨折线周围形成较多的骨痂和瘢痕肉芽组织,骨折断端和游离骨块骨质吸收,正常解剖标记及对位对线关系难以辨认,准确复位较困难。因此手术时应仔细游离松解骨折端的剩余部分,切除瘢痕组织、骨痂,仔细辨认骨折块之间的对位对线关系,必要时撬开已畸形愈合的骨折端。复位时按照先复位柱后复位壁,先复位大骨块后复位小骨块的原则,复位后骨折断端可用巾钳、复位器或克氏针行临时固定,然后采用钢板螺钉固定,最终达到良好复位、坚强固定。陈旧性后壁骨折合并股骨头脱位或半脱位,因大量瘢痕组织充填在关节内及关节周围而影响股骨头回纳入髋臼,术中应仔细将后壁骨块和骨痂瘢痕组织游离开,彻底清理关节腔。术中可使用自体血回输。术后常规放置引流管。

4. 术后处理

(1)术后每个切口均需要留置负压引流24～48小时。

(2)围手术期应用抗生素。

(3)术后3～5天逐渐被动关节功能锻炼。

(4)术后3～4个月后开始进行免负重的主动关节活动。

(5)如果没有严重后脱位或复位后股骨头压力不大,通常术后无须下肢牵引,但如果术中行后壁缺损重建或因骨折片较小而固定不牢固,术后6周内需限制屈髋活动范围在45°以内。

(6)半卧位可减少前方髂腹沟入路患者髂窝内死腔形成的可能。

(7)避免术后早期下地或髋关节大范围的活动,减少复位丢失和降低HO发生的概率。

(8)联合物理和药物治疗措施预防血栓的发生。

九、并　发　症

(一)概述

髋臼骨折并发症包括3种:与损伤直接相关的并发症(神经、血管、关节损伤)、早期并发症(感染、栓塞、术后神经损伤、出血)、晚期并发症(固定失败、缺血性骨坏死、HO、创伤性骨关节炎)。

(二)神经损伤

进行彻底的神经系统检查是十分必要的,髋臼骨折患者神经麻痹的发生率在12%～25%之间,报道显示坐骨神经最容易受损,术前原发损伤发生率为3%～12.2%,主要由移位的后柱、后壁骨折块和脱位的股骨头所致(图2-207)。坐骨神经腓侧支比胫侧支更容易受损，当患者能够配合检查时，踝关节的背屈和跖屈、内翻和外翻及足趾的背伸和屈曲功能都可以很好地用来检查患者的神经情况。股神经也可能由于卡压而受损，尽管因髂腰肌的保护损伤可能性很小，术前及术中发生率<2%；仍需进行彻底的神经检查，记录股四头肌的功能。闭孔神经麻痹很少见到，据报道发生率为1%～2%。理论上在髋臼前壁或前柱骨折时，闭孔神经更容易受损，如果可能的话，在患者入院时评价内收肌的功能来了解闭孔神经的情况。虽然术前闭孔神经损伤极少个例报道，但Stoppa入路高发，可达28%，预后往往良好。

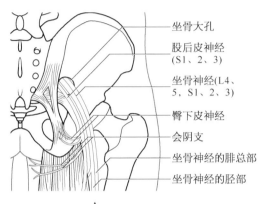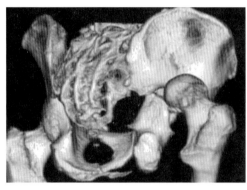

坐骨大孔

股后皮神经(S1、2、3)

坐骨神经(L4、5，S1、2、3)

臀下皮神经

会阴支

坐骨神经的腓总部

坐骨神经的胫部

A   B

图2-207 坐骨神经出坐骨大孔走行及与股骨头、髋臼的关系

A. 坐骨神经解剖图；B. 骨盆CT三维重建影像显示髋臼骨折移位、股骨头后脱位

手术操作有可能加重坐骨神经损伤，发生率在2%～16%，应当注意在术中加以保护，包括正确的显露体位、术中精细解剖操作、保护拉钩等。目前经前入路复位固定后柱开展得越来越多，在行后柱顺行拉力螺钉固定时，如果拉力螺钉偏后、偏内，那么有损伤坐骨神经的可能。轻度的坐骨神经损伤往往可以完全恢复，尤其是在其腓神经部分未被伤及的时候，但需要2～3年，在此期间需要进行积极的康复治疗和使用合适的支具。笔者曾与王满宜教授处理过1例陈旧性髋臼双柱骨折伴坐骨神经完全损伤病例，骨折完全复位，定期随访，6年后坐骨神经完全恢复。笔者多年的临床实践亦观察到髋臼骨折本身导致的坐骨神经损伤，只要造成神经损伤的原发原因——骨折移位解除，骨折就能得到解剖复位和妥善固定，坐骨神经损伤均能恢复，不必常规探查。关于术中如何防止坐骨神经损伤，我们的体会是：坐骨神经始终处于松弛状态，术中由专人负责体位，始终保持髋关节伸直，膝关节屈曲位，坐骨神经牵拉要适度，后柱移位卡压神经时，先复位骨折。Letournel曾报道，采取措施和操作熟练后，坐骨神经的损伤从18.4%减少到3.3%。另外，打后柱拉力螺钉时要投照55°～60°闭孔斜位，以避免螺钉从后柱后面穿出损伤坐骨神经。

近年来采用单一入路治疗涉及双柱骨折的术式越来越多，前入路处理后柱骨折时，常用的做法是采用后柱顺行拉力螺钉技术，但在掌握进钉方向时需特别注意。笔者曾在用自行研制的后柱螺钉导向装置向后柱置入6.5 mm空心螺钉时，因使用了一枚90 mm的长钉，导致钉尖从坐骨小切迹附近穿出，正好顶在坐骨神经周围，患者麻醉醒后呼叫腿痛，及时将螺钉退出更换一枚70 mm长钉则腿痛消失（图2-208）。

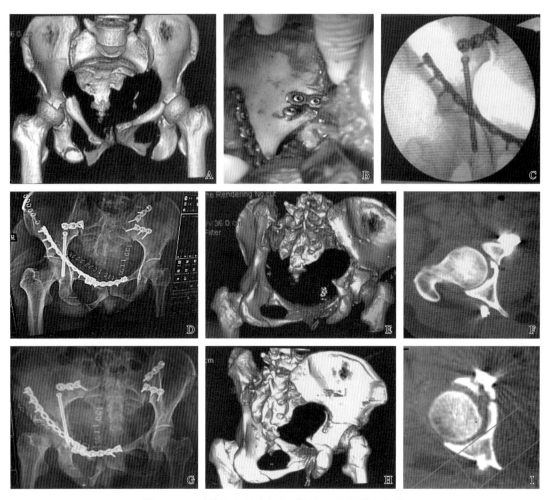

图 2-208　后柱顺行拉力螺钉过长导致坐骨神经损伤

A. 术前 CT 显示右侧髋臼 T 形骨折，骨盆骨折 B3 型；B. 髂腹股沟入路复位，前柱钢板＋后柱拉力螺钉固定术中，可见骶髂关节和前柱钢板及后柱螺钉；C. 术中透视见钢板、螺钉位置均可；D. 术后骨盆平片，显示 90 mm 空心螺钉；E. 因患者麻醉醒后诉右下肢疼痛，急诊 CT 见拉力螺钉自坐骨小切迹穿出；F. CT 平扫可见螺钉位于后柱后侧；G. 再次原切口进入更换 70 mm 拉力螺钉后骨盆平片；H、I. CT 扫描可见螺钉仅钉头偏出

　　这个病例给予的经验教训是：进钉方向尽量向前下方，打导针时越贴近肚皮与切口越好；观察螺钉向后穿出的最佳位置是 50°～ 60° 术中透视闭孔斜位片，常规 45° 闭孔斜位片很难发现后柱螺钉穿出后柱后侧皮质，而坐骨神经正在此处跨过髋臼后方。因此，在行后柱拉力螺钉固定时应特别注意有损伤坐骨神经的可能，不必追求使用超长的空心螺钉试图从坐骨结节穿出以示穿钉技术高超，而以螺钉超过骨折线 2～ 3 cm 起到固定作用即可，也不必一定使用 6.5 mm 或 7.3 mm 空心钉固定，采用 4.5 mm 全螺纹不锈钢皮质骨螺钉亦可达到满意的固定效果。

　　对于医源性坐骨神经损伤，文献报告可以采用体感诱发电位术中检测来降低发生率。无监测时 Letournel 报告为 6.3%，其中 50% 发生永久性残疾。Matta 报告为 4%，应用体感诱发电位监测后降至 2% 左右，Mears 和 Helfet 的研究也有类似的结果。

在髂腹股沟入路时，尤其要注意股前外侧皮神经损伤，高达18% ～ 32%发生率；如果没有完全离断则预后良好。虽然有时损伤基本是不可避免的。该神经虽然没有运动功能，但是其支配的感觉区域却相当大。

后方入路时需要注意臀上神经损伤，术前高位后柱骨折，术中多因结扎臀上动脉造成，可达3%。该神经往往和其伴行动脉一起被伤及，这段血管神经束在出坐骨大孔时比较高位，与后柱距离较近，因此后柱骨折移位可能伤到臀上血管神经束。当骨折伤及血管时需要结扎处理，此时在结扎血管之前务必仔细辨认臀上神经。因为一旦不小心损伤臀上神经，其结果可能导致摇摆步态（Trendelenburg步态）。

（三）开放性损伤

开放伤口或皮下脱套伤存留的皮肤情况可能改变髋臼骨折的处理方案。皮肤脱套伤表示皮肤和皮下组织从筋膜上发生创伤性脱离。法国医师Morel-Lavallee于1863年首次报道了围绕大转子周围的由于碾压与剪切力导致的皮与肌筋膜层之间组织剥脱、坏死、血肿与死腔的闭合性皮肤脱套损伤，常与髋部骨折或骨盆骨折同时出现，Letournel和Judet于1993年称此类损伤为Morel-Lavallee损伤（图2-209）。Letournel和Judet报道在暴力作用于大转子患者中脱套伤的发生率为8.3%，以发现存在液性波动区为标志，这个区域在CT扫描上是显而易见的，也可以出现皮肤感觉减退或皮肤移动幅度过大。有明显的外伤标记，如胎痕或瘀斑应该高度怀疑这种损伤，这种损伤也能够解释在没有伴发伤存在的情况下出现的大出血，而且报道显示，如果不进行早期的清创，细菌繁殖和继发感染率将很高。这种损伤的细菌感染并不少见。当前推荐的方法是，如果脱套伤发生在术野，应该在髋臼骨折的术前或者术中进行清创。无论哪种情况，手术伤口闭合时只应该闭合深筋膜，脱套伤口应该在软组织伤稳定时再行二期闭合手术。脱套伤不在术野的患者可继续观察，常能够自行吸收，然而，必须对感染保持高度的警惕性。如果怀疑存在脓毒症，在手术期间进行穿刺抽取液体并进行细菌培养等评价是必须的。

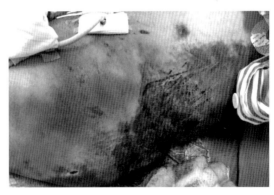

图2-209 Morel-Lavallee损伤

（四）泌尿生殖系损伤

骨盆和髋臼骨折的患者中，6% ～ 16%可伴有泌尿生殖系损伤，通过生殖系和直肠检查能够发现这种损伤。会阴瘀斑和水肿、高位骑跨伤，直肠指检时触及波动的前列腺或导尿管通过困难都提示有尿道损伤。进行逆行性膀胱造影或CT检查应该有严格的适应证。无尿的患者也应该积极查找原因。虽然通过不恰当的血流动力学复苏可引起无尿，但已有报道显示一些患者的骨盆间隔综合征也可引起无尿，症状类似于腹腔间隔综合征。来自输尿管的压迫可导致肾后性肾功能衰竭，这些现象已经在伴有髋臼和严重骨盆损伤的患者身上出现过。

行前路复位和固定手术时，一定要做好充分的术前准备，留置尿管导尿，以免术中损伤膀胱与尿道。行 Stoppa 入路时一定要保护好膀胱，如不慎损伤膀胱，不必惊慌，可边请泌尿外科会诊，边继续完成骨折复位与固定手术。膀胱损伤合并髋臼骨折时也可与泌尿外科同时手术，骨科完成骨盆髋臼复位与固定，泌尿外科完成膀胱尿道修补手术。

（五）其他骨关节损伤

造成髋臼骨折的应力通常从膝关节或足部传递到股骨并最终到达髋臼，伴随下肢的损伤并不少见，通常包括股骨、髌骨和胫骨的损伤。当患者临床情况稳定时，应该进行下肢的 X 线检查，并进行相应的处理。特别指出的是，当髋臼骨折合并同侧股骨骨折时，此为"浮髋损伤"，应先处理股骨骨折，再处理髋臼骨折。

（六）感染

术后感染是场灾难，不仅会影响到骨折的效果，对将来的关节置换也有严重的影响。文献报道感染率为4%（0～10%）。高危因素是早期开展髋臼骨折手术技术不熟练、入路选择及解剖比较生疏、手术时间过长等。Letournel 和 Matta 报告感染的发生会随着术者经验的增加而减少，可从早期的9%左右逐渐减少到3%左右。有报告 K-L 入路发生率为4%～5%；髂腹股沟入路为3%～5%；Stoppa 入路最低，为1.8%；扩展髂股入路由于暴露广泛，损伤较大，高达8%～10%。切口易感因素、皮缘坏死、血肿、肥胖等均可导致髋臼骨折术后深部感染。Morel-Lavallee 损伤时可高达50%，最好的对策是清创+VSD+延迟关闭创口。感染一旦确认，应积极手术探查，对坏死组织进行彻底清创，取培养，鉴别有无关节内感染；必要时开放引流，反复清创，应用足量敏感抗生素。如果内固定稳定，可以等到骨折愈合后再取出。如果骨折已经愈合，应当取出金属固定物（图2-210）。必要的话，可以分期手术进行全髋置换。

感染的预防非常重要，包括术前仔细检查牵引针道有无感染征象、更换导尿管、如有发热需排查可能热源、入路选择避开污染和感染区域、皮肤消毒、术中清理组织碎屑、缩短手术时间、避免过多剥离、抗生素、脉冲冲洗伤口、止血引流、预防性使用抗生素等。

（七）静脉血栓形成与静脉血栓栓塞症

2003年的一项大型随机双盲对照研究，统计创伤患者静脉血栓栓塞症（venous thromboembolism, VTE）发生率后发现，多种骨折均可导致 VTE 发生率升高，如髋部骨折可导致患者 DVT 发生率高达64%，而致死性 PE 的发生率可高达7.5%；而骨盆或髋臼骨折 DVT 发生率达10%～61%，其中10%～29%发生在近端，2%～8%发生 PE，致死性 PE 发生率为0.5%～2%。

由于 DVT、近似 DVT 和 PE 之间鉴别较难，无法对血管栓塞率进行有效统计。2005年 Steele 认为对于血流动力学稳定的患者使用低分子肝素是安全的，可以将近似 DVT 的发生率从22%降低到3%。假如术前就发现存在血栓，要么取消手术，要么在放置腔静脉滤网或

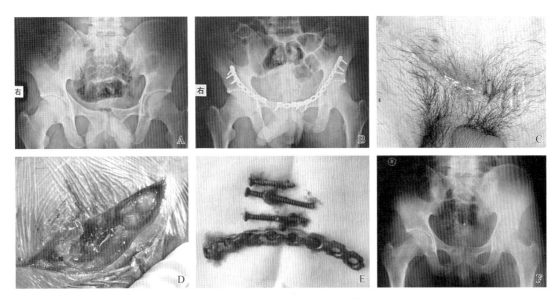

图2-210　髋臼骨折术后感染病例的处理

A. 术前骨盆平片示左侧耻骨支、右侧髋臼前柱骨折；B. 取髂腹股沟入路开放复位、重建钢板固定术后；C. 术后1年，切口出现淡黄色分泌物，细菌培养为葡萄球菌；D、E. 原切口进入清创、内固定物取出术，切口内和取出内固定物上可见稀薄胶冻样肉芽组织；F. 术后患者恢复良好、切口愈合，3个月随访未再出现窦道

临时滤网后再进行手术。有些医师坚持在术后使用华法林3个月。中华医学会骨科学分会创伤骨科学组于2012年提出《中国创伤患者围手术期预防血栓栓塞综合征的专家共识》，明确指出骨盆髋臼骨折应从3个方面进行VTE的预防，即基本预防、物理预防和药物预防。其中药物预防可采用Xa因子抑制剂，如利伐沙班、小剂量普通肝素、低分子肝素和维生素K拮抗剂，应用利伐沙班抗凝的疗程要达35天。

按照《中国DVT诊疗指南（第二版）》，对DVT的处理包括：对于创伤患者术后出现的DVT，抗凝治疗3个月。对于抗凝治疗有禁忌或有并发症，或在充分抗凝治疗的情况下仍发生PE者，建议置入下腔静脉滤器。对于急性期中央型或混合型DVT，在全身情况好、预期生存期≥1年、出血风险较小的前提下，首选导管接触性溶栓。如不具备导管溶栓的条件，可行系统溶栓。出现股青肿时应立即手术取栓；对于病史7天以内的中央型或混合型DVT患者，全身情况良好，无重要脏器功能障碍也可用手术取栓。

（八）血管损伤

髋臼骨折最易合并的血管损伤是臀上动脉的损伤，Letournel和Judet在569例病例中报道了5例（0.9%）。初步止血措施是直接压迫和局部填塞；要慎重选择结扎，K-L入路时，如果臀上动脉损伤，血管断端常回缩入骨盆内造成难以止血的被动局面，这时试图用血管钳钳夹不仅找不到血管，还可能导致臀上神经损伤（臀中肌无力跛行）。应立即用大量干纱布填塞压迫此切口，翻身开腹结扎或阻断髂内动脉来止血。如果术前CTA评估骨折端有血管卡压，可行术前预置腹主动脉阻断导管，一旦出血立即注射生理盐水扩张球囊阻断腹主动脉，也可紧急请介入科会诊，行臀上或髂内动脉阻断，不建议术前预防性栓塞。臀上动脉术前的损伤主要是坐骨切迹处断裂骨端摩擦切割所致;而术中出血常由钻头或者螺丝误伤所致,或者是坐骨大切迹附近复位、夹持等操作时损伤,或是已损伤的血管回缩、血栓脱落再次出血等引起。大量明胶海绵和干纱布压迫与等待是最好的处理,试图结扎臀上动脉止血往往会导致更多、更汹涌的出血和造成更严重的损伤。如图 2-211 所示,患者 36 岁男性,车祸伤致左侧髋臼双柱骨折(图 2-211A),因合并多发颈椎骨折伴脱位,致伤后 20 日才着手处理髋臼骨折。取 Stoppa 入路加髂窝入路进行髋臼骨折切开复位,髂坐钢板固定。尽管骨痂较多,须广泛剥离,但术中并未感觉特别困难。用顶棒和不对称复位钳进行后柱复位,似有弹性感,不像新鲜骨折复位后需靠复位钳紧紧夹持才得以保持。可惜,术中夹持后柱的复位钳突然松脱,大量鲜血马上涌出,灌满术野。好在麻醉师积极配合,果断进行双通道加压输血,手术台上大量明胶海绵加干纱布填塞止血。多次尝试在 Stoppa 入路内寻找出血点与止血,但每次移除填塞纱布后,大量鲜血即充满手术视野,根本无法找到。而且每次这种操作都导致大量失血,血压下降,甚至一度降至 60/40 mmHg。只好暂不处理出血,继续压迫填塞,尽管仍有较多渗出,但可继续完成前柱及后柱的复位与固定。由于四边体、坐骨大切迹附近大量纱布填塞使得后柱复位稍差,其他部位复位尚可。此时不必纠结复位质量,迅速上钢板尽快结束手术方为上策。固定完成后,血压也回升到 100/60 mmHg,再次在髂窝入路探查,发现是臀上动脉损伤出血,给予钳夹、结扎,出血停止。术后统计出血约 10 000 ml,总入量 24 984 ml:红细胞 30 U,血浆 1 500 ml,胶体 3 000 ml,晶体 11 725 ml。术后转入 ICU,经低温 6 天积极扩容、抗休克纠正贫血、改善组织缺氧、补充血小板、输注新鲜冰冻血浆及凝血因子、纠正凝血功能、使用血管活性药物、辅助通气、改善氧合、抗感染等综合治疗唤醒。此例患者教训深刻,分析原因可能是陈旧性双柱骨折合并高位颈椎损伤,骨痂多、瘢痕多,复位有一定难度;采用 Stoppa 入路显露和复位有一定困难,特别是遇到如同本例的大出血时,切口显露不充分,有很多局限。不对称复位钳钳夹后柱复位后,由于对周边挛缩的关节囊韧带松解不够,有一定张力,突然脱落后,后柱移动较大,很可能导致坐骨大切迹附近的臀上动脉断裂大出血。如不多次试图寻找出血点可减少很多出血,如及时请介入科会诊处理也可能不致如此,好在患者年轻,术后半年随访,基本完全恢复(图 2-211)。所以建议对于肥胖、陈旧和合并中枢神经系统损伤的髋臼骨折,最好行髂腹股沟入路或者联合入路。

在髂腹股沟入路和 Stoppa 入路暴露过程中一定要注意髂外与闭孔之间的血管吻合支——冠状血管,文献报道该血管损伤后极易导致大出血,血管回缩后很难控制出血,又有"死亡冠"之称。尽管文献报的死亡冠动脉发生率较高,然而 Darmanis 在 492 例经前方入路的骨盆手术中仅发现了 5 条该血管,而且其中仅有 2 条血管导致了较难处理的出血。2014 年 Ten Broek 报道耻骨支骨折导致死亡冠损伤引起大出血,并回顾性分析 22 例此类患者有 5 例由于大出血死亡。国内周东生教授团队对该血管进行了相关研究,他们以临床观察为研究的课题,发现冠状血管的发生率为 88.5%,管壁较薄、弹性差、塌陷粘连,在创伤应激状态下该血管更加充盈,测量其直径达 4 mm,因此提出术中必须寻找冠状血管,而且一旦发现,必须结扎处理。他们的体会是:一定要重视、不能忽视,Stoppa 入路手术中一定要寻找冠状血管,看得见,要结扎;如髂腹股沟入路不易暴露冠状血管,在出血时一定要纱布填塞压迫。笔者在临床及实验中发现,髂腹股沟入路一般不会发现冠状血管,也很少发生出血,因此术

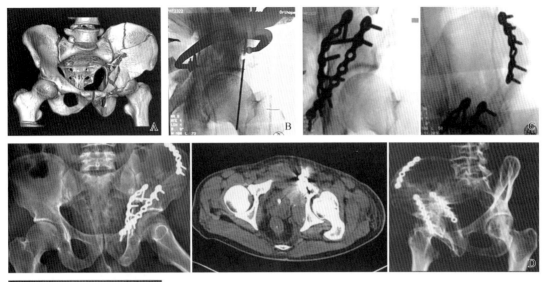

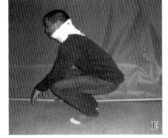

图2-211 Stoppa入路治疗陈旧双柱骨折术中臀上动脉损伤病例

A. 术前骨盆CT三维重建影像；B. 术中照片显示不对称复位钳复位和临时固定后柱，就是这把钳子脱落导致臀上血管损伤大出血；C. 术中透视影像显示前柱重建钢板、后柱髂坐钢板、髂骨翼钢板固定；D. 术后影像学检查资料；E. 术后6个月复查的大体照片显示左髋关节功能基本恢复正常

中不必一定要显露处理该血管。而行 Stoppa 入路时，在耻骨联合旁开 5～8 cm 范围内基本可以找到横跨于髂耻隆起附近的冠状血管，可行结扎处理。很多情况下冠状血管走行的部位正是前壁骨折好发的部位，骨折端可刺破血管，形成血肿。手术在显露和复位前柱时，血肿和血管的栓子会脱落，形成新的出血。可先行压迫止血，再顺着闭孔动脉处理冠状血管即可。处理四边体和后柱骨折时，常需推开其表面的骨膜，在骨膜下进行处理，这样可以避开闭孔神经和血管，以免损伤。

（九）内固定失败

髋臼骨折属于关节内骨折，治疗原则与关节内骨折治疗相同（解剖复位、坚强固定）。影响髋臼骨折治疗效果的因素很多，与手术相关的因素有复位质量及关节的稳定性、医院设备与条件、手术医师的经验、手术入路的选择及手术时间等。内固定失败是指手术内固定后出现再移位、固定失效、复位不良、关节不稳定、关节功能不能恢复、脱位与半脱位、关节内异物、股骨头磨损坏死等。

1. 入路选择错误及复位不良 手术入路直接决定了能否顺利显露、复位与固定的效果。一般情况下很少发生入路错误，但也有例外，如果连诊断都没有搞清楚，发生这种错误也就不奇怪了。笔者曾经见过一个案例，右侧髋臼前柱骨折（图2-212A），居然采用后侧K-L入路进行切开复位，结果在没有骨折的后柱放上钢板进行固定（图2-212B），荒唐至极！

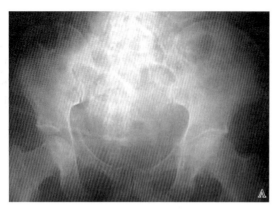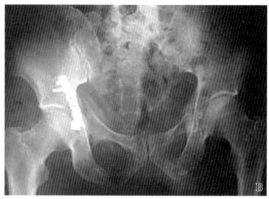

图 2-212　前柱骨折钢板安放于后柱病例

A. 术前骨盆平片见右侧髂耻线断裂；B. 术后骨盆平片见髂耻线依然中断,髂坐线出现固定钢板

　　随着手术技术及内固定器械的改进与发展,当前单一入路治疗涉及双柱骨折的技术被越来越多的医师所推崇。但选择单一入路,一定要有合适的适应证,要掌握单一入路复位双柱骨折移位的技术,要做好联合入路的准备,要选择骨折移位、粉碎严重的一侧进入,如选择、判断失误则可能导致复位不良与手术失败。如图 2-213 所示,左侧髋臼双柱骨折(图 2-213A),手术取后侧改良 K-L 入路,经大转子截骨,髋臼后上方弧形钢板固定(图 2-213B)。仔细分析术后骨盆平片,发现左侧髋臼的前后柱骨折都没有得到复位,也未做固定,与术前平片对比,除多了一块钢板外,基本没有任何变化。这样一来,左髋关节不稳定,有中心性脱位的趋势,为了克服这一点,就给患者加用股骨大转子下横向牵引,结果既不利于床上护理,也不能让患者进行功能锻炼和下地不负重训练。分析其术前影像学资料,不难看出,这例左侧髋臼双柱骨折的前柱损伤明显大于后柱,如果采用前侧 Stoppa 入路进行前后柱复位,前柱

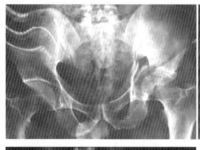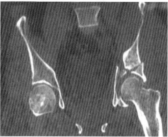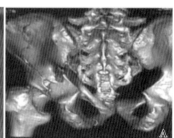

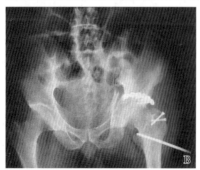

图 2-213　手术入路不当导致髋臼双柱骨折复位和固定不良

A. 术前影像学资料；B. 术后骨盆平片

钢板、后柱髂坐钢板固定,则可能复位、固定两不误,完全可以避免发生上述错误。

2. 内固定不牢 髋臼骨折复位后选择合适的内固定物非常重要,如果选择不合适也会导致固定失败。常见的影响因素有钢板的长度、位置、螺钉的长度、进钉方向、拉力螺钉使用原则、骨质的质量等。如后壁骨折单用螺钉或者单用钢板固定,而不是拉力螺钉加中和钢板固定有可能导致失败。单一入路处理前后柱骨折时复位与固定技术欠佳,导致另一柱复位不良与固定不牢导致失败。如图2-214,患者,男性,46岁,外伤后右侧髋臼前柱伴后半横行骨折,右侧股骨颈骨折(图2-214A、B),急诊在外院诊治,行切开复位内固定手术。术后7个月因右髋部疼痛、活动受限来院求治。术前骨盆平片显示骨盆髋臼骨折复位和固定尚可(图2-214B),但骨盆CT平扫和冠状面扫描显示右侧髋臼的关节面不平,头、臼不匹配,股骨头呈半脱位状态(图2-214C)。进一步的查体及分析发现,原手术选择了扩大的髂股入路,剥离了髂骨内外板,但切口太高,骨折远端很难显露与复位,钢板放在了外板,损伤很大;髋臼部分仅行前柱钢板内固定,而后柱仅用1枚3.5 mm拉力螺钉固定了一个边缘,前后柱之间没有任何固定;复位技术欠佳,关节面未复位,头臼对合不良。这一切在骨盆CT三维重建影

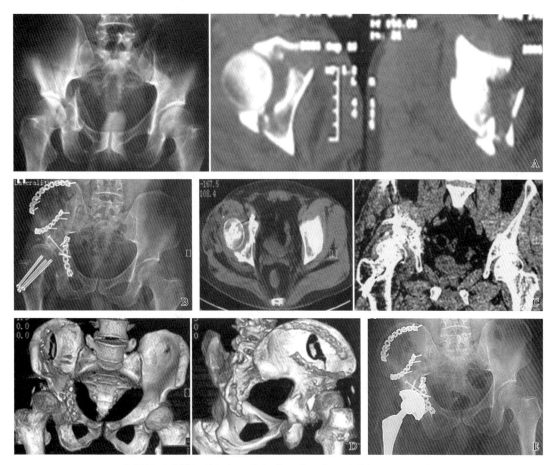

图2-214 前柱伴后半横行骨折切开复位内固定手术入路选择不当固定内固定欠牢靠

A. 伤后影像学检查资料;B. 术前检查的骨盆平片;C. 术前骨盆CT扫描影像;D. 术前骨盆CT三维重建影像;E. 右侧全髋关节置换术后骨盆平片

像上显示得很清楚（图2-214D）。本来计划再次翻修处理，但患者由于种种原因最后选择了关节置换（图2-214E）。

钢板过短或位置不佳也会导致固定失效。如图2-215所示，单纯前柱骨折手术并不复杂与困难（图2-215A），术中复位与固定也不错（图2-215B）；但术后4个月骨盆平片X线检查发现钢板远端固定螺钉拔出、钢板翘起（图2-215C）；好在取出内固定发现骨折已经愈合，骨盆平片显示前柱稍有移位，功能尚可（图2-215D）。分析原因可能与钢板位置、钢板长度、钢板塑形等因素有关。如将钢板置于髂耻线内侧，即位于真骨盆缘下方，对恢复髂耻线可能更好；如果用再长1～2孔的重建钢板或许更合适；钢板塑形过度使之前翘应力始终存在，也是固定失效的因素之一。另外螺钉植入时的方向、位置、长度及耻骨的质量也是影响固定是否确实的因素，术中均需注意。

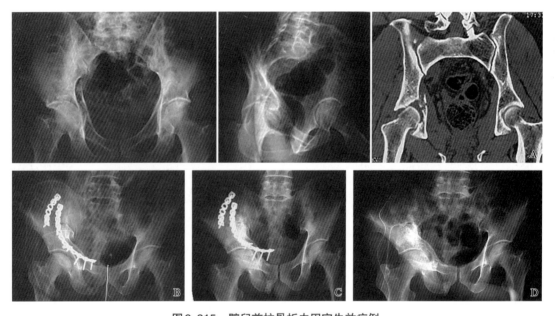

图2-215　髋臼前柱骨折内固定失效病例

A. 术前影像学检查显示右侧髋臼前柱骨折；B. 切开复位内固定术后骨盆平片；C. 术后4个月随访X线片；D. 内植物取出后之骨盆平片

3. 关节内异物　髋臼骨折术后关节功能不佳的另一主要原因是关节内异物，这有两种情况：一是关节内碎骨块存留；二是内固定物进入关节。

髋臼骨折后，特别是后壁骨折伴股骨头脱位病例牵引后，随着股骨头回位，一些后壁碎骨块也会随着股骨头进入关节内，其实如果仔细阅片，特别是CT平扫都可以发现。术中如果拉开股骨头，认真冲洗、清理关节腔碎骨块基本都会找到。另一方法是将股骨头复位后，复位后壁，如果有缺损则说明还有碎骨块没有找到，不在臀大肌内，就很有可能遗留在关节内，须再次清理。笔者曾应邀给一位18岁男性患者会诊，其左侧髋臼后壁骨折（图2-216A），在当地医院行后路K-L入路切开复位钢板内固定（图2-216B），术后18天左髋CT平扫显示关节内有碎骨块存留，股骨头呈半脱位（图2-216C）；决定手术翻修，取原切口进入，

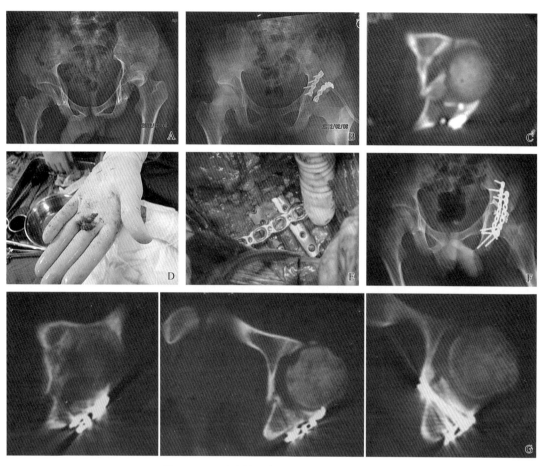

图2-216　后壁骨折术后关节内碎骨块遗留

A. 术前骨盆平片；B. 切开复位内固定术后骨盆平片；C. 术后CT平扫影像；D. 术中照片显示取出的碎骨块；E. 术中照片显示弹簧钢板及重建钢板固定；F. 翻修术后骨盆平片；G. 翻修术后左髋CT平扫影像

切开关节囊，脱出股骨头，在髋臼窝取出遗留的碎骨块（图2-216D），大量盐水冲洗后复位股骨头与后壁，后壁骨块复位后用2块自制弹簧钢板固定，另用2块重建钢板做中和钢板保护（图2-216E）；术后拍片显示骨折复位可，钢板位置佳（图2-216F）；CT扫描证实左髋头臼匹配良好，钢板服帖，内植物没有进入关节（图2-216G）。

骨折复位后置入钢板螺钉时，如果位置、方向、长度不准确，有穿入关节损伤关节软骨、影响关节活动的可能。术中除需特别注意直视观察螺钉的进钉方向、位置、长度之外，还应通过C臂机进行骨盆正位、髂骨斜位、闭孔斜位的透视监控，以避免螺钉进入关节。如图2-217所示，患者，43岁，女性，车祸伤致左侧髋臼横行加后壁骨折伴有股骨头后脱位（图2-217A）。通过后侧K-L入路进行切开复位后柱逆行拉力螺钉、后壁重建钢板及前柱闭合顺行拉力螺钉固定（图2-217B），手术难度较大，颇具有挑战性。只可惜术后CT扫描发现螺钉进入关节，占据股骨头位置，使得股骨头半脱位（图2-217C），骨盆CT三维重建影像前、后位观显示右侧髋臼前柱和后柱的复位都欠佳（图2-217D），实因切开复位术中监控不力所致，当引以为戒。

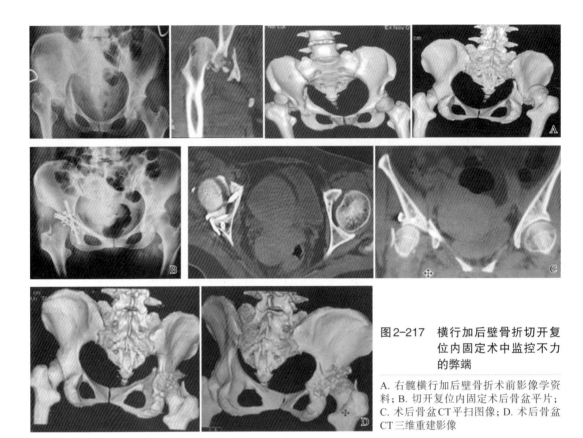

图2-217　横行加后壁骨折切开复位内固定术中监控不力的弊端

A. 右髋横行加后壁骨折术前影像学资料；B. 切开复位内固定术后骨盆平片；C. 术后骨盆CT平扫图像；D. 术后骨盆CT三维重建影像

4. 内固定位置不佳　髋臼骨折复位后，钢板、螺钉的安放位置亦非常重要，如位置不佳轻则起不到应有的固定效果，导致内固定失效；重则可能伤及髋臼及股骨头的关节面导致无可挽回的严重后果。如图2-218所示，患者，男性，47岁，高处坠落伤致左侧髋臼双柱骨折，双侧耻骨上下支骨折和左侧坐骨神经损伤（图2-218A）。在当地医院行前后联合入路、骨盆及髋臼骨折切开复位内固定术（图2-218B），术后半年来我院行坐骨神经探查松解术，术前检查骨盆髋臼骨折复位及固定尚可，左侧髋关节间隙略变窄（图2-218C），CT扫描还发现左侧髋臼后壁固定钢板偏出后壁边缘（图2-218D），由于患者没有不适主诉，没有引起收治医师的注意，听其自然，未作什么处理。术后1年，患者出现左髋疼痛、跛行、活动受限，才再次到医院求治。骨盆平片和CT平扫显示左股骨头变形，大部分消失、半脱位（图2-218E）。为缓解疼痛改善活动功能，决定行左髋关节置换。术中没有发现感染征象，固定后壁的钢板超出后壁边缘，紧贴股骨头（图2-218F），取下大部磨损的股骨头，残留股骨头的关节面缺失，变成短蘑菇状（图2-218G），实施左侧全髋关节置换术（图2-218H）。

再次强调，如前所述，后壁边缘骨折行弹簧钢板固定时，一定要注意弹簧钢板上的小钩不是用来钩住后壁关节盂唇的，而是用来压住后壁边缘的（图2-117）。如果弹簧钢板偏出后壁边缘，就会与股骨头撞击，导致股骨头磨损、坏死，最后可能不得不行关节置换。如图2-219所示，右侧髋臼后壁骨折切开复位弹簧钢板＋重建钢板固定，复位良好，但弹簧钢板偏出髋臼边缘（图2-219A）；术后半年右髋疼痛、活动受限，随访时进行CT扫描，发现偏出后

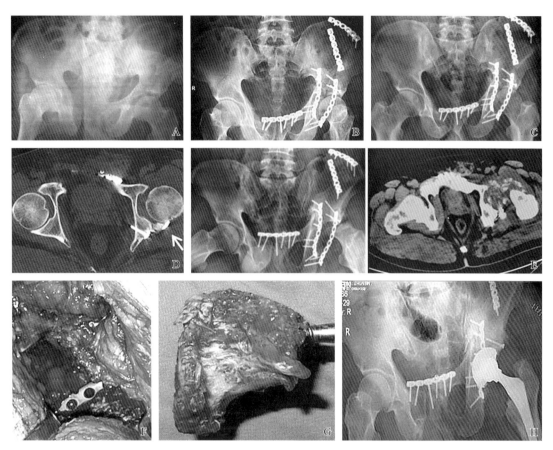

图 2-218 骨盆髋臼骨折前后联合入路切开复位钢板偏外导致股骨头磨损坏死病例

A. 伤后骨盆正位X线片；B. 切开复位内固定术后X线片；C. 术后半年随访的骨盆X线片；D. 术后半年随访的CT扫描显示钢板偏出后壁（白箭头）；E. 术后1年随访的X线片和CT平扫影像；F. 术中照片显示钢板与股骨头撞击；G. 取下的股骨头外形缺损；H. 全髋关节置换术后骨盆平片

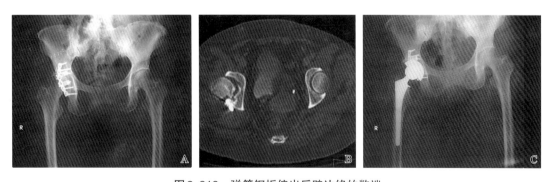

图 2-219 弹簧钢板偏出后壁边缘的弊端

A. 右侧髋臼后壁骨折切开复位弹簧钢板+重建钢板固定术后骨盆平片；B. 术后半年随访的骨盆CT平扫影像；C. 右侧全髋置换术后骨盆平片

壁边缘的弹簧钢板撞击股骨头使之变形并缺损（图2-219B），结果实施右侧全髋置换（图2-219C），以缓解疼痛，改善活动功能。

导致内固定失败的其他原因还有很多，如需要考虑到是否由感染引起，如果是由感染引起,要么应用抗生素直到骨折愈合,要么早期移除内固定物,或者分期取出,然后重新固定或进行关节置换;如果不是由感染引起,可以考虑早期重新固定,但是风险会很大,更为稳妥的方法是等骨折愈合后再进行关节置换。

(十)缺血性骨坏死

缺血性骨坏死分为股骨头坏死和髋臼壁坏死,前者少见,多由当时的高能损伤引起,或者与术中损伤血运有关,后者也较少见,但多归咎于手术操作失败。一旦可以排除感染,确定为缺血性骨坏死,最常见的解决方法就是全髋关节置换术(total hip replacement,THR)。

髋臼骨折术后早期股骨头坏死率文献报道为2%～10%,Letournel和Judet在569例病例中报道了22例(3.8%);17例与后脱位有关,为7.5%(17/227);前脱位股骨头坏死率为1.5%(1/63);中心性脱位股骨头坏死率为1.6%(4/243)。他们发现股骨头坏死发生与后脱位到复位之间的等待时间及复位质量无关;股骨头的最终转归在受伤的一开始已经决定了。

不管手术与否,都有一部分病例会走向股骨头坏死。因此,股骨头缺血性坏死的预防和治疗都是非常重要的。预防措施有:及时复位髋关节脱位、适时正确处理骨折、术后牵引、避免早期负重、避免使用激素等药物、慎食烟酒等。股骨头缺血性坏死的治疗分为非手术治疗和手术治疗。非手术治疗可采用限制负重、药物治疗和电刺激等方法治疗,手术治疗的常用方法有:① 髓芯减压术:适用于Ⅰ、Ⅱ期股骨头坏死。② 植骨术:适用于Ⅱ、Ⅲ期股骨头坏死。③ 带蒂骨移植术:适于Ⅱ、Ⅲ期股骨头坏死,不适于截骨术者。④ 血管束植入术:适用于Ⅰ、Ⅱ期股骨头坏死。⑤ 截骨术:适用于Ⅲ期股骨头坏死。⑥ 关节置换术:适用于Ⅳ期股骨头坏死。⑦ 关节融合术:单髋3年以上对侧未侵及或一侧换髋已成功者。⑧ 介入治疗。⑨ 髋关节周围软组织松解术。

(十一)异位骨化

异位骨化(heterotopic ossification,HO)并不少见,Letournel和Judet统计的病例中HO的总体发生率在24%;严重的Ⅲ～Ⅳ级为12%;其中K-L入路为10.5%,髂腹沟入路为2%,延展S-P入路为35%,联合入路为27%。发生HO的主要原因目前尚不完全清楚,但与下列因素相关:首先是手术入路,有文献报道髂股入路为50%,K-L入路为25%,髂腹股沟入路<1%,联合入路为66%;大转子截骨:截骨组为22.5%,非截骨组为13%;性别因素:男性为52%,女性为48%;合并头颅外伤HO的发生率高;复杂骨折比简单骨折发生率高;手术广泛剥离,止血不彻底,骨屑残留发生率高;麻醉方面,硬膜外麻醉比全麻发生率高60%;术后因素与术后过早活动有关。

根据好发因素进行预防非常必要,首先就是手术入路的选择,能用前入路的尽量前入路,能单一入路完成手术的尽量选择单一入路,这也是为什么很多学者与有经验的医师呼吁争取单一入路完成手术的主要原因。另外,术中减少肌肉剥离、彻底止血、大量盐水冲洗碎屑等也是减少HO发生的关键。术后采用吲哚美辛和放疗也是有效的预防措施。

有研究表明,吲哚美辛可以抑制前列腺素及其相关物质的生物合成,改变创伤后骨形成所需的炎症环境,阻滞多功能间叶细胞分化,抑制HO的发生。有报道称,消炎痛可减少HO

30%～45%发生率,停药后较少发生HO。服用剂量:25 mg,每日3次,连续6周。也有报道称二磷酸盐也可抑制骨基质钙化,阻碍磷酸钙转化为羟基磷灰石及羟基磷灰石结晶,也可用于预防,但停药后HO发生率高。

放疗的方法和剂量报道不一,有采用200 cGy,每天1次,共5天的方法,总发生率由90%降至50%,Ⅲ级和Ⅳ级的发生率由50%降至11%。其机制是离子射线改变细胞核DNA结构,抑制细胞分化,阻止多功能间叶细胞分化为成骨干细胞。有报道称可降低HO发病率40%以上。一般术后4天内就应开始放疗,如术后7天后放疗,HO发病率达20%,并发症可诱发恶性肿瘤。消炎痛与放疗的机制不同,联合治疗可以有效防止HO的发生。术后24小时内8 Gy/次放疗,同时应用或不用消炎痛治疗4周。Moed和Letournel报道的HO总发生率为18%,Ⅲ级和Ⅳ级发生率为0。

HO的治疗,一般Ⅰ级和Ⅱ级无须特殊处理,严重限制关节活动的Ⅲ级和Ⅳ级HO在手术后1年或者骨化成熟后切除,但要告知患者二次手术仍可引起HO,故应慎重。手术切除的适应证是髋关节活动受限、行走困难。方法:行骨化灶清理术,术后处理还是消炎痛、放疗或联合治疗。

横行加后壁骨折的临床例证,患者右髋臼横行+后壁骨折,采用K-L入路手术切开复位钢板固定后柱和后壁,术后骨盆平片显示骨折解剖复位,内固定钢板位置满意(图2-173)。可惜,术后2年随访还是发现右髋关节外侧及大转子周围有较多骨痂,Brooker分级在Ⅲ级以上(图2-220)。

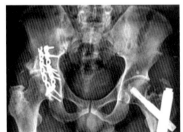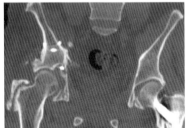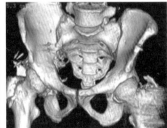

图2-220 K-L入路治疗髋臼横行加后壁骨折术后髋关节发生HO

(十二)创伤性骨关节炎

髋关节创伤性骨关节炎是髋臼骨折术后最常见的并发症(图2-221),总体发生率为20%左右。发生原因与受伤当时骨折粉碎严重、多发骨折及软骨损伤等原发损伤严重和手术复位固定的质量有关。Letournel和Judet的病例报道,创伤性骨关节炎发生率为17%;其中解剖复位的病例仍有5%～10%;复位不良病例的发生率则高达36%;但是复位不良的骨关节炎多发生在术后3～5年,而解剖复位的发生率则晚十年左右。文献报告,目前对于创伤性骨关节炎新的定义是与健侧相比关节间隙丢失50%。一般手术解剖复位的患者,发生率在18%;存在1～3 mm移位,发生率在58%左右;而>3 mm,则可达100%的发生率,长期观察总的发生率在96%左右。

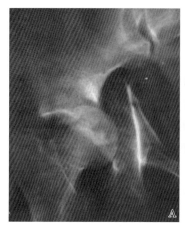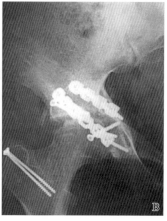

图 2-221　髋臼横行伴后壁骨折术后创伤性骨关节炎

A. 术前骨盆正位显示右髋臼横行伴后壁骨折; B. 扩大 K-L 入路切开复位加压螺钉 + 重建钢板固定术后 2 年, 右髋正位 X 线片显示关节间隙变窄, 股骨头变扁, 呈创伤性骨关节炎改变

Malkani 发现, 髋臼关节面有 1 mm "台阶" 状移位, 接触压即增加 20%; 移位 2 mm 者, 接触压即增加 50%; 头臼不协调超过了关节软骨的代偿能力就不可避免地会发生骨关节炎。Letournel 报道, 创伤性关节炎发生率在解剖复位和非解剖复位组分别为 <5% 和 >60%。

创伤性骨关节炎的防治措施在于选择正确的手术入路, 及时、正确的骨折复位, 坚强、妥善的内固定, 适当的功能锻炼, 避免早期下床活动以及营养支持, 治疗控制全身性疾患等。

十、预　后

虽然使用标准的骨折处理技术能够做到解剖复位、确切的固定以及早期活动, 但仍有相当一部分患者出现较差的预后。多数作者报道 2～5 年后其不良率达 20%。大致上, 影响髋臼骨折预后的因素有两类: 不可控的与可控的。前者包括患者年龄、骨质、骨折类型和程度、血管神经损伤、并发伤及合并的疾病等, 后者包括手术时间、入路、技巧、复位程度、稳定与否等。

1961 年 Rowe 和 Lowell 认为预后取决于负重的臼顶和股骨头的伤情、复位程度和固定的稳定与否。直到今天, 这些仍为大家所接受。

1993 年 Letournet 和 Judet 报道认为, 关节面上残余的阶梯 (residual step) 是否超过 2 mm 是髋臼骨折预后的决定性因素, 阶梯超过 2 mm 的病例将更有可能进行全髋置换。另一方面, 先后有许多作者认为, 髋臼骨折的关节面能否达到解剖复位具有时间依赖性, 超过该时间段, 解剖复位的难度将大大增高。在复杂骨折, 这一时间为 11 天; 而在简单骨折, 大致为 15 天。对于伴有股骨头半脱位的髋臼骨折, 股骨头软骨溶解和缺血性坏死的发生率随复位时间的延迟而增高,并且股骨头的伤情也影响到骨折的预后。

能否实现解剖复位及坚强固定直接关系到髋臼骨折的预后,但如单纯通过延长手术入路、增加术野暴露以实现这一目的往往得不偿失。尽管医师们对手术入路进行了简化和改良,但髋臼手术的创伤依然相对较大,髋臼骨折手术的微创化将是未来发展的方向。

经皮螺钉固定技术具有创伤小、内固定可靠等优点。目前,拉力螺钉已被广泛应用于骨盆或髋臼骨折的固定。特别对于复杂型髋臼骨折,如前柱加后半横行骨折、T形骨折、双柱骨折等,采用单一前方入路复位骨折后,前柱重建钢板加后柱拉力螺钉固定,可减少手术切口暴露及肌肉剥离、术中失血、术后感染和HO的发生。随着关节镜技术的发展,有学者开始探索在关节镜下使用钉板系统进行髋臼骨折复位操作,但均仅为个案,目前尚无较大宗病例的报道。无论行顺行或逆行髋臼拉力螺钉固定,螺钉均极易误进关节或穿透骨皮质,损伤重要的神经、血管。国内外学者通过尸体标本对髋臼顺行拉力螺钉的进钉点及进钉方向进行了解剖学研究,但在实际手术中,由于体位的变化、周围软组织的阻挡等因素,使术者难以准确把握进针角度。我科将现代影像学、计算机三维重建、逆向工程原理及快速成形技术相结合设计出髋臼后柱拉力螺钉进钉导航模板,并通过骨盆标本对该导航模板辅助置钉的准确性进行了验证,正逐渐进入临床使用。

数字骨科在髋臼骨折的治疗上也初步显示出了其重要临床价值与发展前景。Xu P等尝试利用3D导航技术在尸体模型上进行闭合穿钉操作,认为使用3D导航技术能够明显缩短手术时间。Cimerman等设计了一套鼠标向导式、CAD界面的计算机软件用于髋臼骨折手术设计,在术前利用患者的CT影像学数据构建出髋臼骨折的3D结构,预先对内固定材料进行塑形,大大简化了手术程序。Jürgen Fornaro等则走得更远,在计算机终端接一可进行虚拟操作的手动平台,医师可先在该平台进行预操作,对骨折块进行模拟复位和钛板固定,最终根据预操作结果进行手术。以上文献报道的结果让人振奋,但仍存在以下问题:① 髋臼骨折手术不仅涉及骨质,还受到软组织结构的影响,但以上研究均仅局限于前者。② 计算机虚拟技术目前操作起来较为复杂,往往需要相关专业人员的参与,这将不利于该技术的推广。③ 目前尚缺少大样本、长时间的跟踪随访。

随着老龄化社会的临近,高龄患者在髋臼骨折病例中所占的比例逐渐增高,这对髋臼骨折治疗的挑战是多方面的。虽然目前患者年龄对手术预后的影响程度尚无定论,但显而易见的是,高龄患者骨质普遍相对较差,多合并骨质疏松,致使较低能量的外伤就可引起严重粉碎的髋臼骨折,这不仅使医师无法按照现有的骨折分型方法对髋臼骨折进行分型,还大大地提高了术中骨折复位的难度,即便复位成功,骨折块的固定也必将成为另外一个挑战。而且,老年患者多合并其他心肺疾患,对麻醉也提出了更高的要求。

虽然患者的年龄是否影响预后仍存在争议,但是年纪越大,骨质越差,骨折的粉碎程度就越重,复位和固定就越困难,这也就意味着更差的预后!

总的来说,如果能够解剖复位和牢靠固定,优良率可达90%,差一点的复位就要降到70%以下,如果不能达到稳定的固定,那优良率就更差了。退行性关节炎在术后任何时候都可能出现,但是大部分都出现在2年以内,在之后20年内其发生率慢慢升高,即使是早期疗效非常理想的患者也有可能发生。

十一、康复锻炼

对于骨折无移位且稳定的患者,可早期被动活动,有限地和逐渐地负重。对于严重骨质疏松的老年人或合并骨代谢疾病而没有合适骨质进行内固定的患者,应该考虑早期行非手术治疗,单一的老年因素并不是非手术治疗的适应证,若干文献报道老年人的髋臼骨折行切开复位内固定治疗取得了良好的效果,通过无张力的显露进行髋臼骨折复位内固定,尤其是后壁骨折,如果患者完全按照要求进行康复锻炼,在后期可以取得一个良好的关节功能效果。

对患者进行非手术治疗,通常要求患者经历一段卧床时期,有些需要进行骨牵引。骨牵引对一部分髋臼骨折复位是有用的,也可以允许关节轻微的运动,尤其是对于移位骨折伴有继发性关节不匹配的患者。在一些病例中,通过拄拐杖或乘轮椅等方式进行早期活动是恰当的,对任何病例,都要经常拍摄X线片,如果骨折移位或关节不匹配,就要考虑行手术治疗,手术应该在21天内进行,因为随着时间的推移,手术重建的效果将越来越差。

髋臼骨折术后的康复训练包括:① 早期不负重活动,减少深静脉血栓的发生。② 进行髋、膝关节主动屈伸运动,逐步增大主动运动幅度,但避免引起明显疼痛。③ 进行臀大肌、腘绳肌收缩运动,可以进行引体抬臀运动;做伸髋和外展的抗阻运动,逐渐加大。

十二、述　评

髋臼骨折的诊断与治疗已成为创伤骨科领域的热点,新的治疗方法和手术器械不断涌现。但就全身骨折来讲,其发病率仍相对较低。髋臼骨折往往属于高能量损伤,损伤机制复杂,分型较多,要完全掌握各种类型髋臼骨折的诊疗技术难度较大,为了提高这类损伤的整体治疗水平,减少伤残等各类并发症的发生,掌握基本的诊断治疗原则是非常必要的。尤其是对于髋臼骨折的诊断治疗经验不丰富的骨科医师,很多时候保守治疗强过手术治疗,保守治疗最多畸形愈合,患者功能缺失还可以去上级医院行二次治疗;但术前未准确评估手术风险及自身手术水平,仓促行手术治疗不仅是对患者的不负责,也是对自身职业生涯的不负责。

笔者注意到,髋臼骨折的并发症很多时候是医源性因素导致的。目前国家卫生健康委员会提倡推广的分级诊疗制度,提出加强医疗联合体和区域医疗中心的建设很有必要。这样,基层医院遇到骨盆髋臼骨折患者就可以做好院前及院中急救,保障患者生命体征平稳,待病情稳定后将复杂损伤的患者转入诊治经验丰富的上级医院进行下一阶段治疗。分级救治是提高这类损伤诊疗水平的必经之路。笔者工作的医疗中心自2001年以来连续主办了26期骨盆髋臼骨折新进展学习班,参与者已有数千人之多,只是缺少实践学习的机会,真正能够做到术前准确诊断分型,正确选择手术入路及复位固定技术的骨科医师仍相对较少,究其原因并非个人努力不够,而是髋臼骨折发病率低,即使理论知识掌握得很好,临床病例过少也会大大限制手术水平的提高。

目前有较多的髋臼骨折前方入路可供术者选择,常用的有 Stoppa 入路、髂腹股沟入路及腹直肌旁入路等,几种入路各有优势,熟练掌握后完全可以处理不涉及后壁后柱的髋臼骨折。笔者经过长期临床实践后发现,Stoppa 入路在处理涉及双柱的复杂髋臼骨折中具有一定优势,不仅可以通过附加髂窝入路处理髂骨及全部前柱及四边体骨折,还可以将切口继续向后延伸至坐骨大切迹显露后柱骨折,进行复位和处理;腹直肌旁入路在处理某些特殊骨折,如老年髋臼骨折有一定优势,但目前缺乏大数据研究及长期临床随访。髂腹股沟入路属于经典入路,但解剖层次复杂,学习曲线较长,需要骨科医师有一定的解剖学基础,方能学习和开展。

髋臼骨折诊疗的新技术发展非常迅速,计算机技术、导航技术以及 3D 打印技术在髋臼骨折治疗中得到了更广泛的应用。笔者研制的后柱顺行拉力螺钉导向装置经半骨盆标本、Mimics 软件模拟置钉、尸体骨盆标本和临床病例验证,置钉成功率高,可有效地减少术中 X 线透视次数和手术时间,即使缺乏髋臼后柱拉力螺钉置钉经验也可安全操作;应用计算机技术和 3D 打印技术可实现术前模拟置钉、术前模拟复位以及预弯钢板,大大提高了术中复位固定的准确度和效率。近些年新型解剖钢板及个性化定制钢板层出不穷,也为骨科医师的诊疗提供了有效的帮助,大大提高了患者治疗的优良率。相信随着科学技术的不断发展及骨科同仁的不懈努力,我国髋臼骨折的诊疗技术必将走向世界前列。

(王　钢　钟子毅　曹生鲁)

参·考·文·献

[1] 钟承桔,王钢.髋臼后壁骨折的治疗与研究进展[J].中华创伤骨科杂志,2018,20(11):1004-1009.

[2] 钟承桔,王钢.完善髋臼骨折 Letournel 分型的探索研究[J].中华骨科杂志,2019,39(5):271-277.

[3] 侯志勇,张瑞鹏,张英泽,等.基于三柱构成理念的改良髋臼骨折分型[J].中华创伤杂志,2018,34(1):6-10.

[4] 凌伟,曹生鲁,王钢,等.应用三维重建技术比较不同性别髋臼后柱内髂坐钢板置钉的安全性[J].中华创伤骨科杂志,2017,19(5):371-376.

[5] 杨运平,曹生鲁,凌伟,等.Stoppa 入路内髂坐钢板固定治疗累及后柱的复杂髋臼骨折[J].中华骨科杂志,2017,37(13):793-800.

[6] 赖剑强,曹生鲁,汪祎然,等.髋臼后柱后区的解剖学和影像学研究[J].中华创伤骨科杂志,2015,17(5):369-373.

[7] 张丕军,洪顾麒,陈凯宁,等.髋臼后柱骨折逆行拉力螺钉固定导向装置研制及初步验证[J].中华创伤杂志,2014,30(3):204-210.

[8] 王钢,汪祎然,陈鸿奋,等.髋臼骨折后柱螺钉内固定治疗策略[J].临床外科杂志,2016,24(5):340-342.

[9] 许博文,张青松,安思琪,等.髋臼前壁骨折模型的建立及不同内固定方式的生物力学稳定性比较

[J].中国临床解剖学杂志,2017,35(4):425-430.

[10] 代元元,章莹,夏远军,等.四种不同内固定方式治疗髋臼前柱低位骨折的有限元分析比较[J].中华创伤骨科杂志,2016,18(8):702-707.

[11] 欧艺,吴照祥,陈仲,等.斜行髂坐钢板前路固定低位髋臼后柱骨折[J].中华创伤骨科杂志,2018,20(5):382-388.

[12] 孙玉强.陈旧性髋臼骨折的治疗策略[J].临床外科杂志,2016,24(5):345-347.

[13] 王满宜,吴新宝,朱仕文,等.陈旧性髋臼骨折的手术治疗[J].中华外科杂志,2003,41(2):130-133.

[14] 洪顾麒,朱剑津,张宏波,等.拉力螺钉治疗髋臼骨折的效果分析[J].中国矫形外科杂志,2013,21(8):776-779.

[15] 景灵勇,刘观燚,胡勇,等.陈旧性髋臼骨折的手术治疗[J].中国骨伤,2010,23(5):386-388.

[16] 刘岗,张进禄,周东生,等.髋臼后壁骨折88例的手术治疗[J].中华创伤杂志,2004,20(7):410-413.

[17] 马保安,张勇,郑联合,等.髋臼骨折手术入路的选择[J].中国骨与关节损伤杂志,2006,21(3):175-176.

[18] 施多伟,蓝旭,文益民.陈旧性髋臼骨折的手术治疗[J].中国现代医学杂志,2009,19(22):3438-3440.

[19] 王钢.骨盆与髋臼骨折治疗值得注意的问题[J].中国骨科临床与基础研究杂志,2011,3(2):85-88.

[20] 王满宜.关于骨盆与髋臼骨折并发症的几个常见问题[J].中华创伤骨科杂志,2012,14(5):369-371.

[21] 吴新宝,王满宜,王钢,等.髋臼骨折的治疗建议[J].中华创伤骨科杂志,2010,12(11):1057-1059.

[22] 张勇,王黎明,梁斌,等.陈旧性髋臼骨折的手术治疗[J].中国骨与关节损伤杂志,2010,25(8):709-710.

[23] 朱仕文,王满宜,吴新宝,等.髋臼骨折手术并发症的预防[J].中华外科杂志,2003,41(5):342-345.

[24] 王钢,裴国献,顾立强,等.髋臼骨折的手术治疗[J].中华外科杂志,2002,40(9):657-661.

[25] 王钢,汪群力.特殊类型复杂髋臼后部骨折的诊断与治疗[J].中华骨科杂志,2002,22(4):244-246.

[26] 王钢,陈滨,王华民,等.改良髂骨入路前后显露治疗复杂髋臼骨折[J].中华创伤骨科杂志,2002,4(3):181-184.

[27] 王钢,李绍林,裴国献.CT三维重建在髋臼骨折诊断治疗中的作用[J].中华创伤骨科杂志,2004,6(10):1092-1095.

[28] 王钢,裴国献,陈滨,等.Letournel分型复杂髋臼骨折的手术治疗[J].中华创伤骨科杂志,2005,7(12):1114-1116.

[29] 陈凯宁,王钢,曹良国,等.髋臼后柱骨折经皮逆行拉力螺钉固定的三维重建模型研究[J].中华创伤骨科杂志,2008,10(5):436-439.

[30] 苏以林,王钢,王瑞金.骨盆髋臼骨折术后并发症发生概率预测模型的建立[J].南方医科大学学报,2008,28(1):116-118.

[31] 陈凯宁,王钢,曹良国,等.髋臼前柱骨折经皮逆行拉力螺钉固定的三维重建模型研究[J].中华骨科杂志,2009,29(3):257-262.

[32] 张大保,王钢,孟祥翔,等.髋臼后柱经皮逆行拉力螺钉固定可行性的数字模型研究[J].中国临床解剖学杂志,2009,27(3):288-291.

[33] 苏以林,王钢,徐琳峰.髋臼骨折结构性骨植骨的术前数字化分析[J].中华创伤骨科杂志,2009,11(7):629-631.

[34] 王钢,陈滨,秦煜,等.髋臼骨折手术失败原因分析[J].中华骨科杂志,2010,30(7):650-653.

[35] 贾谊,王钢,陈凯宁,等.骨盆髋臼骨折微创手术导航数字化研究的总结[J].中华创伤杂志,2011,27(4):311-313.

[36] 陈鸿奋,王富明,隆腾飞,等.顺行拉力螺钉固定髋臼后柱骨折进钉的解剖学参数研究[J].中华创伤

骨科杂志,2012,14(2): 153−156.

［37］ 游景扬,王钢,郑勇,等.复杂髋臼骨折手术疗效的影响因素分析［J］.中国骨与关节损伤杂志,2012, 27(10): 873−875.

［38］ 周钢,陈鸿奋,王钢,等.髋臼骨折术后并发症的荟萃分析［J］.中华创伤骨科杂志,2013,15(8): 653−659.

［39］ 王钢,陈鸿奋,陈滨,等.浮髋损伤的治疗策略［J］.中华骨科杂志,2013,33(10): 1024−1030.

［40］ 陈鸿奋,赵辉,王钢,等.髋臼后部骨折顺行拉力螺钉固定进钉导航模板的可行性研究［J］.中华骨科 杂志,2013,33(5): 514−519.

［41］ 高波华,王钢,卢超,等.基于CT三维重建的髋臼方形区骨折线的初步研究［J］.中华创伤骨科杂志, 2014,16(4): 305−310.

［42］ 宋迎春,王钢,卢超,等.构建前柱钢板髋臼区安全置钉的三维模型［J］.中国组织工程研究杂志, 2014,18(22): 3481−3486.

［43］ 杨晓东,夏广,熊然,等.经腹直肌外侧入路与改良Stoppa入路治疗髋臼骨折的疗效比较［J］.中华创 伤杂志,2015,31(6): 526−530.

［44］ 李翔,王爱国,时晓华,等.新型髋臼复位钳在髋臼后柱骨折治疗中的应用［J］.中华创伤骨科杂志, 2019,21(6): 484−489.

［45］ Letournel E. Fractures of the acetabulum. A study of a series of 75 cases［J］. Clinical Orthopaedics and Related Research, 1994, (305): 5−9.

［46］ Letournel E, Judet R. Fractures of the Acetabulum［M］. 2nd ed. Berlin: Springer-Verlag, 1993: 1−15.

［47］ Letournel E. Acetabulum fractures: classification and management［J］. Clinical Orthopaedics and Related Research, 1980, (151): 81−106.

［48］ Pease F, Ward A J, Stevenson A J, et al. Posterior wall acetabular fracture fixation: A mechanical analysis of fixation methods［J］. Journal of Orthopaedic Surgery, 2019, 27(3): 1−7.

［49］ Hue A G, Gauthéa R, Tobenas-Dujardin A C, et al. Complex fractures of the acetabulum: Should the enlarged iliofemoral approach be abandoned? Results at 20 years' follow-up［J］. Orthopaedics & Traumatology: Surgery & Research, 104 (2018): 465−468.

［50］ Fahmy M, Abdel Karim M, Khaled S A, et al. Single versus double column fixation in transverse fractures of the acetabulum: A randomised controlled trial［J］. Injury, 2018, 49(7): 1291−1296.

［51］ Tosounidis T H, Giannoudis P V. What is new in acetabular fracture fixation?［J］. Injury, 2015, 46(11): 2089−2092.

［52］ Su K, Liu S, Wu T, et al. Posterior column acetabular fracture fixation using a W-shaped angular plate: A biomechanical analysis［J］. PLoS One, 2017, 12(11): e187886.

［53］ Yildirim A O, Alemdaroglu K B, Yuksel H Y, et al. Finite element analysis of the stability of transverse acetabular fractures in standing and sitting positions by different fixation options［J］. Injury, 2015, 46 Suppl 2: S29−S35.

［54］ Yi C, Burns S, Hak D J. Intraoperative fluoroscopic evaluation of screw placement during pelvic and acetabular surgery［J］. Journal of Orthopaedic Trauma, 2014, 28(1): 48−56.

［55］ McLean K, Popovic S. Morel-Lavallee lesion: AIRP best cases in radiologic-pathologic correlation［J］. Radiographics, 2017, 37(1): 190−196.

［56］ Ryan C E, Wachtel S, Leef G, et al. Large Morel-Lavallee lesion presenting as fungating mass with skin ulceration［J］. Journal of Clinical Orthopaedics and Trauma, 2016, 7(Suppl 1): 103−105.

［57］ Mardian S, Schaser K D, Hinz P, et al. Fixation of acetabular fractures via the ilioinguinal versus pararectus approach: a direct comparison［J］. The Bone & Joint Journal, 2015, 97−B(9): 1271−1278.

［58］Wenzel L, von Rüden C, Thannheimer A, et al. The Pararectus Approach in Acetabular Surgery: Radiological and Clinical Outcome［J］. Journal of Orthopaedic Trauma, 2020, 34(2): 82−88.

［59］Keel M J, Ecker T M, Cullmann J L, et al. The Pararectus approach for anterior intrapelvic management of acetabular fractures: an anatomical study and clinical evaluation［J］. The Journal of Bone and Joint Surgery. British Volume, 2012, 94(3): 405−411.

［60］Suzuki, Morgan S J, Smith W R, et al. Postoperative surgical site infection following acetabular fracture fixation［J］. Injury, 2010, 41(4): 396−399.

［61］Briffa N, Pearce R, Hill A M, et al. Outcomes of acetabular fracture fixation with ten years follow-up［J］. The Journal of Bone and Joint Surgery. British Volume, 2011, 93(2): 229−236.

［62］Hadjicostas P T, Thielemann F W. The use of trochanteric slide osteotomy in the treatment of displaced acetabular fractures［J］. Injury, 2008, 39(8): 907−913.

［63］Griffin D B, Beaulé P E, Matta J M. Safety and efficacy of the extended iliofemoral approach in the treatment of complex fractures of the acetabulum［J］. The Journal of Bone and Joint Surgery. British Volume, 2005, 87(10): 1391−1396.

［64］Ebraheim N A, Patil V, Liu J, et al. Sliding trochanteric osteotomy in acetabular fractures: A review of 30 cases［J］. Injury, 2007, 38(10): 1177−1182.

［65］Kumar A, Shah N A, Kershaw S A, et al. Operative management of acetabular fractures A review of 73 fractures［J］. Injury, 2005, 36(5): 605−612.

［66］Giannoudis P V, Grotz M R, Papakostidis C, et al. Operative treatment of displaced fractures of the acetabulum. A meta-analysis［J］. The Journal of Bone and Joint Surgery. British Volume, 2005, 87(1): 2−9.

［67］Madhu R, Kotnis R, Al-Mousawi A, et al. Outcome of surgery for reconstruction of fractures of the acetabulum. The time dependent effect of delay［J］. The Journal of Bone and Joint Surgery. British Volume, 2006, 88(9): 1197−1203.

［68］Hadjicostas P T, Thielemann F W. The use of trochanteric slide osteotomy in the treatment of displaced acetabular fractures［J］. Injury, 2008, 39(8): 907−913.

［69］Triantaphillopoulos P G, Panagiotopoulos E C, Mousafiris C, et al. Long-term results in surgically treated acetabular fractures through the posterior approaches［J］. The Journal of Trauma, 2007, 62(2): 378−382.

［70］Briffa N, Pearce R, Hill A M, et al. Outcomes of acetabular fracture fixation with ten years follow-up［J］. The Journal of Bone and Joint Surgery. British Volume, 2011, 93(2): 229−236.

［71］Chen K N, Wang G, Cao L G, et al. Differences of percutaneous retrograde screw fixation of anterior column acetabular fractures between male and female: A study of 164 virtual three-dimensional models ［J］. Injury, 2009, 40(10): 1067−1072.

［72］Beaul P E, Dorey F J, Matta J M. Letournel classification for acetabular fractures. Assessment of interobserver and intraobserver reliability［J］. The Journal of Bone & Joint Surgery, 2003, 85(9): 1704−1709.

［73］Citak M, Gardner M J, Kendoff D, et al. Virtual 3D planning of acetabular fracture reduction［J］. Journal of Orthopaedic Research, 2008, 26(4): 547−552.

［74］George P, Petros A, Byron C. Surgically treated acetabular fractures via a single posterior approach with a follow-up of 2−10 years［J］. Injury, 2007, 38(3): 334−343.

［75］Giannondis P V, Grotz M R, Papakostidis C, et al. Operative treatment of displaced fractures of the acetabulum. A meta-analysis［J］. The Journal of Bone & Joint Surgery, 2005, 87(1): 2−9.

［76］Gruson K I, Moed B R. Injury of the femoral nerve associated with acetabular fracture［J］. The Journal of Bone & Joint Surgery, 2003, 85(3): 428−431.

［77］ Guerado E, Cano J R, Cruz E. Fractures of the acetabulum in elderly patients: an update［J］. Injury, 2012, 43Suppl 2: S33-S41.

［78］ Harnroongroj T. The role of the anterior column of the acetabulum on pelvic stability: a biomechanical study［J］. Injury, 1998, 29(4): 293-296.

［79］ Judet R, Judet J, Letournel E. Fractures of the acetabulum: classification and surgical approaches for open reduction［J］. The Journal of Bone & Joint Surgery, 1964, 46: 1615-1636.

［80］ Kumar A, Shah N A, Kershaw S A, et al. Operative management of acetabular fractures: a review of 73 fractures［J］. Injury, 2005, 36(5): 605-612.

［81］ Letournel E, Judet R. Fracture of the acetabulum［M］. 2nd ed. New York: Springer-Verlag, 1993: 536-565.

［82］ Madhu R, Kotnis R, A L Mousawi A, et al. Outcome of surgery for reconstruction of fractures of the acetabulum［J］. The Journal of Bone & Joint Surgery, 2006, 88(9): 1197-1205.

［83］ McarsD C, Vel J H. Acute total hip arthroplasty for selected displaced acetabular fractures［J］. The Journal of Bone & Joint Surgery, 2002, 84(1): 19.

［84］ Paul S, Jose B, Robert L, et al. Sciatic Nerve release following fracture or reconstructive surgery of the acetabulum［J］. The Journal of Bone & Joint Surgery, 2007, 89(7): 1432-1437.

［85］ Prevezas N. Evolution of pelvic and acetabular surgery from ancient to modern times［J］. Injury, 2007, 38(4): 397-409.

［86］ Tile M, Helfet D, Kellam J. Fractures of the pelvis and acetabulum［M］. 3rd ed. Lippincott: Williams & Wilkins, 2003.

［87］ Tile M. Fractures of the acetabulum［M］//Rockwood CA, Green DP, Bucholz RW, et al. Fractures in adults. 4th ed. Philadephia: Lippincott-Raven, 1996: 1657-1658.

［88］ Tile M. Fractures of the Pelvis and Acetabulum［M］. Baltimore, MD, Willaiams and Wilkins, 1995: 453-455.

［89］ Ten Broek R P, Bezemer J, Timmer F A, et al. Massive haemorrhage following minimally displaced pubic ramus fractures［J］. European Journal of Trauma and Emergency Surgery, 2014, 40(3): 323-330.

［90］ Eriksson B I, Lassen M R. PENTasaccharide in HIp-FRActure Surgery Plus Investigators. Duration of prophylaxis against venous thromboembolism with fondaparinux after hip fracture surgery: a multicenter, randomized, placebo-controlled, double-blind study［J］. Archives of Internal Medicine, 2003, 163(11): 1337-1342.

［91］ Rath E M, Russell G V, Washington W J, et al. Gluteus minimus necrotic muscle debridement diminishes heterotopic ossification after acetabular fracture fixation［J］. Injury, 2002, 33(9): 751-756.

［92］ Ragnarsson B, Mjöberg B. Arthrosis after surgically treated acetabular fractures. A retrospective study of 60 cases［J］. Acta Orthopaedica Scandinavica, 1992, 63(5): 511-514.

［93］ Haidukewych G J, Scaduto J, Herscovici D J, et al. Iatrogenic nerve injury in acetabular fracture surgery: a comparison of monitored and unmonitored procedures［J］. Journal of Orthopaedic Trauma, 2002, 16(5): 297-301.

［94］ Helfet D L, Anand N, Malkani A L, et al. Intraoperative monitoring of motor pathways during operative fixation of acute acetabular fractures［J］. Journal of Orthopaedic Trauma, 1997, 11: 2-6.

第三章
股骨近端骨折

一、概　述

　　股骨近端骨折分为股骨头骨折、股骨颈骨折、股骨转子间骨折和股骨转子下骨折,本章节重点阐述股骨转子间骨折和股骨转子下骨折。股骨转子间骨折是指股骨颈基底至小转子水平之间的骨折,属于关节囊外骨折,多见于老年人,占髋部骨折的34% ～ 46%。股骨转子间血运丰富,骨折后极少出现不愈合。股骨转子下骨折是指小转子以下5 cm以内的股骨上端骨折,占股骨近端骨折的7% ～ 10%。与转子间不同,股骨转子下区具有特殊的生物力学特性,高应力集中、坚硬的骨皮质特性使骨折愈合慢、易发生粉碎性骨折导致对位困难,使得股骨转子下骨折内固定失败率很高,患肢短缩畸形、骨折内翻畸形和骨折不愈合是常见的并发症。

　　股骨近端骨折是老年人常见的骨折。随着社会老龄化的发展,人的寿命逐渐延长,骨质疏松的人数逐渐增加,发生股骨转子间骨折的概率逐渐上升。一项全球性预测研究显示,到2050年男性髋部骨折的发生率将上升31%,女性髋部骨折的发生率将上升24%。

　　国际骨质疏松基金会的报道显示,发生髋部骨折1年内,20% ～ 24%的患者会死亡,患者的生活质量会有明显的下降,40%的患者不能独立行走,60%的患者髋部骨折1年后仍需要辅助才能够行走,33%的患者会丧失独立生活能力或者需要住疗养院治疗。而《中国老年骨质疏松症诊疗指南》也指出,在中国发生骨质疏松性髋部骨折后,致残或致畸的患者达50%以上;老年人发生股骨转子间骨折后,17%会在6个月内死亡,25%寿命会缩短,50%日常活动会明显受限。因此,股骨转子间骨折是影响老年人生活质量的一种严重骨折,需要得到高度重视。

二、诊　断

　　患者多有明显的外伤史和典型的临床症状,包括外伤后局部疼痛肿胀和功能障碍,髋部外侧有时可见皮下瘀血、瘀斑,远侧肢体极度外旋,严重外旋者可以达到90°。

　　患者大多数为老年人，伤后髋部疼痛、不能站立或行走，下肢短缩及外旋畸形明显。无移位的嵌插骨折或移位较少的稳定骨折患者上述症状比较轻微。检查时可见患侧股骨大转子升高，局部可见肿胀及瘀斑，局部压痛明显，叩击足跟常引起患处的剧烈疼痛。

　　转子下骨折可为直接暴力或间接暴力所致，常与转子间骨折同时发生，或为转子间骨折延长劈裂的一部分。发病年龄存在两个高峰：第一个高峰是青壮年，多由交通事故以及高处坠落等高能量损伤引起，经常累及股骨干峡部，常合并其他器官系统的严重损伤；第二个高峰见于老年人，轻微的滑倒或跌倒，直接撞击股骨大转子，再加上沿着股骨干的轴向力作用以及肌肉的牵拉，导致各种类型的股骨转子下骨折。另外在所有长骨的病理性骨折中，约1/2骨折发生于股骨近端，一方面原因是全身代谢性骨疾病，如肾性骨营养不良、Paget病等；另一方面是继发于其他部位的转移癌。

　　最终确诊需要X线检查。X线检查需要拍摄正位和侧位两个位置的片子，遇X线检查仍不能确定骨折类型以及骨折块移位程度的患者，需要做CT检查以进一步明确诊断。临床上根据详细的影像学检查对骨折类型进行分类。

　　对于不稳定的股骨转子部骨折，单凭X线平片通常难以完整地评价股骨转子部骨折区域的骨折线情况，尤其难以判断转子部后方区域的骨折粉碎程度。骨折稳定性的判断对于选择合适的内固定方法至关重要。研究表明，对于不稳定性骨折应用合适的内固定方法治疗，可以大大降低内固定失败的发生率。因此，采用一种可靠且可重复性高的方法评价股骨转子部骨折的稳定性是非常重要的。影响骨折稳定性的两个重要因素是后内侧壁的支撑和外侧壁的完整性。但是，由于X线检查的局限性，为了解和判断内侧壁骨折块以及外侧壁骨折的形态及粉碎程度需要进行CT检查，对骨折部位进行薄层扫描，还可以根据需要实现多个平面的重建，能够更加详细地判断骨折的程度。对于一些复杂的骨折类型（AO/OTA 31A3型），CT能够更好地对骨折进行分类，从而制订合适的手术方案，减少内固定失败的发生率。

三、分　类

（一）转子间骨折的分型

临床上常用的有Evans和AO分型两大类。

1. Evans分型　　见图3-1。

2. AO分型　　见图3-2。

2018年新版AO分型对股骨转子间骨折的分类进行了修订（图3-3），更新主要包括两部分：① 规定A1.1型为单纯的大转子或小转子骨折。② 将原来的A2.1骨折修改为A1.3，将残留外侧壁的厚度作为区分A1型与A2型骨折的标准，厚度>20.5 mm为A1型骨折，厚度≤20.5 mm为A2型骨折。

　　A1型：简单的股骨转子间骨折。

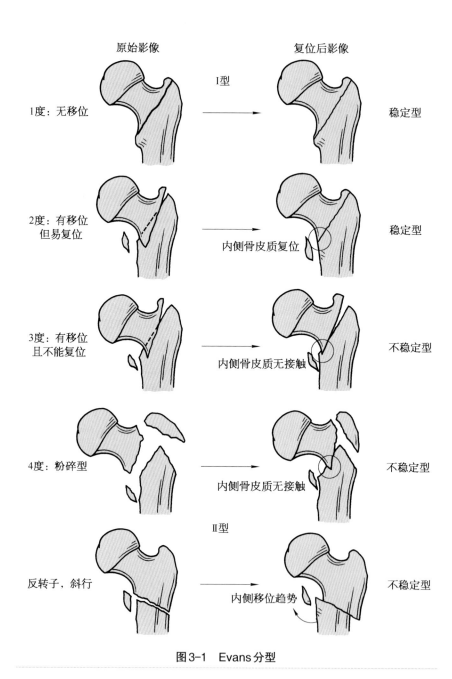

图 3-1 Evans 分型

31A1经转子，简单

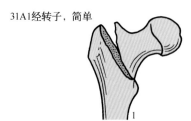

沿转子间线

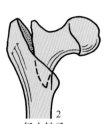

经大转子

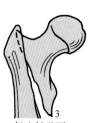

经小转子下

31A2经转子，多折块

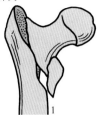 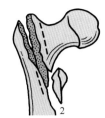 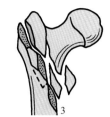

单一中间折块　　　　　　多块中间折块　　　　　延伸至小转子以下>1cm

31A3反转子间

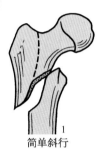

简单斜行　　　　　　　简单横行　　　　　　　多折块

图3-2　AO分型

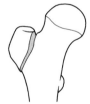 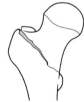 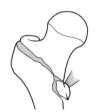

31A1.1 单一转子骨折　　31A1.2 两部分骨折　　31A1.3 外侧壁完整(>20.5 mm)

31A1 股骨近端转子区，简单的股骨转子间骨折

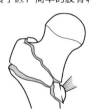 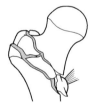

31A2.2 1个中间骨块　　31A2.3 2个或以上中间骨块

31A2 股骨近端转子区，骨折粉碎，外侧壁不完整(≤20.5 mm)

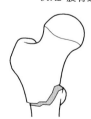 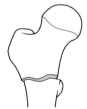 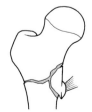

31A3.1 简单斜行骨折　　31A3.2 简单横行骨折　　31A3.3 楔形或粉碎骨折

31A3 股骨近端转子区，骨折粉碎，外侧壁薄弱(厚度≤20.5 mm)

图3-3　2018版AO分型示意图

A1.1 型：单纯的大转子骨折或小转子骨折。

A1.2 型：骨折线经转子间线,两部分骨折。

A1.3 型：骨折线经转子间线,小转子骨折,外侧壁完整（厚度 >20.5 mm）。

A2 型：经转子间线的粉碎性骨折,内侧及后方骨皮质在数个平面上破裂,外侧壁薄弱（厚度≤20.5 mm）。

A2.2 型：有一个中间骨折块。

A2.3 型：有两个以上中间骨折块。

A3 型：反转子间骨折,骨折线经过外侧骨皮质。

A3.1 型：简单的斜行骨折。

A3.2 型：简单的横行骨折。

A3.3 型：粉碎性骨折。

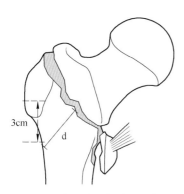

3cm

d

图 3-4 外侧壁厚度测量示意图

外侧壁厚度的测量方法是在前后位X线片上,从大转子无名结节向下 3 cm 的一点,以 135°向骨折线做连线,该连线的距离（d）即为外侧壁的厚度（图 3-4）。AO 分型此次的更新主要是考虑到了外侧壁厚度对于内固定物选择的影响,但是其应用存在一定的困难,因为准确的外侧壁厚度测量需要在牵引、内旋位拍摄X线片,这在非麻醉情况下难以实现,一种替代的方法是对于有条件的患者进行CT三维重建扫描,也可以测量外侧壁的厚度。对于2018年新版的AO分型,目前还没有大量的研究验证其可信度及可重复性,因此其应用相对较少。

（二）转子下骨折的分型

1. Seinsheimer 分型　特点是强调重建股骨内侧皮质的支撑作用,将骨折分为5型（图 3-5）。

Ⅰ型：骨折无移位或骨折块移位 <2 mm。

Ⅱ型：为二部分骨折,细分为3个亚型：ⅡA型,二部分横断骨折；ⅡB型,二部分螺旋形骨折,小转子位于近侧骨折块；ⅡC型,二部分螺旋形骨折,小转子位于远侧骨折块。

Ⅲ型：为三部分骨折,进一步分为2个亚型：ⅢA型,三部分螺旋形骨折,小转子是第三部分骨折块,并下端带有不同长度尖的骨皮质；ⅢB型,股骨近侧1/3的三部分螺旋形骨折,第三部是蝶形骨折块。

Ⅳ型：骨折有4个或更多粉碎骨折块。

Ⅴ型：系转子间–转子下骨折,包括任何延伸到大转子的转子下骨折。

2. Russell-Taylor 分型　根据骨折是否累及大转子和小转子进行分类（图 3-6）：不累及大转子的为Ⅰ型,累及大转子的为Ⅱ型；不累及小转子的为A型,累及小转子的为B型。治疗上,转子区和小转子以下的骨折,可以用髓内钉安全固定,而近端延长到大转子区的骨折可以用滑动加压螺钉固定。

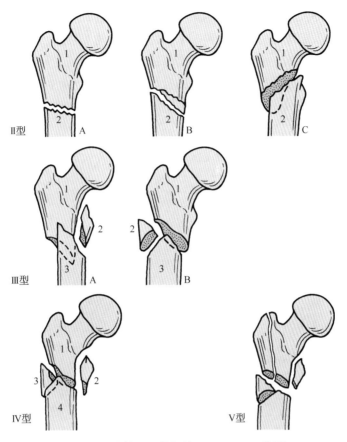

图3-5　股骨转子下骨折的Seinsheimer分型

ⅠA型：骨折线从小转子以下到股骨干峡部，没有累及梨状窝，在这一区域可以存在任何程度的骨折粉碎。

ⅠB型：包括小转子区域的粉碎，骨折远端到股骨干峡部，但是骨折线没有累及梨状窝。

ⅡA型：骨折线从小转子到股骨干峡部，并累及梨状窝，但是不存在明显的骨折粉碎或小转子的主要骨折块，即内侧结构是稳定的。

ⅡB型：骨折累及到大转子区域伴股骨内侧皮质明显粉碎，而小转子的连续性丧失。

（三）股骨近端骨折PUTH区域分型

上述常用股近端骨折的分型系统主要基于X线的二维片面分型，大多数关注的是内侧壁的支撑，对外侧壁的完整性重视程度不够，反转子骨折与转子下

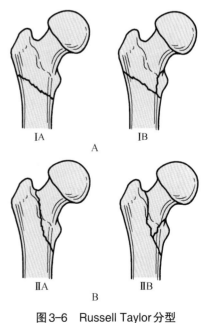

图3-6　Russell Taylor分型

骨折定义不明确,有时难免重叠,而且临床上常有同时合并转子间、转子下的复杂骨折,这部分骨折用上述分类系统则无法纳入分类。基于这些分型的局限性,北医三院张志山、周方等提出一种PUTH区域分型法(图3-7),根据骨折线在股骨近端的走行并结合内侧壁的支撑及外侧壁的完整性对股骨远端骨折进行统一的分型,包含顺转子骨折、逆转子骨折、转子下骨折和复杂转子部骨折,以求达到便于记忆、指导治疗、判断预后的作用。

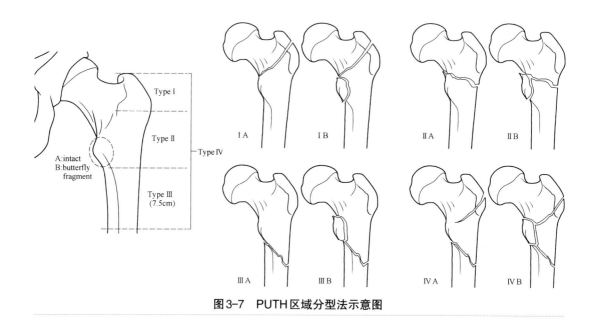

图3-7　PUTH区域分型法示意图

　　Ⅰ型:股骨外侧骨折线起自股骨颈基底部至股骨大转子外侧极点之间,向内延伸至小转子,即经转子骨折。

　　Ⅱ型:股骨外侧骨折线起自股骨大转子外侧极点至小转子远端对应的股骨外侧皮质之间,外侧壁存在骨折,即逆转子间骨折。

　　Ⅲ型:股骨外侧骨折线起自小转子远端对应的股骨外侧皮质至小转子以远7.5 cm对应的股骨外侧皮质之间,即转子下骨折。

　　Ⅳ型:复杂性骨折,股骨外侧骨折线主要位于转子下区,合并外侧壁或大转子区骨折的复杂骨折,即Ⅲ型+Ⅰ型、Ⅲ型+Ⅱ型、Ⅲ型+Ⅰ型+Ⅱ型。

　　同时每型根据后内侧皮质,即小转子区是否有独立骨折块分为A、B两个亚型。

　　综上所述,骨折的稳定与是否分型的重要依据与核心参考,其决定性因素包括以下2个方面:① 内侧支撑的完整性(小转子是否累及、股骨矩是否完整)。② 后外侧皮质的粉碎程度(大转子的粉碎程度)。小转子骨折使后内侧骨皮质缺损而失去力学支持,造成髋内翻;外侧壁骨折则进一步加重其矢状面上的不稳定,造成股骨头后倾。反转子间骨折则常发生骨折远端向内侧移位,若复位不良可造成内固定在股骨头中的切割。因此,骨折本身的不稳定是导致内固定手术等治疗方法失效的重要原因之一,骨折稳定性的治疗前评估则成为股骨转子间骨折临床分型的核心内容。

四、治　疗

（一）概述

由于股骨转子部位的血液供应丰富，很少发生骨折不愈合或股骨头缺血坏死的情况，因此既往在股骨转子间骨折的治疗上，常常采取保守治疗的方式。保守治疗以卧床和牵引为主，需要14周左右。由于股骨转子间骨折多为老年患者，多伴有骨质疏松和其他内科疾病，如果保守治疗，会因长期卧床而发生肺部感染、泌尿系统感染、深静脉血栓、褥疮等严重危及生命的并发症。现在多主张对有条件的患者，尽早施行手术内固定治疗，以利于患者早期活动，减少长期卧床造成的严重并发症。

（二）影响治疗效果的因素

尽管近年来内固定技术发展迅速，不断有各种新的内固定物出现，但该部位骨折的内固定治疗并发症仍然很高，尤其是不稳定的转子间和转子下骨折的治疗，已成为创伤骨科具有挑战性的问题之一。决定手术成败的关键，取决于以下5个方面：① 骨的质量。② 骨折的类型。③ 骨折复位的质量。④ 内固定物的选择。⑤ 内固定物放置的位置。

1. 骨的质量　首先，骨的质量是由患者自身的条件决定的，在受伤之后，医师是无法干涉的。由于骨的质量差异很大，所以骨折后患者的预后也有较大差异。骨质疏松患者的预后往往比较差。对于患者是否有骨质疏松，可以通过2个指标来判断：① Singh指数，如果指数>4说明骨质疏松程度比较严重。② BMD，如果发现股骨颈BMDT值<-2.5，说明患者有严重的骨质疏松，该患者的预后可能会比较差，内固定失败的概率也比较高。

对于骨质疏松的患者，通常需要采取药物治疗。首先通过骨内科的处理，针对骨质疏松性骨折的原因或者诱因，选择特异性的治疗，主要包括补充钙剂和维生素D、使用鲑鱼降钙素或者双膦酸盐治疗。另外要保证摄入均衡的营养。

治疗骨质疏松的药物主要包括：① 钙剂，一般选用碳酸钙600 mg，每天2次口服。② 骨化三醇500国际单位，每天1次口服。③ 在骨折的急性期选用鲑鱼降钙素肌内注射，每天50～100国际单位，持续用4周，之后再用鲑鱼降钙素鼻喷，每隔1天喷1次，持续3个月。通过抗骨质疏松治疗，可以有效增强患者骨质的强度。

2. 骨折的因素　骨折的类型、骨折的复杂程度及稳定性也决定了手术的成败。骨折类型越复杂，出现内固定失败的可能性越大。既往的骨折分类重视小转子即内侧支撑的完整性，认为骨折的稳定性取决于小转子的完整性，如果小转子部位发生骨折，内侧缺乏支撑说明是不稳定的骨折，今后出现并发症的可能性就比较大。外侧壁概念提出后，越来越多的医师发现不仅医源性外侧壁骨折会使再手术率增高，术前即原发性的股骨外侧壁骨折也会使再手术率增高，内侧支撑和外侧壁的完整性对于骨折术后的稳定性同样重要。然而，对于是否所有的转子骨折和外侧壁骨折都要固定，何种类型的小转子骨折、外侧壁骨折会影响骨折术后的稳定性而需要固定目前还没有统一的认识。

（1）内侧壁对稳定性的影响：北医三院李鹏飞、周方等对内侧壁的骨折进行了分类，内侧壁骨折分为3型（图3-8）：Ⅰ型，小转子撕脱，骨折线没有越过小转子基底部；Ⅱ型，整块或粉碎的骨折块，包含小转子附近的后侧壁皮质，骨折线没有达到后侧壁中线；Ⅲ型，整块或粉碎的骨折块，骨折块包含大量后侧壁皮质，骨折线达到或超越后侧壁中线。通过临床研究发现，Ⅰ型和Ⅱ型内侧壁骨折髓内钉内固定失败率低，Ⅲ型内侧壁骨折髓内钉内固定失败率高，是内固定失败的独立危险因素。建议在术前对内侧壁骨折进行分型以识别内固定失败高危的Ⅲ型内侧壁骨折；在使用髓内钉治疗合并Ⅲ型内侧壁骨折的股骨转子间骨折时，须关注内侧壁骨折块的复位，当其移位明显时，对其复位和固定可能是必要的（图3-9），而对于合并Ⅰ、Ⅱ型内侧壁骨折的转子间骨折，其内侧壁的骨折可能不需要复位及固定。

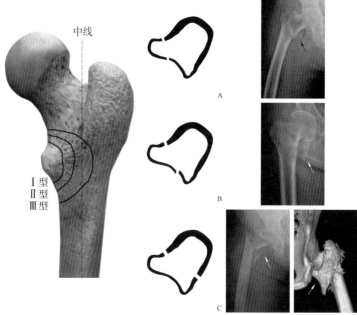

图3-8　股骨近端内侧壁骨折北医三院分型图解

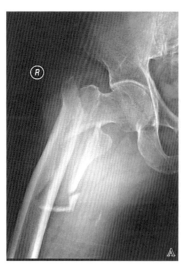
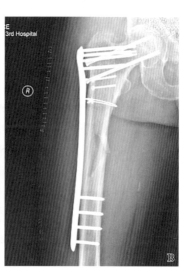

图3-9　髓内钉治疗合并Ⅲ型内侧壁骨折的股骨转子间骨折临床病例

A. 术前正位X线片，显示内侧壁骨块超过后侧壁中线；B. 术后正位X线片显示螺钉联合钢缆环扎固定内侧壁骨折块

（2）外侧壁对稳定性的影响：股骨外侧壁是位于股骨近端，由股骨干向上移行至股骨外侧的骨皮质。其上缘起自股外侧肌嵴，下缘止于股骨颈下缘的切线与股骨外侧皮质的交点，前缘、后缘为患侧髋关节CT容积再现技术图像显示的正侧面股骨外侧皮质的前缘、后缘（小方块中的"R"或"L"朝上，此时股骨对观察者的旋转角约为90°）（图3-10）。

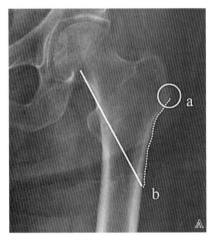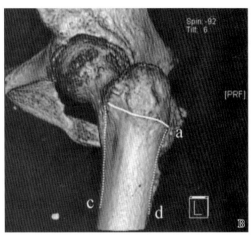

图3-10 股骨外侧壁的边界

A. 髋关节正位X线片显示外侧壁上缘（a）和下缘（b）；B. 髋关节CT三维重建影像显示外侧壁的前缘（c）和后缘（d）

北医三院高哲辰、周方等对99例伴外侧壁骨折的股骨转子间骨折患者的临床资料进行了回顾性分析，发现这种高度不稳定的骨折内固定失败率相对较高，应当引起关注。在外侧壁骨折的股骨转子间骨折，大转子和外侧壁交界处的游离骨块、复位不良，以及横行骨折线可能是与内固定失败有关的影响因素。其中，位于大转子和外侧壁交界处的游离骨块可能是内固定失败的独立影响因素（图3-11）。外侧壁重建可能是伴外侧壁骨折的股骨转子间骨折的有效治疗原则。无论采用何种内固定，对破碎的股骨外侧壁都应予复位并固定，以期获得良好的预后。

3.复位的质量 骨折越复杂，术后并发症可能越多，对骨折复位的要求就越高。复位的质量是影响手术效果的一个关键因素，如果达不到满意的复位，就贸然安上内固定装置，最终手术失败是必然的。复位时，一般让患者仰卧于牵引床上，患肢内收内旋；在C形臂或G形臂X线透视机监控下进行闭合整复。监控复位时一定要正确做到标准的侧位透视，否则在术中置钉的时候就可能使钉子的位置发生偏离，甚至可能打到股骨颈外面去。

复位质量的标准现今有多个不同的描述。Baumgaertner等在1995年提出的复位标准为：对线要求在正位上解剖复位或<10°的轻度外翻成角，侧位上向前或向后成角≤20°；对位则要求任何方向骨块之间的移位≤4 mm。若同时满足上述标准，则复位质量为好；若仅符合对线或对位标准的一项，则复位质量为可接受；若对位和对线标准均不符合，则复位质量为差。Kim等在2014年提出了以1个皮质厚度作为移位程度的判断标准，他们认为若主要头颈骨折块与股骨干之间移位<1个皮质厚度，则认为两者之间存在接触；若同时满足

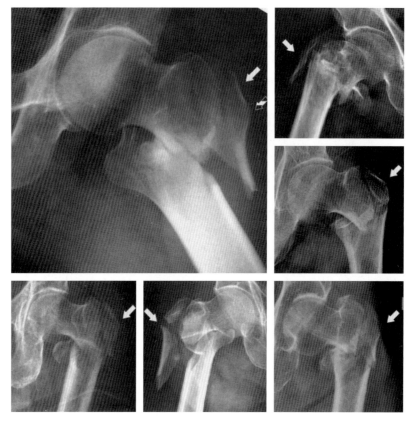

图3-11　外侧壁游离骨块是内固定失败的独立危险因素

正位内侧皮质之间移位<1个皮质厚度,侧位前侧皮质之间移位<1个皮质厚度,则复位质量好;若仅满足其中一条标准,则复位质量可接受;若以上两个条件均不满足,则复位质量差。

我们认为,良好的复位应该是对位和对线都解剖复位。两种方法相结合比采用单一方法更能准确判断股骨近端骨折的复位质量,即对线标准采用Baumgaertner等提出的方法,对位标准采用Kim等提出的方法。具体复位质量判断标准见表3-1:① 同时满足对线和对位标准为复位质量优。② 满足对线标准,仅满足一条对位标准,为复位质量良。③ 不满足对线标准或仅满足一条对线标准或对位标准,为复位质量差(图3-12)。

4. 难复性骨折　大多数股骨近端骨折可以采取闭合牵引的方法复位,但是临床上发现一些转子部骨折通过常规的闭合牵引难以实现满意复位,需要各种类型的切开复位,文献称之为难复位性骨折,其发生率占该部位所有骨折的11.3% ～ 22.9%。研究表明,难复位性股

表3-1　骨折复位标准

拍摄角度	骨折对线	骨折对位
正　位	颈干角正常或轻度髋内翻	内侧皮质移位<1个皮质厚度
侧　位	成角<20°	前侧皮质移位<1个皮质厚度

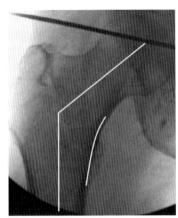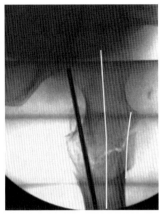

图3-12　骨折复位标准示意图

骨转子部骨折相对于易复位的骨折,手术时间及出血量增加,同时也增加了患者的手术风险,而复位不良也显著增加了患者术后内固定失败的风险。因此,如何在术前识别难复位性股骨转子部骨折,避免术中反复尝试闭合复位,术前制订恰当的治疗方案,准备好复位器械,对于缩短手术时间、降低手术风险、改善患者预后具有重要的意义。

北医三院郝有亮、周方等报道,根据骨折的影像学特点,难复性股骨近端骨折有4种类型:Ⅰ型为断端绞锁型,关键复位措施是放松牵引,松解髂腰肌;Ⅱ型为远端后沉型,关键复位措施是设法抬起股骨干;Ⅲ型为侧方劈裂型,关键复位措施是利用复位钳钳夹复位;Ⅳ型为转子下粉碎型,关键复位措施是综合运用骨钩牵拉、复位钳钳夹、抬起股骨干等复位技术。

对于常见的远端下沉问题,有以下几种解决办法:① 首先最简单的办法是用1个拐杖类的支撑物,把患肢的远端向上顶起,从而达到复位的目的。② 通过1个顶锥从股骨干的前方,顶压近端的骨折块使其达到复位。③ 通过置于骨折远端的1枚螺钉将下沉的远端向上提拉,以达到复位的目的。④ 如果采取上述间接的方法还不能达到满意的复位,那么也可以采取骨折局部有限切开的方法进行复位。切口不必很大,仅切开暴露骨折端,足够让复位器械放入即可,以达到保护血运的目的。这样可以通过器械复位,克氏针临时固定维持复位,然后再安置内固定物。

5.内固定物的选择　　正确地选择内固定物也是手术成功的关键。目前对于股骨转子间骨折治疗,有很多内固定方式。但是归结起来,不外乎髓外固定系统和髓内固定系统两种。典型的髓外固定系统是动力髋螺钉(dynamic hip screw, DHS)固定;而髓内固定系统有Gamma钉、PFN及InterTan等。其主要区别是髓外系统是偏心放置的,而髓内系统是中心放置的。髓外系统所受的张力比髓内系统大,因为髓外系统作用力的力臂和力矩都比髓内系统大。有鉴于此,从理论上讲,髓外系统的失败率比髓内系统的相对要高一点,尤其是在固定复杂骨折的时候。

(1)髓外固定系统

1)DHS:由一枚拉力螺钉、侧方套筒钢板以及加压螺钉组成,拉力螺钉既可以实现骨折断端加压,又允许骨折端沿颈干角方向滑动,实现了滑动和加压双重功能,既可以防止髋内翻畸形，又可以有效地避免螺钉切出股骨头（图3-13）。从20世纪80年代起，DHS就成为了治疗股骨转子间骨折的金标准。研究结果表明在治疗低能量损伤所导致的稳定性股骨转子间骨折方面，DHS和髓内固定在出血量、手术时间、内固定失败、髋关节功能评分方面并没有差异，但是DHS的整体花费要少于髓内固定物。但DHS并不适用于不稳定性骨折的治疗，对于反转子间骨折，应用DHS的失败率明显增加。因为骨折近端发生移位的方向与DHS螺钉滑动方向一致，无法实现断端加压，相反还会促使骨折近端向外移位。因此，反转子间骨折应当避免使用DHS。

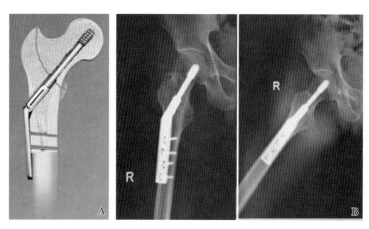

图3-13　DHS治疗股骨转子间骨折

A. 示意图；B. 临床病例，术后正侧位X线片

2）经皮加压钢板（percutaneous compression plate，PCCP）：PCCP是在DHS的基础上改良的一种经皮微创加压钢板（图3-14）。该钢板的优点是在置入时对软组织的损伤小，将原有的一枚直径较大的拉力螺钉改为两枚平行相同、直径较小的股骨颈螺钉，在一定程度上起到了抗旋转和防止螺钉滑脱的目的。研究结果表明在治疗稳定性股骨转子间骨折时，PCCP

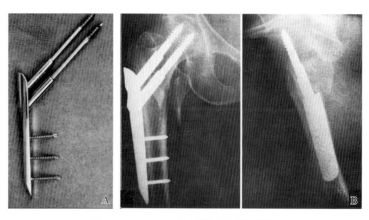

图3-14　PCCP治疗股骨转子间骨折

A. 示意图；B. 临床病例，术后正侧位X线片

比DHS在手术时间、切口长度和出血量方面更具优势。PCCP具有手术时间短、切口小、术中出血量少及操作简单等优点，PCCP在出血量、输血量和并发症方面均少于DHS。

3）股骨近端锁定加压钢板（proximal femoral locked compression plate，PFLCP）：PFLCP是根据股骨近端独特的解剖学和生物力学特点设计的髓外固定系统，具有手术操作时间短、抗拔出力和控制旋转能力强、钉板之间成角稳定、有限骨膜剥离等优点，PFLCP可以微创置入，手术创伤和血运破坏较少，同时可以达到坚强固定，尤其适用于合并骨质疏松的老年股骨转子间骨折患者（图3-15）。

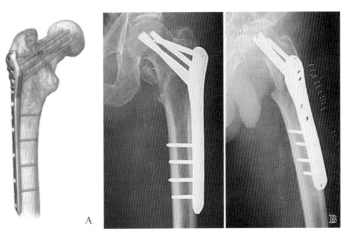

图3-15　PFLCP治疗股骨转子间骨折

A.示意图；B.临床病例，术后正侧位X线片

4）倒置股骨远端微创稳定系统（less invasive stabilization system，LISS）钢板：股骨远端LISS钢板的倒置应用是治疗股骨转子部粉碎性骨折的一种方法。LISS钢板近端有6个锁定孔和5个缝合孔设计，术中可利用缝合孔对骨折块进行克氏针临时固定及钢板固定后进行小骨块的缝合固定（图3-16）。多枚锁钉可明显增强抗股骨颈的旋转力，有利于骨折固定后的稳定性。LISS钢板是靠整个系统稳定性来实现牢固的固定，螺孔的内螺纹和螺钉钉尾的外螺纹锁定形成一个整体，锁钉具有较好的锚合力和抗拉力，在纵向应力下，螺钉不会相对于钢板移位，可避免螺钉松动或拔出。适用于：① 不稳定的复杂股骨转子间骨折。② 股骨转子下粉碎性骨折。③ 股骨反转子间骨折。④ 老年骨质疏松性骨折，骨质疏松患者的股骨转子下粉碎性骨折手术难度较大，采用传统方式进行治疗常常有较高的并发症发生率。⑤ 股骨中上段粉碎性骨折。笔者所在医院也较早在国际上开展LISS倒置治疗复杂的股骨转子间骨折，并且进行了前瞻性随机对照研究，对比了LISS钢板倒置和股骨近端防旋髓内钉治疗股骨转子间骨折的疗效，结果表明微创反向使用LISS钢板是治疗股骨转子间骨折的一种有效方法，尤其适用于置入髓内钉困难的复杂骨折。LISS钢板倒置对于一些特殊类型的股骨转子间骨折是一种有效的治疗方法，应当注意采用微创置入的技巧减少骨膜剥离。我们认为，良好的闭合复位技巧、钢板的正确放置、避免早期负重是LISS钢板倒置治疗股骨转子间骨折成功的关键。

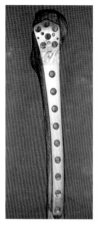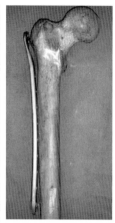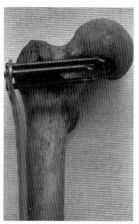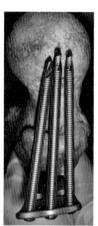

图3-16　倒置LISS固定股骨近端模式图

（2）髓内固定系统：常用的髓内固定系统包括：Gamma钉、PFN、股骨近端防旋髓内钉（proximal femoral nail antirotation，PFNA）和股骨近端顺行联合拉力绞锁髓内钉（Inter Tan）。

1）Gamma钉：Gamma钉应用于临床的报告始于1990年。Gamma钉的设计有着独特的优点，通过主钉和拉力螺钉将股骨近端和股骨颈结合为一体，可以实现对骨折断端的加压，其远端两枚锁定钉可以起到预防旋转和患肢短缩的作用，为后来的髓内固定奠定了基础。采用闭合复位，对骨折部血运的影响小，符合微创原则；力臂短，符合生物力学原则，能有效防止髋内翻，可早期下地活动。第1代Gamma钉近端外翻角10°，近端直径17 mm，长度200 mm，由于外翻角较大，容易出现远端应力集中，从而造成股骨干继发骨折。第2代Gamma钉于1997年提出，其外翻角改为4°，近端直径不变，长度改为170 mm，文献报道这一改良降低了并发症的发生率。2004年出现了第3代Gamma钉，其近端直径改为了15.5 mm，远端直径减少至11 mm，操作时无须扩髓。Gamma 3钉治疗高龄股骨转子间骨折与DHS相比具有手术时间短、出血少、创伤小、术后短期恢复快的优点（图3-17）。

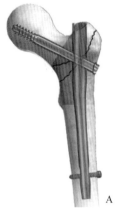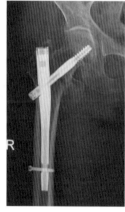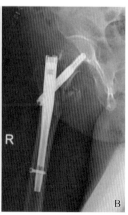

图3-17　Gamma 3治疗股骨转子间骨折

A.示意图；B.临床病例，术后正侧位X线片

2）PFN：AO组织于1996年，在Gamma钉的基础上，结合了PCCP近端的双钉理念，设计出了一种新的髓内固定系统——PFN，其组成包括主钉、拉力螺钉、防旋螺钉、远端锁钉和尾帽。主钉采用6°外翻角（图3-18），更加符合股骨近端的解剖特点。其优势是增加了把持力、防旋能力，减少了以往内固定容易出现的股骨头切割、穿出等并发症。PFN作为支持物还可以阻止股骨干内移，其进钉点不需要经过梨状窝，避免了对外展肌群的破坏。PFN的出现在过去一段时间为股骨转子间骨折的治疗提供了一种很好的方案，文献报道无论是稳定性还是不稳定性骨折，PFN治疗都取得了良好的效果。但是，随着临床的广泛应用，PFN的缺点也逐渐显现，当近端防旋螺钉或拉力螺钉有一枚退出时，另外一枚螺钉就会向前穿出股骨头，产生所谓的"Z"字效应，在不稳定性骨折和严重骨质疏松患者中尤为明显（图3-19）。因此，大多数文献认为，PFN对于稳定性股骨转子间骨折治疗效果可靠，但是对于不稳定性骨折而言，仍然存在很多问题。

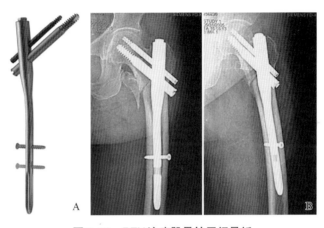

图3-18　PFN治疗股骨转子间骨折

A.实物图；B.临床病例，术后正侧位X线片

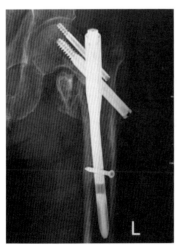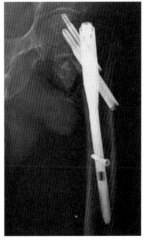

图3-19　股骨转子间骨折PFN固定术后X线片

显示发生"Z"字效应

3）PFNA：PFNA是AO组织在PFN的基础上进行改进的一种新型髓内固定系统。PFNA保留了PFN的优点，但在近端采用1枚带螺旋刀片的拉力螺钉代替原来的2枚螺钉，使之具有更好的防旋转及成角稳定性。其独特的宽大螺旋刀片设计，直接打入股骨头时能压紧松质骨，提高螺旋刀片的锚合力，能有效地提高稳定性，防止旋转及塌陷，特别适用于骨质疏松患者，相对于传统的螺丝钉具有更好的抗旋转性能和抗内翻塌陷能力（图3-20）。生物力学实验结果显示，PFNA可以明显地提高螺钉对股骨头的把持力，能够很好地防止旋转和股骨头塌陷，尤其适用于骨质疏松患者。PFNA具有手术操作简单、固定牢固、损伤小、失血少、时间短、术中及术后并发症较低、允许患者早期活动、符合生物力学固定原则等优点，尤其适用于高龄患者不稳定的骨质疏松性股骨转子间骨折。针对亚洲人股骨近端与欧美人之间存在的解剖差异，AO组织对PFNA进行了改进，设计出了更适合亚洲人的PFNA-Ⅱ，其改良主要包括主钉的外翻角从6°减小到5°、主钉近端外侧由圆形改为平面设计、使主钉更容易插入髓腔，避免主钉插入时导致股骨近端骨质劈裂，并降低复位丢失的发生率（图3-21）。

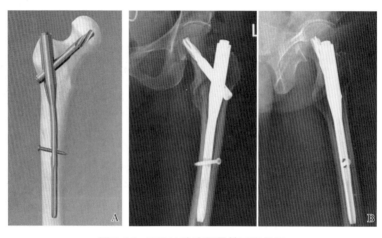

图3-20 PFNA治疗股骨转子间骨折

A.示意图；B.临床病例，术后正侧位X线片

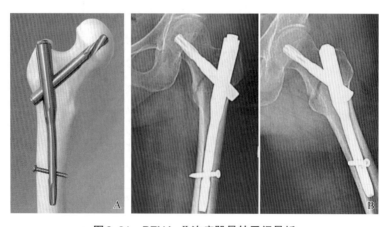

图3-21 PFNA-Ⅱ治疗股骨转子间骨折

A.示意图；B.临床病例，术后正侧位X线片

4）Inter Tan髓内钉：Inter Tan髓内钉（图3-22A）是Smith-Nephew公司开发的第4代髓内固定系统，该系统使用一组由两枚相互咬合螺钉组成的组合螺钉，上方是直径11 mm的拉力螺钉，下方是直径7 mm的加压螺钉。当两枚螺钉锁紧时，可以对骨折端产生线性加压作用，同时可以避免发生"Z"字效应（图3-22B）。主钉的近端采用梯形横截面设计，具有4°外翻角，可经微创入路从大转子顶点进钉。远端采用独特的音叉样设计，可有效分散远端应力，降低远端股骨干发生应力骨折的风险。

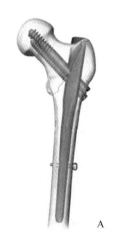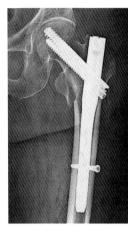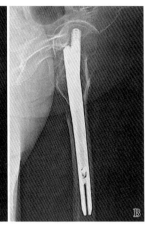

图3-22　InterTan治疗股骨转子间骨折

A.示意图；B.临床病例，术后正侧位X线片

（3）临床例证：由于内固定物的种类众多，各种内固定物的生物力学特点及适应证也有所不同。因此，应当结合骨折类型、患者全身情况、经济条件等因素综合考虑，选择合适的内固定物。目前，针对稳定的股骨转子间骨折（AO/OTA 31A1型和A2.1型），选择髓外固定或髓内固定均可以取得良好的效果，然而髓内固定系统具有中心性固定、力臂短等较好的生物学性能，同时较髓外固定更加微创，因此适用于包括反转子、转子下骨折在内的大多数转子部骨折，但是对于骨折严重粉碎，尤其是伴外侧壁骨折、骨折线累及转子下的患者也可以考虑应用股骨近端锁定加压钢板系统。无论采取何种内固定方式，良好的骨折复位、微创操作技术、良好的内固定位置是避免内固定失败的重要因素。笔者推荐：PFNA适用于老年麻醉耐受差者，而年轻、髓腔狭窄者慎用；Gamma 3适用于骨质良好、髓腔狭窄者；Inter Tan适用于复杂骨折、骨质疏松、髓腔宽大者。

病例1：DHS固定治疗股骨转子间骨折。

患者，男性，69岁，骑车摔倒左侧肢体着地致股骨转子间骨折（AO分型为31A1.2型），小转子无骨折，内侧支撑结构完整。选择DHS，因骨折线接近股骨颈基底，近端加用1枚空心螺钉防止股骨头旋转（图3-23）。

对于不稳定的骨折，也就是A2型骨折。由于内侧小转子部位骨折，造成内侧缺乏支撑，骨折不稳定，选择髓外系统就比髓内系统的失败率高，因此这种类型的骨折一般要选择髓内钉髓内固定的方式。

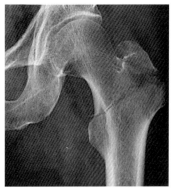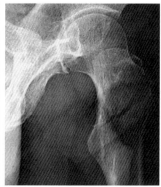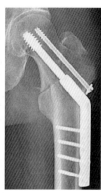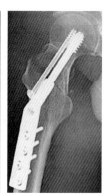

图 3-23　DHS 固定治疗股骨转子间骨折

术前及术后 X 线片

病例 2: 股骨重建钉内固定治疗股骨转子间骨折。

患者,女性,80 岁,摔倒左侧髋部着地导致股骨转子间骨折(AO 分型为 31A2.2 型)。选择短股骨重建钉(femoral reconstruction nail, FRN)固定,因为其股骨颈细小(图 3-24)。不过如果髓内钉远端过短,易出现应力性骨折。

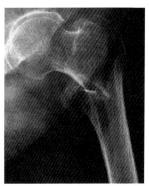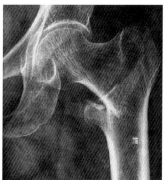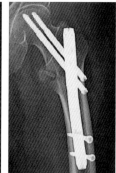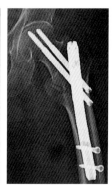

图 3-24　股骨重建钉内固定治疗股骨转子间骨折

术前及术后 X 线片

还有一种更加不稳定的骨折,就是 A3 型骨折,也称为反转子间骨折。由于此类骨折的骨折线走向为内上至外下,骨折线的方向和 DHS 滑动加压的方向是一致的,加上内侧支撑结构的破坏,这类不稳定性股骨转子间骨折的外侧壁尤为重要。当小转子骨折移位时,稳定性已经明显丧失,此时外侧壁再因手术遭到破坏,加重了不稳定的程度,用 DHS 固定后此类骨折会非常不稳定,因此此类骨折是使用 DHS 的禁忌证。对于这类骨折,一般需要采用髓内钉髓内固定系统,或者有角度固定的髓外固定系统,也就是锁定钢板固定系统。

病例 3: 倒置 LISS 钢板内固定治疗股骨转子下骨折。

患者,女性,58 岁,术前 X 线片显示左股骨转子下骨折合并外侧壁粉碎性骨折,为 Seinsheimer V 型(图 3-25A)。手术时患者置于牵引床上,先行闭合复位,术中正侧位透视监控,发现远端骨折块向后移位(图 3-25B),提示复位不满意;遂于术中使用 Schanz 螺钉辅助

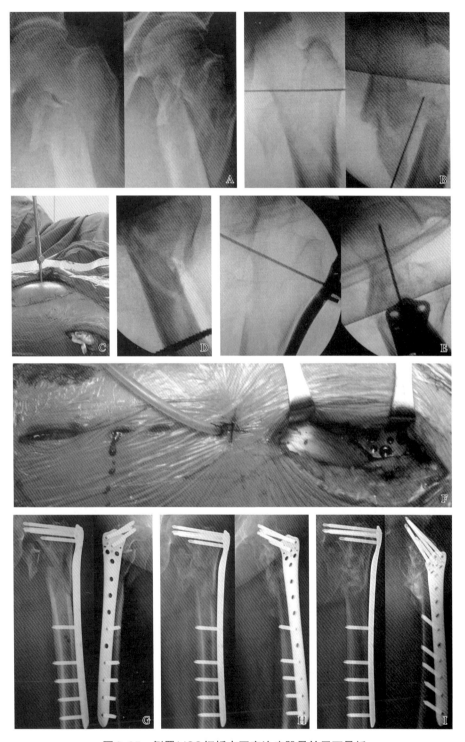

图 3-25 倒置 LISS 钢板内固定治疗股骨转子下骨折

A. 术前 X 线片；B. 术中正侧位透视影像；C. 术中照片显示拧入股骨的 Schanz 螺钉；D. 术中透视显示 Schanz 螺钉的位置；E. 术中正侧位透视影像显示导针与股骨颈的相对位置；F. 术中照片可见位于小切口的 LISS 钢板；G. 术后 X 线片；H. 术后 2 个月 X 线片显示骨折端骨痂生长明显；I. 术后 5 个月随访 X 线片显示骨折愈合良好

复位（图 3-25C），股骨前方将 Schanz 螺钉拧入远端骨折块（图 3-25D），用以提拉骨折段进行间接复位；准备用倒置的 LISS 固定，在转子近侧做小切口，插入 LISS 钢板，置入导针，透视监控，证实导针的位置满意：正位像上导针位于股骨颈下 1/3 处，侧位像上则位于其中央（图 3-25E）。LISS 钢板越过粉碎骨折的区域，利用瞄准装置，进行微创手术，完成远侧锁定螺钉的固定（图 3-25F），X 线检查证实骨折断端对线良好，复位满意，固定牢靠（图 3-25G）。术后经过顺利，2 个月后 X 线片显示骨痂生长明显，允许患者部分负重（图 3-25H）。术后 5 个月随访，骨折愈合良好，患者完全负重（图 3-25I）。术后 21 个月经原切口利用导向器取出的 LISS 板，治疗结束（图 3-26）。

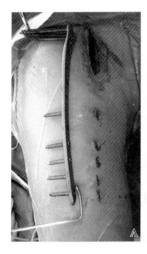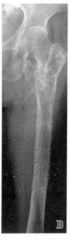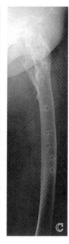

图 3-26　病例 3 随访资料

A. 取内固定的术中照片显示皮肤切口汲取出的 LISS 钢板；B. 内固定取出后的 X 线正位片；C. 侧位片

股骨转子下骨折应用 DHS 或 DCS 治疗内固定的失败率和并发症发生率较高，应该采用和 A3 型骨折相同的治疗方式，以髓内钉固定为主。对于合并外侧壁骨折，近端骨折粉碎呈爆散状，髓内固定困难如大转子骨块游离、转子部骨折冠状面劈裂、转子下骨折延伸至梨状窝、粉碎骨折存在后内侧骨折块以及股骨外侧壁严重粉碎者，适用锁定钢板固定。其他如股骨髓腔狭小、股骨前弓过大、病理骨折及假体周围骨折患者也适合用锁定板固定。

病例 4：髓内钉固定治疗股骨转子下骨折。

患者，男性，85 岁，骑车摔倒致左侧股骨转子下骨折，属 Seinsheimer ⅢA 型，小转子区存在骨折，选用髓内钉固定。在骨折部位大腿根部外侧做小切口，直视复位骨折，用复位钳临时固定。经大转子尖的内侧缘打入导引针，透视确定前后位相上导引针位于股骨干的中心线上，侧位相上导引针位于股骨颈的中心线上。顺导引针插入髓内钉，先行近端锁定，插入髋螺钉的导引针，透视确定其位置的正确性：正位处于股骨颈中下 1/3，侧位处于股骨颈中心线上，沿导引针置入髋螺钉。最后利用体外瞄准器进行远端锁定，打入 2 枚螺钉，透视确认复位和内固定情况（图 3-27）。

6. **内固定物放置的位置**　内固定物放置的位置也是手术成败的关键之一。内固定物应该摆放在什么位置，首先取决于内固定的类型，是髓内系统还是髓外系统；另外也取决于手术者的手术技术。在放置髓内钉的时候要避免进钉点的失误，进钉点一般选择在大转子的尖部。在扩髓时应该避免进钉点偏外，造成髋内翻。有时患者比较胖，可以用 1 个血管钳的

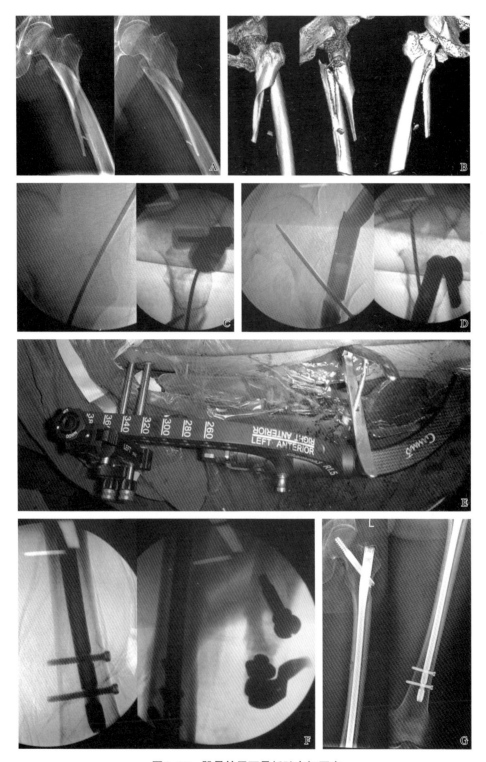

图3-27 股骨转子下骨折髓内钉固定

A. 术前X线片；B. 术前CT三维重建图像；C. 透视显示髓内钉导引针位置；D. 透视确定髋螺钉导引针位置；E. 体外瞄准器远端锁定；F. 透视确定远端锁定螺钉位置；G. 术后X线片显示复位和内固定情况

指环向内推扩髓转的转杆,以防止扩髓偏外造成外侧骨皮质的缺损。

　　髋螺钉在股骨颈的位置也是非常重要的。理论上 DHS 的髋螺钉在正位和侧位上看,都要位于股骨头的中央,而并非股骨颈的中央。钉尖距是一个数值(图3-28),可以预测 DHS 髋螺钉的切出率,一般来说,钉尖距差 <25 mm 内固定的失败率就比较小;如果 >25 mm 失败的可能性就比较大。所谓的钉尖距是指在正位和侧位两个位置上看钉尖和股骨头中心之间距离的和。如果髋螺钉的位置放得不正确,很可能会出现髋螺钉切出等严重的并发症,尤其是髋螺钉放置的位置偏上者最可能出现这个结果。对于髓内钉来说,髋螺钉在正位上看应该放置在股骨颈的中下1/3,侧位上看在股骨颈的中央,因为这个部位的骨质是比较致密的,而股骨颈的上部骨质是比较疏松的,如果把螺钉放置在这个位置,就容易出现螺钉的切出。另外,髋螺钉的深度也是一个比较重要的因素。髋螺钉的尾部在放置时,要置于外侧骨皮质的外面,而不能埋在骨皮质下方,以免髋螺钉失去骨皮质的支撑而导致内固定失败。

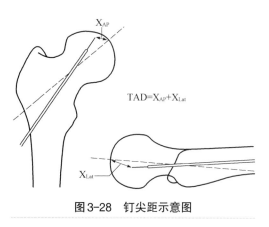

图3-28　钉尖距示意图

五、围手术期管理及加速康复外科理念

　　加速康复外科(enhanced recovery after surgery,ERAS)是采用一系列有循证医学证据的围手术期优化措施,降低手术患者的应激反应,减少并发症,提高手术安全性,从而达到加速康复的目的,同时可以缩短住院时间,节省医疗费用,提高患者满意度。ERAS 的概念首先由丹麦 Kehlet 教授于1997年提出,并在欧美国家的临床实践中证实了其可行性和优越性。近几年国内也逐渐开始重视 ERAS 的推广,结合骨科疾病的特点,制订了一系列具体的围手术期优化诊疗措施,取得了较好的临床效果。

(一)手术时机

　　早期手术治疗给患者带来的好处显而易见,可以减轻骨折导致的疼痛,早期下地活动,方便护理,减少肺部感染、泌尿系感染、褥疮、下肢静脉血栓等并发症的发生。研究发现转子间骨折延迟2天手术治疗可以导致患者病死率明显增加,延期手术是患者术后死亡的独立危险因素。48小时以后手术患者并发症的发生率是48小时以内手术患者的2倍。AAOS 指南建议髋部骨折手术应在术后48小时内进行。因此,如果患者身体条件允许,应当争取尽早手术治疗。由于老年患者通常内科合并症较多,术前应当与内科、麻醉科合作对患者进行风险评估,对于有严重合并症的患者,尽可能在较短时间内纠正内科疾病,积极对症治疗,必要时可适当推迟手术时间。手术应当尽可能安排在常规时间,而不是夜间急诊,以便及时获得有经验医师的支持和帮助。2017年我国老年骨折诊疗专家共识指出，由于缺乏证据支持，常规不给予患者骨牵引或皮牵引。

(二)多科室协作模式

老年髋部骨折患者的诊治过程常常涉及骨科、老年科、麻醉科等多科室，有效的多科室协作诊疗模式包括患者的一般状况评估、麻醉风险评估、内科并发症的处理以及骨折本身的手术方案制订等，应当制订规范的接诊流程以及多学科联合查房制度。研究表明，多学科协作模式在髋部骨折中应用可以显著降低术后并发症的发生率，缩短患者的住院时间。成立老年骨科共管病区，可以有效缩短老年髋部骨折患者术前等待时间和住院时间，成立专门的老年髋部骨折病房能够改善患者预后。

荟萃分析结果表明骨科和老年科医师共同治疗和管理老年髋部骨折患者，可以缩短患者的住院时间，降低院内死亡率和长期死亡率，但骨科医师和老年科医师如何配合，尚需要不断探索和研究。吴新宝等提出应当成立专门的老年髋部骨折治疗单元，采用骨科和老年病科共管模式，与传统的会诊模式相比，术前等待时间和住院时间明显缩短。该模式的核心是改变了整个治疗团队的治疗理念，认为老年髋部骨折手术不是急诊手术，也不是择期手术，属于亚急诊手术，目标是尽可能在48小时内完成手术治疗。另外，对于患者的内科并发症，老年科医师的作用是评估其对手术治疗带来的风险，找到短期内可以改善的并发症并尽快治疗，而不是像仅仅治疗内科疾病时进行逐步缓慢的调整。如果并发症短期内不能改善，进行过多的辅助检查对于降低手术风险并没有帮助，反而会增加其他的并发症发生率。

(三)麻醉方式的选择

全身麻醉和硬膜外联合蛛网膜下腔麻醉是老年髋部骨折手术最常用的两种麻醉方法。北医三院魏滨、周方等回顾性分析了572例髋部骨折老年患者的临床资料，对比了全身麻醉和区域阻滞麻醉对患者术后心肺并发症和住院期间死亡率的影响。结果表明两种麻醉方式对患者住院期间的死亡率无显著影响，但区域阻滞麻醉组患者术后呼吸系统并发症的发生率低于全身麻醉组患者。一项系统性文献回顾对比了全身麻醉和椎管内麻醉对患者死亡率、住院时间及并发症发生率的影响，结果表明两种麻醉方式对老年髋部骨折患者术后3、6、12个月的死亡率无显著影响，在住院时间及肺部感染、心脑血管事件等并发症的发生率等方面也无差异，但是在术后急性认知障碍方面，椎管内麻醉的发生率明显低于全身麻醉。因此对于老年髋部骨折手术，如无禁忌，应当首选椎管内麻醉。

(四)隐性失血和输血管理

随着髓内固定在股骨转子间骨折治疗中的广泛应用，临床医师逐渐发现尽管术中创伤小、操作简单、出血量少，但是术后往往发生严重的贫血，增加了并发症的发生率。Sehat等在2000年首次提出了隐性失血的概念，此后很多学者对髋部骨折围手术期失血的原因进行了分析，并逐渐开始重视隐性失血的防治。

关于隐性失血的机制研究尚不明确，目前推测主要包括以下两个方面：① 大量血细胞进入组织间隙，不参与有效循环，导致血红蛋白水平下降。② 创伤性应激、麻醉和手术治疗本身使红细胞破坏，从而发生溶血。

由于隐性失血的存在，为了减少术后贫血所导致的并发症，交叉配血已经成为常规的术前准备。但是由于异体输血存在发热反应、溶血反应、过敏反应等并发症，且增加感染风险和治疗费用，多数学者主张"限制性输血方案"，即当血红蛋白 <80 g/L 或出现贫血相关症状时考虑异体输血。AAOS 指南指出，无贫血症状且血红蛋白 ≥ 80 g/L 的患者可不予输血；而对于血红蛋白 <80 g/L 或生命体征不稳（心率 ≥ 100 次 / 分，收缩压 ≤，收缩压≤稳）及出现明显乏力、心源性胸痛、头晕等贫血症状的患者应积极输血，并检测血红蛋白的变化。

（五）下肢深静脉血栓形成及肺栓塞的防治

老年股骨转子部骨折患者是发生下肢 DVT 形成的高危人群。White 等的研究表明，老年髋部骨折围手术期深静脉血栓发生率为 36% ～ 60%，其中形成肺栓塞的概率为 4% ～ 24%，最终成为致命性肺栓塞的概率为 1% ～ 13%。预防措施包括基本预防、物理预防和药物预防。基本预防包括尽早手术、缩短手术时间、减少手术创伤、增加围手术期补液及尽早开始康复锻炼等；物理预防包括穿弹力袜、踝泵练习、间歇充气加压装置等；药物预防包括各种抗凝药物的使用。

常用的抗凝药物包括：低分子肝素、阿司匹林、磺达肝癸钠（间接凝血因子 X 抑制剂）、利伐沙班（直接凝血因子 X 抑制剂）、华法林（维生素 K 拮抗剂）。我国 2016 年《中国骨科大手术静脉血栓栓塞症预防指南》针对髋部骨折围手术期的抗凝治疗也制订了具体方案。

（1）伤后 12 小时内手术患者：① 术后 12 小时（硬膜外腔导管拔除后 4 小时）皮下给予常规剂量低分子肝素。② 磺达肝癸钠 2.5 mg，术后 6 ～ 24 小时皮下注射。

（2）延迟手术患者：自入院之日开始综合预防。① 术前 12 小时停用低分子肝素。② 磺达肝癸钠半衰期长，不建议术前使用。③ 若术前已使用药物抗凝，则手术应尽量避免硬膜外麻醉。④ 术后预防用药同伤后 12 小时内手术者。

（3）高出血风险者：推荐采用足底静脉泵、间歇充气加压装置及梯度压力弹力袜，不推荐药物预防。当高出血风险下降时，可再与药物联合预防。对于出血风险较高或对药物和物理预防有禁忌证的患者，不建议将放置下腔静脉过滤装置作为常规预防肺栓塞的措施。

（六）多模式镇痛理念

疼痛不仅会影响患者的术后康复，还会增加术后并发症的发生，延长住院时间，促进术后谵妄的发生和发展。多模式镇痛概念包括超前镇痛、术中镇痛和术后镇痛 3 个部分。

超前镇痛是指在伤害性刺激作用于机体之前采取措施，防止外周和中枢敏化。比较常用的超前镇痛方法包括应用选择性环氧化酶-2（COX-2）抑制剂、髂筋膜间隙阻滞等。

术中镇痛：由于外周神经阻滞对全身影响小，麻醉风险及术后肺部感染、谵妄风险小。因此，对于老年髋部骨折患者，应当首选椎管内麻醉和外周神经阻滞镇痛。

术后镇痛：传统的术后镇痛方法通常是给予镇痛泵治疗，其主要成分是阿片类药物，这类药物容易引起呼吸抑制、尿潴留、恶心、呕吐等不良反应，且因个体差异应用剂量难以掌握,剂量增加会显著增加不良反应的发生率,因此目前不主张单独应用镇痛泵治疗。术后可以联合应用镇痛泵和COX-2抑制剂,这种方案的好处是可以减少手术切口炎症因子的表达,使患者的疼痛阈值稳定在较高水平,镇痛效果较为满意。

(七)康复锻炼

术后功能康复的情况在很大程度上决定了患者是否能够达到受伤前的活动水平。术后麻醉效果消退后,即应当开始踝泵练习、股四头肌等长收缩等不负重训练。手术医师应当结合患者的骨质情况、术中固定情况及全身状况制订科学详细的康复计划指导,循序渐进,指导患者在锻炼时注意避免再次摔倒。目前,国内外对于髋部骨折术后早期负重锻炼的优点及必要性达成共识,但是对于术后早期负重的时机和影响因素,仍然缺乏统一的认识。有国外文献建议,除非髋部骨折手术中存在特殊意外情况,应当常规允许患肢早期负重。国外也有学者提出了术后立即负重及早期行走的观点。但是国外的立即负重及早期行走概念是否适用于亚洲人还有待进一步研究。目前国内关于髋部骨折术后负重的文章较少,大多数学者还是主张术后进行早期渐进性功能锻炼,等到股四头肌肌力恢复、术后X线片提示骨折处有骨痂生长,甚至到骨折线模糊时才允许患者下地负重。我们认为,应当结合患者客观情况,鼓励患者早期活动,逐步增加活动量,术后第1天可以下床站立,对于稳定性骨折,鼓励患者早期在疼痛耐受范围内部分负重;对于不稳定性骨折则需要定期复查,待骨折处有骨痂形成时,再开始部分负重,当连续复查骨折线模糊时,可以完全负重。

六、并发症的预防及治疗

股骨近端骨折的并发症包括全身并发症、手术相关并发症、骨折相关并发症和固定物相关并发症等。全身并发症包括肺部感染、泌尿系感染、褥疮、下肢DVT、肺栓塞等;手术相关并发症包括手术切口感染、血管损伤、医源性外侧壁骨折等;骨折相关并发症包括骨折不愈合、延迟愈合、畸形愈合等;内固定物相关并发症包括髓内固定系统的髋螺钉切出、切入、退钉和主钉断裂、髓外固定系统的钢板或螺钉断裂等。本节主要阐述内固定相关并发症。

随着手术技术的进步以及内固定物的不断更新发展,接受手术治疗的股骨转子间骨折患者的预后也在不断改善。但是,内固定失败对于创伤骨科领域仍然是一个亟待解决的问题。内固定失败所带来的后果往往是灾难性的,患者通常需要再次接受手术治疗,这对于并发症较多的老年患者来说风险很高,预后通常比较差,而且恢复期较长。这样既增加了患者的痛苦,也增加了家庭及社会的负担。内固定物相关并发症包括髓内固定系统的髋螺钉切出、切入、退钉和主钉断裂、髓外固定系统的钢板或螺钉断裂等。

有关内固定失败的发生率,国内外文献报道差异较大,从3.5%～30%。导致内固定失败的原因较多,包括骨折类型、骨质疏松程度、内固定方式、骨折复位质量、内固定位置、尖顶距等。总之,充分评估骨折类型、选择合适的内固定方式、微创手术操作技术、良好的骨折复位、恰当的螺钉位置、个性化的术后负重时间等是避免内固定失败的重要因素。

当内固定失败伴有骨缺损大、髋臼或股骨头磨损、患者体质差等情况时可考虑行关节置换；反之，可以考虑行内固定翻修，在外侧壁完整、无内翻畸形时可用髓内钉翻修，而在有外侧壁缺损或内翻时选用锁定板翻修。

七、总　结

股骨近端骨折是老年人常见的骨折，在身体状况允许的情况下，应当争取在 48 小时内接受手术治疗，使患者可以早期下地活动，避免诸多并发症的发生。骨折分型系统众多，目前转子间骨折最常用的是 AO/OTA 分型，转子下骨折是 Seinsheimer 分型，要正确地掌握骨折的分型，只有正确了解骨折的分型，才能够选择正确的内固定方式。手术治疗的方法较多，目前公认的首选治疗方案是闭合复位内固定手术，这种术式微创、对骨折端血运破坏小、出血少、恢复快，是治疗股骨近端骨折的理想术式。对于大部分骨折可以选择髓内钉固定，但对于复杂的骨折手术医师需要结合患者的身体状况、骨骼质量、骨折类型、内固定物的生物力学特点等综合考量，选择个性化的手术方案。对于 A1 型稳定的骨折，选择髓外或髓内固定都能获得满意的疗效；对于 A2 型、A3 型及转子下等不稳定的骨折，髓内固定是最佳选择；对于转子周围合并外侧壁粉碎的骨折，可以考虑锁定接骨板固定。手术当中需要注重骨折的复位，包括对移位明显的内侧壁及外侧壁骨折的复位，这是骨折治疗的最基本要素，没有满意复位的基础，任何内固定都可能会失败。外侧壁的完整性和内侧壁的支撑同样重要，要将内固定放置在最佳位置。有的骨折类型无法通过闭合牵引复位，不应反复尝试，需要果断进行有限切开或切开复位，缩短手术时间，减少术中并发症。围手术期管理对于降低老年患者全身并发症和死亡率至关重要，ERAS 理念的出现对围手术期的管理模式是一种革命性的进步，值得进一步推广和完善。手术后的康复治疗是帮助患者恢复伤前活动能力的重要部分，要注重个体化治疗，根据骨折类型、患者全身状况、骨质情况、手术方式等综合因素制订个性化的康复计划，另外还要监督患者严格按照规定时间到门诊随访。股骨近端骨折的治疗应当是包括手术、围手术期管理、抗骨质疏松、康复治疗、定期随访等在内的综合治疗，不应当以手术顺利完成为最终治疗目标，而应当争取让患者恢复伤前活动能力，同时降低发生再骨折的风险，提高患者的生存率和生活质量。

（周　方）

参·考·文·献

[1] Parker M J, Handoll H H. Gamma and other cephalocondylic intramedullary nails versus extramedullary

implants for extracapsular hip fractures in adults[J]. The Cochrane Database of Systematic Reviews, 2010, (9): CD000093.

[2] Parker M J, Pryor G A. Gamma versus DHS nailing for extracapsular femoral fractures[J]. International Orthopaedics, 1996, 20(3): 163−168.

[3] Palm H, Jacobsen S, Sonne-Holm S, et al. Integrity of the lateral femoral wall in intertrochanteric hip fractures: an important predictor of a reoperation[J]. The Journal of Bone & Joint Surgery, 2007, 89(3): 470−475.

[4] 周方,张志山,田耘,等.微创内固定系统治疗复杂股骨转子部骨折的初步报告[J].中华创伤骨科杂志,2006,8(12):1113−1117.

[5] 张志山,周方,田耘,等.反向微创内固定系统治疗特殊类型股骨近端骨折[J].中华创伤杂志,2009,25(1):48−52.

[6] Kim J W, Oh C W, Byun Y S, et al. A biomechanical analysis of locking plate fixation with minimally invasive plate osteosynthesis in a subtrochanteric fracture model[J]. Journal of Trauma and Acute Care Surgery, 2011, 70(1): E19−E23.

[7] Forward D P, Doro C J, O'Toole R V, et al. A biomechanical comparison of a locking plate, a nail, and a 95° angled blade plate for fixation of subtrochanteric femoral fractures[J]. Journal of Orthopaedic Trauma, 2012, 26(6): 334−340.

[8] Acklin Y P, Bereiter H, Sommer C. Reversed LISS-DF in selected cases of complex proximal femur fractures[J]. Injury, 2010, 41(4): 427−429.

[9] Oh C W, Kim J J, Byun Y S, et al. Minimally invasive plate osteosynthesis of subtrochanteric femur fractures with a locking plate: a prospective series of 20 fractures[J]. Archives of Orthopaedic and Trauma Surgery, 2009, 129(12): 1659−1665.

[10] Zhang C Q, Sun Y, Jin D X, et al. Reverse LISS plating for intertrochanteric hip fractures in elderly patients[J]. BMC Musculoskeletal Disorders, 2010, 11(1): 166.

[11] Zhou F, Zhang Z S, Yang H, et al. Less invasive stabilization system (LISS) versus proximal femoral nail anti-rotation (PFNA) in treating proximal femoral fractures: a prospective randomized study[J]. Journal of Orthopaedic Trauma, 2012, 26(3): 155−162.

[12] 李忠,王展,张堃,等.锁定钢板与股骨近端髓内钉治疗股骨转子下骨折的临床疗效分析[J].中国骨与关节损伤杂志,2011,26(12):140−141.

[13] 陈松,雷青,李岳峰,等.DHS、LPFP与PFN治疗老年人股骨转子间骨折的前瞻性对比研究[J].中国骨与关节损伤杂志,2010,25(1):22−24.

[14] Yao C, Zhang C Q, Jin D X, et al. Early results of reverse less invasive stabilization system plating in treating elderly intertrochanteric fractures: a prospective study compared to proximal femoral nail[J]. Chinese Medical Journal, 2011, 124(14): 2150−2157.

[15] Pryce-Lewis J R, Ashcroft G P. Reverse LISS plating for proximal segmental femoral fractures in the polytrauma patient: a case report[J]. Injury, 2007, 38(2): 235−239.

[16] Ouyang Y, Wang Y, Fan C, et al. Using the contralateral reverse less invasive plating system for subtrochanteric femur fractures in elderly patients[J]. Medical Principles and Practice, 2012, 21(4): 334−339.

[17] Ma C H, Tu Y K, Yu S W, et al. Reverse LISS plates for unstable proximal femoral fractures[J]. Injury, 2010, 41(8): 827−833.

[18] 谭磊,周方,张志山,等.微创内固定系统接骨板倒置治疗股骨转子间骨折的适应证探讨[J].中华创伤骨科杂志,2013,15(5):377−381.

［19］侯国进，周方，张志山，等.不同内固定方式治疗老年股骨转子间骨折围手术期的失血特点分析［J］.北京大学学报（医学版），2013，45（5）：738-741.

［20］侯国进，周方，姬洪全，等.下肢骨折患者围手术期下肢静脉血栓形成的危险因素及预防［J］.中华创伤骨科杂志，2014，16（8）：690-694.

［21］吕扬，周方.股骨近端骨折翻修要点［J］.国际骨科学杂志，2014，35（6）：364-365.

［22］周方，谭磊，张志山，等.倒置微创锁定接骨板与髓内钉治疗股骨转子部骨折疗效对比分析［J］.中华骨科杂志，2015，35（1）：32-39.

［23］Hou G, Zhou F, Tian Y, et al. Predicting the need for blood transfusions in elderly patients with pertrochanteric femoral fractures［J］. Injury, 2014, 45(12): 1932-1937.

［24］魏滨，张华，王军，等.2种不同麻醉方法对髋部骨折老年患者术后肺部并发症发生的多因素分析［J］.中国微创外科杂志，2015，5（4）：289-292.

［25］魏滨，张华，徐懋，等.髋部骨折老年患者发生严重术后谵妄的多因素分析［J］.中国微创外科杂志，2017，17（1）：38-41.

［26］Gao Z, Lv Y, Zhou F, et al. Risk factors for implant failure after fixation of proximal femoral fractures with fracture of the lateral femoral wall［J］. Injury, 2018, 49(2): 315-322.

［27］Hao Y L, Zhang Z S, Zhou F, et al. Risk factors for implant failure in reverse oblique and transverse intertrochanteric fractures treated with proximal femoral nail antirotation (PFNA)［J］. Journal of Orthopaedic Surgery and Research, 2019, 14(1): 350.

［28］Hao Y L, Zhang Z S, Zhou F, et al. Predictors and reduction techniques for irreducible reverse intertrochanteric fractures［J］. Chinese Medical Journal, 2019, 132(21): 2534-2542.

［29］郝有亮，张志山，周方，等.股骨近端防旋髓内钉固定治疗股骨反转子间骨折内固定失败的危险因素分析［J］.中华创伤骨科杂志，2019，21（9）：771-776.

［30］Li P, Lv Y, Zhou F, et al. Medial wall fragment involving large posterior cortex in pertrochanteric femur fractures: a notable preoperative risk factor for implant failure.［J］. Injury, 2020, 51(3): 683-687.

［31］张志山，张铁超，周方，等.基于股骨近端外侧壁完整性的股骨近端骨折分型方法：附888例病例分析［J］.中华骨与关节外科杂志，2020，3（13）：196-204.

第四章
股骨干骨折

一、概　述

　　股骨是人体最长、最大的管状骨，是下肢主要的负重骨之一。股骨干骨折是指股骨小转子下5～8 cm以远至距股骨远端关节面10～15 cm以内的骨折，男女比例约2.8∶1。股骨干骨折治疗不当，会引起下肢畸形和功能障碍。健康成人发生股骨干骨折大多是由高能量损伤引起，常合并多发伤。

　　股骨干骨折属常见骨折，占全身骨折的6%，年发病率为0.1‰～0.37‰。在我国占同期成人股骨骨折的17.1%～21.2%，占同期全身骨折的2.18%～2.72%。股骨干骨折中，高能量损伤占48%，低能量损伤占35%。股骨干骨折的年龄分布呈三峰型（老年、青壮年和儿童），其中青壮年比例最高，65岁以上患者多与骨质疏松症、治疗骨质疏松症引起的并发症（如使用双膦酸盐治疗）、假体周围骨折、转移性肿瘤等相关。

二、功能解剖和损伤机制

　　股骨干有大量的肌肉附着，其周围完全被肌肉组织所包裹（图4-1），血供丰富，因此股骨干骨折后出血比较多，即使是闭合性骨折，隐性出血量也不容低估。

　　但是，股骨干周围的肌肉群在股骨上附着的位置不同。因此，股骨干在不同的平面骨折后，其断端的移位方向受不同肌群的牵拉而呈现多样化。股骨干上1/3骨折时，近侧骨折段受臀中肌和髂腰肌的牵拉，向前外侧移位；而远侧骨折段则在内收肌群的作用下，向后内侧移位（图4-2A）。股骨干中1/3骨折时，肌肉牵拉处于平衡状态，骨折的成角和移位方向随外伤暴力的大小和方向而异（图4-2B）。股骨干下1/3骨折时，近侧骨折段呈屈曲内收，向前内侧移位；受腓肠肌的牵拉，远侧骨折段则向后倾倒（图4-2C）。由于膝关节后方有腘动脉、腘静脉和坐骨神经通过，骨折端后倾有损伤的危险，应当高度重视。

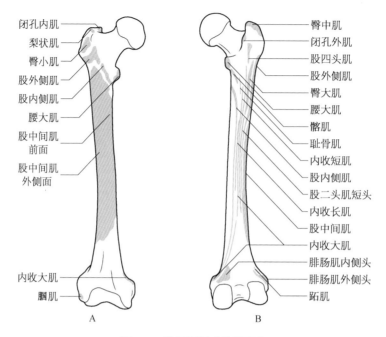

闭孔内肌
梨状肌
臀小肌
股外侧肌
股内侧肌
腰大肌
股中间肌
前面
股中间肌
外侧面

内收大肌
腘肌

臀中肌
闭孔外肌
股四头肌
股外侧肌
臀大肌
腰大肌
髂肌
耻骨肌
内收短肌
股内侧肌
股二头肌短头
内收长肌
股中间肌
内收大肌
腓肠肌内侧头
腓肠肌外侧头
跖肌

A   B

图4-1 股骨周围附着的肌肉

A. 前面观；B. 后面观

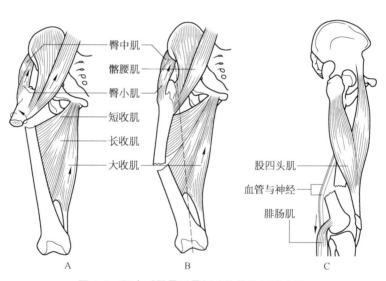

臀中肌
髂腰肌
臀小肌
短收肌
长收肌
大收肌

股四头肌
血管与神经
腓肠肌

A   B   C

图4-2 肌肉对股骨干骨折移位的作用模式图

A. 股骨干上 1/3 骨；B. 股骨干中 1/3 骨；C. 股骨干下 1/3 骨折

三、临床表现与诊断

　　股骨干骨折局部表现为大腿疼痛、肿胀、畸形和短缩。检查要包括整个肢体、骨盆、髋部和膝部。神经血管损伤虽然少见，但必须在急诊室进行详细检查。影像学检查应包括骨盆、髋、膝关节和整个股骨的正侧位X线片。常见的合并伤有骨盆髋臼骨折、同侧髋关节脱位、股骨近端骨折、股骨髁部骨折以及同侧胫骨干骨折（浮膝）等，还可能发生脂肪栓塞综合征，临床上应予以高度重视。开放性或双侧股骨干骨折可引起失血性休克。

　　健康人单纯股骨干骨折短时间内一般不会引起失血性休克。因此，如果患者出现了血流动力学不稳定应考虑合并多发伤，必须按照ATLS原则，对患者进行包括血流动力学在内的全面检查，失血可能源于颅脑、脊柱、胸腹部和骨盆等合并伤，尤其是有凝血障碍的患者。

四、分　类

（一）Winquist分类

　　按骨折粉碎程度分为4型（图4-3）：Ⅰ型，小蝶形骨片，对骨折稳定性无影响；Ⅱ型，较大碎骨片，但骨折远、近端仍保持50%以上皮质接触；Ⅲ型，较大碎骨片，骨折远、近端的接触少于50%；Ⅳ型，节段性、粉碎性骨折，骨折远、近端无接触。

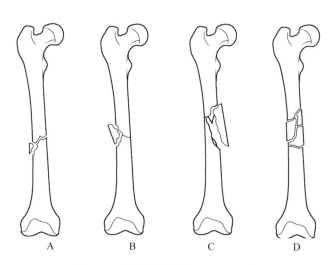

图4-3　股骨干骨折的Winquist分类

A. Ⅰ型；B. Ⅱ型；C. Ⅲ型；D. Ⅳ型

（二）AO/OTA分类

　　AO/OTA对长骨骨折的分类是以字母、数字编码为基础的，肱骨为1，尺桡骨为2，股骨为3，胫腓骨为4；长骨的节段也以数字编码，近侧干骺端为1，骨干部为2，远侧干骺端为3。2018年新版AO/OTA分类中，股骨干的编码依然是32。根据骨折的形态将股骨干骨折分成A、B、C 3型：32A型，简单骨折；32B型，楔形骨折；32C型，多段骨折（图4-4）。各型又分为若干亚型。

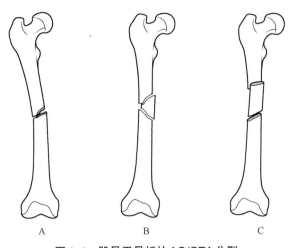

图4-4　股骨干骨折的 AO/OTA 分型

A. 32A型; B. 32B型; C. 32C型

　　32A型简单骨折分成3个亚型: 32A1型, 螺旋形骨折(图4-5A); 32A2型, 斜行骨折, 骨折线倾斜角度≥30°(图4-5B); 32A3型, 横行骨折, 骨折线倾斜角度<30°(图4-5C)。

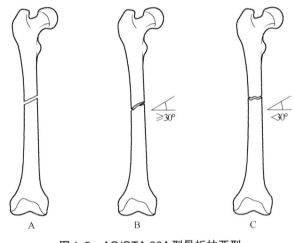

图4-5　AO/OTA 32A型骨折的亚型

A. 32A1型; B. 32A2型; C. 32A3型

　　32B型楔形骨折分成2个亚型: 32B2型, 楔形骨块完整(图4-6A); 32B3型, 楔形骨块粉碎(图4-6B)。

　　32C型多段骨折分成2个亚型: 32C2型, 骨折块完整的多段骨折(图4-7A); 32C3型, 骨折块粉碎的多段骨折(图4-7B)。

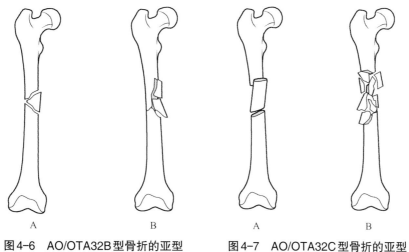

图4-6　AO/OTA32B型骨折的亚型

A. 32B2型；B. 32B3型

图4-7　AO/OTA32C型骨折的亚型

A. 32C2型；B. 32C3型

五、治　疗

（一）非手术治疗

　　股骨干骨折的非手术治疗包括牵引和制动，目前主要用于无移位的股骨干骨折、儿童、婴幼儿股骨干骨折以及高龄等无法耐受手术的患者。牵引治疗股骨干骨折历史悠久，20世纪70年代前是股骨干骨折最常用的治疗方法，分为皮牵引和骨牵引。

　　皮肤牵引的重量轻，不超过5 kg（图4-8）。骨牵引的重量可达到体重的1/7，有胫骨结节牵引与股骨髁上牵引2种。胫骨结节牵引间接通过膝关节再作用于股骨远段，因而牵引力

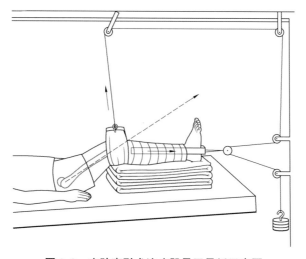

图4-8　皮肤牵引术治疗股骨干骨折示意图

量有限；而股骨髁上牵引直接作用于股骨骨折的远段，具有足够的力量对抗肌肉的牵拉，纠正骨骼的短缩，从而获得有效复位。牵引治疗现今主要用于术前准备，成为骨折早期临时复位和固定的方法。

（二）手术治疗

由于青壮年股骨干骨折多为高能量损伤，尤其是直接暴力常常使骨折粉碎，骨折血肿较大（平均出血量 500 ～ 1 000 ml），全身反应较重，而且合并损伤多。有文献报告 60% 合并膝关节损伤，超过 30% 合并股骨颈骨折，0.1% ～ 2.0% 合并血管损伤；加上附着的肌肉牵拉，骨折难以复位和维持。因此临床上均采用手术治疗，目的是恢复股骨的长度、骨折的对位对线、维持骨端的稳定性，为骨折的愈合和肢体功能的恢复创造条件。

对于股骨干简单骨折，要求解剖复位、绝对稳定固定；而对于股骨干复杂骨折，则要求功能复位，恢复股骨干的长度、力线和旋转，予以相对稳定的固定，允许髋、膝关节早期功能锻炼。

股骨近端有颈干角、远端有 Q 角，加上骨干的前弓弧度，使得股骨干的机械轴与解剖轴形成 7° 的夹角（图 4-9A）。因此股骨干为偏心承重，其外侧承受张应力，内侧承受压应力，因而对固定的要求比较高。目前临床上常用的内固定方式有：顺行髓内钉固定（图 4-9B）、逆行髓内钉固定（图 4-9C）、加压钢板固定（图 4-9D）、DCS 固定（图 4-9E）和锁定加压钢板（locking compression plate, LCP）固定（图 4-9F）等。髓内固定属中心性固定，而髓外固定属偏心性固定，因此髓内钉的生物力学性能比钢板优越。另外，髓内钉可以闭合复位固定，避免了对骨外膜的进一步剥离，减少了对局部生物学环境的干扰，保护了骨折处的血供，更符合生物学固定原则，有利于骨折的愈合。所以目前临床上把闭合复位髓内钉固定作为股骨干骨折治疗的金标准。但是，钢板固定仍然是股骨干骨折的一个重要治疗手段，在不适合进

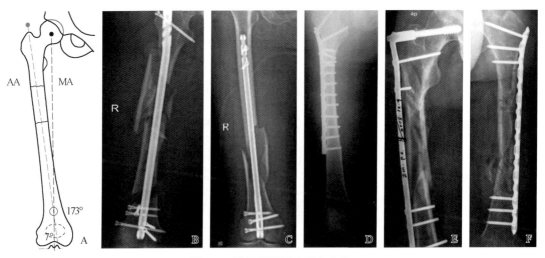

图 4-9 股骨干骨折内固定方法

A. 股骨干的机械轴与解剖轴；B. 顺行髓内钉固定；C. 逆行髓内钉固定；D. 加压钢板固定；E. DCS 固定；F. LCP

行髓内钉固定的情况下,合理选择和应用钢板及其固定技术,依然可以实现骨折端的有效固定。因此,应当根据骨折的具体情况进行选择。

1.髓内钉固定

(1)适应证:① 成人新鲜闭合性股骨干骨折。② 股骨干骨折合并神经血管损伤。③ 股骨干Gustilo-Anderson Ⅰ 型、Ⅱ型开放性骨折。④ 股骨干骨折畸形愈合。⑤ 股骨干骨折不愈合。

(2)禁忌证:① 进钉点、髓腔内有感染灶。② 肺挫伤。③ 骨髓腔畸形。④ 髓腔内已有植入物。⑤ 干骺端骨折交锁髓内钉无法达到稳定固定。

(3)术前计划

1)髓内钉的选择

• 长度与直径:髓内钉长度的选择应可采用测量健侧正常骨骼的X线、术中临床测量、术中应用不透光尺的透视测量等。术前基于X线片或者术中使用透光尺测量股骨干狭部的宽度,可以初步判断所需髓内钉的直径(图4-10)。顺行髓内钉长度以钉尾位于大转子尖水平、远端位于髌骨上缘与膝关节间隙之间为度;逆行髓内钉长度以近侧端能抵达股骨小转子水平上下2 cm为好。

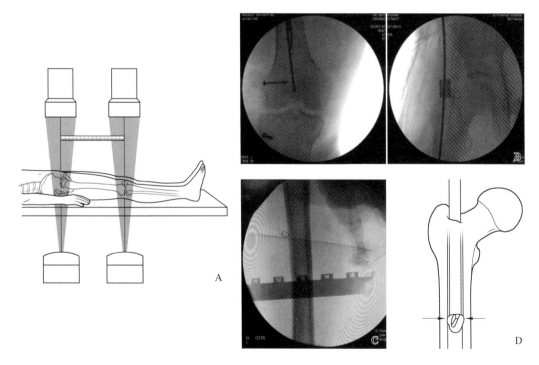

图4-10 股骨髓内钉长度及直径的测量与选择

A.术前透视测量;B.术中透视依导针长度确定髓内钉的长度;C.术中透光尺测量股骨髓腔直径据以选择髓内钉的直径;D.根据扩髓的髓腔锉直径选定髓内钉的直径,髓内钉直径=髓腔锉直径-1.5 mm

• 扩髓与非扩髓:只要没有禁忌证,建议采用扩髓髓内钉,可以显著增加髓内钉固定的强度。非扩髓髓内钉一般比较细,固定强度不及扩髓者,骨折愈合率相对较低,而二次手术

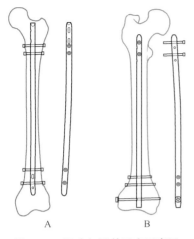

图4-11 髓内钉及其固定示意图

A. 顺行髓内钉；B. 逆行髓内钉

率高,临床上用于髓腔比较窄的病例,有人提出其可以用于股骨干开放性骨折的髓内固定,理由是不扩髓有助于降低感染率。

• 顺行与逆行:根据骨折的部位和特性选择顺行髓内钉固定或逆行髓内钉固定(图4-11)。股骨干骨折特别是峡部骨干骨折,扩髓顺行髓内钉固定是金标准。但在股骨远侧1/3骨折,由于干骺端髓腔比较宽,采用逆行髓内钉固定的稳定性会比较强,当然逆行髓内钉需要经膝关节插入髓内钉,潜在并发症显而易见,应当慎重选择病例。

• 锁定与非锁定:髓内钉固定后,远近两端用螺钉锁定能够有效维持骨干骨折复位后的长度,还能有效控制旋转,就是临床上所说的静力交锁;有些髓内钉的锁孔是椭圆形的,从中穿过的锁定螺钉在维持力线、控制旋转的同时,允许在应力的作用下产生轴向移动,从而使骨折端彼此加压,这就是所谓的动力交锁。临床上一般都做静力锁定,而动力锁定适用于处理骨折延迟愈合或者不愈合,要求长度和旋转稳定性能够得到良好维持。非锁定髓内钉是早期使用的内植物,现在很少使用,除非在股骨峡部骨折,髓内钉与髓腔内壁紧密接触,有足够的稳定性,才不做锁定。另外,不扩髓髓内钉很多情况下都不做锁定。

2)体位:患者的体位根据手术室的设施、骨折的特性、患者的状况以及手术者的偏好进行选择。

仰卧位者一般需要骨折牵引床。健侧下肢半膀胱截石位固定,上半身向健侧倾斜10°～15°,患肢内收10°～15°(图4-12A),足踝固定在牵引架上,实施纵向牵引的同时使

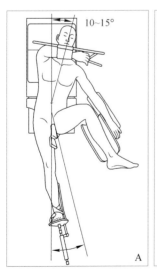
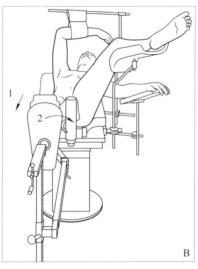
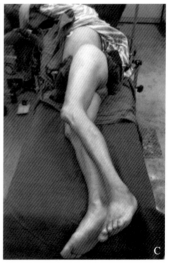

图4-12 股骨干骨折的手术体位

A. 仰卧于骨折牵引床上的体位示意图；B. 操作示意图:纵向牵引(1)和患肢内旋(2)；C. 侧卧位

足靴适当内旋以抵消股骨颈的前倾角,使股骨头、颈和骨干与地面平行(图4-12B)。

侧卧位者手术床必须是可以透X线的,便于术中透视。患侧在上,骶骨与耻骨联合处安放卡托固定,健侧下肢伸直,患肢轻度屈髋、屈膝位(图4-12C)。

(4)复位:髓内钉固定是生物学固定,力求闭合复位,尽量减少对骨折部位生物学环境的干扰,保护骨折端的血液供应。要做到这一点,必须首先消除骨折断端的重叠和短缩,以达到有效复位骨折,恢复下肢力线、长度和旋转的目的。

1)复位方法:首选闭合复位,利用牵引床复位是简单、无创而又经济的方法。很多情况下得采用间接复位技术,包括使用器械,如骨折撑开器(图4-13A)、撬棒、骨钩、顶棒、Schanz钉(图4-13B)、金手指和髓内钉导针(图4-13C)等辅助骨折的复位,目的是力求恢复股骨的长度、力线和旋转对位。

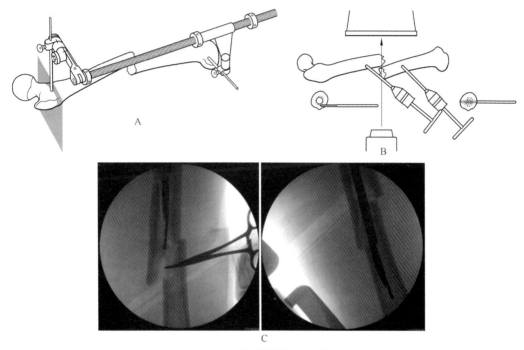

图4-13 使用器械复位示意图

A. 骨折牵开器;B. 用钻入骨干的Schanz钉控制骨折两端,用撬棒技术复位;C. 术中透视影像显示用金手指和导针复位

有限切开复位,是在闭合复位遇到困难时采用的复位技术,多半是骨折端有肌肉软组织嵌顿阻碍复位,需要在骨折部位做皮肤小切口,显露骨折端,解除骨折端嵌顿的肌肉软组织,实现骨折的间接复位。

直接复位,需要切开显露骨折端直视下进行复位,是只在股骨干简单骨折需要解剖复位、坚强固定时才用的复位方法。即使切开直接复位,也应当尽量减少对骨折片的软组织剥离,免得过度破坏骨块的血液供应,影响骨折愈合。

2)复位的监控:复位的质量事关骨折的功能恢复,怎么强调也不过分。股骨干骨折的复位质量取决于骨干长度、对线和旋转对位是否恢复。股骨的力线和旋转是复位监控的主要内容和难点所在。

手术中可以应用电刀线透视技术判断冠状面下肢力线。其技术要点是：使膝关节完全伸直，髌骨位于膝关节正前方，透视时光束严格垂直于手术台（图4-14A），令股骨头中心处于透视屏幕的中心，用无菌笔将股骨头中心标记在体表皮肤上，用同样的方法透视并标记踝关节中心，将电刀线放在髋关节和踝关节的两个标记点上，拉直电刀线，透视膝关节，如果电刀线通过膝关节的中心（图4-14B），表明下肢力线正确；否则，提示力线偏移，应予纠正。

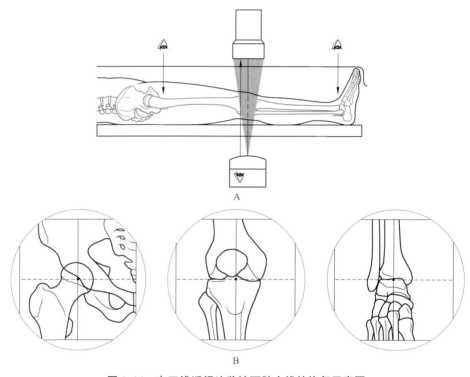

图4-14　电刀线透视法监控下肢力线的恢复示意图

A. 电刀线放置及透视的位置；B. 下肢力线正常时髋、膝及踝关节透视所见

旋转判定的方法有两个：股骨小转子形状征和皮质台阶征与股骨直径差异征。

股骨小转子形状征的解剖学依据是：股骨小转子位于股骨近端的内后方，其形态随肢体旋转位置的不同而改变，当下肢外旋时透视见到的小转子变得大而凸，下肢内旋时透视见到的小转子变得小而平；下肢中立位透视时，小转子被股骨干部分遮挡，其形态和大小介于外旋和内旋之间。利用这个解剖影像学特点，可以利用股骨小转子的形态和大小来判断股骨干骨折复位后的旋转对线。透视时必须将两侧肢体置于中立位，即膝关节伸直、髌骨朝前、脚尖朝上，先透视健侧，储存获得的小转子形状和大小的图像，作为正常参照（图4-15A），再透视患侧，如果小转子形态与健侧相似，则没有旋转畸形（图4-15B）；如果小转子形态较健侧小，则提示股骨远端存在外旋畸形（图4-15C）；如果小转子形态较健侧大，则提示股骨远端存在内旋畸形。纠正的方法是在近侧股骨干皮质旋入Schanz螺钉，用它来操控

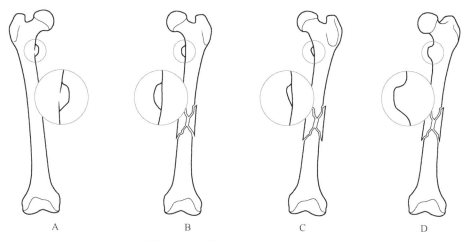

图4-15 小转子征判断旋转示意图

A. 健侧肢体旋转中立位透视所见小转子的形状与大小；B. 患侧完全复位后透视所见小转子的形状及大小；C. 患侧复位后存在外旋畸形时透视所见小转子的形状及大小；D. 患侧复位后存在内旋畸形时透视所见小转子的形状及大小

股骨近端的旋转，直到小转子形态与健侧相同，旋转畸形就得到矫正，在这个位置上完成髓内钉的锁定，就能有效维持股骨干骨折正常的旋转对位。

皮质台阶征与股骨直径差异征：手术中也可以通过透视了解骨折端是否存在骨皮质台阶征（图4-16A）或股骨直径差异征（图4-16B）来判断骨折复位后是否存在旋转畸形。但这只有骨折为横行且位于骨干是卵圆形、骨皮质厚度均匀的部位时才有意义。

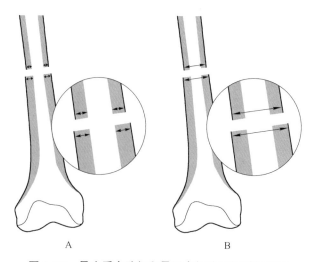

图4-16 骨皮质台阶征和骨干直径差异征判断旋转

A. 骨折两端骨皮质厚度不一致；B. 骨折两端骨干直径不等

（5）进钉点的准备与导针插入：顺行髓内钉的进钉点在股骨近端，患者仰卧位，髋关节内收10°～15°便于触及大转子、缩短手术切口的长度，这对于肥胖患者尤为重要。触摸大转子、股骨外侧髁和股骨干，于体表做标记。在股骨长轴的近侧延伸线上，在于股骨大转子尖近侧约 10 cm 处向大转子做一 3 ～ 5 cm 长的纵行切口，注意别过于偏后，以免损伤外展肌。用一个手指伸入切口内触摸确定大转子尖部。进钉点的选定取决于所选用髓内钉的类型。目前股骨干髓内钉近端均有 4° 的外翻角设计，所以进钉点选在股骨大转子尖部（图 4-17A ～ C），手术中需通过正侧位透视以保证导针入钉点正确，导针插入后应位于股骨的轴线上（图 4-17D、E）。

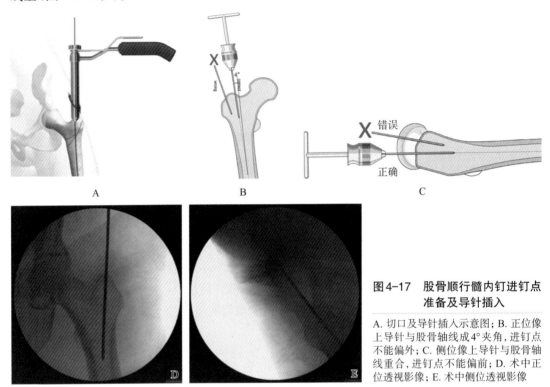

A   B   C

图 4-17 股骨顺行髓内钉进钉点
准备及导针插入

A. 切口及导针插入示意图；B. 正位像上导针与股骨轴线成 4° 夹角，进钉点不能偏外；C. 侧位像上导针与股骨轴线重合，进钉点不能偏前；D. 术中正位透视影像；E. 术中侧位透视影像

逆行髓内钉的进钉点选在股骨远端，患者仰卧位，膝关节屈曲 30°，髌下正中切口，在工作套管保护下将导针插入股骨远端（图 4-18A），注意不要伤及后交叉韧带的起点。透视监控下确定进钉点及插入导针，务必使导针与股骨远端骨干的轴线位于一条直线上：正位像上与股骨干轴线重合（图 4-18B），侧位像上位于 Blumensatt 线顶点（图 4-14C）。

（6）扩髓：扩髓时不上止血带，以便让正常的血液循环带走髓腔锉摩擦所产生的热量。顺导针插入扩髓用的髓腔锉，髓腔锉的直径由小到大，每次递增 0.5 mm，逐次扩髓直至出现"咔嗒"声，表明髓腔锉已接触到髓腔内的骨皮质。在此基础上再扩 1.5 ～ 2.0 mm，即满足主钉进入髓腔的要求。扩髓时要使用橄榄头导针，动力扩髓时务必使髓腔锉"快转慢进"，避免其在髓腔内卡顿。扩髓结束时连同导针一起拔出扩髓器。

（7）进钉：选取合适的髓内钉，其直径比最后一次扩髓用的髓腔锉细 1.5 mm。透视确定导针的末端位置，测量髓内钉的长度。插入髓内钉，手动锤击，速度缓慢，动作轻柔，遇到阻力时应透视观察，判明原因，如果髓腔嫌窄，可以拔出髓内钉，重新扩髓，切忌盲目暴力锤击强行打入髓内钉而造成骨干爆裂。髓内钉完全插入时，其头端应与大转子尖平齐。透视检查骨折复位及髓内钉的位置，如果不满意，应予纠正，包括使用阻挡钉。

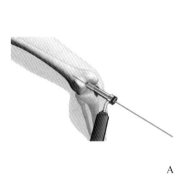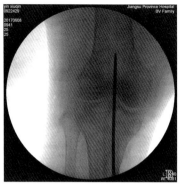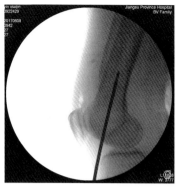

图4-18 股骨逆行髓内钉进钉点准备及导针插入

A.示意图；B.术中正位透视影像；C.术中侧位透视影像

（8）锁定：远端锁定使用瞄准设备或徒手锁定，远端至少拧入用2枚锁钉，避免出现旋转不稳定。近端使用瞄准架锁定。

（9）临床上经常考虑的问题

1）扩髓还是不扩髓：关于股骨干骨折的治疗，临床的共识是只要没有禁忌证，扩髓髓内钉固定是治疗单一股骨干骨折的金标准。因为扩髓能改善髓内钉与髓腔的匹配度，可以置入较粗的髓内钉，增加髓内钉的固定强度，扩髓所产生的碎屑还能起植骨的作用，提高骨折的愈合率，降低骨折延迟愈合的发生率。但是，扩髓会破坏骨内膜血供，使其血运在最初几周内减少以至增加感染的危险，因此不建议用扩髓髓内钉行一期内固定来治疗开放性股骨干骨折，合并肺挫伤的患者也应当避免使用扩髓髓内钉固定，因为有引发脂肪栓塞的危险。

不扩髓髓内钉固定的固有优点是，不扩髓就不会使骨内膜血运遭受进一步破坏，手术时间短，出血少，可以用于多发伤、Gustilo-Anderson Ⅰ型和Ⅱ型开放性股骨干骨折患者的一期内固定，因为在这些情况下，治疗速度和减少出血尤为重要。其固有缺点是，不扩髓髓内钉比较细，又不能锁定，固定强度略逊一筹，骨折不愈合发生率相对比较高。当然，遇到股骨比较细、髓腔又狭窄，而股骨骨折需要行髓内固定的患者，行不扩髓髓内钉固定也许是不二的选择。

既往研究认为，不扩髓股骨髓内钉引起髓腔内容物进入全身静脉循环的可能性更低，但目前前瞻性随机临床研究已证实扩髓和不扩髓型髓内钉固定在引起肺部病理反应和最终治疗效果方面没有显著差异。

2）顺行还是逆行：顺行髓内钉和逆行髓内钉固定的原理是一样的，但是进钉的部位和方向不同，使它们在治疗股骨干骨折方面各具独特的适应证，只要选择得当、精心实施，都能在治疗相应类型的股骨骨折方面发挥各自的重要作用，取得良好效果。

诚如前面所述，只要没有禁忌证，扩髓髓内钉固定是治疗单一股骨干骨折的金标准。这里所说的就是顺行髓内钉固定，但是股骨的解剖特点决定了顺行髓内钉固定在治疗特定部位的股骨骨折方面存在缺陷，如股骨远侧干骺端的髓腔比较宽，顺行髓内钉在此锁定不够稳定，除非加用阻挡钉；又如髋关节置换术后股骨干骨折。假体的存在使顺行髓内钉固定无法实施等。正是这些技术缺陷的存在,才催生了逆行髓内钉固定。逆行髓内钉治疗股骨干骨折的适应证包括:① 股骨远侧1/3骨折。② 股骨干骨折合并同侧股骨近端骨折。③ 浮膝损伤。④ 股骨干骨折但近侧股骨有内植物。⑤ 肥胖患者。当然,也像其他内固定技术一样,逆行髓内钉固定也有其固有的缺陷:需要从膝关节进钉,难免扰乱膝关节,手术操作失误甚至会损伤交叉韧带的附着点,影响膝关节功能等。所以病例选择上依然要慎重,技术操作上也要严格遵循规范。

3)阻挡钉技术:阻挡钉技术是临床上用于辅助复位和固定的一项新技术(图4-19)。临床上用髓内钉固定股骨干骨折,如果术中置入髓内钉后发现复位不满意(图4-20A),就得拔出髓内钉,矫正复位,重新用髓内钉固定。在这个时候,为了避免髓内钉进入原有钉道导致复位丢失,就需要在钉子计划进入的通道两侧置入螺钉,引导髓内钉沿正确的方向走行(图4-20B),达到复位的目的(图4-20C)。当股骨远端髓腔宽度与髓内钉直径相差很大,影响固定的稳定性时,也可以置入阻挡钉,达到缩小髓腔直径、限定髓内钉通道、使髓内钉居中、增加内固定机械稳定性的目的。阻挡钉的方向要与内固定物移位的方向垂直。

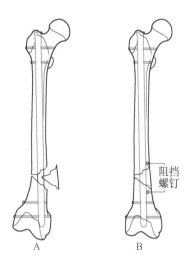

图4-19 阻挡钉技术示意图

A. 髓内钉不在股骨轴线上,骨折复位不佳;B. 阻挡钉限定髓内钉的走向使之位于股骨轴线上,复位良好

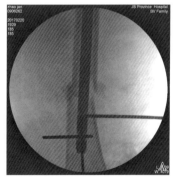 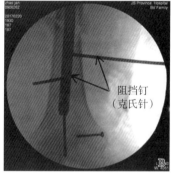 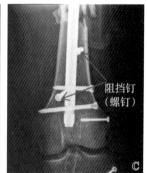

图4-20 阻挡钉技术的临床应用

A. 髓内钉不在远侧股骨的轴线上,骨折成角移位;B. 术中透视显示,分别在远近、两侧安置克氏针作为阻挡钉,引导髓内钉走向,使之位于股骨的轴线上,从而改善骨折的复位;C. 术后正位X线片显示骨折复位和固定的效果,注意螺钉替代原来的克氏针成为阻挡螺钉

2. 钢板固定 在股骨干骨折的治疗中,钢板固定虽然不及髓内钉固定得多,但是当髓内钉固定有禁忌证时,钢板不失为一个有效的替代方法。当然在技术相关方面有其自己的特点,值得单独阐述。

(1)适应证

1)单一的股骨干简单骨折。

2)多发性损伤。

3）合并不稳定脊柱损伤。

4）合并神经血管损伤。

5）假体周围骨折。

6）不宜行髓内钉固定的股骨骨折。

7）某些股骨骨折不愈合。

（2）内固定方法的选择

1）钢板固定的原则：钢板固定要遵循张力带原则。股骨干属偏心承重，在轴向负荷的作用下，外侧承受张应力，内侧承受压应力，股骨干骨折后外侧张开而内侧压缩（图4-21A）。所以钢板应当放置在股骨的张力侧（外侧），这样在钢板固定之后就会将张力转化为对侧皮质的压力，促进骨折愈合（图4-21B）。这里需要一个前提，就是骨折处的内侧骨皮质必须完整，能够承受压力提供有效的支撑；否则，张力带原则就失去作用（图4-21C）。

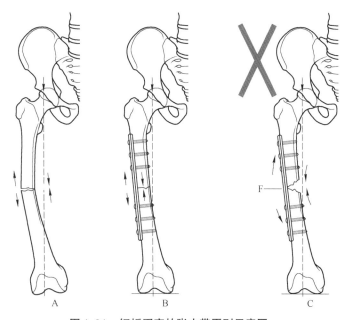

图4-21　钢板固定的张力带原则示意图

A. 股骨应力负荷的压力侧和张力侧；B. 张力带钢板固定；C. 内侧缺乏支撑就不能用张力带钢板固定

绝对稳定固定只适用于股骨干简单骨折的治疗，原则是骨折必须解剖复位，通过骨片间加压实现骨折的坚强内固定。技术要点是手术切开对骨折进行直接复位，骨折解剖复位后用拉力螺钉进行骨片间加压，再用中和钢板保护，拉力螺钉与钢板可以各行其道，互不关联（图4-22A），也可以通过钢板的螺孔置入螺钉（图4-22B）。用加压钢板固定实施绝对稳定固定是另一个治疗技术。

相对稳定固定是治疗股骨干复杂骨折的重要手段，原则是通过间接复位恢复股骨的长度、力线排列和旋转对位，不追求骨折的解剖复位，就不需要直接暴露骨折块，而是让钢板越过骨折的部位，固定在两端的骨干上，称为桥接钢板固定（图4-23）。桥接钢板固定不是钢

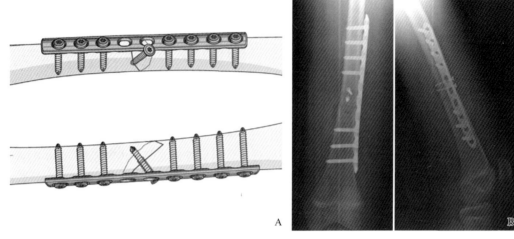

图 4-22　绝对稳定固定（拉力螺钉 + 中和钢板）

A. 示意图；B. 临床病例术后正侧位 X 线片，显示拉力螺钉不通过钢板

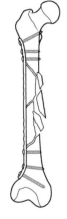

图 4-23　桥接钢板固定示意图

板的名称，而是用钢板实施相对稳定固定的技术。

2）加压钢板固定：股骨简单骨折在手术切开直接复位后用加压钢板固定是实现骨折绝对稳定固定的常用技术。实施的方法有两种：一是使用动力加压钢板（dynamic compression plate，DCP），利用钢板螺孔设计的特点，当螺钉拧紧时钢板带着另一端骨骼向骨折线靠拢，实现骨折端之间的加压（图 4-24A）；二是使用加压器加压，应用时要注意两点：① 固定简单的横行股骨干骨折，钢板需要预弯（图 4-24B），免得加压后钢板对侧皮质的骨折间隙张开；② 固定斜行骨折时，钢板先固定在骨折线呈钝角一侧的骨干上，加压时移动骨折端的尖角进入钢板与另一侧骨折线所形成的窝里，获得解剖复位（图 4-24C）；否则，用加压器加压时，移动的骨折端就会发生移位，当予摒弃（图 4-24D）。

临床上推荐使用 4.5 mm 的宽 LC-DCP 钢板，预弯至和股骨弧度相匹配。对于延伸至股骨远侧干骺端和膝关节内的骨折，可选择股骨远端解剖锁定钢板（LCP-DF 4.5）。骨折两侧至少各固定 8 层皮质。

3）桥接钢板固定：对于股骨干多节段粉碎性骨折，可以通过闭合或间接复位恢复股骨的长度、对线和旋转对位，然后采用微创钢板接骨技术（minimally invasive plate osteosynthesis，MIPO），经过皮肤小切口在肌层下骨膜外插入接骨板，越过骨折部位，到达远侧骨干，不需要显露骨折处，更不对骨折块做任何剥离，有效地减少了对骨折部位血供的进一步破坏。通过皮肤小切口或使用瞄准架置入螺钉，完成固定。应用 MIPO 技术，临床上多选择锁定钢板作为内植物，因为不需要与骨骼接触，加上锁定螺钉置入后有很强的角稳定性，使整个装置形成一个内支架，符合相对稳定的生物学固定原则。桥接钢板固定的技术原则之一是：长钢板，少螺钉。这里需要引入钢板-螺钉密度的概念，即实际使用螺钉的数目/钢板的长度（螺孔的数目）＝钢板-螺钉的密度（图 4-25）。如图 4-19 所示，用 18 孔锁定钢板

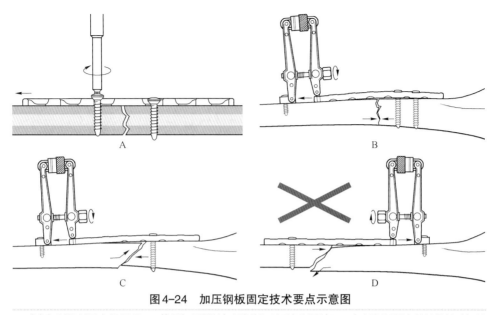

图4-24 加压钢板固定技术要点示意图

A.动力加压钢板固定的原理；B.使用加压器的加压钢板，显示钢板预弯；C.加压钢板固定斜行骨折时加压器的正确放置；D.加压器放置错误将导致复位丢失

固定股骨中段粉碎骨折，钢板近段长度为6孔，用3枚螺钉固定，钢板螺钉密度为3/6=0.5；骨折处钢板的长度为6孔，没有螺钉固定，其钢板-螺钉密度为0/6=0；远端钢板长度为6孔，用4枚螺钉固定，其钢板-螺钉密度为4/6=0.67。整体上，钢板-螺钉的密度为（3+0+4）/（6+6+6）

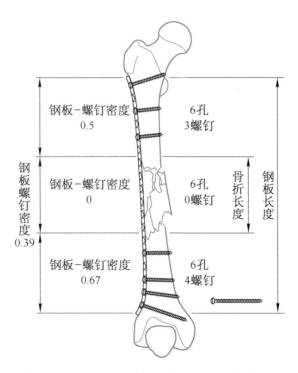

图4-25 桥接钢板固定时钢板螺钉-密度示意图

=0.39。临床上推荐的钢板−螺钉密度为0.4 ～ 0.5。

3. 外固定支架固定　外固定架用于股骨干骨折（图4-26），主要适用于损伤控制、开放性股骨干骨折或骨不连、骨感染的治疗。一般不作为股骨干骨折的最终治疗方式。

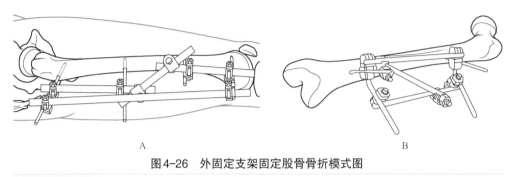

图4-26　外固定支架固定股骨骨折模式图

A. 单臂式；B. 组合式

使用单边外固定架时，在股骨干骨折远近端各置入2 ～ 3枚固定针，通过一个具有两个平行连杆的单侧框架进行连接，即可满足短期固定的需要。要注意外固定针的安全置入范围。

六、术后处理

术后予以预防感染、抗凝及镇痛等治疗。术后康复应根据患者全身状况、骨折类型、复位情况、内固定种类和稳定性等综合考虑。对于复位和固定满意的患者，推荐早期进行下肢负重功能锻炼。围手术期ERAS理念和流程非常有助于患者的功能恢复。ERAS涉及多项内容，贯穿整个围手术期，重点包括术前镇痛、营养评估、支持治疗、预防DVT和软组织肿胀的干预等，目的是使患者可以尽早接受手术治疗。术中通过对麻醉方式的选择和管理、体温控制、手术切口和手术方式的选择将手术对患者的额外创伤控制到最低程度。术后通过充分镇痛、营养支持、限制补液、早期进行康复活动等手段达到降低并发症、加速患者伤肢和全身功能恢复的目的。

股骨干骨折患者下肢DVT有一定的发生率，因此对DVT的临床辨识十分重要。可疑发生DVT的患者应尽早期进行D-二聚体、深静脉多普勒超声或下肢静脉造影检查。物理预防方式包括抗肌肉收缩活动、血栓弹力袜、踝泵及间断充气加压装置，鼓励患者术后早期恢复活动。每位患者是否需要进行药物预防均应经过详细评估。其中危险因素包括：高龄（>65岁）、肥胖［体重指数（body mass index，BMI）>30 kg/m^2］、吸烟、恶性肿瘤、使用激素替代疗法、口服避孕药、静脉曲张及脱水等。存在2种或以上危险因素或既往有DVT病史的患者建议使用药物预防，目前最常用的药物包括低分子肝素或磺达肝癸钠等。

七、并 发 症

(一)血管神经损伤

由于主要血管和神经在大腿全长均有肌肉组织包围,故少见,多为医源性损伤和术中刺伤、牵拉、压迫所致。由于侧支循环,体检往往不准确。对股骨远端骨折、开放性骨折的患者一定要注意定时检查足趾的感觉和血运,可疑损伤者应及时行血管多普勒超声或DSA检查。绝大多数神经钝性损伤通过保守治疗均可恢复。血管损伤需要急诊修复。

(二)脂肪栓塞

股骨髓腔内有大量脂肪组织,在骨折或术中扩髓时脂肪颗粒进入静脉系统,形成肺栓塞或脑栓塞,出现进行性氧合降低和神经系统表现。典型病例为胸部CT片呈暴风雪样改变。脂肪栓塞一般以大剂量激素治疗为主,注意监测患者的呼吸、血氧饱和度和神志情况。

(三)感染

闭合性骨折切开复位感染率<1%,开放性骨折感染率为1% ~ 3%。Gustilo-Anderson Ⅲ B和Ⅲ C型开放性骨折一期清创、钢板内固定的感染风险高。因此Gustilo-Anderson Ⅰ型、Ⅱ型、Ⅲ A型开放性骨折一期可以应用非扩髓髓内钉固定,感染风险相对较低。但如果创面污染严重、骨外露、广泛软组织损伤的Ⅲ B型、Ⅲ C型开放性骨折,建议采用外固定架固定,但感染的风险仍较高。

(四)再骨折

常见于早期骨痂形成和去除固定物后,特别是钢板固定和外固定架固定的患者,由于应力遮挡等原因导致骨痂形成不良,因此建议去除股骨固定物的患者在骨折完全愈合后方可进行正常活动。

(五)骨折延迟愈合和不愈合

当愈合时间超过6个月时,即可诊断为延迟愈合;超过9个月骨折仍不愈合且连续3个月骨折端无任何进展,即诊断为骨折不愈合。骨折不愈合的全身因素包括合并基础疾病、肥胖、营养不良、药物、吸烟等高危因素;局部因素包括开放性骨折、医源性因素、感染等。应针对骨折不愈合的具体原因(包括生物力学因素和生物学因素),采取相应的措施。包括骨折不愈合的翻修:增强力学稳定性或改善生物学环境等。

(六)骨折畸形愈合

骨折端发生超过了范围允许的内外翻、旋转和短缩,主要由肌肉牵拉或骨折复位、固定不良所致。一旦发生骨折畸形愈合大多需手术矫正。

（七）内植物断裂

由于骨折不愈合、内植物长期承受周期性负荷发生疲劳以及内固定物选择和应用不当，导致内植物断裂。分析并找出内固定物断裂的具体原因后，再有针对性地进行手术翻修。

（八）骨筋膜室综合征

股骨骨折大量出血时发生，表现出与骨折本身不相称的疼痛、大腿肿胀且张力增高、大腿内侧隐神经分布区域麻木和感觉异常、股四头肌被动牵拉痛。早期可以采用冰敷、脱水等方法进行处理，一旦诊断明确，须立刻进行骨筋膜切开减压。

八、病例例证

（一）股骨干骨折顺行髓内钉固定术后骨不连接，应用阻挡钉技术翻修

患者，男性，32岁，身高172 cm，体重98 kg，交通事故伤致左大腿肿痛、活动受限3小时入院，诊断左股骨干骨折（AO/OTA 32A）（图4-27A）。行闭合复位顺行髓内钉固定（图4-27B）。术后6个月X线检查发现股骨干骨折间隙增宽，骨折断端肥大，远端的近侧锁钉退出，提示增生性骨不连（图4-27C），系骨折固定的机械稳定性不足所致。究其原因可能是患者体重大，与髓腔宽度比较，选用的髓内钉直径偏细，对远侧骨干的固定强度不足，致使骨折端有过度的异常活动。决定实施翻修手术，除了更换远端锁钉之外，在远侧骨干的远近两处，分别紧贴髓内钉的外侧各放置一枚阻挡螺钉，在两枚锁定螺钉之间紧贴髓内钉的内侧置入第三枚阻挡钉，3枚阻挡螺钉紧紧夹住髓内钉，降低其在髓腔内移动的幅度，从而提高骨折端的力学稳定性（图4-27D）。翻修术后4个月，患者应约来院复查，拍摄的X线片显示骨折端有大量连续性骨痂生长，提示骨折愈合（图4-27E），患肢髋、膝关节功能活动良好（图4-27F）。这个病例给人们的启示是，治疗股骨干骨折时选用的髓内钉直径要足够粗，才能为骨折提供足够的固定稳定性；如果没有粗的髓内钉可用，采用阻挡钉技术也是值得推荐的辅助稳定的方法。

（二）外固定支架固定治疗开放性股骨干骨折

患者，男性，39岁。坠落伤致右侧股骨干中段横行骨折（图4-28A），属AO/OTA 32A3型；大腿软组织缺损、创面巨大，开放性骨折属Gustilo-Anderson分类ⅢB型（图4-28B）。急诊清创，用外固定支架固定股骨骨折（图4-28C），将撕脱的皮肤修成中厚皮片，用以植皮覆盖创面，外加辅料做VSD，术后3周近端第一根外固定针出现可疑针道感染，予以重新置入外固定针。创面局部软组织条件较差，不适合做骨折内固定手术，外固定支架成为骨折的确定性治疗，术后1个月后转入烧伤科进一步处理创面，经多次清创和植皮手术，最终创面愈合，外固定支架维持至终。术后4个月随访，X线片显示外固定支架在位，没有松动，股骨骨

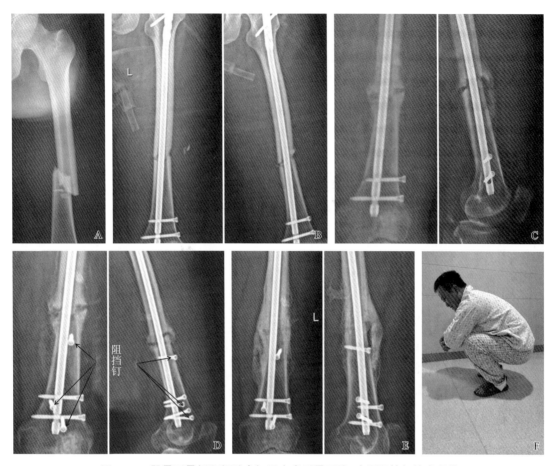

图4-27 股骨干骨折顺行髓内钉固定术后骨不连,应用阻挡钉技术翻修

A. 伤后X线片;B. 闭合复位髓内钉固定术后X线片,注意髓内钉嫌细;C. 术后6个月X线片显示骨折线加宽,骨端肥大,远端近侧锁钉退出;D. 翻修术后X线片显示3枚阻挡钉成3点限定髓内钉;E. 翻修术后4个月X线片显示骨痂连接骨折愈合;F. 翻修术后4个月随访时的功能照片

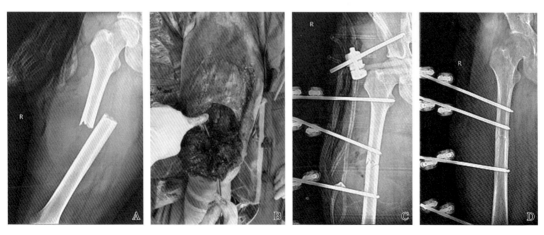

图4-28 外固定支架固定治疗开放性股骨干骨折

A. 伤后X线片;B. 术中照片显示大腿创面;C. 外固定支架固定术后X线片显示跨髋关节固定;D. 术后4个月随访X线片

折线消失,骨折愈合(图4-28D),患肢最终功能恢复良好。

(三)股骨干中下1/3骨折逆行髓内钉内固定

患者,女性,23岁。交通事故伤致左大腿疼痛肿胀活动受限6小时入院,诊断左股骨中下段骨折,属AO/OTA分类32B2型(图4-29A)。予闭合复位逆行髓内钉固定(图4-29B)。术后即允许患肢部分负重,2个半月后完全负重,3个月骨折愈合(图4-29C),功能恢复满意(图4-29D)。

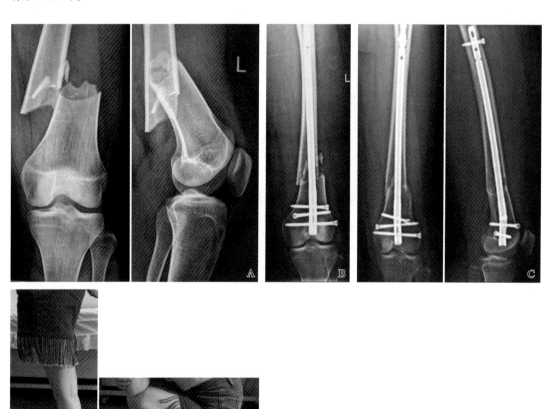

图4-29　股骨干中下1/3骨折逆行髓内钉内固定

A. 伤后X线片;B. 闭合复位逆行髓内钉固定术后X线片;
C. 术后3个月X线片显示骨折愈合;D. 术后3个月功能照片

(四)股骨干中下1/3骨折LISS桥接钢板固定

患者,男性,57岁。交通事故伤致大腿肿痛10小时入院。X线检查发现右股骨中下段骨折,有较大的蝶形骨片,分离移位(图4-30A),属AO/OTA分类32B2型。这是一例股骨干复杂骨折,治疗上需要进行间接复位,恢复股骨的长度、对线和旋转对位,给予相对稳定固定。考虑到远端骨折线接近干骺端,适宜使用LISS进行桥接钢板固定,加上LISS带有瞄准器,可以使用MIPO技术导入钢板,通过瞄准器经皮肤戳创完成锁定螺钉固定。根据这个计划,手术时通过牵引恢复股骨的长度、对线和旋转对位;在股骨外髁的表面切开皮肤,经皮在肌层下骨膜外向近端插入LISS钢板,透视监控,使钢板位于股骨外侧的中线上;通过瞄准器在远侧股骨拧入5枚锁定螺钉,近侧骨干拧入3枚锁定螺钉,均为双皮质螺钉。为解决蝶形骨片的分离移位,透视下在蝶形骨片中心相对的骨干皮质上钻孔穿过蝶形骨片,经皮微创置入1枚拉力螺钉作为复位螺钉,将内侧移位的蝶形骨折块拉向钢板(图4-30B)。术中检查骨折固定的即时稳定性很好,因此鼓励患者术后就开始非负重功能锻炼,术后2周开始扶双拐在医师指导下逐渐负重,术后5个月随访,X线摄片证实骨折愈合(图4-30C)。

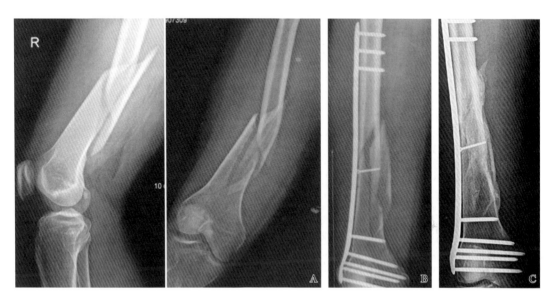

图4-30　股骨干中下1/3骨折LISS桥接钢板固定

A. 伤后X线片;B. 间接复位LISS钢板内固定术后X线片,注意拉住蝶形骨片的复位螺钉;C. 术后5个月随访X线片显示骨折愈合

(五)双侧股骨干骨折

患者,男性,38岁,交通事故伤。急诊X线摄片检查,诊断右股骨中段短斜行骨折移位,有小碎片,属AO/OTA 32B2型;左股骨中1/3骨折粉碎,有大的、分离的蝶形骨片属AO/OTA 32B3型(图4-31A)。经积极准备后分期手术,考虑到左侧骨折不稳定,护理搬动比较困难,先对左侧股骨骨折行间接复位桥接钢板固定,使用LCP,采用MIPO,术中通过牵引复位后,经膝外侧小切口从肌层下向近侧插入钢板,透视监控,使钢板位于股骨外侧中心线上,先用一枚锁定螺钉将远侧钢板固定在股骨上,再在近侧骨段的中部置入一枚皮质骨螺钉作为复位螺钉,将骨干拉向钢板,使两者靠近,最后完成骨折远近两侧的固定(图4-31B)。1周后对右侧股骨行闭合复位带锁髓内钉固定(图4-31C)。术后2个半月复查X线片显示双侧股骨骨折处都有骨痂生长(图4-31D),术后8个月双侧股骨骨折都顺利愈合(图4-31E)。

双侧股骨骨折临床上并不多见,本例双侧股骨骨折的部位相当,尽管骨折类型和形态不一样,还是同属复杂骨折,因此治疗原则是一致的,即闭合或间接复位,给予相对稳定固定,

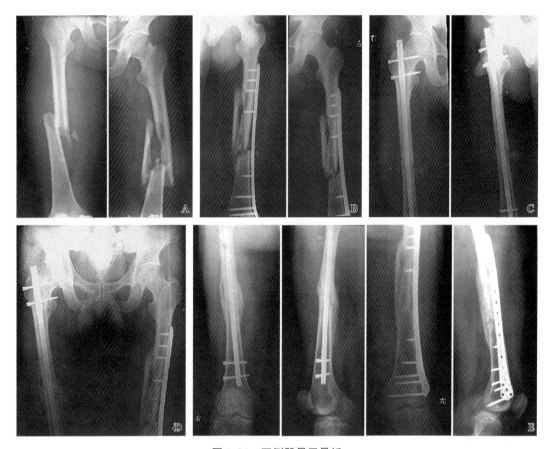

图4-31 双侧股骨干骨折

A. 术前双侧股骨正位X线片；B. 右侧股骨骨折闭合复位髓内钉固定术后正侧位X线片；C. 左侧股骨骨折MIPO术后正侧位X线片；D. 2个半月随访时骨盆双下肢正位X线片显示骨痂生长；E. 术后8个月随访时双侧股骨正侧位X线片显示骨折愈合

期望骨折能间接愈合。治疗时所采用的具体固定方法和手术途径则是依据骨折的具体特性进行了选择：右侧股骨行闭合复位带锁髓内钉固定，左侧股骨骨折行MIPO间接复位LCP桥接固定。髓内钉固定和桥接钢板固定都是提供相对稳定固定，就是说两者遵循同样的治疗原则，结果像预期的一样，骨折都获得近乎理想的间接愈合，真可谓异曲同工！

（六）股骨干骨折髓内钉固定术后感染

患者男性，32岁，2003年12月4日遭遇车祸，左大腿受直接暴力打击，造成股骨闭合性骨折，急诊X线片显示股骨中段多段骨折，远侧有一大的蝶形骨片（图4-32A），肢体肿胀但没有血管神经损伤征象。经术前准备后，于12月8日在连续硬膜外麻醉下取后外侧纵行皮肤切口经股外侧肌-股二头肌间隙显露骨折，进行切开复位；用带锁髓内钉固定，并用钢丝捆扎远侧蝶形骨片，达到解剖复位；考虑到显露骨折进行直接复位时对骨折端的软组织进行了剥离，有损骨折块的血液供应给骨折的愈合带来不利的影响，手术医师还在中间骨折段的两端放置人工骨；术后即刻拍片显示骨折解剖复位，内固定满意（图4-32B）。术后2周，

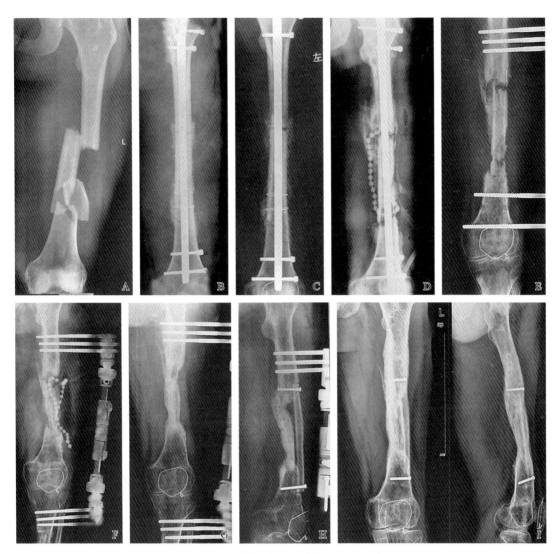

图4-32　股骨干骨折髓内钉固定后感染

A. 伤后左股骨正位线片；B. 术后X线片，注意钢丝捆扎蝶形骨片；C. 术后3周X线片显示感染；D. 清创术后X线片显示抗生素骨水泥链珠；E. 去除髓内钉改用外固定支架固定之后的X线片显示中段骨骼死骨形成；F. 清创剔除死骨后的X线片，注意抗生素骨水泥链珠；G. 死骨剔除伤口愈合后随访的X线片显示骨折已连接；H. 同侧游离腓骨移植术后X线片显示腓骨的位置及固定方式；I. 腓骨移植术后2年随访的正侧位X线片，注意股骨的外径

伤口出现红肿等感染征象，立即手术清创，清除坏死组织，放置冲洗和负压吸引的管子，用抗生素溶液进行闭式间歇灌注和引流，可惜未能奏效。2004年2月2日行X线检查，骨折线加宽，周围出现骨膜反应（图4-32C），提示感染已酿成。不得已再次手术清创，放置根据药物敏感试验选定的抗生素制成的骨水泥链珠，旨在提高局部抗生素浓度，希望能有效控制感染。但2004年8月30日拍摄的X线片显示，中间骨折段两端的骨折间隙愈加增宽，中段骨骼可能坏死（图4-32D），预示手术效果不尽人意。果不其然，手术创口破溃流脓，旷日持久，只好取出髓内钉，对感染髓腔进行清创，改用外固定支架维持骨支架的稳定性，每日清洁换药，伤口保持引流通畅，静观其变。直到2005年8月22日随访的X线检查确认中段骨骼死

骨形成(图4-32E),积极准备后下决心进行清创、剔除死骨,放置抗生素骨水泥链珠,关闭创面(图4-32F)。此举奏效,伤口愈合,继续外固定支架观察6个月,如果感染没有复发,全身情况允许再考虑骨折的修复和重建。2007年2月27日患者来院门诊随访,拍片发现骨折已经连接(图4-32G),只是由于死骨切除后遗留的骨骼过细,估计无法独立负重。患者看了X线片也有此担心,而其治疗愿望比较强烈,要求医师采取措施,让他能用患肢独立负重和行走。于是在2007年6月7日为患者进行了吻合血管的同侧腓骨游离移植,增加股骨的整体直径,恢复其独立负重活动的能力(图4-32H)。所幸医师和患者的努力得到了很好的回报,手术后的经过一切顺利。切口甲级愈合,移植的腓骨存活良好。2009年10月14日随访时的X线片显示移植腓骨与宿主股骨融合(图4-32I),股骨粗细与正常相仿,患者终于恢复负重行走的能力,重新扬起生活和工作的风帆。

这个病例的治疗一波三折,充满了艰辛。一个看似不太复杂的股骨多段骨折,前后近6年时间经历了多次手术才使骨折愈合,使患者恢复了肢体负重行走的能力。究其原因也很简单:髓内钉固定手术后发生感染。众所周知,髓内钉固定长骨,无论扩髓与否,都会造成髓腔内壁骨皮质的坏死,感染容易沿髓内钉和髓腔扩散。一旦发生,就得采取一系列措施积极治疗,力图控制感染,就像本病例所经历的一样;如果治疗不顺利,就会变得非常棘手的,就像本例一样,感染由急性迁延成慢性感染,中段骨块发生死骨形成,治疗尤为困难,需要彻底清创、剔除死骨,局部和全身应用抗菌药物,应用外固定支架维持骨折的稳定性,精心处理,耐心等待伤口软组织愈合,最后不惜采取极端措施游离移植腓骨,这才勉强取得让患者满意的治疗结果。这个病例告诉我们,尽管感染难治,但只要医师和患者同心协力不离不弃,还是有望取得可以接受的结果的!

内固定术后感染是骨科手术最具破坏性的并发症之一,对于患者和社会而言都是沉重的负担。临床经验告诉我们,预防是治疗感染的最好方法。就这个病例而言,医师如果不追求"完美",不做切开复位,不剥离蝶形骨块用钢丝捆扎谋求解剖复位,而采用闭合复位髓内钉固定进行治疗,手术时间不会那么长,骨折块的血供也不会遭受进一步的破坏,也许不会引发感染,就无须经历令人沮丧和不堪的过程。所以,内固定治疗骨折的各个环节都要把预防感染放在重点:正确选择病例,只为患者做伤病治疗所需要的手术;严格按照手术规范精心操作,把感染的机会降到最低;术后严密观察,保持对感染的警惕;发现问题认真分析,力图及时诊断可能存在和发生的感染;感染的诊断一旦确立,必须果断行动,针对病因正确处理,有效控制和治疗急性感染,确保内固定治疗骨折的效果;对慢性感染也要根据患者的具体情况,采用个体化方案,想方设法积极治疗,加强与病家患者的沟通,共同努力争取最好的治疗效果,达到保留肢体、治愈骨折、重建功能的最终目的。

(李　翔　黄晓文)

参·考·文·献

[1] 刘长贵,张保中,郭艾,等.带锁髓内钉治疗股骨干骨折并发症及防治[J].中华骨科杂志,1998(12):

725-727.

［2］黄彦,王胜标.股骨干骨折交锁髓内钉固定所致并发症的原因分析及处理［J］.中华创伤杂志,2001 (5): 33-35.

［3］徐云钦,冯水云,梁再跃,等.三种内固定在股骨干骨折中的应用［J］.中华创伤骨科杂志,2002,(4): 81-82.

［4］李文锐,袁艾东,许硕贵,等.股骨骨折骨不连的生物力学因素及其对策［J］.中华创伤杂志,2003, (10): 27-30.

［5］王捷,张铁良,于建华,等.股骨干骨折合并同侧股骨颈骨折的手术治疗［J］.中华骨科杂志,2006, (5): 309-312.

［6］曾炳芳,谢雪涛.内固定术后感染的防治［J］.中华骨科杂志,2011,31(1): 90-94.

［7］Neumann M V, Sudkamp N P, Strohm P C. Management of femoral shaft fractures［J］. Acta Chirurgiae Orthopaedicae at Traumatologiae Cechoslovaca, 2015, 82(1): 22-32.

［8］李永甫,贺振年,郭剑,等.股骨干骨折完全闭合复位与小切口闭合复位标准髓内固定手术疗效分析［J］.中国急救医学,2016,36(z2): 56-57.

［9］陈少明,卢斌,杨志强,等.治疗股骨干骨折三种方法效果分析［J］.医学与哲学,2016,37(4): 30-32.

［10］阿木提阿布力米提,张谢卓,徐超,等.带锁髓内钉与髓外钢板修复股骨干骨折的Meta分析［J］.中国组织工程研究,2016,20(17): 24535-24544.

［11］Byren J P, Nathens A B, Gomez D, et al. Timing of femoral shaft fracture fixation following major trauma: A retrospective cohort study of United States trauma centers［J］. PLoS Med, 2017, 14(7): e1002336.

［12］Saengsin J, Vaseenon T, Pattamapaspong N, et al. Effectiveness of sonography assisted minimal invasive plate osteosynthesis (MIPO) compare with fluoroscope assisted in femoral shaft fracture: A cadaveric study［J］. Injury, 2017, 48(8): 1758-1763.

［13］王秋根.髓内钉固定治疗成人股骨干骨折的相关问题［J］.中华创伤杂志,2017,33(1): 6-9.

［14］王臣,肖万军.成年人股骨干骨折双钢板锁定内固定治疗的疗效分析［J］.中国医科大学学报,2017, 46(10): 924-926,930.

［15］Baig M U, Maqbool A. Bisphosphonate-induced Atypical Femoral Shaft Fracture［J］. Cureus, 2017, 9(10): e1750.

［16］Brouze I F, Steinmetz S, Mcmanus J, et al. Well leg compartment syndrome in trauma surgery - femoral shaft fracture treated by femoral intramedullary nailing in the hemilithotomy position: case series and review of the literature［J］. Therapeutics and Clinical Risk Management, 2019, 15: 241-250.

［17］Gao Y, Qiao N N, Zhang Y H, et al. Application of fracture-sustaining reduction frame in closed reduction of femoral shaft fracture［J］. Journal of Orthopaedic Surgery and Research, 2019, 14(1): 147.

［18］El B M, Morris R P, Lindsey R W, et al. Biomechanical evaluation of dual plate configurations for femoral shaft fracture fixation［J］. BioMed Research International, 2019, 2019: 5958631.

［19］Kellar J, Givertz A, Mathias J, et al. Bisphosphonate-related femoral shaft fracture［J］. Clinical Practice and Cases in Emergency Medicine, 2019, 4(1): 62-64.

［20］Jin Y F, Xu H C, Shen Z H, et al. Comparing augmentative plating and exchange nailing for the treatment of nonunion of femoral shaft fracture after intramedullary nailing: A Meta-analysis［J］. Orthopaedic Surgery, 2020, 12(1): 50-57.

第五章
股骨远端骨折

一、概　述

　　股骨远端骨折是指距股骨髁关节面约10 cm以内的股骨远段骨折,有时也将距关节面15 cm内的股骨远侧部分发生的骨折定义为股骨远端骨折。按骨折主要涉及的解剖部位,又可分为股骨髁部(间)骨折和髁上骨折。股骨远端骨折约占全身骨折的1%,占股骨骨折的3% ~ 6%,是一种较为常见的骨折。直接暴力或间接暴力均可造成股骨远端骨折。老年人常因骨质疏松,在受到低能量外力损伤时即可发生骨折,并以老年女性好发;而青壮年大多由高能量损伤造成。高能损伤所致的股骨远端骨折伤情复杂,治疗难度大,并发症多,伤残率高,使其成为难治的骨折之一。股骨髁上及髁间骨折的治疗历来较为困难,这些骨折常是不稳定的和粉碎性的,且多发生于老年患者或多发伤的患者,在75岁以上的女性和15 ~ 24岁男性中发生率最高。由于这些骨折靠近膝关节,可能难以完全恢复膝关节的活动度和功能。在许多报告中,畸形愈合、不愈合及感染的发生率相对较高。对已行膝关节置换术的老年患者,可能发生股骨远端假体周围骨折,其治疗可能更为复杂。

二、分　类

　　股骨髁上骨折根据受伤时的暴力方向及膝关节所处的位置可分为屈曲型和伸直型,以屈曲型较多见。屈曲型骨折的骨折线呈横行或短斜面形,骨折线从前下斜向后上,其远折端因受腓肠肌牵拉及关节囊紧缩而向后移位;近折端向前可损伤髌上囊及前面的皮肤,形成开放性骨折。伸直型骨折也分为横断及斜行两种,其斜面骨折线与屈曲型骨折相反,从后下至前上,远折端在前,近折端在后重叠移位。无论何种股骨远端骨折类型,只要骨折发生移位,均有刺伤腘动脉的可能。而在髁部发生骨折时,骨折常累及髁间沟而形成股骨髁间骨折。

　　目前临床上最常用的股骨远端骨折分类为AO/OTA分型,根据是否累及关节和骨折碎裂的程度分为A、B和C 3个类型。

A型,关节外骨折,即股骨髁上骨折,有3个亚型:A1型,髁上部骨折为单一骨折线;A2型,髁上部位简单骨折伴有楔形骨块;A3型,髁上部粉碎骨折(图5-1)。

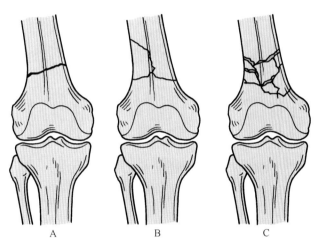

图5-1 股骨远端骨折AO/OTA分型,A型

A.A1型;B.A2型;C.A3型

B型,部分关节内骨折,单纯累及股骨髁部骨折,有3个亚型:B1型,外髁骨折;B2型,内髁骨折;B3型,髁部的冠状面骨折(Hoffa骨折)(图5-2)。

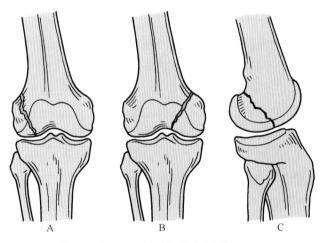

图5-2 股骨远端骨折AO/OTA分型,B型

A.B1型;B.B2型;C.B3型

C型,关节内骨折,即同时累及关节面和股骨髁上的骨折,也分3个亚型:C1型,关节内骨折及干骺部骨折均为简单骨折;C2型,关节内骨折为简单骨折,干骺部骨折为粉碎骨折;C3型,关节内和干骺部骨折均为粉碎骨折(图5-3)。

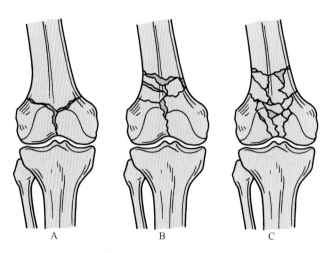

图5-3 股骨远端骨折AO/OTA分型,C型

A. C1型；B. C2型；C. C3型

三、应用解剖与损伤机制

　　股骨远端存在两个力学相对薄弱部位：① 骨干与骨端的移行部即干骺部。② 内、外髁的连接部，即髁间沟。这两个部位发生的骨折分别称为股骨髁上骨折和髁间骨折。股骨干的解剖轴与膝关节线形成6°～10°的外翻角，维持这一力线关系有利于关节功能的发挥和保持（图5-4A）。股骨远端骨折的初始移位固然是损伤外力作用的部位、方向和能量作用的直接结果，但最重要的移位因素却是骨折部位周围肌肉的牵张力。当股骨远端发生骨折后，大腿肌群的收缩和张力使骨折短缩，并依据骨折部位与内收肌结节的关系出现骨折的内翻或外翻畸形。腓肠肌的内、外侧头分别起于股骨内、外髁的后侧，股骨髁上骨折时，受腓肠肌的牵拉，股骨远端骨折段将后倾（图5-4B）；而在股骨髁间骨折，腓肠肌的两个头可分别牵拉内、外髁使其发生分离和旋转。这些因素在骨折的复位、内固定的选择和放置时均应予以考虑。

　　导致股骨远端骨折的外力可为轴向、侧方或旋转暴力，也可以是各种力量的复合。损伤机制不同，所造成的股骨远端骨折的部位、类型及移位状态也不一样。受伤时膝关节所处的位置对损伤机制有很大的影响和作用。当膝关节屈曲超过90°时，如果下肢受到一个从股骨近端到股骨髁的轴向暴力，胫骨平台的反作用力可对股骨髁部产生巨大剪切力，造成股骨髁的冠状面骨折，即Hoffa骨折；如果轴向暴力伴有内翻或外翻的作用力，则可造成内侧髁或外侧髁的冠状面骨折。Hoffa骨折的骨折线也随着屈膝角度的不同而呈现出不同形态，Letenneur据此将股骨远端Hoffa骨折分成3型：Ⅰ型，骨折线平行于股骨后侧皮质，涉及整个股骨髁（图5-5A）；Ⅱ型，骨折线平行于后髁基底部，依骨折块的大小进一步分成A、B、C 3个亚型（图5-5B）；Ⅲ型，为股骨髁的斜行骨折（图5-5C）。

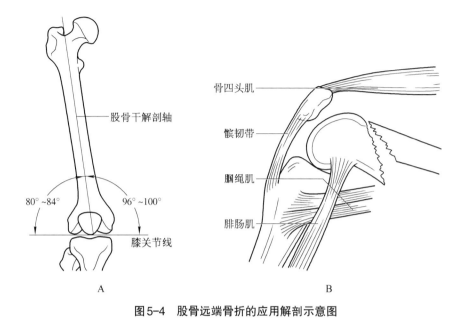

图5-4 股骨远端骨折的应用解剖示意图

A. 股骨干解剖轴与膝关节线间的外翻角；B. 股骨髁上骨折远端骨块受腓肠肌牵拉而后倾

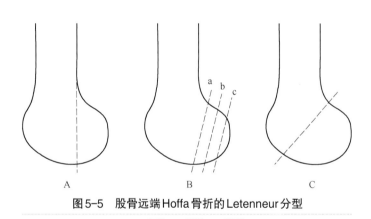

图5-5 股骨远端Hoffa骨折的Letenneur分型

A. Ⅰ型；B. Ⅱ型；C. Ⅲ型

四、临床表现与诊断

一般患者都有外伤史，伤后大腿下段剧烈疼痛，膝关节活动障碍，局部肿胀，压痛明显，有异常活动，患肢短缩畸形。有时出现患肢足背动脉搏动减弱或消失，足趾感觉和运动障碍，此时需排除腘动脉或坐骨神经损伤。X线检查可明确诊断股骨髁上骨折，并可以根据骨折线对骨折做出分型；倘若骨折累及股骨远端关节面，如髁间骨折或者Hoffa骨折，需要做CT平扫和三维重建，细化对关节骨折的了解，尤其是明确关节骨块的形态、位置和是否存在冠状面骨折线。当怀疑有膝关节软组织结构损伤时，可采用MRI检查。血管B超检查有助于判断有无腘动脉损伤,若怀疑有腘动脉损伤,应加强观察肢端的血液循环,也可动态行小腿血管B超检查,必要时行DSA检查。

五、治 疗

(一)早期处理

股骨远端骨折的早期处理主要有伴随的血管神经损伤及软组织损伤的诊断和治疗。对所有股骨远端骨折都需仔细、动态地检查诊断有无合并这些伴随伤,必要时应积极手术探查处理,以避免发生严重后果。对于开放骨折或软组织条件不佳的病例,可用外固定架临时固定骨折;而对移位的关节内骨折,应尽可能予以复位,并采用简单的内植物予以固定(如克氏针、螺钉),为后续治疗创造条件。

(二)非手术治疗

主要适用于无移位骨折、儿童骨折以及高龄患者无法承受手术者。可用长腿石膏管型屈膝20°～30°,固定6周后开始锻炼膝关节活动功能。而对有移位的股骨髁上骨折,屈曲型骨折可用股骨髁上牵引;伸直型骨折或累及关节的骨折采用胫骨结节牵引。固定和牵引期间要注意和防止相关并发症的发生。

(三)手术治疗

1. 手术入路 手术入路的选择应满足复位固定的需求,并尽量减少手术创伤。应综合考虑以下各方面因素:骨折类型、全身及局部软组织条件、医疗技术水平等。目前股骨远端手术入路包括前外侧(髌旁)入路、外侧入路、前内侧(髌旁)入路、Swashbuckler入路、正中(倒打钉)入路,最常用的是前外侧(髌旁)和外侧入路。

(1)前外侧(髌旁)入路:前外侧入路可以比较好地显露股骨髁的关节面,适用于需进行关节骨折复位和固定的股骨远端骨折,如33C3型骨折。

1)体位:平卧位。膝下垫枕,使膝关节屈曲30°～40°,以减轻腓肠肌的牵拉力量,利于复位。

2)显露:从胫骨结节外侧向近侧做1个15～20 cm的皮肤切口(图5-6A),沿髌骨外侧1～2 cm处切开髌旁支撑带或关节囊(图5-6B),沿股外侧肌后缘将肌肉从股外侧间隔分开,此时可将髌骨牵向内侧,则可充分显露股骨髁关节面(图5-6C)。

(2)外侧入路:采用外侧入路仅显露股骨髁外侧面而不切开关节囊,能满足钢板经皮插入和放置即可。适用于无须进行关节内骨折直接复位和固定的股骨远端骨折,如33A型和部分33C1型、33C2型骨折。

1)体位:与前外侧入路相同。

2)显露:以股骨外上髁为中心做1个长度约5 cm的纵行切口(图5-7A),切开深筋膜

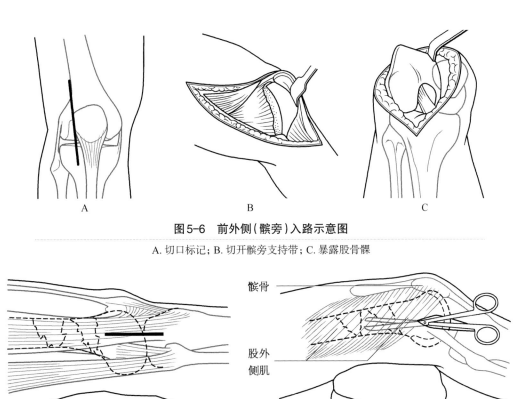

图5-6　前外侧（髌旁）入路示意图

A. 切口标记；B. 切开髌旁支持带；C. 暴露股骨髁

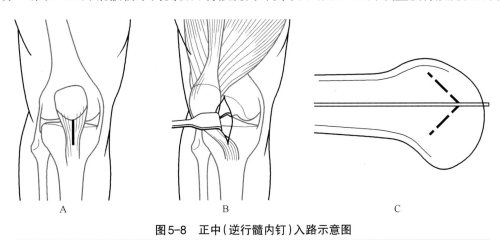

图5-7　外侧入路（微创小切口）示意图

A. 切口标记；B. 入路

（髂胫束），显露股骨髁外侧面，在股外侧肌深面钝性分离（图5-7B），为在肌肉下骨膜外置入钢板做准备。

（3）正中（逆行髓内钉）入路：屈膝20°，自髌骨下极向胫骨结节沿正中线做1个2 cm纵行切口（图5-8A），沿髌韧带内侧切开将髌腱向外侧牵开（图5-8B），或直接将髌腱切开向两

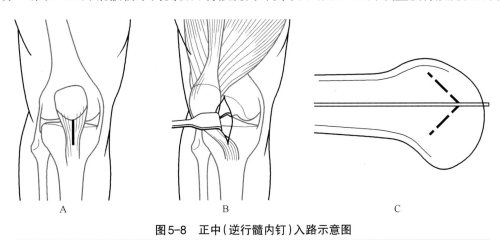

图5-8　正中（逆行髓内钉）入路示意图

A. 皮肤切口标记；B. 显露股骨髁间；C. 髓内钉位置

侧牵开显露股骨髁间,进针点位于后交叉韧带附着点的前方或X线侧位像Blumensaat线的顶点(图5-8C)。

(4)Hoffa骨折的手术入路:Hoffa骨折的手术入路要根据不同的骨折类型进行选择。对骨块较大、骨折简单的如Ⅰ型、Ⅲ型骨折,可根据其为外侧或内侧骨折,分别采用前外侧(髌旁)或前内侧(髌旁)入路。而对骨折粉碎、骨块较小的如Ⅱ型骨折,可采用扩大的外侧入路和内侧入路;若需在骨块后方放置支撑钢板的,也可采用扩大的侧方入路。

2. 固定方法及其选择　手术的目的主要是重建骨折端的稳定性、恢复股骨的力线以及关节面的平整,并使膝关节尽早恢复活动功能。这就要求有良好的复位、足够坚强的固定以及尽量小的损伤。目前股骨远端骨折手术内固定方式主要有髓外和髓内固定两大类。髓外固定的内植物主要有DCS、"L"形髁钢板、解剖钢板、解剖锁定钢板等;而髓内固定主要为逆行髓内钉。外固定架通常作为临时稳定骨折的方法,应用于软组织条件不佳、开放性骨折以及多发伤的处理中。髓内与髓外固定均可获得良好的稳定性,但髓内系统的力学性能更优。如何选择髓内或髓外固定,则应根据骨折类型、软组织状况、伴随损伤以及医疗技术条件等各方面因素。只要能获得良好的复位、稳定的固定和微创的操作,使用何种内固定物并不重要。目前应用最广的为股骨远端解剖锁定钢板和逆行髓内钉。

(1)解剖锁定钢板:解剖锁定钢板具有与股骨远端相匹配的形态和角稳定的力学特性(图5-9A)。在治疗股骨髁上骨折和简单的髁间骨折时,可通过皮肤小切口经皮置入钢板,而不显露和剥离干骺部骨折处的软组织,从而最大限度地保护骨折的生物学环境,有利于骨折的愈合,此种微创经皮钢板接骨术(minimally invasive percutaneous plate osteosynthesis, MIPPO)简称为MIPPO技术。手术操作时使用股骨撑开器或者外固定架恢复骨折部位的长度及对线,而对于干骺部的粉碎性骨折,不必试图将骨折碎块解剖复位。将钢板经小切口于肌肉下(骨膜外)插入(图5-9B),越过骨折区域,钢板远端缘距关节面近侧约5 mm处,进行桥接钢板固定。近侧钢板置于股骨的侧中线,而钢板的远侧置于股骨髁侧面的前中1/3处(股骨干侧轴线的延长线上)(图5-9C)。螺钉的方向应与关节面平行(图5-10)。

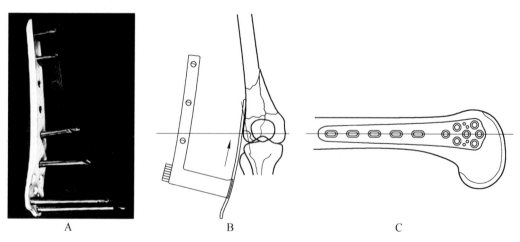

图5-9　解剖锁定钢板固定股骨远端骨折示意图

A. 钢板实物照片;B. 经皮微创置入钢板;C. 钢板的位置与股骨轴线的关系

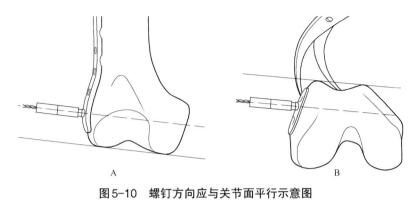

图5-10　螺钉方向应与关节面平行示意图

A.正位观；B.轴位观

（2）双钢板固定：由于股骨远端的力学特征为偏心受力，在其内侧主要承受压应力；外侧骨皮质既承受压应力，也有牵张应力。而通常临床上治疗股骨远端骨折的内固定钢板几乎都放置在外侧，起张力带钢板的作用。但如果内侧皮质粉碎、缺乏对合和支撑，张力带钢板的力学结构失效，容易导致内翻畸形和内植物断裂。鉴于此，有学者建议对内侧皮质缺乏对合和支撑的股骨远端骨折行双钢板固定。除了在外侧常规放置钢板外，另在股骨远端内侧放置一块较小的钢板，以增加力学稳定性。但要注意微创操作，不能以牺牲骨折的愈合能力来换取暂时的力学强度。当然，双钢板固定技术仅建议用于内侧皮质粉碎、缺乏对合和支撑的新鲜骨折，因为内侧额外的钢板固定旨在增强髁上骨折内侧固定的机械稳定性，以防止内固定缺陷造成骨折连接迟缓或者不连接。如图5-11所示，患者股骨远端骨折，AO/OTA

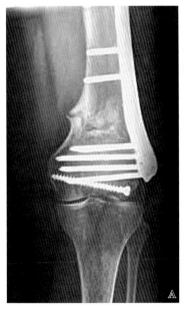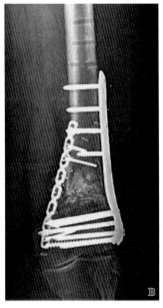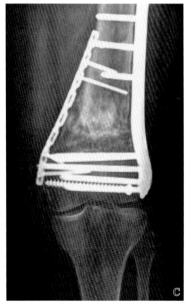

图5-11　股骨远端骨折不连接的翻修手术

A.股骨远端骨折外侧锁定钢板固定术后11个月X线片；B.骨折返修手术矫正畸形内外侧双钢板固定加植骨的术后X线片；C.翻修术后4个月随访的X线片

33C1型,行切开复位拉力螺钉固定髁间骨折,再外侧解剖锁定钢板固定干骺部骨折,内侧不做内固定,术后11个月随访发现患肢行走时骨折部位仍有酸痛,膝内翻畸形逐渐加重,X线检查显示股骨髁上的内侧骨折线清晰并增宽,边缘有硬化迹象,提示单纯外侧锁定钢板桥接固定使股骨髁上内侧骨折固定的机械稳定性不足,结果造成骨不连接(图5-11A)。行翻修手术,取出固定的外侧钢板,整新股骨髁上骨折端,矫正膝内翻畸形,重新在外侧用锁定钢板行桥接固定,为植骨腾出足够的空间,植骨填充修整骨端所形成的腔隙,于内侧放置重建钢板,既能增强内侧固定的稳定性,也可以更好地保护和支撑植骨块(图5-11B)。术后4个月随访的X线检查显示膝内翻矫正满意,内固定钢板在位没有松动迹象,骨折基本愈合(图5-11C)。

(3)逆行髓内钉固定:与钢板相比,髓内钉的中心固定和负荷分享型力学特点使其具有更好的力学稳定性,在治疗相对较简单的股骨远端骨折(AO/OTA 33A型、33C1型骨折)时更具优势。但对伴有关节骨折的股骨远端骨折治疗,应首先复位固定关节骨折,再置入髓内钉。为减少钉尖处发生应力性骨折的风险,逆行髓内钉要足够长,其近端钉尖以达小转子部为佳。

逆行髓内钉固定也有潜在的缺点,关节内入口有可能引起膝关节僵硬和髌股关节问题,万一发生骨折部位感染将累及膝关节,导致化脓性膝关节炎,严重损害膝关节。

(4)外固定架固定:外固定架固定大多情况下只是作为一种临时的骨折稳定方法用于股骨远端骨折的治疗,如开放性骨折、局部软组织条件不佳、合并血管损伤、多发伤等不允许急诊行内固定者。偶尔外固定也可作为终极性固定治疗。当骨折累及关节时,外固定架应跨膝关节固定,以避免由于针道感染进而导致膝关节感染的危险。当外固定架作为临时固定方法而计划二期更换内固定时,手术时应合理放置外支架的固定针并计划好外支架维持的时间。若二期更换的内固定为钢板,外固定针的放置应远离钢板的放置区,以减少感染的可能性。更换内固定的手术时机既要考虑时间因素,更须考虑针道及软组织状况。若针道无炎症和渗出,可在外固定架术后2周内拆除外固定架、同期更换内固定;若已超过2周,则须先拆除外固定架,待针道愈合后再行更换,一般需等待10 ～ 14天。若外固定的针道存在炎症和渗出,则必须先处理针道炎症,待感染控制、针道愈合后再更换。这种情况下,均应分期更换,且等候的时间需相应延长。

(四)术后处理

术后预防感染、抗凝及止痛等治疗与股骨干及髋部骨折相似,按常规进行。术后康复应根据患者状况、骨折类型、内固定种类和复位情况等综合考虑。如复位固定满意,又无骨质疏松等情况,术后3 ～ 5天膝关节即可行屈伸活动,但一般在8 ～ 12周以后开始负重。

(五)术后并发症

手术相关并发症包括复位不佳、术后感染、内植物激惹、骨折愈合障碍、内翻畸形、内植物断裂、膝关节粘连、僵硬等。老年患者则更易发生全身并发症,尤其是DVT及肺栓塞,应予以重视。

六、病例例证

（一）股骨远端骨折微创解剖型锁定钢板内固定

病史：患者，女，43岁，车祸致左侧大腿肿痛畸形5天。全身及左下肢血管神经和软组织状况良好。诊断为左侧股骨远端骨折（图5-12A）。

治疗决策：股骨远端及中下段骨折，虽为关节外骨折，但骨折粉碎并移位，不稳定，有手术指征。骨折治疗主要是恢复股骨的长度、对线和旋转排列，故可采用间接复位桥接钢板固定的方法达到相对稳定固定，力求实现骨折的间接愈合。

手术操作：仰卧位，在膝下垫枕，使膝关节屈曲30°～40°以帮助复位；在膝部外侧皮肤做个小切口，经皮插入解剖锁定钢板（图5-12B）；透视见髁上骨折的复位不够满意，就有限切开，通过加做辅助切口使用合适器械进行复位（图5-12C），在骨干部使用复位螺钉使钢板与骨干贴服（图5-12D），按常规装上瞄准器，逐一打入固定的锁定螺钉（图5-12E），固定完毕，在干骺端骨折部位的体表没有切口（图5-12F）。远侧股骨髁部的钢板用5枚锁定螺钉固定，近侧股骨干的钢板用4枚螺钉固定，钢板跨过粉碎骨折处，实施的是桥接钢板固定（图5-12G）。

术后处理：常规应用抗生素1天；抬高患肢，术后鼓励患者自主活动踝、足及髋关节；

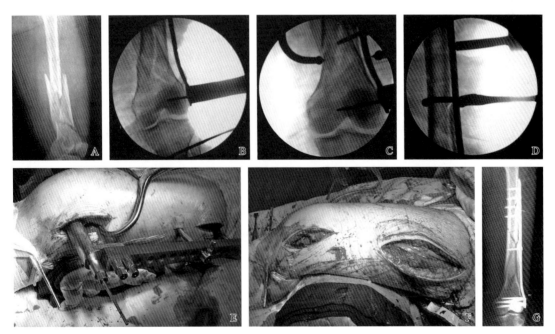

图5-12　股骨远端骨折微创解剖型锁定钢板内固定

A. 术前X线片；B. 术中透视影像显示远端钢板临时固定；C. 术中透视显示使用复位钳进行复位；D. 术中透视显示复位螺钉固定使钢板贴服骨干；E. 书中照片显示使用瞄准器打入固定螺钉；F. 术中照片显示固定完成时切口外观；G. 术后X线片显示复位与桥接钢板固定，注意骨折区域有1枚复位螺钉

3天后开始膝关节屈伸活动;4周后允许起床扶拐活动,但是患肢不负重;12周后根据X线检查结果决定完全负重时间。

(二)股骨髁间骨折双钢板固定

病史:患者,男,24岁,车祸致左侧大腿肿痛畸形。X线检查诊断左侧股骨远端骨折,属AO/OTA分型33C3型(图5-13A);全身及左下肢血管神经和软组织状况良好,左膝前方皮肤裂伤,在当地医院行清创缝合。12天后到创伤中心就诊,检查见缝合的伤口没有炎症迹象,CT三维重建影像显示股骨远端骨折累及关节面,髁间骨折分离,为完全关节内骨折(图5-13B)。

治疗决策:股骨远端完全关节内骨折,骨折粉碎伴明显移位,有手术指征。骨折手术治疗的目的是关节内骨折解剖复位,同时恢复股骨的长度、力线和旋转对位。因此,髁间骨折需直接复位并采用绝对稳定的固定方式;髁上骨折则可采用相对稳定的固定方法,复位方法以间接复位为妥。

手术操作:仰卧位,膝下垫枕(屈膝30°~40°),使腘绳肌和腓肠肌放松以利复位。取前外侧切口(图5-13C),逐层深入,切开外侧髌旁支持带及关节囊(图5-13D),将髌骨牵向内侧,显露股骨外髁关节面(图5-13E);清除血凝块及肉芽等组织后,显露髁间骨折处(图5-13F),直视下进行解剖复位,用克氏针临时维持复位,透视检查复位满意后用拉力螺钉加压固定(图5-13G);经此切口将选定的解剖锁定钢板在肌层下向近端插入(图5-13H),通过牵引复位,透视检查满意后,在股骨髁部用5枚锁定螺钉固定钢板,用4枚螺钉固定钢板的近侧,考虑到股骨髁上骨折区域的内侧缺乏有力的支撑,经内侧切口,放置3.5 mm锁定重建钢板进行固定,遂成双钢板双柱固定(图5-13I)。

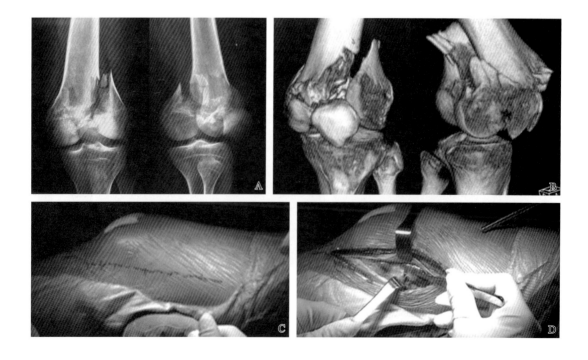

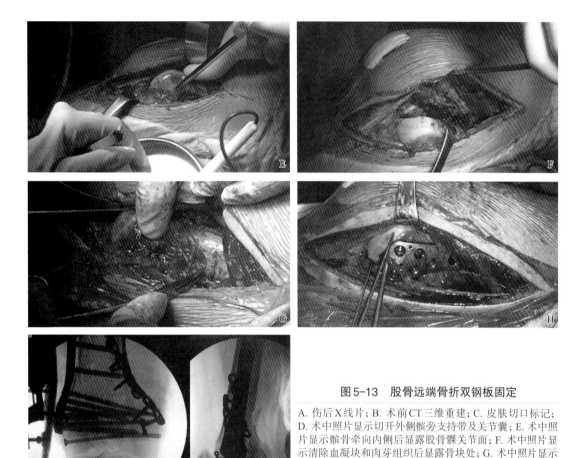

图5-13 股骨远端骨折双钢板固定

A. 伤后X线片；B. 术前CT三维重建；C. 皮肤切口标记；D. 术中照片显示切开外侧髌旁支持带及关节囊；E. 术中照片显示髌骨牵向内侧后显露股骨髁关节面；F. 术中照片显示清除血凝块和肉芽组织后显露骨块处；G. 术中照片显示髁间骨折解剖复位螺钉加压固定后的情景；H. 术中照片显示肌层下插入解剖锁定钢板并固定；I. 术中透视影像显示股骨远端骨折双钢板双柱固定，注意固定内侧柱的3.5 mm锁定重建钢板

　　术后处理：常规抗生素1天；抬高患肢，术后即开始活动踝、足及髋关节；3天后屈伸膝关节；4周后不负重（扶拐）活动；12周后根据X线检查结果决定完全负重时间。

（潘志军　张　炜）

参·考·文·献

［1］ Starr A J, Jones A L, Reinert C M. The "swashbuckler": a modified anterior approach for fractures of the distal femur［J］. Journal of Orthopaedic Trauma, 1999, 13(2): 138-140.

［2］ Zlowodzki M, Williamson S, Cole P A, et al. Biomechanical evaluation of the less invasive stabilization system, angled blade plate, and retrograde intramedullary nail for the internal fixation of distal femur fractures［J］. Journal of Orthopaedic Trauma, 2004, 18(8): 494-502.

［3］ Weight M, Collinge C. Early results of the less invasive stabilization system for mechanically unstable fractures of the distal femur (AO/OTA types A2, A3, C2, and C3)［J］. Journal of Orthopaedic Trauma, 2004, 18(8): 503-508.

［ 4 ］ Court-Brown C M, Caesar B. Epidemiology of adult fractures: a review［ J ］. Injury, 2006, 37（8）: 691−697.

［ 5 ］ Zlowodzki M, Bhandari M, Marek D J, et al. Operative treatment of acute distal femur fractures: Systematic review of 2 comparative studies and 45 case series（1989 to 2005）［ J ］. Journal of Orthopaedic Trauma, 2006, 20(5): 366−371.

［ 6 ］ Forster M C, Komarsamy B, Davison J N. Distal femoral fractures: a review of fixation methods［ J ］. Injury, 2006, 37(2): 97−108.

［ 7 ］ O'Brien P J, Meek R N, Blachut P A, et al. Fractures of the distal femur［ M ］. 6th ed. //Bucholz R W, Court-Brown C M, Heckman J D, Tornetta P. Rockwood and Green's Fractures in Adults. Philadelphia, PA, Lippincott: Williams & Wilkins, 2009: 1719−1751.

［ 8 ］ Gwathmey F W Jr, Jones-Quaidoo S M, Kahler D, et al. Distal femoral fractures: current concepts［ J ］. Journal of the American of Orthopaedic Surgeons, 2010, 18(10): 597−607.

［ 9 ］ Mückley T, Wähnert D, Hoffmeier K L, et al. Internal fixation of type-C distal femoral fractures in osteoporotic bone［ J ］. The Journal of Bone & Joint Surgery, 2010, 92(6): 1442−1452.

第六章
胫骨平台骨折

一、概　述

　　我国一个10 234例胫骨骨折的流行病学调查显示,胫骨近端骨折的发生率为18.6%。随着影像学诊断技术的进步,用于骨折固定的内植物设计和生产工艺水平提高,加上手术技术不断创新和普及,胫骨平台骨折的诊断和治疗呈现蓬勃向上的发展态势,依靠基于骨折三维形态学和损伤机制的骨折分型来决定胫骨平台骨折的治疗已成为新的趋势。临床上需要综合患者的基本情况、软组织条件、骨折形态与类型,并结合所在医院的环境设备与术者的经验水平等诸多因素制订并实施最有利于患者的诊疗计划,精心手术与科学康复相结合,改善胫骨平台骨折的治疗效果。

二、应用解剖

　　胫骨近端由骨性结构及包绕的软组织结构共同组成。内侧平台稍大且呈凹形,外侧平台较小而凸起,且外侧关节面比内侧关节面稍高。内侧髁比外侧髁坚实。因此,内侧平台常常是整块骨折,而且总会与其他严重的损伤以及骨折脱位同时存在(图6-1A)。骨折更容易发生于外侧髁,可伴有关节面的压缩、粉碎(图6-1B)。

　　后内侧嵴是整个胫骨近端最坚硬的部分,通常作为术中复位的标志。胫骨结节和Gerdy结节是位于髁下的两处骨性突起,分别是髌腱和髂胫束的止点。腓骨头提供外侧副韧带以及股二头肌的附着止点,同时为胫骨近端提供了外侧的支撑。这些解剖标记在规划手术切口时十分重要。

　　前、后交叉韧带以及后内、后外侧复合体是膝关节的4个主要韧带性稳定装置(图6-2A)。腓总神经以及胫前动脉分支是至关重要的2个结构,胫前动脉从腘动脉延续为胫后动脉之前分出,胫前动脉的分支位于胫骨外侧平台的远侧27 ～ 62 mm、腓骨头远侧17 ～ 50 mm处,在后侧入路解剖分离以显露骨折处及放置后侧固定钢板时尤其需要注意,手术时

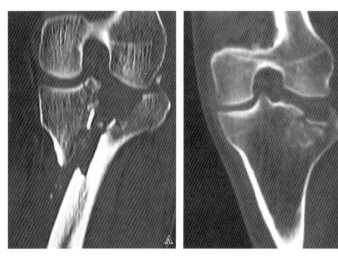

图6-1 胫骨平台骨折冠状面CT扫描

A. 显示胫骨内侧整块移位,关节面损伤不重;B. 显示外侧平台关节面塌陷骨折粉碎

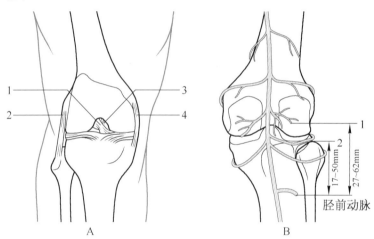

图6-2 膝关节的软组织结构示意图

A. 前面观,显示:1. 前交叉韧带;2. 外侧副韧带;3. 后交叉韧带;4. 内侧副韧带;
B. 后面观,显示胫前动脉分支与胫骨外侧平台(1)和腓骨头(2)的相对位置

给予良好的保护以防损伤(图6-2B)。半月板是膝关节受力的缓冲物,同时也能提高胫股关节的稳定性。因此,在术中应尽可能予以良好的保护。

三、临床表现与诊断

(一)病史

回顾并分析患者的病史特别重要,因为损伤能量的高低以及具体的损伤机制对于治疗决策尤为关键。医师可以从病史中获取相关信息,以判断受力的方向、产生的畸形以及损伤能量的高低。病史采集要完整,除了确切的受伤机制之外,医师还要了解患者的全身情况、年龄、功能要求和经济情况,以及合并的疾病,如糖尿病等。所有这些对治疗方案的制订有很重要的意义。

(二)体格检查

体格检查是评估患者的重要方面,能发现许多实验室检查无法获得的非常有价值的信息,如伴发的韧带损伤、神经血管伤、骨筋膜室综合征、其他骨折和损伤。体格检查是评估软组织最准确的方法,应集中观察软组织是否完整,判断骨折是否开放,有无水疱、浅表挫伤、深部瘀伤,以及脱套等提示损伤能量暴力高低的临床体征(图6-3A),从而在选择手术入路时尽可能避开这些损伤区域,避免采用早期大切口广泛暴露的手术方法,进而决断是否需要延迟手术,直至软组织恢复良好能够耐受手术时再进行(图6-3B)。

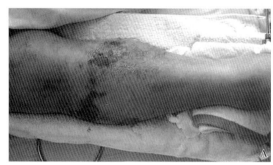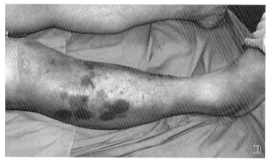

图6-3 胫骨平台骨折软组织损伤的表征

A. 伤后4天大体照片显示软组织肿胀严重出现水疱;B. 伤后15天大体照片显示软组织肿胀消退,水疱消失

体格检查是评估肢体神经状况及血管状况最准确的方法,必须反复评估下肢的神经血管情况以避免严重的并发症,如骨筋膜室综合征。遇足背动脉搏动微弱或者踝肱指数异常等情况,要考虑做血管造影或者请血管外科会诊排除血管问题。体检时必须对骨筋膜室综合征保持高度警惕,避免漏诊。除小腿严重肿胀及张力很高以外,肌肉的被动牵拉痛是提示骨筋膜室综合征的敏感症状。有些患者,伤后早期仅出现足背伸功能障碍和小腿外侧皮肤麻木的表现,类似腓总神经损伤,倘若任其发展就可能酿成前外侧和外侧间室肌肉缺血性坏死的悲剧。可见骨筋膜室综合征的发生和发展有一个过程,到出现感觉麻木、运动麻痹的症状,意味着骨筋膜室综合征已经发展到后期阶段。骨筋膜室综合征重在早期发现及时处理,因此需要反复评估骨筋膜间室的压力。

体格检查也是评价侧副韧带有无较大撕裂最快速的方法。受伤后膝关节肿胀、疼痛或活动障碍,常提示关节内骨折,关节内积血。结合询问受伤史时了解外翻或内翻的损伤机制,注意检查有无侧副韧带损伤。单髁骨折者,侧副韧带伤在对侧,损伤的部位常有压痛点,侧方稳定性试验阳性则提示侧副韧带断裂。关节稳定性检查常受到疼痛、肌肉紧张的限制,特别是在双髁粉碎骨折者中。对于这类损伤,推荐在手术中骨折牢固固定后再行体格检查判断韧带结构是否损伤。如果骨折固定后体检发现膝关节仍不稳定，就有必要对膝关节的稳定结构进行修复或重建。

（三）影像学检查

1. 标准X线检查　X线片是准确评估骨折类型和严重度的重要方法。传统的X线检查包括4个位置：前后位、侧位、内侧斜45°位和外侧斜45°位。斜位片常常可以提供标准前后位上被完全遗漏的信息。如果考虑进行手术治疗，可以拍摄牵引下的X线片，一则用以评估牵引复位的效果，二则用以判定韧带复位是否可能，并有助于手术切口的设计。不过，单凭X线所提供的信息判断胫骨平台骨折类型难免有失偏颇。有研究报道，在传统X线的基础上增加CT扫描能够提高判断胫骨平台骨折类型组内及组间的可靠性。

2. CT扫描　CT扫描是一种非常有价值的，甚至是必需的骨折显像方式。CT能够提供骨折的横断面解剖以及任何所需厚度的冠状面或矢状面重建，描述骨折线的位置、粉碎程度及关节粉碎塌陷的部位和程度，还能够提供一些附加的信息如半月板损伤，尤其对于复杂的Schatzker Ⅳ型、Ⅴ型、Ⅵ型骨折。随着CT扫描技术的进步与发展，过去在X线上很难发现的胫骨平台后柱骨折在CT扫描图像上能够得到清晰的显示，骨折线主要位于冠状面，累及胫骨平台后方关节面（图6-4）。诊断技术的提高使累及后柱的复杂类型胫骨平台骨折的发生率比以前高，据报道可达68.5%。

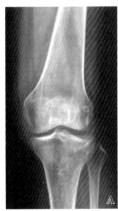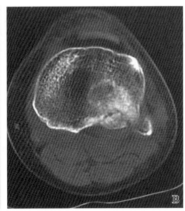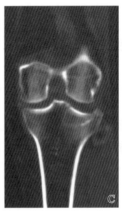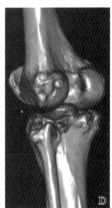

图6-4　胫骨平台后外侧骨折X线平片与CT检查所见

前后位X线片A上的骨折形态不如CT轴位B、冠状位C及三维重建D上的清晰

3. MRI　MRI在显示软组织细节方面优于CT。由于胫骨平台骨折并发软组织损伤的发生率很高，临床上通过MRI成像能更为准确地对半月板和韧带结构等软组织做出评估。有文献报道，尽管没有移位的胫骨平台骨折合并韧带损伤的发生率可高达90%，其间MRI仅检测并诊断80%的半月板损伤和40%的韧带损伤。但这些损伤是否都需要手术处理，不能仅以MRI为依据。首先必须通过损伤机制对韧带半月板损伤有一个预判，其次推荐在骨折术中和骨折固定后分别进行膝关节稳定性检查来判断软组织损伤的情况。倘若骨折固定后体检结果仍是阳性，就有必要对损伤的软组织结构进行处理。

4.血管损伤的检查　只要怀疑肢体有血管损伤,可以选择多普勒超声、CTA和DSA进行检查评估。特别是动脉内膜损伤,因为它在早期可以没有血液循环障碍的临床表现,如果不被及时诊断和处理,可能会导致动脉栓塞而危及肢体的存活。因此,临床上一旦怀疑有动脉损伤的可能,如Schatzker Ⅳ型骨折,由于内侧平台骨折时可能发生过脱位使膝关节非常不稳定,损伤腘血管的风险很高,应该做CT动脉造影(图6-5)。在高能量的胫骨平台骨折(包括Schatzker Ⅳ型、Ⅴ型、Ⅵ型),动脉造影应当作为术前评估的一部分。CTA虽然比较敏感,但有较高的假阳性率,因此建议CTA阳性的患者应做DSA复查,或行支架固定后再次评估。

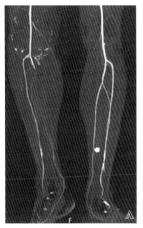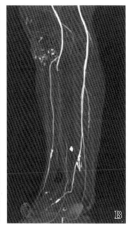

图6-5　胫骨平台骨折CTA造影

正位像(A)和侧位像(B)显示胫后动脉和腓动脉断裂

四、损伤机制与骨折分型

(一)Schatzker分型

Schatzker分型以骨折的X线检查为依据,在CT影像技术出现之前几乎是无可替代的。这个分型在临床上得到广泛应用,因为它所揭示的骨折形态对临床上手术治疗胫骨平台骨折有很大的指导作用。

1.Ⅰ型　外侧髁单纯劈裂骨折(图6-6A)。典型的楔形非粉碎性骨折块向外下劈裂移位,此型骨折常见于无骨质疏松的年轻患者。如有移位,可用2枚横行松质骨螺钉固定。

2.Ⅱ型　外侧髁劈裂压缩骨折(图6-6B)。侧方楔形骨块劈裂分离,并有关节面向下压缩陷入干骺端。此型骨折最常见于老年患者,如果压缩超过5～8 mm或存在膝关节不稳,应切开复位,在干骺端植骨"整块"垫高压缩的平台,用松质骨螺钉和外侧支撑钢板固定。

3.Ⅲ型　外侧髁单纯压缩性骨折(图6-6C)。关节面被压缩陷入平台,外侧皮质完整,其易发生于骨质疏松者。如果压缩严重或应力位X线片证实不稳,压缩的关节面应植骨垫高,外侧的骨皮质用支撑钢板固定。

4.Ⅳ型　内侧髁骨折(图6-6D)。此型骨折可以是单纯的楔形劈裂或是粉碎和压缩骨折,常累及胫骨髁间隆凸,也可伴有脱位,此时要评估血管和神经的损伤。这种骨折倾向于内翻成角,应行切开复位,内侧支撑钢板及松质骨螺钉固定。

5.Ⅴ型　双髁骨折(图6-6E)。此型骨折累及胫骨平台两侧。鉴别特征是干骺端和骨干仍保持连续性。双髁用支撑钢板及松质骨螺钉固定,最好避免用体积较大的内植物固定两髁。

6. Ⅵ型　伴有干骺端和骨干分离的平台骨折(图6-6F)。除单髁或双髁及关节面骨折外,还存在胫骨近端干骺端横行或斜行骨折。由于骨干和干骺端分离,使该型骨折不适合牵引治疗,大部分应用支撑钢板及松质骨螺钉治疗。如果双髁均有骨折,每一侧均应钢板固定。

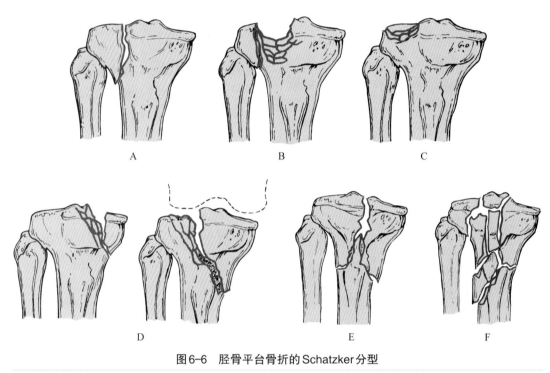

A　　　　　　　B　　　　　　　C

D　　　　　　　E　　　　　　　F

图6-6　胫骨平台骨折的Schatzker分型

A. Ⅰ型;B. Ⅱ型;C. Ⅲ型;D. Ⅳ型;E. Ⅴ型;F. Ⅵ型

(二)AO/OTA分型

AO/OTA分型系统于1996年正式被提出,2018年又作了修订。胫骨近端用数字41表示(4表示胫骨,1表示近段),骨折分为关节外(A型)骨折、部分关节内(B型)骨折和完全关节内(C型)骨折。此间,B型和C型骨折为胫骨平台骨折,每型又进一步分为3个亚型(图6-7)。

41B1型为部分关节内单纯劈裂骨折;41B2型为部分关节面单纯压缩性骨折;41B3型为部分关节内劈裂压缩骨折;41C1型为完全关节内骨折,关节面简单骨折,干骺端也简单骨折,胫骨结节和髁间棘完整,或骨折累及胫骨结节或髁间棘;41C2型为完全关节内骨折,关节面简单骨折,干骺端粉碎骨折;41C3型为完全关节内骨折,关节面粉碎骨折,干骺端粉碎骨折。

41B1型骨折进一步分为3个亚型:41B1.1型,外侧关节面骨折,骨折累及边缘部、矢状

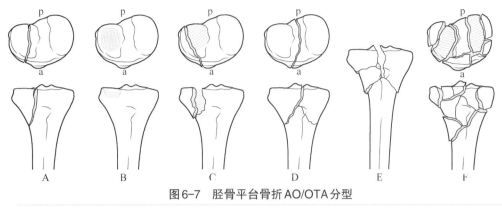

图6-7 胫骨平台骨折AO/OTA分型

A. 41B1型；B. 41B2型；C. 41B3型；D. 41C1型；E. 41C2型；F. 41C3型

面骨折、冠状面前方或后方的骨折；41B1.2型，内侧关节面骨折，骨折累及边缘部、矢状面骨折、冠状面前方或后方的骨折；41B1.3型，斜行骨折，骨折累及胫骨髁间棘或内、外侧关节面（图6-8）。

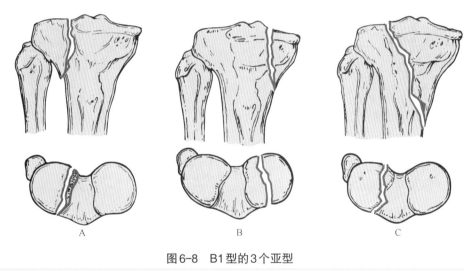

图6-8 B1型的3个亚型

A. 41B1.1型；B. 41B1.2型；C. 41B1.3型

41B2型骨折进一步分为3个亚型：41B2.1型，外侧关节面完全压缩，压缩为单块压缩或马赛克型压缩；41B2.2型，外侧关节面局限性压缩，压缩累及边缘部分，关节面中央、前方或后方部分；41B2.3型为内侧关节面压缩，压缩累及边缘部分，关节面中央、前方或后方部分，或全关节面压缩（图6-9）。

41B3型骨折进一步分为3个亚型：41B3.1型，外侧关节面劈裂压缩骨折，骨折累及外侧关节面的前外侧、后外侧、前内侧或后内侧；41B3.2型，内侧关节面劈裂压缩骨折，骨折累及内侧关节面的前外侧、后外侧、前内侧或后内侧；41B3.3型，斜行骨折，骨折累及胫骨髁间嵴或内、外侧关节面（图6-10）。

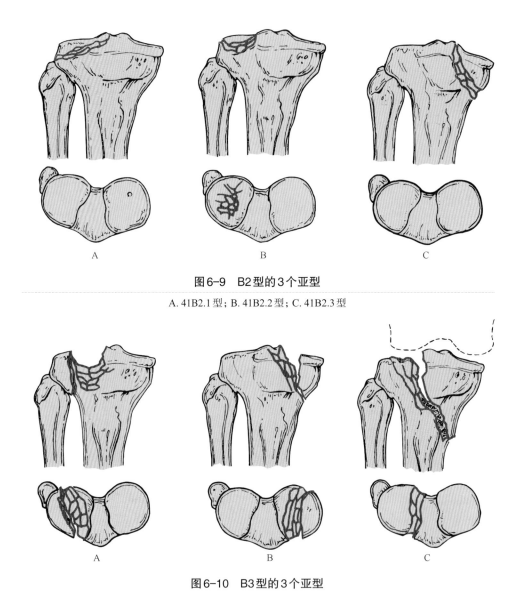

图6-9　B2型的3个亚型

A. 41B2.1型；B. 41B2.2型；C. 41B2.3型

图6-10　B3型的3个亚型

A. 41B3.1型；B. 41B3.2型；C. 41B3.3型

　　41C1型骨折进一步分为3个亚型：41C1.1型，轻度移位；41C1.2型，单髁发生移位；41C1.3型，双髁发生移位（图6-11）。

　　41C2型骨折进一步分为3个亚型：41C2.1型，内侧或外侧完整楔形骨折块；41C2.2型，内侧或外侧粉碎楔形骨折块；41C2.3型，复杂骨折（图6-12）。

　　41C3型骨折进一步分为3个亚型：41C3.1型，累及内侧；41C3.2型，累及外侧；41C3.3型，累及内侧和外侧（图6-13）。

（三）三柱分型

　　传统Schatzker分型和AO/OTA分型常常建立在X线片的评估上，容易忽略对临床上并

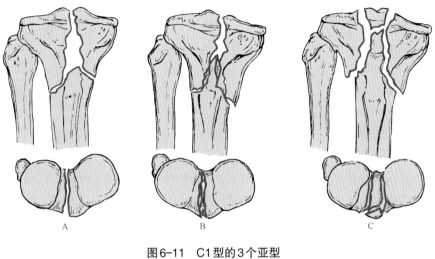

图6-11　C1型的3个亚型

A. 41C1.1型；B. 41C1.2型；C. 41C1.3型

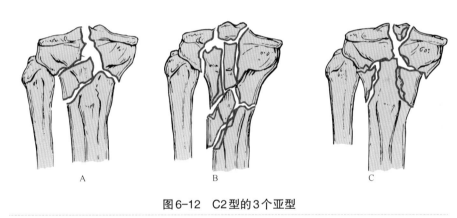

图6-12　C2型的3个亚型

A. 41C2.1型；B. 41C2.2型；C. 41C2.3型

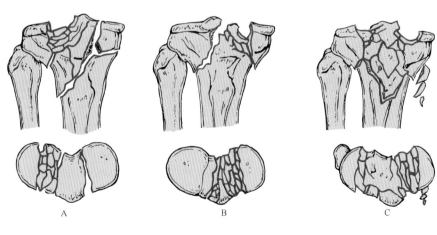

图6-13　C3型的3个亚型

A. 41C3.1型；B. 41C3.2型；C. 41C3.3型

不少见的后侧平台骨折的评估和诊断，给治疗带来困难。鉴于临床上遇到越来越多的累及胫骨后侧平台骨折的实际情况，亟需建立一个更加客观的分型系统，以正确处理这一类型的骨折，并使用合适的个性化方案来实施骨折的复位和固定。

罗从风团队根据多年来治疗胫骨平台骨折的经验，提出"三柱分型"的理念，以三维CT为基础对胫骨平台骨折进行立体评估，应用立体思维准确诊断胫骨平台骨折，为临床治疗提供新的、更加科学合理的策略。这个分型是在胫骨近端的横截面上，以胫骨嵴中点为中心，两侧延线分别向腓骨头前缘、胫骨后内侧嵴和胫骨结节前缘做连线，将胫骨平台分为内、外、后三柱（图6-14）。

三柱分型将胫骨平台骨折分为：零柱骨折、内侧柱骨折、外侧柱骨折、后侧柱骨折（细分为后内侧柱骨折和后外侧柱骨折）、双柱骨折（包括内侧合并外侧柱骨折、内侧合并后侧柱骨折、外侧合并后侧柱骨折）、三柱骨折。

1. 零柱骨折　损伤机制为伸膝或屈膝时轻度的内翻或外翻暴力。零柱骨折患者手术采取仰卧位，使用微创撬顶技术复位关节面（图6-15）。

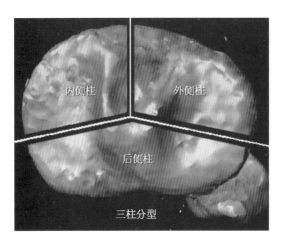

图6-14　胫骨平台三柱分型示意图

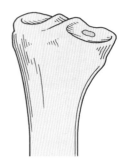

图6-15　零柱骨折

2. 内侧柱骨折　损伤机制为伸膝时内翻暴力。内侧柱骨折患者手术采取仰卧位，入路选用改良的前正中切口（图6-16A）。

3. 外侧柱骨折　损伤机制为伸膝时外翻暴力。外侧柱骨折患者手术采用仰卧位，入路选用前外侧切口（图6-16B）。

4. 后侧柱骨折　损伤机制为屈膝时垂直暴力或内、外翻暴力。后侧柱骨折患者手术采用俯卧位或"漂浮"体位，入路选用后内侧倒"L"形切口（图6-16C）。

5. 双柱骨折（内侧＋外侧）　损伤机制为伸膝时垂直暴力。内侧柱合并外侧柱骨折患者手术采用仰卧位，入路选用前外侧切口加前内侧切口（图6-17A）。

6. 双柱骨折（内侧＋后侧）　损伤机制为屈膝时内翻暴力。内侧柱合并后侧柱骨折患者手术采用俯卧位或漂浮体位，入路选用单纯后内侧倒L形切口或者前正中切口加后内侧切口（图6-17B）。

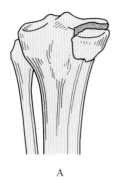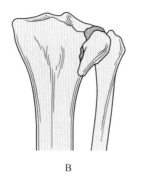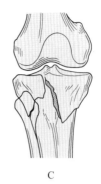

图6-16 胫骨平台单柱骨折示意图

A.内侧柱骨折;B.外侧柱骨折;C.后侧柱骨折

7. 双柱骨折(外侧+后侧) 损伤机制为屈膝时外翻暴力。外侧柱合并后侧柱骨折患者手术采用漂浮体位,入路选用前外侧切口加后内侧倒L形切口(图6-17C)。

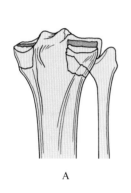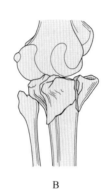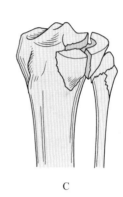

图6-17 双柱骨折示意图

A.内侧+外侧柱骨折;B.内侧+后侧柱骨折;C.外侧+后侧柱骨折

8. 三柱骨折 损伤机制较为复杂,可以是伸膝损伤,也可以是屈膝损伤,往往垂直暴力较大,也可伴有内、外翻暴力。三柱骨折患者手术采用"漂浮"体位,入路选用前外侧切口加后内侧倒"L"形切口(图6-18)。

之后,罗从风团队又将损伤机制引入三柱分型,增强其对临床的指导作用。根据暴力的传导方向(内翻、外翻)和膝关节受伤时的位置(屈曲、伸直和过伸),胫骨平台骨折可分为屈曲内翻、伸直内翻、过伸内翻、屈曲外翻、伸直外翻和过伸外翻6种类型(图6-19)。

经过对不同级别临床医师的调查,以及针对三柱分型的准确度和可信度的流行病学调研发现,三柱分型比传统的Schatzker分型和AO/OTA分型有较高的准确度和可信度,值得推广应用。临床上,三柱分型也展现出明显的优势:① 根据横断面、冠状面和矢状面三个平面CT重建图像和三维重建图像,可对胫骨关节面损伤和骨块移位情况进行全面分析,更加直观、正确。② 手术医师可以根据三柱分型合理制订手术计划,特别是入路选择,因为它是建立在立体观念上的,依据不同柱及关节面所处区域的骨折特性来确定手术的合适切口。③ 三柱分型的各种骨折类型与其损伤机制关系密切,手术医师可以根据不同的损伤机制,

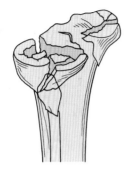

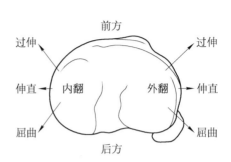

图6-18　三柱骨折示意图　　　　图6-19　基于三柱理念的胫骨平台骨折损伤机制分型

合理地制订术中复位和钢板固定的方案,也为术后康复提供指导。④ 提出了后柱骨折的概念,配合使用后内侧倒L形切口,更能对后侧柱的骨折块进行有效的复位固定。

(四) Hohl-Moore 分型

胫骨近端关节内骨折的分类最初由Hohl提出,后来由Moore和Hohl改良,为目前所常用的胫骨平台骨折分类。这种分类方法区分了5种类型原发性骨折及5种类型骨折脱位,骨折脱位的发生率占骨折的1/7。

Hohl-Moore分型将胫骨平台骨折分成5型:Ⅰ型,轻微移位;Ⅱ型,局部压缩;Ⅲ型,劈裂压缩;Ⅳ型,全髁型;Ⅴ型,双髁型(骨折脱位类型见后述)(图6-20)。Hohl观察到这种分类方法在分类中具有较好的中间等级,反映了伴随骨折的韧带和软组织损伤的程度,有利于评价预后。

Hohl-Moore分型也将胫骨平台骨折-脱位分成5个类型(图6-21):Ⅰ型,冠状劈裂骨折,占胫骨平台骨折-脱位的37%,累及胫骨平台内侧,骨折线在冠状横切面上以45°斜行至

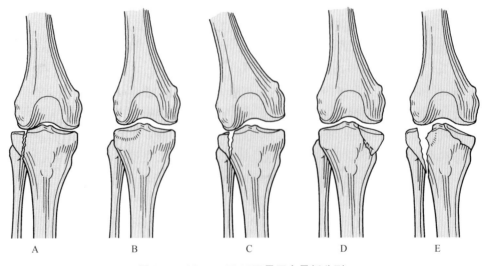

图6-20　Moore-Hohl胫骨平台骨折分型

A. Ⅰ型,轻微移位;B. Ⅱ型,局部压缩;C. Ⅲ型,劈裂压缩;D. Ⅳ型,全髁型;E. Ⅴ型,双髁型

内侧平台,可延伸至外侧,致腓骨茎突、交叉韧带附着点、Gerdy结撕脱骨折。Ⅱ型,全髁骨折,占胫骨平台骨折-脱位的25%,其中有12%引起神经血管损伤,可累及内侧或外侧胫骨平台,骨折线在髁间棘下延伸至对侧关节间室,此点区别于Ⅳ型骨折,半数病例累及对侧副韧带,导致腓骨近端骨折或脱位。Ⅲ型,边缘撕脱性骨折,占胫骨平台骨折-脱位的16%,几乎都发生在外侧平台,骨折均不稳定,表现为关节囊附着点、Gerdy结节或胫骨平台边缘的撕脱骨折,常有1或2条交叉韧带断裂,半月板损伤罕见,但有30%骨折伴发神经血管损伤。Ⅳ型,边缘压缩性骨折,占胫骨平台骨折-脱位的12%,几乎都是不稳定的,导致对侧副韧带复合体损伤及多数(75%)患者的交叉韧带撕脱或撕裂,胫骨发生半脱位,造成股骨髁压迫前部、后部或中部关节唇。Ⅴ型,四部分骨折,占胫骨平台骨折-脱位的10%,几乎都不稳定,骨折伴发合并神经血管损伤的有50%,同时发生腘动脉及腓神经损伤者超过1/3,双髁骨折导致双侧副韧带复合体撕裂,髁间棘成为分离的骨块,交叉韧带所提供的稳定性随之消失。

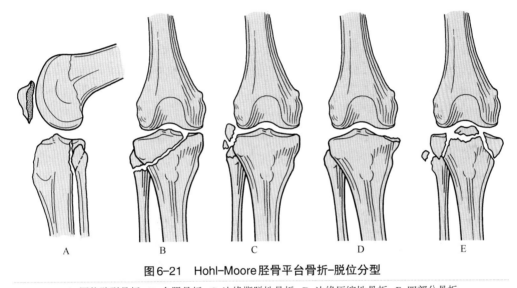

图6-21　Hohl-Moore胫骨平台骨折-脱位分型

A.冠状劈裂骨折;B.全髁骨折;C.边缘撕脱性骨折;D.边缘压缩性骨折;E.四部分骨折

　　胫骨平台骨折-脱位除了有较高的韧带损伤发生率之外,更常见的是半月板损伤;而神经血管伤的发生率更高,由Ⅰ型的2%增加至Ⅴ型的50%,总平均发生率为15%,这与典型的膝关节脱位发生率相近。

五、治　疗

(一)治疗原则

　　胫骨平台骨折属于关节内骨折,严重威胁到膝关节的结构及功能,对患者的生活质量影响很大。尽管骨折的类型名目繁多,治疗的方法也不统一,但是治疗的目的是一致的,即恢

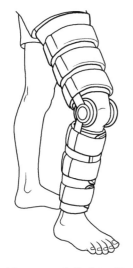

图6-22　膝关节可屈性支具

复膝关节正常的功能。

非手术治疗胫骨平台骨折的方法有长腿管型石膏固定、骨牵引或支具固定,各有千秋。闭合手法复位后用长腿管型石膏固定,操作简便但容易造成股四头肌萎缩和膝关节僵硬;骨牵引固然有减少关节僵硬及改善活动度的优点,但也不能矫正关节面的塌陷,且至少需要卧床6周;佩戴铰链式支具虽能保护患肢又可做关节伸屈锻炼(图6-22),但只在治疗康复阶段使用。问题是非手术治疗的结果不尽人意,发生畸形愈合的比较多,常常导致膝关节活动丧失,远期创伤性关节炎的发生率也较高,目前仅适用于少数不完全骨折、无移位骨折以及无法进行手术治疗的患者,尤其不适用于高能量损伤患者的治疗。

胫骨平台骨折累及胫骨近端的关节面和干骺部,治疗上要恢复关节面的平整,还要恢复或重建下肢的正常机械轴线。长期随访研究发现,小于5 mm的关节面残留塌陷与骨性关节炎的发生和发展并不存在确切的相关性。但是,如果关节面塌陷造成膝关节不稳定,预后就不可同日而语了。有鉴于此,重建关节的稳定性显得比恢复关节面的平整更重要,手术治疗因而成为处理这类骨折的首选。鉴于患者全身情况、局部条件、损伤机制、骨折移位程度及合并伤不同,临床上可采用的手术方法也随之而异,但无论采用何种手术方法,均应实现以下各项:① 术前正确评估骨折类型、受伤机制及合并伤,选择合适的治疗方法。② 关节内骨折要力求解剖复位和坚强固定,塌陷关节面复位后要植骨支撑或用可靠的排钉固定支撑;干骺端骨折需纠正旋转及成角畸形,恢复下肢力线,给予稳定固定。③ 术后早期功能锻炼,积极康复治疗,促进关节软骨再生及骨折愈合,最大限度地恢复膝关节功能。

(二)手术指征

一般来讲,胫骨平台骨折的手术适应证包括:

- 开放性骨折。
- 骨折合并神经血管损伤或骨筋膜室综合征。
- 骨折伴脱位。
- 移位的关节内骨折。
- 关节面的塌陷引起了膝关节不稳。
- 合并力线不良的干骺端压缩骨折。

(三)术前准备

1. 术前评估要考虑的因素

(1)软组织条件:软组织是胫骨平台骨折早期处理的重点,处理的正确与否事关胫骨平台骨折治疗的成败,必须予以特别的重视。高能量损伤者软组织损伤严重,如图6-23所示,直接暴力损伤造成的胫骨平台骨折,小腿肿胀,皮肤瘀斑,有张力性血性水疱,意味着皮肤全层损伤。在这种情况下,禁止对骨折进行切开复位内固定治疗,否则会造成严重后果。皮肤损伤可以是直接暴力作用的结果,也可以是移位的骨折端压迫所致,一经发现,应尽快通过手法牵引初步复位,解除骨折片对皮肤的压迫,防止发生坏死。手术切口应尽量避开挫伤的皮肤,以免术后发生皮肤切口并发症。对开放性骨折者不要忘记评估胫骨近端肌肉损伤的程度,情况不容忽视,清创时务必彻底清除因损伤而失去

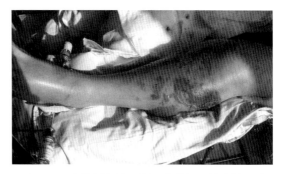

图6-23 高能量损伤胫骨平台骨折后的大体照片

显示肢体肿胀,皮肤瘀斑和水疱

活力的肌肉组织,因为将损伤坏死的肌肉遗留在创面深部的后果十分严重。

(2)影响骨折预后的其他因素:除治疗上需要做到的关节面复位以及肢体的力线恢复等技术因素之外,对骨折的类型、患者的年龄及对膝关节功能的要求等人为不可控因素,也要加以评估和考虑,因为它们与胫骨平台骨折手术治疗的选择、进程以及效果都息息相关。

2. 关节力线的测量 膝关节周围力线,特别是胫骨近端的力线能否恢复正常是胫骨平台骨折,特别是复杂胫骨平台骨折内固定手术成败的关键,对膝关节术后能否获得完整的功能也至关重要。目前对临床有指导意义的膝关节及胫骨近端力线有以下4种。

(1)胫骨力学轴与髋-膝-踝角(图6-24):胫骨力学轴被定义为1条连接膝关节中心和踝关节中心的直线,其与股骨力学轴在内侧的夹角被称为髋-膝-踝角(hip-knee-ankle angle),代表了下肢的整体对线情况。正常膝关节的髋-膝-踝角常常不到180°,这就意味着胫骨和股骨的力学轴并不在一条直线上,下肢的力学轴有轻度的内翻,下肢的力学轴因而在膝关节的内侧通过。因此,膝关节内侧关节面所承载的应力负荷大于外侧,相对的内侧膝关节面磨损较快。

(2)胫骨解剖轴与股胫角(femorotibial angle,FTA)(图6-24):胫骨解剖轴为胫骨干上两个中点的连线。在正常膝关节中,胫骨解剖轴与力学轴一致,为同一直线。在负重X线片上,胫骨解剖轴与股骨解剖轴之间外侧的夹角称为FTA。其在常规前后位X线片上非常容易测量,临床上最常用于评价下肢的轴向对线情况。男性的FTA平均为178°,亚洲女性的FTA平均为176°。股骨干与胫骨干之间存在一外翻角,即正常的膝外翻。FTA的测量对于反映下肢对线情况非常敏感,膝内翻或外翻10°即可引起FTA的明显改变。所以胫骨平台骨折术前、术中及术后测量FTA的改变对指导手术治疗及判断下肢的内、外翻非常有意义。

(3)胫骨平台-胫骨干角:胫骨平台-胫骨干角(tibial plateau-tibial shaft angle)是由胫骨平台切线与胫骨解剖轴所构成的内侧夹角。男性的胫骨平台-胫骨干角为85.1°,女性的为84.6°,平均为85°,这说明膝关节表面相对于胫骨干有5°的内翻成角。胫骨平台-胫骨干角对胫骨平台骨折的治疗非常重要。在复杂胫骨平台骨折治疗中,笔者推荐使用加强后内侧的接骨板,以恢复并支撑胫骨平台-胫骨干角,从而达到预防内翻畸形的目的。另外,在矫正陈旧性胫骨平台骨折畸形愈合的截骨术中,胫骨平台-胫骨干角也可以作为决定截骨角度的指标(图6-25)。

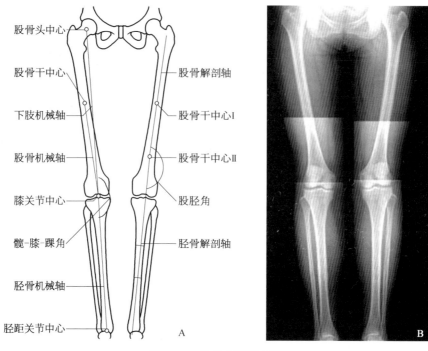

图6-24　膝关节周围力线

A. 胫骨力学轴与髋-膝-踝角和FTA示意图；B. 双下肢全长X线片

（4）胫骨平台后倾角（posterior tibial slope，PTS）：测量方法的不同，PTS的定义就有所差异。目前使用的测量方法有：① 胫骨平台前后缘连线与胫骨中上段前侧骨皮质切线的垂线之间的夹角。② 胫骨平台前后缘连线与胫骨中上段轴线的垂线之间的夹角。③ 胫骨平台前后缘连线与胫骨中上段后侧骨皮质切线的垂线之间的夹角（图6-26）。然而，胫骨平台连线有内外侧之分，故每一种方法又相应具有内侧和外侧两个不同的PTS。尽管后倾角的测量缺乏统一的方法，但其大小不等则是正常膝关节的恒定特点。已有文献报道，中国人胫骨平台内侧后倾角平均为14.8°，外侧后倾角平均为11.8°。不同的国家、不同的测量方法测得

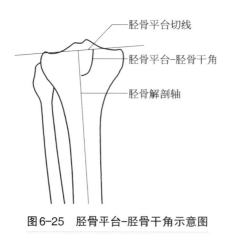

图6-25　胫骨平台-胫骨干角示意图

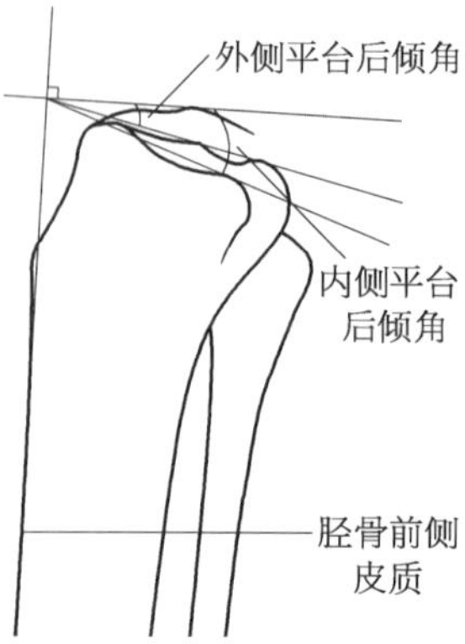

图6-26　PTS示意图

的 PTS 有较大差异,究竟哪一种方法最好尚无定论,但以胫骨中上段前侧骨皮质切线的垂线为参考线在临床应用更为方便。随着我们对一部分特殊胫骨平台骨折损伤机制及流行病学研究的深入,我们更加强调在手术治疗复杂的、累及后侧的胫骨平台骨折时,恢复并维持胫骨平台的生理性后倾角度,这对预后是至关重要的。

(四)手术时机

手术时机是胫骨平台骨折治疗的关键因素。对于复杂的胫骨平台骨折,包括开放性骨折、合并血管损伤的骨折、骨折明显不稳定、骨折有严重的闭合性软组织损伤者,以及需要损伤控制的多发伤病例,临床上多采用分期处理的策略:急诊时予以一期闭合复位、临时跨关节外固定架固定,软组织稳定后再二期实施确定性内固定手术。

患者病情稳定后,即可明确诊断、评估和了解骨折类型及软组织情况。切开复位内固定手术待皮肤软组织水肿充分消退后方可进行,否则极易引起切口并发症,影响治疗的过程和结果。软组织肿胀严重的患者必须等待 10 ~ 14 天,直到原先肿胀发亮的皮肤恢复皱褶出现皱纹征,表明肿胀消退方能安全进行手术。骨筋膜室综合征或开放性骨折一期无法关闭伤口的患者,可以通过植皮或负压吸引系统,为创口提供临时覆盖。

(五)手术入路及其选择

1. 前侧入路

(1)前正中入路:前正中直切口由髌上 2 cm 经髌骨正中、胫骨结节止点至胫骨中上段前嵴,长 18 ~ 20 cm,依次切开皮肤、皮下组织、深筋膜、深筋膜下分离直至内外侧髁。以往借此入路,可以对内侧(Schatzker Ⅳ型)或外侧平台骨折(Schatzker Ⅰ ~ Ⅲ型)分别进行复位固定操作,或对复杂胫骨平台骨折(Schatzker Ⅴ ~ Ⅵ型)进行双侧复位双接骨板固定。

前正中直切口:由于膝关节前方是缺乏血运区域,手术潜行剥离范围较大,且切口在屈膝时张力较高,其切口愈合不良或皮肤坏死导致的内固定外露的发生率较高,皮肤坏死率也较高(图6-27)。同时,对合并后柱劈裂塌陷的骨折无法满意显露和达到有效固定。目前临床上不推荐将此作为切开复位内固定术的常规切口。

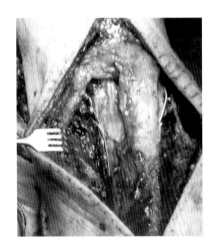

图6-27　前正中入路术中照片
显示放置双侧钢板,软组织剥离广泛

对于部分过伸损伤,必须采用前侧入路时推荐采用的改良前内侧切口(见后),即仅在胫骨结节内侧做剥离,尽量避免在胫骨结节前区进行剥离,以减少切口并发症。

(2)前外侧入路:膝关节屈曲30°,作一有少许弧度的纵行切口,切口起自股骨外侧髁上缘,向内下弧形延伸至胫骨结节下方(图6-28A),长约15 cm,沿切口切开皮肤、皮下组织及深筋膜,然后切开胫前肌群于胫骨的附着点并向外侧剥离显露胫骨外侧平台。如果需要更大范围的暴露,切口可以向近端或者远端延伸。深部分离需要由前向后贴骨面锐性剥离髂胫束,注意避免伤害其他可能已经发生移位的组织结构,如外侧半月板。切开冠状韧带后直视下显露胫骨平台外侧关节面(图6-28B),经此可以在胫骨外侧髁安置外侧支持接骨板,必要时可在骨折端植入自体髂骨或异体骨。前外侧入路应用广泛,能够切开外侧关节囊、横行分离板胫韧带、牵开半月板从而更好地暴露胫骨平台外侧关节面。膝前外侧入路单接骨板内固定仅适用于外侧平台劈裂塌陷的胫骨平台骨折患者,优点是手术切口简单,可节约手术时间。但其缺点是无法显露与复位内侧柱骨折断端,后期负重活动时内侧柱骨折块极易发生移位,内固定失效率高,易并发严重的创伤性关节炎。因此不适用于以内侧柱骨折为主的类型,如Schatzker Ⅳ型骨折的治疗,也不能单独应用于复杂高能量胫骨平台骨折,如Schatzker Ⅴ～Ⅵ型骨折的治疗。

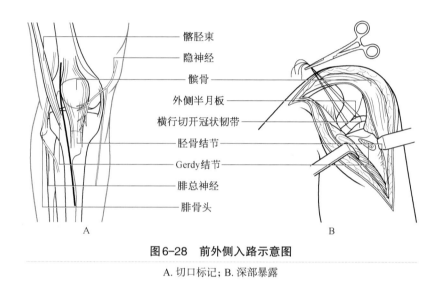

图6-28　前外侧入路示意图

A.切口标记;B.深部暴露

(3)前内侧入路:切口起自胫骨内侧髁上缘,向外下弧形延伸或纵行直切口至胫骨结节下方,沿切口切开皮肤、皮下组织或深筋膜,暴露鹅足内侧副韧带。尽量保护鹅足,在不妨碍内固定物放置的情况下尽量不剥离鹅足,可向前外方牵拉。纵行劈开内侧副韧带。由于内侧副韧带与内侧关节囊无紧密附着,须分层切开关节囊,在关闭切口时亦需逐层关闭。内固定物偏前放置时可部分或完全剥离鹅足,在放置内固定物后可将鹅足完整缝合至骨面或内固定物表面。可于胫骨前内侧或后内侧安置内侧或后内侧支撑接骨板,因此膝前内侧或内侧入路单接骨板内固定可适用于内侧柱明显移位和(或)内侧关节面塌陷者。

2.后侧入路　尽管临床上采用前侧入路能对大多数胫骨平台骨折实施手术治疗,但William J等总结认为,前路切口对累及胫骨平台后侧复杂骨折的处理存在局限。胫骨平台后柱劈裂压缩骨折的骨折线偏后,前侧入路无法显露,难以进行直视下复位;通过骨折窗复位,又很难做到解剖复位。前侧入路只能自前向后置入拉力螺钉,通过骨片间加压来维持骨折固定的稳定性。膝关节屈曲时胫骨平台后侧承受很大的剪切应力,后柱处于压力侧,一旦骨折需要用支撑钢板固定,以提供充分的支撑作用。为了做到这一点,后侧手术径路无疑是

必要的。现有的后侧入路有膝关节后正中入路、后外侧和后内侧S形入路以及Lobenhoffer
入路等。

（1）后侧正中入路（图6-29）：后侧正中入路的优点有：① 同时充分地暴露胫骨平台内
外髁的后侧部分。② 对骨折块进行解剖复位和接骨板固定。③ 对血管损伤的修复具有明
显的优势。其缺点是局部解剖结构较复杂、有损伤血管神经的风险以及对医师的技术要
求高。

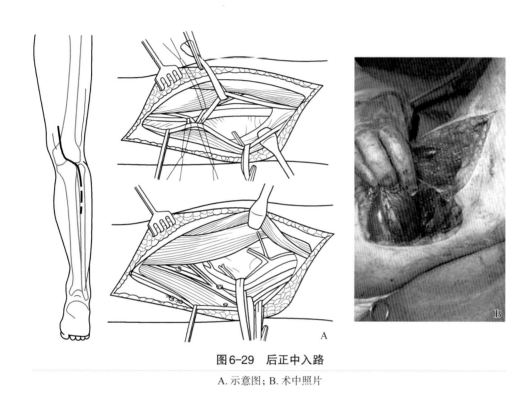

图6-29　后正中入路

A.示意图；B.术中照片

（2）后内侧入路（图6-30）：沿着后内侧脊作纵行切口（图6-30A），暴露鹅足肌腱止点，
可以向前牵开暴露骨折线（图6-30B），或者纵行切开，则在关闭切口时务必将其修复。如果
需要暴露半月板或者关节面，注意不要损伤后内侧复合体，因为它是维持膝关节稳定的重要
部分。后内侧入路适用于处理胫骨平台内侧柱骨折或者累及内侧关节面的胫骨平台后柱
骨折。

后内侧入路的优点包括：① 有利于直接暴露后内侧关键骨块、解剖复位和稳定内固定。
② 避免翻起较大的皮瓣及容易造成血管神经损伤的弊端。后内侧入路的缺点有：① 常需
要联合入路。② 对内侧关节面直视观察困难，暴露后内侧关节面需要剥离后内侧复合体，
容易造成膝关节侧向及旋转不稳定，手术后需常规佩戴支具保护。③ 组织张力较大，复位
固定操作受限。④ 术后可能发生屈曲挛缩的并发症。

（3）后外侧入路（图6-31）：切口起于关节面上方3 cm，与腓骨平行，沿着Gerdy结节后
方纵行向下（图6-31A）。纵行劈开髂胫束，并从背侧剥离髂胫束在Gerdy结节的止点切开

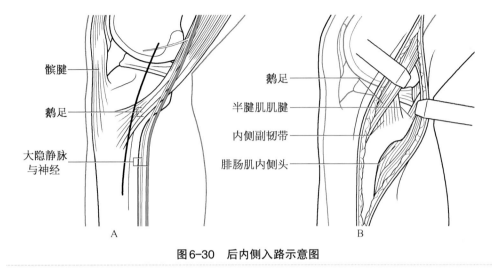

图6-30 后内侧入路示意图

A. 切口标记；B. 显露

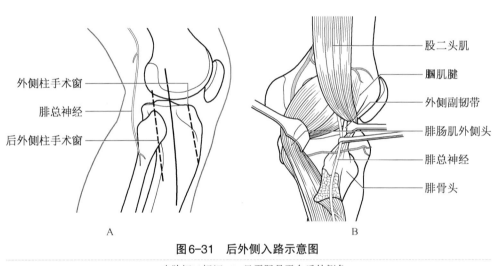

图6-31 后外侧入路示意图

A. 皮肤切口标记；B. 显露胫骨平台后外侧角

外侧关节囊。通过这个切口可以观察整个外侧平台包括后外侧角（图6-31B）。后外侧入路适用于处理胫骨平台外侧柱骨折以及累及外侧关节面胫骨平台后柱骨折。

（4）后内侧倒 L 入路：患者采用漂浮体位，屈伸膝关节以确定膝关节后方间隙并标记；切口始于腘窝中点，沿膝后皮肤皱褶向内达腘窝内侧角弯向远端延伸，呈倒 L 形（图6-32）。掀起全厚的筋膜皮瓣，于切口近端保护小隐静脉、腓肠内侧皮神经，远端保护小隐神经及大隐静脉，钝性分离后显露腓肠肌内侧头，将其向外侧牵拉，显露膝关节后内侧关节囊，如需显露后外侧平台，可将腘肌及比目鱼肌从平台后方钝性剥离并以 Hoffmann 拉钩将其掀向外侧。分离要在腘肌下方由内向外进行，以保护腘动脉及胫神经的血管神经束，同时避免过度向后外侧方向剥离，因为胫前动脉的分叉就位于该处。纵向切开关节囊，剥离部分比目鱼肌起点即可显露出后外侧平台及胫骨近端后侧面，观察后交叉韧带（posterior cruciate ligament，PCL）有无损伤，在直视下对后柱骨折进行复位和固定。临床应用证实，后内侧倒L入路具有损伤小、安全性高、暴露直接且充分、解剖简单等优点，可以同时处理后内和后外侧骨折。

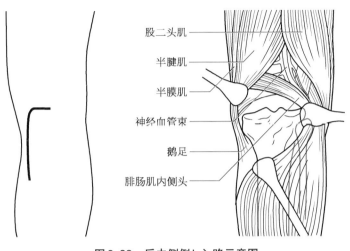

股二头肌
半腱肌
半膜肌
神经血管束
鹅足
腓肠肌内侧头

图6-32 后内侧倒L入路示意图

3.膝关节周围联合入路

（1）膝内外侧双入路（图6-33）：膝内外侧双切口双接骨板内固定适用于累及内外侧双柱的复杂胫骨平台骨折，可适度探查膝关节内外侧半月板、内外侧副韧带，但对膝关节前、后交叉韧带无法满意显露。特别需要注意的是两个切口之间皮桥的宽度不得少于7 cm。内外侧双入路的优点是可满意显露、复位内固定双髁，提供早期稳定、有效的内固定，可满足早期功能锻炼的要求，保留较好的关节功能。缺点是双切口若距离较近，易出现切口皮肤缺血坏死，内固定物直接暴露于切口下方，若出现皮肤切口愈合不良或坏死，则内固定较易外露，临床处理困难。

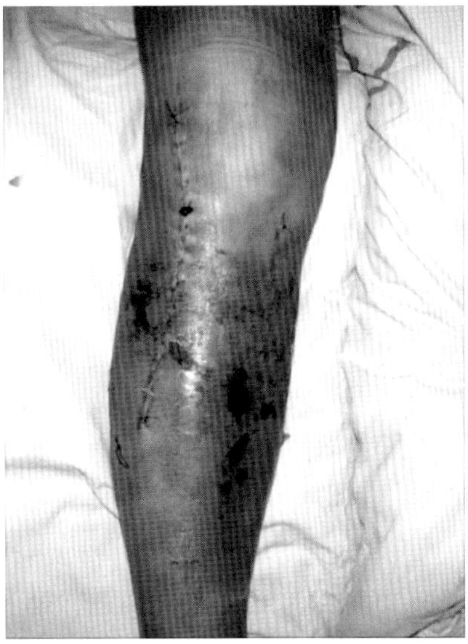

（2）内侧双入路：经前内侧或前正中入路暴露内侧柱骨折，联合后内侧入路暴露后内侧骨块，采用内侧双接骨板技术可以有效固定骨折-脱位型胫骨平台骨折。

图6-33 膝内外侧双入路术后照片
显示膝内外侧皮肤切口位置

（3）前后联合入路：患者取漂浮体位，即上半身接近于侧位，下半身俯卧位；俯卧位完成后内侧倒L入路后，再翻身成侧卧位屈膝完成前外侧入路（图6-34）。漂浮体位给整个手术进程和重要结构的显露和固定提供方便，而且术中变换体位时不需要重新消毒铺巾。前后联合入路包括了经前外侧入路暴露、复位及固定外侧柱骨折,联合后内侧倒 L 入路显露内侧柱和后侧柱,实现对三柱骨折的治疗。遇后侧柱骨折合并外侧柱骨折或关节面塌陷时,可采取后内侧倒 L 入路联合前外侧入路。

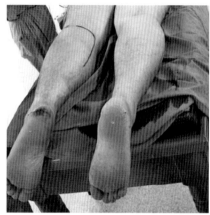
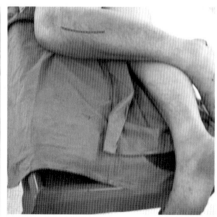

图6-34　漂浮体位

(六)骨折复位技术

　　通常情况下,胫骨平台关节内骨折需要直接复位,切开关节囊在直视下操作。对于外侧胫骨平台骨折,可以经骨折线利用附着的软组织做铰链将骨折块向外侧翻转撑开,从而暴露塌陷的关节面,用顶棒将塌陷的骨块抬高并直接复位,满意后用克氏针临时维持复位(图6-35);为操作方便和可行,有时需要在皮质上另开一个窗,从中插入顶棒。这个时候不要忘记对髁间窝进行观察和评估,确定是否伴有前后交叉韧带的损伤。

　　简单的关节面劈裂骨折,复位后可以直接用拉力螺钉固定;关节面严重劈裂分离移位、

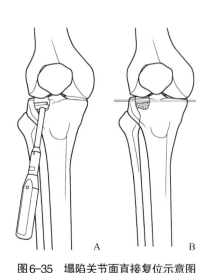

图6-35　塌陷关节面直接复位示意图

A. 经胫骨外髁劈裂骨折线显露塌陷关节面,用顶棒直接复位;B. 用克氏针临时维持复位

胫骨平台宽度增加者,可采用Colinear复位钳或骨盆复位钳挟持复位,恢复胫骨平台关节面的正常宽度(图6-36),在使用复位钳时要防止复位钳偏前,造成后侧关节面张开。笔者更常用的技术是由前外向后内骨块打一枚斜行的拉力螺钉,这样的复位创伤小,效果确切。塌陷的关节面骨块一经复位就得维持复位,以便在关节软骨下采用2.7 mm 或者3.5 mm作排钉固定,支撑关节面,再用接骨板为排钉提供支持(图6-37)。

　　骨折片多有软组织附着,通过牵引利用完整韧带的牵拉使骨折复位;如果平台骨折延伸到骨干,这样做可以恢复骨骼的长度,对线排列和旋转对位。手术中可以使用的器具有股骨骨折牵开器或者外固定支架,届时还能在完成确定性内固定之前起维持复位的临时固定作用(图6-38)。使用锁定加压钢板做桥接固定的病例,也可以通过钢板的结合孔打入非锁定的皮质骨螺钉,作为复

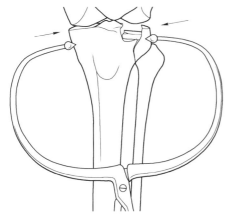

图6-36　用骨盆复位钳使胫骨平台严重
劈裂骨折复位示意图

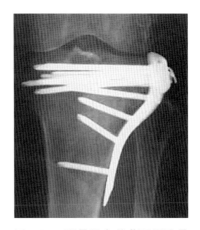

图6-37　胫骨平台关节面塌陷骨
折的固定

术后X线片显示排钉支撑复位的关节
面,外侧钢板固定保护

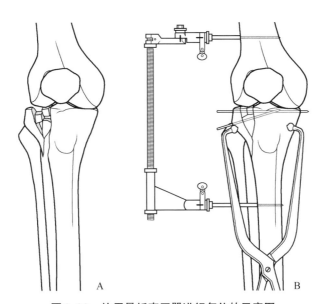

图6-38　使用骨折牵开器进行复位的示意图

A.胫骨平台劈裂塌陷骨折;B.器械复位后临时固定

位螺钉帮助完成进一步的骨折复位。

　　对于三柱骨折,要先将比较大的骨折块(通常是内髁骨块)推向近端实现复位,用置于骨折块尖端的防滑钢板支撑固定,把复杂的C型骨折变成相对简单的B型骨折,恢复后内侧嵴作为进一步复位的解剖参照,降低进一步骨折复位固定的难度。同理,干骺端粉碎的胫骨平台骨折务必先对关节内骨折进行直接复位和坚强固定,以便将复杂的C型骨折变成A型骨折,因为关节外的粉碎骨折可以间接复位,恢复长度、轴线和旋转对位,给予相对稳定的固定。对于复杂骨折的复位,需要在术前认真阅读影像学检查资料,仔细判断骨折的部位、类型,认真辨认关键的解剖标志,制订尽可能详尽的术前计划,手术才能有条不紊地实施。

（七）骨折固定方法的选择

胫骨平台骨折累及关节面和胫骨近端的关节外部分，随着现代骨科的发展，其治疗概念不断更新，除了注重骨折的治疗，也注意关节韧带、半月板等组织的保护和治疗，有限切开、直接或间接复位、生物学固定成为胫骨平台骨折的治疗方向。关节内骨折要解剖复位和坚强固定，以期早期功能锻炼，常需直接复位、植骨及拉力螺钉固定；关节外骨折应尽可能采用间接复位，恢复肢体的长度、力线及旋转排列，不必一味追求解剖复位。固定方法的选择以保护骨折愈合的生物学环境为出发点，包括经皮螺钉接骨板微创固定、环形或组合式外固定器应用、临时跨越式外固定支架固定、内固定与外固定器的联合使用，或将上述方法分期进行治疗。

1. 外固定支架系统　闭合复位外支架固定对软组织损伤较小，可以有效降低软组织并发症的风险，故在高能量创伤所致骨折、软组织覆盖较差及开放性损伤中具有明显的优越性，能更好地固定胫骨近端骨折块，复位也相对容易控制，从而降低畸形愈合的发生率。实施时应尽量避免跨关节固定，以防关节僵硬。传统的单臂半针外固定架操作简单易行，使用方便，置于胫骨前侧时还可起到张力带固定的作用，能有效对抗伸膝装置使胫骨近端向前成角的力量。但对于小骨折块的控制力较差，维持复位的稳定性也不够，常会导致复位丢失，目前很少单独应用。标准的 Ilizarov 环形外固定架对较小的关节周围骨块有良好的把持力，但由于体积庞大且技术要求较高，也较少应用。以上问题均可以通过应用"混合支架系统"来克服。近年来出现的 Hybrid 半针结构组合式外固定架，近端采用改良的细张力固定针，配以半环形支架可以固定胫骨平台周围的小骨块，而远端保持相对简单的标准支架的半针结构（图6-39）。虽然其轴向及抗弯强度略逊于 Ilizarov 环形外固定架，但操作简单，临床应用日益增多。许多文献报道应用 Hybrid 外固定架治疗胫骨平台双髁骨折能够获得与双接骨板固定相似的力学稳定性，且可早期进行关节活动，早期负重。

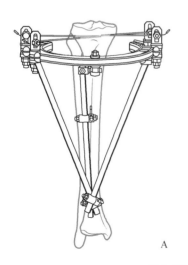
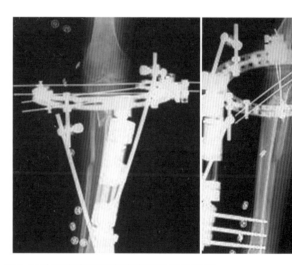

图6-39　Hybrid外固定支架固定治疗胫骨平台骨折

A. 支架结构示意图；B. 临床病例术后正侧位X线片

多数文献认为外固定支架可有效地减少胫骨近端骨折的畸形愈合及骨不连。有学者认为外固定支架结合有限内固定可有效地治疗胫骨平台关节内骨折(图6-40)。这种固定方法对伴有严重软组织损伤、开放性损伤的胫骨平台或胫骨近端骨折有一定积极作用。在治疗骨折的同时兼顾对软组织的修复。

外固定架的主要并发症是针道感染,由此引起的固定针松动会缩短外固定器的使用时间,过早移除外固定器可能导致迟发畸形。外固定支架固定胫骨平台骨折时发生针道感染的发生率固然比较低,但有引起膝关节感染的可能,因为膝关节囊向下延伸覆盖近侧15 mm长的胫骨髁,临床应用时务必对发生这种严重后果保持高度警惕。此外,骨筋膜室综合征、固定失效及骨不连等并发症

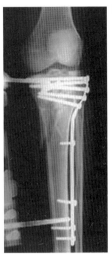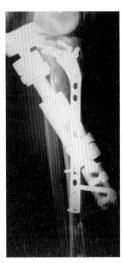

图6-40 单边外固定支架固定结合有限内固定治疗有脱位倾向的胫骨平台骨折

术后X线片

也较常见。外固定架近端针的入针点邻近关节,膝关节屈曲时会引起患者不适感;其外形笨重,护理不便也会影响患者的整体满意度。有鉴于此,外固定支架治疗胫骨平台骨折的价值受到质疑。不过,作为一种临时固定的措施,外固定支架的作用毋庸置疑。

2. 接骨板系统　接骨板固定胫骨平台骨折能够提供比外固定支架更稳定的固定,切开复位时还可在直视下恢复解剖力线。但是,单侧接骨板固定是非对称性固定,可导致接骨板对侧的成角畸形,干骺端粉碎性骨折时可引起内外翻塌陷。在治疗复杂的胫骨平台三柱骨折时,单纯外侧固定不能有效支撑内侧骨块,在膝关节强大应力作用下会发生迟发畸形。因此,临床上常采用"双接骨板技术"治疗这类骨折,在外侧固定的同时进行后内侧或前内侧支撑固定。接骨板固定的一个缺陷是必须进行软组织剥离,势必会进一步损害骨折后已很脆弱的软组织,增加皮肤坏死及伤口感染的发生率,采用单一入路实施双接骨板固定时尤其明显。现在,临床上需要两侧接骨板固定时,通常经过两个独立的入路分别放置接骨板,以减少对软组织的剥离;也可以采用MIPPO在骨折间接复位并得到维持的情况下经皮导入良好塑形的接骨板完成内固定,减少对皮肤软组织的干扰,有效保护骨折部位的生物学环境。LCP的问世使MIPPO技术的临床应用更加广泛和有效,因为LCP固定到位后能提供良好的角稳定性,接骨板不需要紧贴骨骼,因而没有必要进行精确的预弯,使手术步骤简化。利用锁定钢板进行桥接钢板固定,可以提供相对稳定固定,允许胫骨干骺端复杂骨折的骨端存在一定程度的微动,促进骨折间接愈合。现今大多锁定接骨板系统都可以采用MIPPO技术置入,以减少软组织并发症和手术创伤。

3. 组合固定技术　如果胫骨平台骨折合并的软组织损伤较重,不能耐受广泛剥离的内固定治疗,而单独应用外固定架治疗又难以实现关节骨折的良好复位,可以联合应用内、外固定进行治疗,即外固定架结合有限内固定,或在软组织条件较好的一侧采用接骨板固定,条件较差的一侧用外固定支架增加固定稳定性,防止继发成角畸形。这种组合固定技术

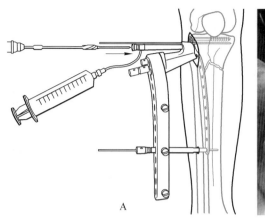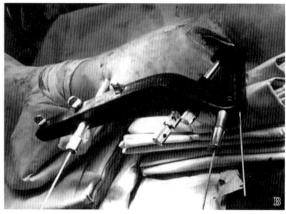

图6-41　LISS（微创内固定系统）固定治疗胫骨平台骨折

A. 操作示意图；B. 术中照片显示导向器安装到位的情景

将内固定的力学优势和外固定架的生物学优势结合在一起，起到强强联合的作用。Marsh
等对21例复杂胫骨平台骨折采用空心螺钉固定关节面骨块结合单臂半针外固定架固定，
外固定平均时间为12周，平均随访38个月，结果所有骨折均愈合，绝大多数患者获得优良
疗效。Kumar报道一组病例，认为外固定支架结合有限内固定治疗复杂胫骨平台骨折是
一种令人满意的治疗方法。Gerber等对18例复杂胫骨近端骨折采用外侧支持接骨板结合
内侧外固定架治疗，发生1例深部感染、1例延迟愈合、1例畸形愈合，所有患者均获得良好
功能。

　　近端带锁髓内钉与接骨板固定相结合是另一种组合固定技术，尤其适合于合并胫骨干
骨折的胫骨平台后柱骨折。髓内钉固定推荐采用特殊设计的近端多向锁定髓内钉，如专家
型髓内钉，先复位固定胫骨平台骨折再用髓内钉固定胫骨干。骨干骨折复位之后才能插入
髓内钉，因为复位不佳就插入髓内钉，可以导致轴线异常或者近端骨折块旋转畸形。有些病
例，甚至需要额外用复位钳或者内固定来帮助维持复位；为确保进针点正确，可以使用阻挡
钉和复位钢板。如图6-42所示，一位50岁男性患者外伤后左侧胫骨平台伴胫骨干骨折，5个
月骨折迟缓愈合，而且力线不良（图6-42A）。横断面CT扫描显示胫骨平台后柱骨折伴关节
面塌陷，尤以内后侧为著，冠状面CT显示胫骨平台内翻畸形，矢状面CT显示PTS增大（图
6-42B）。骨折翻修手术势在必行，旨在使塌陷的胫骨关节面恢复平整，纠正胫骨的力线，前
者需要钢板固定，后者则以髓内钉固定为宜，只是术前要仔细计划，避免用于固定的内植物
之间彼此干扰。手术采用直接复位技术，抬起塌陷的关节面，于后内侧及前外侧分别用钢板
固定，胫骨干骨折则在间接复位后用近端带锁髓内钉固定（图6-42C）。术后切口一期愈合，
经过顺利，10个月随访X线片显示骨折愈合（图6-42D），力线恢复，仅长度略嫌不足（图6-
42E），但膝关节伸屈功能恢复良好（图6-42F）。

（八）内固定方式的选择

　　胫骨平台骨折的损伤机制不仅与其所造成的骨折类型密切相关，而且能直接指导骨折

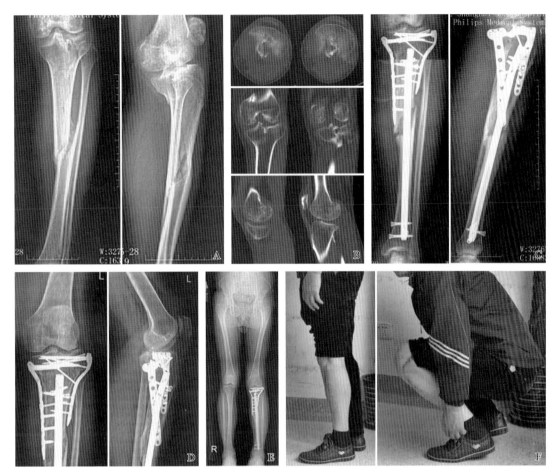

图6-42　带锁髓内钉结合接骨板固定治疗合并胫骨骨折的胫骨平台骨折

A. 伤后5个月X片显示胫骨平台和胫骨干骨折迟缓连接,对线不良;B. 横断面、冠状面和矢状面CT扫描影像显示胫骨平台后柱骨折伴关节面塌陷,膝内翻畸形和胫骨后倾角增大;C. 术后X片显示髓内钉固定胫骨干,后内侧和前外侧2块钢板固定胫骨平台;D. 术后10个月随访X片显示骨折愈合;E. 术后10个月双下肢全长正位片显示左下肢力线恢复,胫骨略短于健侧;F. 术后10个月随访照片显示患侧膝关节伸屈功能良好

内固定方式的选择,从中可以获得最佳的机械稳定性。如前所述,罗从风团队在不断的临床实践中认真总结经验,把损伤机制引入了胫骨平台骨折的分类(图6-19),进而指导手术治疗,根据暴力的传导方向和膝关节受伤时的位置来选择内固定的方式。

1. 屈曲内翻型　内侧骨块的尖端多位于胫骨内侧嵴后方,术中伸膝外翻复位,主力支撑钢板放置于胫骨平台后内侧,钢板尽量垂直于骨折面。

2. 屈曲外翻型　多伴有后外侧塌陷和后外侧壁破裂,术中伸膝内翻复位,排钉钢板放置于胫骨平台前外侧;若后外侧骨折向后方移位明显,建议附加使用后外侧支撑钢板。

3. 伸直内翻型　手术需要合理处理胫骨内侧脊位置较大的内侧骨块,术中外翻位复位,主力支撑钢板放置于胫骨平台内侧嵴;内侧骨块有时劈开分为前方和后方2块,内侧双钢板也是选择之一。

4. 伸直外翻型　使用内翻复位,术中复位外侧平台的塌陷和劈裂骨块,主力支撑钢板放置于胫骨平台前外侧。

5. 过伸内翻型　手术中屈膝外翻复位,主力支撑钢板偏前放置于胫骨平台内侧柱。必要时术中需要首先放置后内侧支点钢板,再放置前内侧支撑钢板。对于前内侧有压缩的类型,需要在行截骨的同时结构性植骨,恢复后倾角。

6. 过伸外翻型　手术中屈膝内翻复位,主力支撑钢板偏前放置于胫骨平台外侧柱。对于前外侧有压缩的类型,也需要在截骨同时行结构性植骨,恢复后倾角。

过伸内翻损伤是内侧柱骨折中较为特殊的类型。内侧柱骨折的形态不一,但多有后倾角的丢失。处理的要点包括:① 术中屈膝复位。② 前方皮质有压缩者需要沿骨折线截骨,恢复胫骨平台的后倾角,在截骨形成的间隙内进行结构性植骨。③ 合理使用支点钢板。④ 术中要检查膝关节过伸畸形纠正的程度。⑤ 注意内翻损伤常见的内侧软组织损伤修复,如PCL。如图6-43所示,一例过伸内翻损伤所造成的胫骨平台的治疗过程。患者,51岁,女性,车祸伤。术前X线检查诊断左侧胫骨平台骨折,平台前方压缩(图6-43A),矢状面CT扫描影像证实胫骨平台前侧塌陷,胫骨后倾角消失(图6-43B);经术前准备后行切开复位内固定手术。在手术室,对实施麻醉后的患者再次进行体格检查,证实左侧膝关节有显著的反屈畸形(图6-43C);术中沿平台前侧骨折线截骨,矫正反屈畸形,在关节软骨下皮质的下方遗下骨缺损腔隙,遂予结构性植骨(图6-43D),支撑复位的关节面骨块,防止术后发生复位丢失,先后在后侧、前内及后内侧放置钢板完成内固定。术后经过顺利,12个月随访时骨折愈合,胫骨后倾角恢复满意(图6-43E)。

(九)手术方法

临床上习惯于Schatzker分型,需要根据骨折三维形态学、损伤机制及合并软组织损伤来选择治疗方案。

1. Schatzker Ⅰ型骨折　胫骨外侧髁劈裂骨折,三柱分型中属于外侧柱骨折。通常可以闭合复位经皮固定。术前MRI检查如发现外侧半月板完整,闭合复位就有可能成功。纵向牵引同时内翻膝关节,或者在外侧使用股骨牵开器牵拉复位,经皮用大巾钳加压维持临时固定,做相应的皮肤小切口,沿术前CT扫描确定的方向拧入6.5 mm或7.3 mm拉力螺钉(图6-44A)。如果无法解剖复位,要寻找原因,很可能存在半月板周围撕裂或嵌压,则需要切开关节囊探查半月板。生物力学研究发现,对于骨质正常的Ⅰ型骨折,单纯拉力螺钉固定效果可靠;对于粉碎骨折或骨质疏松型骨折,复位后骨折端皮质对合不良无法维持稳定性时,应在外侧使用支撑接骨板(图6-44B)或抗滑动接骨板固定。

2. Schatzker Ⅱ型骨折　在Ⅱ型骨折,塌陷的关节面骨块多位于前侧或中央,三柱分型中仍属于外侧柱骨折。由于塌陷的关节面骨折无法间接复位,需要经前外侧入路切开显露骨折进行直接复位。当骨折位于后外侧时,则需经后外侧入路或后内侧倒L入路显露。横行切断半月板胫骨韧带,用牵拉缝线或小拉钩将半月板向近端拉开,令膝关节内翻,观察外侧平台关节面。塌陷关节面骨折块的复位有两种方法:① 于劈裂骨折处纵行打开,用椎板撑开器撑开,显露塌陷的关节面骨折块,直视下直接或用顶棒敲打复位。复位后关节面骨块下方干骺端遗留缺损,须植骨填充。② 先复位劈裂骨折,复位钳临时加压固定,干骺端骨皮

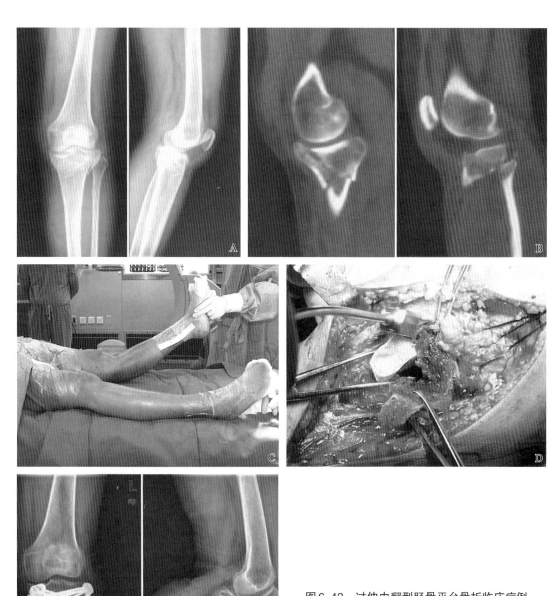

图6-43　过伸内翻型胫骨平台骨折临床病例

A. 术前X片正侧位显示左胫骨平台骨折伴前方压缩；B. 术前矢状位CT扫描影像显示胫骨平台前侧塌陷，后倾角消失；C. 术前麻醉下查体的照片显示左膝反屈畸形；D. 术中照片显示前方结构性植骨；E. 术后12个月随访正侧位X线片显示骨折愈合，胫骨后倾角恢复满意

质开窗，通过下方植骨将塌陷骨块及其下方的软骨下骨和骨松质一起顶高复位。复位后拉力螺钉固定劈裂骨折，并用接骨板加以支撑。在软骨下骨水平固定多枚螺钉能支撑关节面骨块，防止再塌陷（图6-43）。对于屈曲外翻机制及伸直外翻机制伴有单独后外骨块且有明显向后移位的胫骨平台骨折，一般需从后路放置支撑钢板以达到确切固定。

3. Schatzker Ⅲ型骨折　在Ⅲ型骨折，外侧平台的关节面塌陷，但没有髁部劈裂，临床上少见，好发于高龄骨质疏松患者，多由低能量外翻应力损伤所致。三柱分型属于零柱骨折。

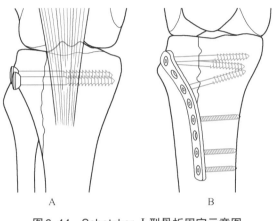

图6-44　Schatzker Ⅰ型骨折固定示意图

A.拉力螺钉固定；B.拉力螺钉加支撑钢板固定

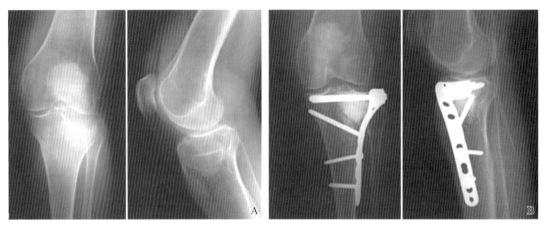

图6-45　外侧锁定钢板排钉固定治疗Schatzker Ⅱ型骨折

A. 术前正侧位X线片显示外侧平台关节面骨折塌陷；B. 术后X线片显示骨折复位植骨外侧锁定钢板固定，注意近端排钉

根据术前CT确定塌陷部位和方向，以此选择在内侧或外侧平台下方做小切口，在干骺端开骨皮质窗，在透视导航或关节镜辅助下用顶棒将塌陷骨块顶起，植骨填充干骺端缺损，经半月板下关节囊切开或是通过关节镜观察复位情况。复位后软骨下骨水平经皮拧入多枚螺钉支撑关节面骨块（图6-46）。

4. Schatzker Ⅳ型骨折　Ⅳ骨折多是高能量损伤，常伴有其他损伤，包括血管神经损伤、膝关节脱位和韧带断裂。根据损伤机制可分为：① 伸直内翻（图6-47）。② 过伸内翻。③ 屈曲内翻3种类型。此3种类型在形态学表现各异，复位固定放也有所不同。

过伸内翻型为前内关节面塌陷骨折（图6-48），仍需半月板下关节囊切开复位，固定需前内支撑＋排钉钢板。如果为双柱骨折，在前内侧入路的基础上，还需对后柱骨折进行暴露和固定，详见本章节"胫骨平台内髁骨折脱位型骨折（双柱骨折）"。

5. Schatzker Ⅴ型和Ⅵ型骨折　Ⅴ型和Ⅵ型是复杂骨折，造成骨折的损伤暴力巨大，周

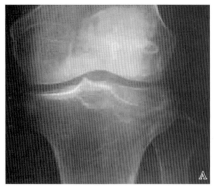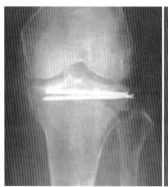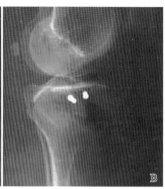

图6-46 排钉固定治疗Schatzker Ⅲ型骨折固定

A.术前X线片;B.术中X线片显示塌陷关节面骨折复位后排钉固定,注意螺钉与关节软骨下皮质的距离

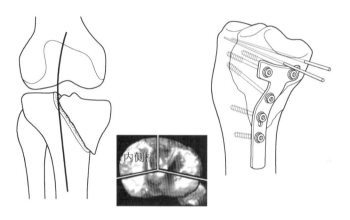

图6-47 伸直内翻Schatzker Ⅳ型骨折固定示意图

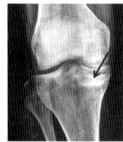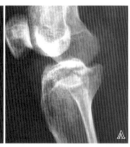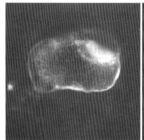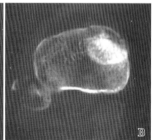

图6-48 过伸内翻Schatzker Ⅳ型骨折

A.正侧位X线片显示胫骨平台内侧髁骨折,关节面塌陷(黑箭头);B.横断面CT扫描影像显示内侧髁关节面塌陷

围软组织破坏严重,三柱分型属双柱骨折甚至是三柱骨折。可根据损伤机制及相关软组织损伤确定相应的手术入路及固定方案,常采取分期手术治疗方法:急诊跨关节外固定架固定,恢复肢体长度、力线,通过韧带牵拉作用复位关节面,待软组织条件允许时(多在伤后2～3周)再行最终固定。在这两类骨折的处理中,软组织因素尤为重要。

具体固定方案可根据损伤机制参见有关章节。

6. 开放性骨折 开放性关节骨折需要彻底清创、冲洗,降低细菌污染。彻底清创后对关节面骨折行切开复位有限内固定。如有必要,可在48小时后再次清创。当软组织破坏严重时,可用跨关节外固定架临时制动,待软组织条件允许后,再更换为混合外固定架或内固定。外固定架使用的带橄榄头细克氏针可以加压固定关节面骨折。克氏针固定必须位于关节面下方10~14 mm,以免穿透后侧滑膜隐窝,造成针道感染,引发化脓性关节炎。外固定架的优点包括软组织剥离少,干骺端不愈合或延迟愈合时可以通过动力化外固定架来促进骨折愈合。即便存在骨缺损,外固定架也能提供良好的稳定性;而且在力线不良或畸形时,外固定架还能予以调整。

(十)高能量胫骨平台骨折的处理

1979年,Schatzker提出胫骨平台骨折分型,将劈裂、压缩型的Ⅰ~Ⅲ型骨折定义为低能量骨折,而将Ⅳ~Ⅵ型骨折定义为高能量骨折。低能量骨折主要累及外侧单柱,而高能量骨折主要累及内侧柱或同时累及多柱,即双柱、三柱骨折。此外,Watson将关节面严重压缩、胫骨平台骨折移位明显、干骺端严重粉碎、软组织广泛损伤的胫骨平台骨折定义为高能量胫骨平台骨折。对高能量胫骨平台骨折的处理需要遵循一定的流程,以求得到最好的治疗效果(图6-49)。

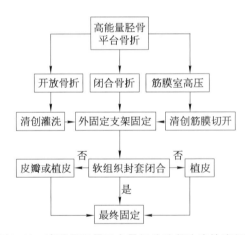

图6-49 高能量胫骨平台骨折分阶段治疗的流程图

1. 初期评估及处理 高能量胫骨平台骨折常伴有胫骨近端粉碎骨折、周围软组织严重损伤,如水肿、脱套、水疱形成,且开放性骨折、污染、血管神经损伤、骨筋膜室综合征等发生率较高;膝关节周围相关软组织损伤发生率可高达80%,包括半月板损伤、韧带断裂。手术治疗胫骨平台骨折的目的是解剖复位关节面平整、恢复下肢力线,从而降低远期并发症。然而,高能量的胫骨平台骨折初期伴有严重的软组织损伤,经常引起治疗效果不理想。早期切开复位内固定,会出现伤口裂开、感染等软组织并发症,治疗这种类型骨折的关键在于软组织能否耐受切开复位内固定手术引起的额外创伤。

对多发骨折或伴有严重血流动力学不稳定的多发伤患者,如即刻行内固定治疗需较长麻醉时间和手术时间,将导致失血量增加以及对软组织和骨组织血运进一步破坏。应该用跨关节外固定支架对骨折处做快速而简单的处理,达到初期稳定、减少手术时间和出血量,这对于血流动力学不稳定的患者尤为重要。目前学者们大多主张对高能量胫骨平台采取分期治疗的原则。对开放性骨折、血管损伤、骨筋膜室综合征及软组织条件较差的患者,急诊用临时跨关节外固定支架获得肢体稳定,减少额外创伤,有利于搬运、对软组织评估、减少患肢疼痛以便进一步影像学检查,同时有利于患肢的护理。待患肢水肿消退及患肢周径减小,水疱处的皮肤再上皮化,皮肤皱纹出现后可行二期的切开复位内固定手术,重建关节面,挽救关节功能。Egol等对57例高能量胫骨平台双髁骨折患者(其中22例为开放性骨折)在入院当日即行跨关节支架固定,待软组织条件允许时再行切开复位、接骨板螺钉固定或环形支架固定,二次手术平均间隔时间为15天(3～111天),平均随访15.7个月,结果显示膝关节活动度1°～106°;膝关节WOMAC评分平均91分;有3例(5%)出现深部感染,2例(4%)发生骨不连,2例(4%)膝关节有明显僵硬(膝关节活动度<90°)。该研究认为临时跨关节外固定支架不仅保护软组织、维持骨的固定、阻止关节面进一步破坏从而有利于后期复位,还可减轻患者不适以及减少止痛药用量。

如果评估认为软组织条件短期内无明显好转希望,可使用Hybrid外固定或环形外固定支架固定作为最终确定治疗。这些混合外固定支架也可以同时获得稳定固定、保护软组织的目的。用间接复位、混合外固定的方法治疗高能量胫骨平台骨折已经取得了较好的效果。混合外固定支架治疗高能量胫骨平台骨折的适应证主要包括:① Schatzker Ⅴ～Ⅵ型的骨折。② 干骺端及软骨下骨严重粉碎,骨折块太小以致无法用内植物固定。③ 开放性骨折。④ 严重软组织损伤的骨质疏松患者。术中通过手法复位,或用跨膝关节牵开器牵开骨折断端,在安放外固定支架前可在透视下通过开窗复位塌陷的关节面骨折块,复位后经皮置入空心螺钉固定关节面骨折块以利于关节功能的保留。Ali等采用Sheffield环形外固定支架治疗11例胫骨平台双髁骨折老年患者,术后早期功能锻炼,3周后下肢部分负重,6周后拆除支架,平均随访38个月,结果骨折全部愈合,平均膝关节活动度为101°,Rasmussen放射学评分9例优良,Lowa膝关节功能评分8例优良。

如果考虑后期可能要更换为内固定治疗,那么在外固定手术过程中,胫骨侧半针的置入位置不能影响后续手术切口选择。固定针经皮置入时要用保护套保护软组织,防止螺钉间距过紧,免得将来去除固定螺钉后发生应力性骨折;螺钉置入时还应避开软组织损伤区域,包括水疱形成的部位、有皮肤挫伤的部位和有伤口的部位;在拧紧外固定支架的连接部件之前,要尽量牵引复位骨折,恢复肢体的力线和长度。在某些情况下,部分骨折可以通过软组织张力复位,但应注意避免过度牵引。在屈膝20°体位下固定,让患者更舒服。软组织条件恢复到可行内固定手术的体征包括:水疱再上皮化、压痕性水肿消失、皮肤出现皱纹,一般为7～14天。在完成外固定支架固定初期处理后应再次X线摄片及CT扫描重建以明确骨折分类和损伤机制,同时行下肢深静脉多普勒超声检查排除静脉血栓形成。

2. 二期治疗

(1)胫骨平台内髁骨折脱位型骨折(双柱骨折):这类损伤的原因为膝关节受到高能量外伤,通常是内翻及垂直外力,股骨髁向后侧半脱位,常并发较严重的软组织损伤。这类骨折的半脱位很少由韧带损伤引起,大部分由胫骨平台后内侧劈裂或股骨髁失去支撑而向胫骨平台后内侧移位引起。胫骨平台骨折中单纯交叉韧带损伤不会引起膝关节侧向不稳定及脱位,合并侧副韧带断裂的可能性也较小。临床上如怀疑膝关节脱位为韧带损伤引起,术前可行MRI检查以明确诊断。笔者所治疗的病例中在后内侧骨折块解剖复位后膝关节侧向移位均得到纠正,术中膝关节应力试验也均呈阴性。由于骨折涉及胫骨髁间区或平台外侧柱的内侧区,同时伴随后柱中的后内侧劈裂,故符合双柱骨折类型。

这个类型的骨折非常不稳定,通常需切开复位内固定来恢复关节面和下肢力线。Calla等认为,为防止膝关节屈曲时骨折块向后下方脱位,应当经后内侧倒L入路在后内侧骨块行抗滑动接骨板固定。Fakler等采用Galla的后侧入路治疗2例胫骨平台骨折脱位型损伤,随访1年后骨折全部愈合,无复位丢失,下肢力线良好,关节活动度为0°～130°,无术后并发症。笔者首次采用前正中入路和后内侧倒L入路的联合入路切开复位双接骨板固定治疗42例骨折脱位型损伤患者,经前正中入路复位及固定内侧柱,后内侧入路复位及支撑固定后柱中的后内侧骨块。结果37例(88%)关节面复位满意,41例(98%)下肢力线满意,术后1年未出现骨折块移位或力线不满意,膝关节HSS评分平均为90.9分(83～97分);所有患者术后无浅表或深部感染,仅4例(9.5%)患者术后1周内出现伤口渗液。笔者认为只有采用后内侧切口才能将复位骨折块的支撑接骨板置于最佳位置(图6-50)。

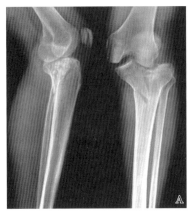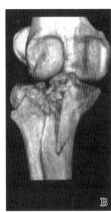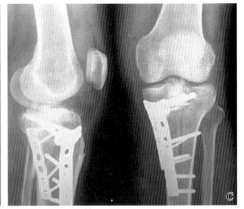

图6-50　骨折脱位型损伤的治疗

A. 术前X线片;B. 术前三维CT影像;C. 术后X线片

另一方面,后内侧小接骨板有助于胫骨平台骨折中后内侧骨折块的解剖复位与坚强固定。伴有后内侧劈裂的胫骨平台骨折很不稳定。由于骨折脱位型骨折的后内侧骨折块单纯从前方用拉力螺钉很难牢固固定,所以可在后内侧用3.5 mm系统有限接触动力加压接骨板(limited contact dynamic compression plate, LC-DCP)或4.5 mm系统1/2管型接骨板系统固定,既可以有效抵抗骨折块向后内侧脱位的趋势,即所谓的支撑接骨板(buttress plate),又可以帮助骨折复位。由于支撑接骨板需要承受的应力比较大,应避免使用强度较低的钛合金3.5 mm系统1/3管型接骨板,建议选用强度较高的不锈钢4.5 mm系统1/2管型接骨板。其形状也较符合胫骨近端后内侧骨嵴的解剖形态。另外,3.5 mm系统的LC-DCP接骨板的强度较高,螺钉较细,对外侧内固定影响小,建议采用。

对这类复杂的胫骨平台骨折,手术成功的关键之一是恢复膝关节的力线。Honkonen通过对131例胫骨平台骨折患者随访发现,残留内翻将严重影响膝关节术后功能。在高能量损伤中,由于内侧柱常呈粉碎性,所以仅用外侧接骨板不但难以固定,而且易发生再移位。生物力学研究表明,胫骨外侧角稳定接骨板联合内侧小接骨板固定后,胫骨平台所承受的最大载荷是单纯外侧角接骨板的4倍且胫骨平台骨折可即刻获得稳定。

内侧双入路双接骨板内固定为这类复杂双柱骨折提供了持续且稳定的固定,有效地防止了骨折再移位及膝关节力线的改变,术后切口及软组织并发症明显减少,膝关节功能恢复满意。

(2)胫骨平台双髁骨折(双柱骨折或三柱骨折):胫骨平台双髁骨折,一般指Schatzker Ⅴ型和Ⅵ型骨折,累及内外侧双柱或内外后三柱。造成骨折的高能量损伤常伴有比较严重的软组织损伤,治疗上比较棘手。外侧锁定接骨板,如LISS接骨板的问世和临床应用,为避免皮肤坏死、伤口感染等并发症带来了希望。接骨板经外侧切口插入,减少对内侧软组织的剥离,降低感染和骨折延迟愈合的发生率。Stannard等报道34例胫骨平台双髁骨折采用LISS接骨板治疗的早期数据,平均随访21个月(12～38个月),结果骨折全部愈合,仅2例有浅表伤口感染。Egol等治疗38例胫骨平台双髁骨折患者,平均随访17个月(8～39个月),结果95%患者未发生复位丢失和术后感染,仅5例出现明显膝关节活动障碍(膝关节活动度<90°)。笔者治疗36例胫骨平台双髁骨折患者,平均随访16.2个月(12～23个月),术后1年膝关节HSS评分平均为89.6分(65～97分);1例出现下肢深静脉栓塞,1例出现植骨后排异反应,2例发生浅表感染经保守治疗后愈合,1例出现关节面复位丢失。不过,由于内侧柱缺少支撑,外侧放置的LISS尽管有很强的角稳定性,其偏心固定的机械稳定性缺陷有时无法避免内侧平台的塌陷(图6-51),引起了不少学者的关注。

Gosling等采用LISS接骨板治疗69例胫骨平台双髁骨折患者,有16例(23%)出现复位不佳,9例(14%)出现继发性复位丢失。Egol等经生物力学试验发现,单一外侧LISS接骨板组术后膝关节稳定性与内外侧双接骨板组的差异无统计学意义,然而对胫骨平台施加压力

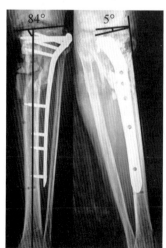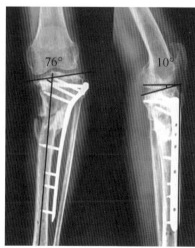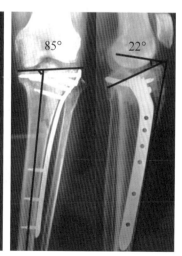

图6-51　LISS固定胫骨平台骨折术后系列随访X线片

显示随着时间的延长成角逐渐加大

500 N的循环负荷时,单一外侧LISS接骨板组内侧骨折块的塌陷移位程度是内外侧双接骨板组的2倍。该研究认为这可能与LISS接骨板的成分是钛合金,而内外侧双接骨板为不锈钢有关。Higgins等的研究结果与上述结果相似,施加压力100~1 000 N的循环负荷并作用10 000次后测量内侧平台关节面塌陷程度,显示单一外侧角稳定接骨板组的塌陷程度是内外侧双接骨板组的2倍。

　　有鉴于此,目前临床上采用内外侧双入路双接骨板治疗复杂胫骨平台双髁骨折,不仅恢复外侧平台的完整性,还给塌陷的内侧柱一个支撑,有效防止内翻畸形。在手术入路方面,也做了相应的改进。如前所述,胫骨前区在解剖上是一个相对缺血区,采用前正中切口同时暴露内外侧平台,需要对平台周围软组织进行广泛的剥离,并发症特别是术后感染、皮肤坏死的发生率较高。有文献报道术后感染率可高达23%~100%。1994年Georgiadis首先提出了用前后联合入路治疗复杂胫骨平台双髁骨折,以减少软组织并发症。笔者改良了这一联合切口,采用前外侧入路联合后内侧倒L入路治疗高能量损伤造成的胫骨平台三柱骨折。以较大的前外侧切口暴露外侧柱,避开了胫前缺血区,并通过前外侧"骨折窗"复位后外侧胫骨平台的关节面,这个手术野有丰富的肌肉组织,可很好地覆盖较大的内植物;内侧柱较表浅,易暴露,故通过后内侧小切口即可在直视下进行复位;偏后的切口可保证两切口间留有足够宽的皮桥,也有利于用后侧肌群覆盖内植物。后内侧倒L入路可以满足后柱,包括后内侧和后外侧骨折的复位和固定。笔者报告用前外侧和后内侧联合入路的方法治疗胫骨平台三柱骨折(图6-52),29例患者平均随访27.3个月(24~36个月),除1例出现胫骨平台前

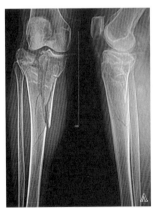
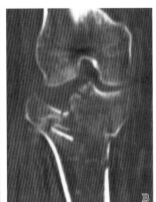
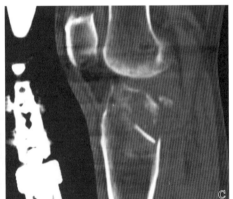
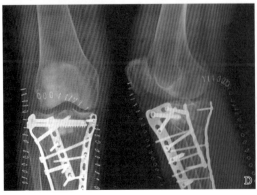
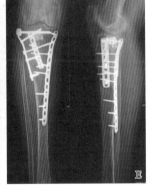

图6-52　前外侧和后内侧联合入路治疗胫骨平台三柱骨折

A. 术前X线片;B. 术前CT冠状位扫描影像;C. 术前CT矢状位扫描影像;D. 术后X线片;E. 骨折愈合后X线片

缘4 mm塌陷外,其余病例的复位和固定都比较满意,没有病例需要翻修。术后2年膝关节活动度2.7°～123.4°。

关于胫骨平台双髁骨折的治疗,文献上也屡有报道。Barei等采用改良双切口治疗41例胫骨平台双髁骨折并平均随访49个月,结果2例出现深部感染,10例有深部静脉血栓形成。其中31例有完整的影像学随访资料,显示17例关节面复位满意,28例正位X线片显示力线良好,21例侧位X线片显片示力线良好,所有31例患者均无明显的髁宽度增加。有学者采用改良双接骨板结合MIPPO技术治疗胫骨平台双髁骨折,术中先采用跨关节外固定支架牵引恢复膝关节的力学轴线,再用点状复位钳间接复位,整复胫骨平台关节面,内外侧双接骨板结合MIPPO技术进行可靠的内固定。

总之,治疗高能量损伤所引起的胫骨平台骨折,要特别重视对软组织并发症的预防。骨折复位固定时必须保护骨折部位的生物学环境,根据骨折的类型合理选用包括外固定支架、经皮接骨板固定术在内的各种生物学固定方法。胫骨平台骨折的伤情纷繁复杂,每一个病例都可能有自己独特的病理解剖特点,因此个体化治疗就显得非常重要。另一方面,每一种手术方法都有其优势和局限性,在计划治疗方案时必须予以考虑。胫骨平台骨折的治疗依然是对创伤骨科医师的一大挑战,医师一定要全面、详尽地了解损伤的情况,认识各种治疗方法的优势与缺陷,选择正确的治疗方法,精心设计、精心操作,力求达到最好的治疗效果。随着胫骨平台骨折一般性诊治技术的深入和普及,如何提高复杂胫骨平台骨折手术的成功率和长期效果已经成为许多骨科医师近年探讨的焦点。

(十一)胫骨平台后柱骨折

胫骨平台后柱骨折比较特殊,主要累及胫骨内、外侧髁的后1/3(图6-53A)。骨折深在加上周围重要解剖结构复杂,骨折的显露、复位和固定都极具挑战性。既往文献有关这种骨折类型的报道还比较少,近10年来临床上这种骨折的发生率有增加的趋势,这就是为什么要单独列出一节加以阐述的原因。无论是传统的Schatzker分型还是AO/OTA分型,都是以膝关节的前后位X线片为基础对胫骨平台骨折的分型和影像学诊断进行描述的,很少考虑

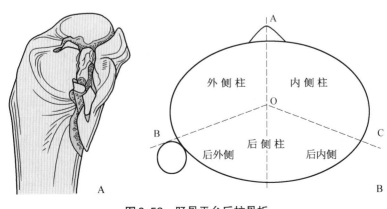

图6-53　胫骨平台后柱骨折

A.示意图;B.三柱分型的后柱骨折进一步分为后内侧和后外侧区域

到骨折的矢状面移位。实际上,胫骨平台后柱骨折的骨折线主要位于冠状面上,准确的诊断必须依靠 CT 扫描。胫骨平台骨折的三柱分型正是以 CT 扫描影像为依据的,分型与损伤机制相关联,能帮助外科医师更好地理解骨折类型和判断损伤机制,选择合适的手术入路和正确的内固定方法,从而提高复杂胫骨平台骨折的治疗效果。鉴于胫骨平台后柱骨折的特殊性,又将其分为后内侧和后外侧两部分(图 6-53B)。

浏览文献不难发现,有关胫骨平台后柱骨折的文章逐渐增多,足见学术界对这个临床难题的重视。De Boeck 和 Opdecam 报道了 7 例胫骨平台后内侧骨折的复位,使用 T 形接骨板固定,未发生任何并发症。Gerogiadis 报道了 4 例应用前侧和后内侧联合入路进行骨折复位的病例,于平台后内侧放置 4.5 mm 的半管形或 "T" 形接骨板固定骨折块,无严重并发症,复位固定良好。Lobenhoffer 报道了 29 例,其中 9 例采用后内侧入路,12 例采用后外侧入路,3 例采用后内侧和后外侧联合入路,另外 2 例采用后侧和前侧联合入路,对后内侧骨折块使用了软骨下拉力螺钉和抗滑接骨板固定,后外侧骨折块则使用了支撑接骨板。笔者曾报道了 11 例胫骨平台后柱骨折,有 3 例后内侧劈裂骨折、4 例后外侧劈裂骨折、4 例同时累及双髁的整体后柱骨折。术后除 1 例患者出现切口裂开、1 例患者发生切口皮缘部分坏死、1 例术后出现小腿内下方感觉麻木外,切口均顺利愈合。随访 12 ~ 24 个月(平均 17.4 个月),骨折全部愈合;术后 12 个月时,膝关节 HSS 评分平均为 85.4 分(68 ~ 95 分),优良率为 90.9%;膝关节活动度平均为 1.8° ~ 122.3°;Bhattacharyya 等采用相同方法治疗 13 例,随访 13 ~ 27 个月(平均 20 个月)后骨折全部愈合;骨骼肌功能评分平均为 19.5 分,显示功能良好;仅 2 例出现并发症(1 例伤口裂开,1 例膝关节屈曲挛缩)。Carlson 等采用后外侧和后内侧联合入路治疗 5 例胫骨平台后侧双髁骨折,随访 6 ~ 24 个月后患者膝关节功能基本恢复正常,膝关节活动度为 2° ~ 121°;术后有 1 例出现 DVT,1 例切口裂开,3 例出现短期隐神经感觉功能缺失。Khan 等分析了 80 例胫骨平台骨折,其中也仅有 10 例是后柱骨折。由于骨折块的位置偏后,复位和固定都比较困难,处理不当会影响复位的准确性和固定的稳定性,还可能增加并发症的发生率,因而胫骨平台后侧骨折需要认真分析和处理。

从文献报告中读者还可注意到,处理胫骨平台后柱骨折的重要进展和更新在于手术径路和固定方法的改进。尽管临床上多数胫骨平台骨折可以通过前侧入路进行手术治疗,但用以处理 Schatzker Ⅳ ~ Ⅵ 型中累及胫骨平台后柱的复杂骨折无疑还存在局限。胫骨平台后柱劈裂压缩骨折的骨折线偏后,前侧入路难以显露骨折线,无法进行直视下复位;通过骨折窗复位,又很难做到解剖复位,选择后侧入路进行手术,这些问题可以得到解决。就骨折固定的稳定性而言,通过前侧入路由前向后置入拉力螺钉,依靠拉力螺钉所提供的骨折块间加压来维持骨折的稳定性,遇骨折复位不完全,其固定稳定性就不在预期之中(图 6-54)。膝关节屈曲时,胫骨平台后柱处于压力侧,承受很大的剪切应力,因此需要用接骨板固定平台后柱的骨折块,以提供充分的支撑作用。笔者通过生物力学实验证实从后侧固定后柱骨折具有明显的力学优势,能够获得更好的机械稳定性。为了做到这一点,后侧入路无疑是必要的。现有的后侧入路有膝关节后正中入路、后外侧和后内侧 "S" 入路、Lobenhoffer 入路等。随着临床研究和实践的深入,人们发现上述

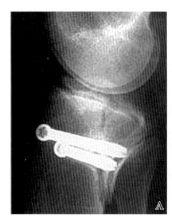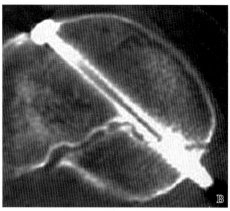

图 6-54　前方入路拉力螺钉固定胫骨平台后柱骨折的缺陷

A. 术后侧位 X 线片显示骨折复位不完全；B. CT 扫描影像显示固定不可靠

后侧入路对胫骨平台后柱骨折块的处理存在一些缺点，而罗从风团队提出的膝关节后内侧倒 L 切口，保留前述入路的优势，规避其弊端，值得推荐应用。事实上，手术入路的选择不仅关系到手术能否有效地进行，甚至直接影响手术和治疗的效果，需要在实践中探索、改进和完善。

当然，不仅是手术入路，手术操作的技术更是举足轻重。胫骨平台后柱骨折的内固定技术与其他类型的骨折无殊，但在内固定物的选择上要求不同，这是因为胫骨平台后方的解剖轮廓并不规则，与干骺端移行区弯度较大，现有各种接骨板难以精确塑形与骨折端贴服，加上没有相关的形态解剖学研究描述其特征，以至于临床上还没有符合该解剖特点的内植物。不同学者尝试使用 LC-DCP、重建接骨板、T 形接骨板、小型 T 形接骨板及三叶草接骨板等适度预弯后进行支撑固定，其短期临床结果无明显差别。文献报道过诸多学者采用不同内植物固定胫骨平台后柱骨折的经验，但远期疗效尚无定论，且不同内植物无法统一评判。图 6-56 展示一例胫骨平台后柱骨折经内侧倒 L 入路切开复位双钢板固定的治疗过程和结果。患者为 49 岁男性，骑摩托车发生车祸，X 线检查诊断左侧胫骨平台后侧柱骨折（图 6-55A），CT 扫描影像证实平台后柱骨折累及后内侧骨块，中央关节面塌陷骨折（图 6-55B），经术前准备和评估之后，决定行切开复位内固定手术治疗。术中采用后内侧倒 L 入路（图 6-55C），显露并复位骨折，后内侧用 4.5 mm 长钢板支撑固定；直视下复位塌陷的关节面，植骨填充复位遗留下的缺损，再用 T 形钢板支撑固定（图 6-55D）。术后经过顺利，骨折愈合（图 6-55E）。

有了对胫骨平台后柱骨折的认识和理解，三柱骨折的治疗变得更加得心应手。笔者推荐采用后内侧倒 L 入路联合前外侧入路治疗三柱骨折。尽管胫骨平台的三柱骨折并不常见，发生率只有 9.3%，但治疗上极具挑战性，因为采用传统入路实施后柱骨折手术治疗的难度非常大。自从采用后内侧倒 L 入路，后外侧及后内侧骨折块都能在直视下复位及固定，内侧柱骨折块沿切口内侧缘向前分离也可复位，外侧柱通过前外侧切口显露并复位固定。

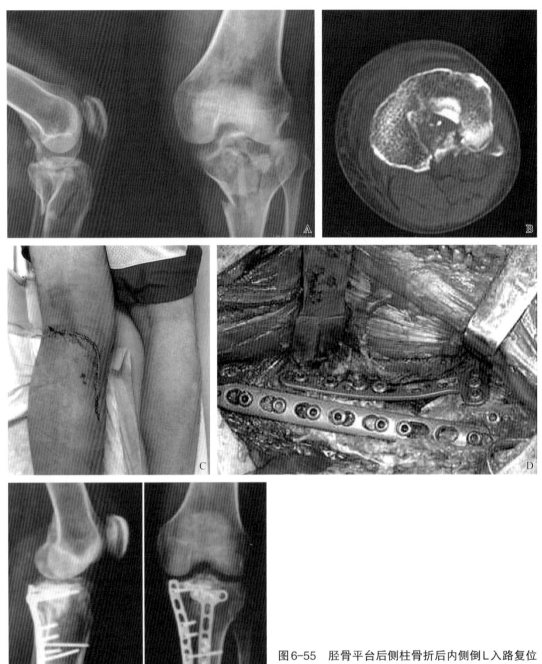

图 6-55　胫骨平台后侧柱骨折后内侧倒 L 入路复位双钢板内固定

A. 术前正侧位 X 线片；B. 横断面 CT 扫描影像；C. 术后照片显示后内侧倒 L 入路皮肤切口；D. 术中照片；E. 术后正侧位 X 线片

（十二）导航技术在胫骨平台骨折中的临床应用

1. 二维透视导航技术的应用　随着医疗水平的不断提高，人们对手术安全性和有效性的要求也日益增加,计算机辅助技术就成为目前骨科的一个重要发展方向。骨科导航技术,如今已涉及脊柱外科、关节外科、创伤外科、骨肿瘤和矫形外科。其中X线透视导航尤其适用于创伤骨科。应用导航技术可以多角度实时监控手术操作,显著提高内植物安置的准确率并减小手术创伤。通常手术能在短时间内完成,又应用微创手术,切口相当小,大大减少手术的出血量。骨科手术通常需要术中透视,放射线暴露成为患者和医护人员绕不开的话题。现在应用导航技术多视角观察,还能虚拟手术过程,无须反复透视,从而缩短X线暴露时间,节省医疗资源。对于多发骨折患者,导航技术的优点还在于无须过多改变手术体位,从而减少手术带来的风险。导航下能够准确放置内植物,一次成功,大大提高手术的准确性和有效性。

在胫骨平台骨折的适应证方面,目前导航技术主要适用于骨折无移位或能手术复位的平台劈裂骨折且能采用螺钉加压后复位固定的骨折,或单纯压缩骨折且能通过导航下顶棒抬高复位的骨折。手术操作主要有以下步骤:① 通过一系列导航操作的准备,C形臂X线透视机采集影像学数据资料。通常采集2幅图像,以骨折端为中心,包括正位和侧位(图6-56A)。② 在虚拟影像学图像上模拟胫骨内侧开窗位置及方向(图6-56B)。③ 在胫骨近端内侧做1个3 cm切口,逐层分离至骨面,并沿原虚拟导针方向置入1根克氏针做标记。开窗后用顶棒抬高外侧塌陷的关节面,并置入人工骨填补骨缺损(图6-56C)。④ 再次在图像上

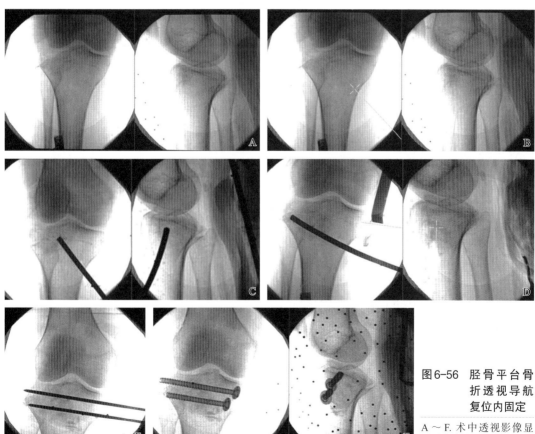

图6-56 胫骨平台骨折透视导航复位内固定

A ~ F. 术中透视影像显示手术步骤

虚拟拉力螺钉的进针方向、位置和角度(图6-56D)。⑤ 一般置入2枚拉力螺钉。分别在进针处做1个1 cm切口,分别置入1根克氏针后,再次透视确认位置良好后,拧入相应长度的拉力螺钉。透视确认螺钉位置满意后,取出克氏针(图6-56E、F)。

导航技术的优点总体可以概括如下:透视导航的实时监测功能减少了术者的X线照射量,提高了手术的精确度、准确度和安全性,缩短了手术时间和减小了手术创伤等。此外,透视导航系统将在虚拟外科环境中的外科培训和评价中发挥重要作用。这一技术将不仅为年轻外科医师进行外科实践提供机会,而且也将出现涉及外科技术资格客观评价的检测系统。

2. 术中三维透视成像(三维C形臂)的应用　术中清晰的断层三维图像具有更好的图像质量,对术中判断胫骨平台骨折的复位情况及内固定位置是非常必要的。术中的断层图像使得术中立即进行三维评价复位和固定成为可能,能避免可能出现的二次翻修手术。对于复杂的胫骨平台骨折,术中无法看到关节面,而传统的二维透视诊断价值有限,即便依赖经验的积累也难以解决问题,但是使用三维成像能更好地观察关节面的复位情况以及螺钉的位置。术中的三维透视成像给术者提供了更多必要的信息。对于富有经验的骨科医师而言,一些简单骨折通过传统的二维透视就能很好地处理,如四肢骨干骨折以及术中可以直视关节面的关节内骨折,没有必要在术中使用三维成像。但是在急诊室,一些经验还不是很丰富的年轻医师常常需要独立完成骨折内固定手术,此种情况下,术中三维成像很有必要,能起到术中验证的作用,避免可能的二次翻修手术。

通过对术中三维成像与术后CT图像质量的比较,对骨皮质、骨松质、关节面、金属伪影及临床判断等方面进行评分,对图像质量形成临床判断发现,3D导航在对骨皮质的显示方面可以与CT相媲美,对关节软骨下的软骨下骨显示比较清楚,所以对关节面的描绘比较突出。对关节内骨折而言,判断关节面的复位及螺钉是否进入关节腔的临床诊断价值可以与CT相当。在创伤骨科的应用可能基本替代术后CT扫描(图6-57)。

目前,术中3D导航还存在诸多缺点:① 虽然维护成本比较低,但购置费用较昂贵(图6-58)。② 射线剂量较普通二维透视导航大,但比普通CT的射线剂量要小很多。③ 对软组织以及骨松质的成像质量还不高。特别是三维立体重建的效果需要提高,而且对不锈钢材质的伪影还比较大。④ 成像范围局限(12 cm×12 cm×12 cm)。⑤ 需要强有力的技术团队配合,一般需要包括手术医师、器械护士到专门的C形臂操作技师、导航仪图像调度人员等诸多人员的相互配合。通过熟练而默契的配合,从体位准备到获得所需要图像,在短短几分钟就能得到所需要的断层图像和强大的图像后处理能力,用于指导手术。

(十三)胫骨平台骨折畸形愈合的治疗

胫骨平台骨折畸形愈合的原因通常与最初的治疗相关,畸形愈合原因可能与复位不良、植骨、内固定不充分以及术后处理不当有关。胫骨平台骨折畸形愈合的短期影响可在骨折愈合后很快出现,畸形严重且其程度超过邻近关节代偿极限时症状即出现。远期影响可能是一缓慢发展过程,往往由相应的关节超负荷和退变引起。

胫骨平台骨折畸形愈合常伴有膝内外翻、胫骨平台不完整、股胫关节应力对应关系改变所致创伤性关节炎等。畸形愈合手术治疗难度大,不能单一化,应根据影像学资料,术前充

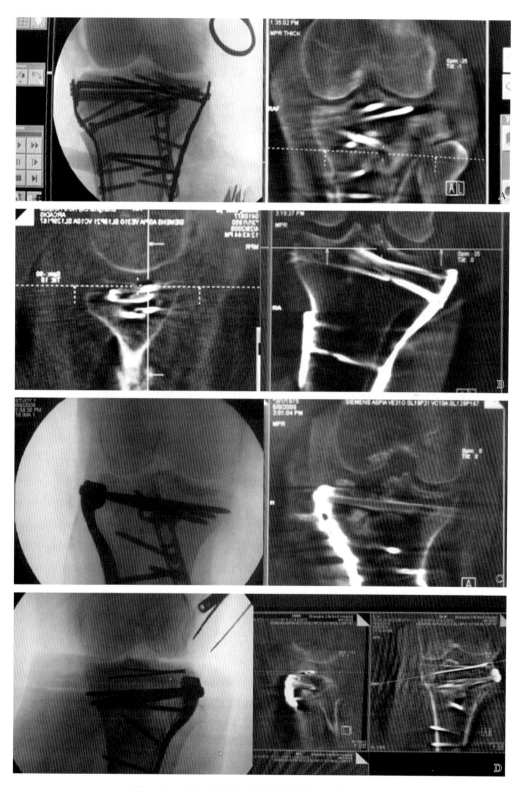

图6-57　三维C形臂扫描辅助胫骨平台骨折内固定

A ～ D. 依次显示术中透视所见

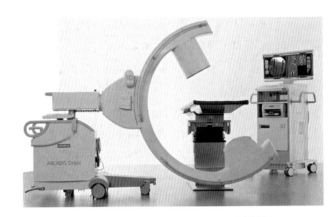

图6-58　ARCADIS Orbic 3D C形臂

分准备,以不同骨折类型、愈合情况、初始治疗方法等制订详细的手术方案。

1. **手术适应证**　胫骨平台骨折畸形愈合引起临床症状是矫形手术的适应证,而骨骼畸形对肢体的影响及其伴随的症状却是变化的。以往有研究努力寻找影响畸形矫正手术适应证的主要因素,如关节有非生理性力学负荷及功能状况、对邻近关节的关节囊-韧带结构的影响、骨骼、软骨及软组织形态条件、患者主诉及美容要求等。Honkonen研究认为,胫骨平台向内或向外倾斜>5°、压缩>5 mm、胫骨髁宽度增加>5 mm均应手术治疗。Bennett等将胫骨平台骨折关节面塌陷或移位>5 mm或轴向不稳定>5°作为手术治疗指征。Rasmussen则认为手术指征不在于骨折块大小或关节面塌陷程度,而在于膝关节屈曲20°时有无10°以上的不稳。胫骨平台骨折凹陷型台阶畸形在关节活动时不会磨损对应的关节面,而隆起型台阶畸形在关节活动时则会磨损对应的关节面,最终导致骨关节炎。因此,关节内骨折复位要尽量避免遗留隆起型台阶畸形,以避免患肢持续被动活动时磨损与骨折对应的关节面。Schatzker报道证实当隆起型台阶畸形的高度为关节软骨厚度的1倍时,关节软骨还可修复,达到2倍时,骨折处软骨下骨质将会裸露。因此,关节软骨全层损伤遗留隆起型台阶畸形的高度最多不得超过关节软骨厚度的2倍。有其他学者认为,胫骨平台骨折台阶畸形手术修复适应证为:① 非裸区移位>8 mm、裸区移位>5 mm的隆起型台阶畸形。② 移位>10 mm、塌陷面积占平台面积1/3以上的凹陷型台阶畸形(如为裸区塌陷则适应证适当放宽)。③ 移位>5 mm、膝内翻或外翻畸形>5°的单侧平台整体或大部分骨折塌陷。④ 单侧胫股关节对应关系不佳,处于半脱位状态。

2. **截骨矫形术**　截骨矫形术适用于伴有膝关节内外翻或股胫关节对应关系改变导致创伤性关节炎的胫骨平台骨折畸形愈合患者。胫骨高位截骨术是畸形愈合矫形术最常用的手术方法,适用于年轻患者。目前该方法可在计算机导航辅助技术支持下进行,可达到非常满意的效果。但过度纠正力线也会导致手术早期失败或关节面倾斜。

(1)胫骨近端闭合截骨术:胫骨近端闭合截骨术切口位于膝关节外侧中部,弧形向下,止于腓骨头远端,显露并截除与拟截骨楔形底面等长的腓骨,注意保护腓总神经,剥离显露胫骨外侧髁。在胫骨平台关节面下方1 cm处平行关节面置入2 mm克氏针。在克氏针下方避开上胫腓关节联合,由前外向后打入槽形刀,安装截骨导向器,将第二根克氏针与第一根克氏针平行打入导向器孔内,按术前计划测量楔形骨块底边长度,并在其下方斜行打入第三根克氏针。去除槽形刀和截骨导向器,沿槽形刀路径植入接骨板并紧贴胫骨外侧皮质。沿第二和第三根克氏针方向截除楔形骨块,用细克氏针钻孔折断对侧薄层骨皮质,以保证对侧骨膜和软组织袖的完整。轻轻折断对侧骨皮质使截骨面合拢,将2根骨皮质螺钉斜行拧入远端骨块内,穿出对侧皮质并固定。

（2）胫骨近端张开截骨术:胫骨近端张开截骨术是在胫骨近端内侧做一个短弧形切口,自胫骨结节内侧延伸至关节线附近。平行髌腱内缘和内侧副韧带前缘切开筋膜。保护内侧副韧带纤维,有限剥离胫骨近端骨膜。X线监视下由内向外打入2根克氏针标记截骨平面,直至恰好位于胫骨外侧皮质水平。使用摆锯截骨,截骨面呈斜行,止于上胫腓关节,然后在胫骨结节后方与第一个截骨平面成角截骨。在双侧截骨面间插入撑开器使截骨面逐渐张开至拟矫正角度。选择合适的胫骨近端锁定接骨板并放置于胫骨前内侧,在截骨间隙放入骨替代材料或自体骨松质粒并嵌实,向后外侧钻孔后拧入锁定螺钉并与接骨板锁定固定。

胫骨近端闭合截骨术作为首选治疗方法已沿用多年,其优点在于较低的并发症发生率及较高的愈合率,同时可增加稳定性;缺点主要是引起下肢短缩和腓总神经损伤。同时,创伤后畸形患者多已有一定程度的肢体缩短,闭合截骨会增加肢体短缩,所以目前只在特殊情况下才会选用。胫骨近端张开截骨术不需截断腓骨,无神经损伤风险,同时增加了内侧副韧带的稳定性;缺点在于可增加髌股关节应力,引起医源性关节内骨折、骨延迟愈合及骨不连等。有多项研究比较了闭合型截骨术与张开型截骨术的疗效。在术后力线改变方面,Hoell等发现闭合型截骨术与张开型截骨术没有差异。在固定强度方面,有研究证实闭合型截骨术与张开型截骨术之间无差异。在矫正精确性方面,Brouwer等认为闭合型截骨术具有更精确的矫正效果;而Gaasbeek、Magyar等认为张开型截骨术的精确性更高。Luites等发现闭合型截骨术与张开型截骨术在稳定性上没有差异,但在精确性上张开型截骨术优于闭合型截骨术,因此推荐采用张开型截骨术。另有研究发现闭合型截骨术后PTS减小,而张开型截骨术后PTS则增大。针对不同的畸形情况,选择张开型截骨术抑或闭合型截骨术取决于多方面因素,如医师对某一类截骨手术的偏好和熟练程度、畸形的类型、并发症的考量、固定稳定性和精确性的因素等。

（3）单髁截骨术(经关节截骨术):单侧平台干骺端截骨术适用于内侧或外侧平台单侧倾斜所致膝内翻(图6-59A)、外翻畸形及骨性不稳定。手术取患者膝前内侧或前外侧切口,自干骺端截骨至胫骨髁间下方,整体撬拨上抬内侧或外侧平台并矫正畸形,取修整好的楔形自体髂骨块植骨支撑,而后用接骨板内固定(图6-59B)。

（4）关节软骨下截骨术(关节内截骨术):关节内软骨下截骨术适用于中央部塌陷而边缘并未塌陷(即原始骨折为0柱骨折)的胫骨平台骨折畸形愈合,但不适用于胫骨高位截骨术病例。对Schatzker Ⅱ型、Ⅲ型胫骨平台骨折畸形愈合,可采用膝外侧切口;对Ⅳ型胫骨平台骨折畸形愈合,可采用膝内侧切口;对Ⅴ型胫骨平台骨折畸形愈合,可视情况选择内侧或外侧切口。直视下用锐利骨刀在塌陷关节软骨下约2 mm处开窗,顶起塌陷的关节软骨,缺损区行髂骨植骨,先用骨松质往里打压填塞,再用块状带骨皮质的髂骨块填塞在骨松质下面并压实,然后用支撑接骨板、螺钉坚强固定。对胫骨平台不是整体塌陷、侧后方并未塌陷或

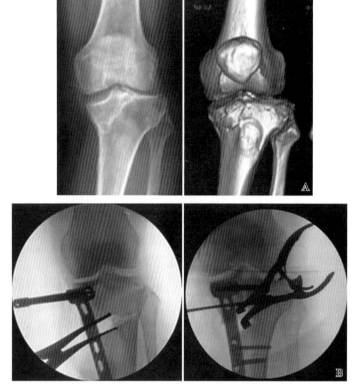

图6-59　经关节截骨治疗胫骨平台骨折畸形愈合

A. 术前X线片及CT三维重建影像显示左胫骨平台骨折内翻畸形愈合；B. 术中透视影像显示经关节截骨、矫形与固定

有边缘骨赘形成的胫骨平台骨折畸形愈合患者，采用胫骨高位截骨、整体顶复的方法并不能恢复关节平整；对Schatzker Ⅲ型胫骨平台骨折畸形愈合患者，开窗顶起关节面的方法也非常困难，因为畸形愈合后软骨下骨质因压缩塌陷变得非常坚硬，开窗也很难顶起，很容易造成关节面新的损伤。此外，软骨下截骨术截出的骨质较薄，很容易塑形并恢复关节面平整，这是该术式最大的优点。如图6-60所示，胫骨平台后外侧髁塌陷畸形愈合后通过经关节截骨得以矫正的病例。患者为49岁男性，夜间骑电动自行车侧翻损伤，致左侧胫骨平台闭合性骨折，急诊切开复位钢板内固定，2年后骨折愈合去除内固定，但患者主诉上下楼梯左下肢独立负重活动时步态不稳伴疼痛，影响日常生活和工作。门诊体检发现左膝屈曲位外翻不稳定。膝关节正侧位X线片上可见胫骨平台后外侧关节面下陷（图6-60A）。左膝CT三维重建影像显示左胫骨平台后侧半下陷（图6-60B）。遂经后外侧倒L切口，显露、游离腓总神经，用橡皮条牵开保护之，钝性分离腓肠肌外侧头，向内侧牵开，骨膜外显露胫骨近端，打开后侧关节囊，在外侧半月板下显露下陷的关节面，自干骺端向胫骨髁间棘外侧截骨，撬起后外侧关节骨块，至关节面平整为止；在胫骨近端的后侧斜形放置塑形后的桡骨钢板，固定之，以维持截骨块的复位；用人工骨碎块填充截骨复位遗留的腔隙；外侧用一块直的钢板支撑固定（图6-60C）。术后经过顺利，由于术中检查证实内固定的即时稳定性很好，鼓励患者术后积极进行膝关节全范围活动，先部分负重，随着骨折愈合的进程逐渐增加负重，直至截骨处骨愈合再完全负重。截骨术后1年半之后，根据患者要求取出内固定。随访X线检查

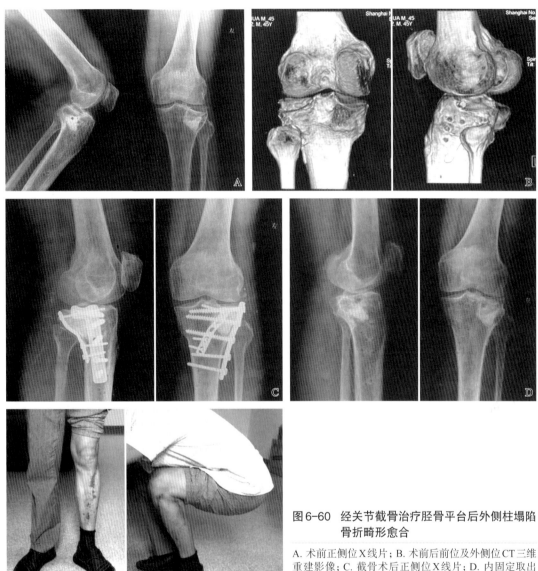

图6-60 经关节截骨治疗胫骨平台后外侧柱塌陷骨折畸形愈合

A. 术前正侧位X线片；B. 术前前后位及外侧位CT三维重建影像；C. 截骨术后正侧位X线片；D. 内固定取出后正侧位X线片；E. 随访照片显示膝关节活动功能

证实截骨已经愈合，矫形位置没有丢失（图6-60D），膝关节伸屈活动如常，屈曲负重时膝关节稳定，能正常上下楼梯（图6-60E）。本例术中采用后外侧倒L入路显露平台后外侧柱，可能由于手术中游离了腓总神经并牵开保护，术后发生粘连出现神经刺激症状，后来做了手术松解，神经刺激症状解除。如果采用后内侧倒L入路，一样能够处理后外侧柱，不涉及腓总神经就不会引发神经刺激症状给患者增加痛苦，这个教训值得谨记。

胫骨平台骨折畸形愈合晚期重建的优势在于可充分利用关节组织再生能力，恢复关节活动度，恢复关节面平整和关节稳定性，矫正肢体畸形。使一些以往认为没有希望的关节恢复令人满意的功能。关节重建术后近期可明显改善关节功能，提高关节活动度，矫正肢体畸形，增强关节稳定性，缓解疼痛；远期可防止或延缓骨性关节炎发生，恢复肢体解剖形态，修复骨缺损,维持骨量,为未来治疗提供方便。胫骨平台骨折畸形愈合手术难度大,治疗不能单一化,故术前需充分准备,了解患者期望,完善手术计划,选择最合适的治疗方案。

六、胫骨平台骨折的术后处理及并发症的预防

（一）术后处理

根据胫骨平台骨折手术治疗的术中所见及骨折固定的稳定程度决定术后治疗。手术结束时放置负压引流,用无菌敷料覆盖创口,以厚棉垫从足趾至腹股沟对整个下肢加压包扎,术后预防性应用抗生素,按照指南进行静脉栓塞症的预防。负压吸引至少持续24小时,一般维持至引流量很少。

下肢关节损伤的处理方法是早期运动和保护下负重。如果软组织损伤不严重,伤口闭合没有太大的张力,术后可以立即进行主动配合的被动运动。CPM已被证实对术后患者活动度提高没有帮助,要避免活动过程中在伤口形成过大张力。如果缝合处有明显的肿胀和张力存在,持续被动运动应延至术后48小时肿胀消退后进行。可去除厚重敷料,将肢体放置在铰链支具上逐渐增加运动范围。尽管早期活动开始有些疼痛,但是好处不言而喻。

术后应当早期开始理疗,辅助移动和步态训练,增加活动范围,保持肌力。出院患者2～3周内复查拆线,随后每个月随访,复查X线片。所有类型骨折,患肢术后至少6～8周内必须严格不负重,之后根据骨折愈合的进程逐渐增加患肢负重程度。但是,伤口一旦早期愈合,就应当更加有力地进行主动及主动辅助下的关节活动度练习。术后2周内膝关节屈曲应该达到90°,这一点很重要。

根据X线检查显示的骨折愈合情况,患肢通常在术后6～8周开始部分负重。对于高能量的V型和VI型损伤,患肢的不完全负重需推迟至术后10～12周进行。大多数患者可以在12～14周开始患肢完全负重。股四头肌和腘绳肌肌力训练应持续进行,并随活动需要而增加。

V型和VI型损伤,尤其是开放性骨折,在干骺端和骨干连接处可能有骨缺损或粉碎骨折片。该区域的骨折愈合可能会延迟,通常在术后8～10周就可以观察到骨折延期愈合的表现。如果有骨缺损,而骨折愈合无明显进展,就应该在开始增加负重之前早期植骨。只要软组织情况允许,就可以进行自体骨移植。

用组合式或环形细针外固定架固定胫骨平台骨折的患者应尽可能早地开始膝关节主动活动。某些情况下,支架贯穿腓骨和安置在胫骨内侧面的固定针在活动锻炼时会发生局部软组织撞击,这会引起疼痛,不利于患者主动伸屈活动。所以一经发现,就应当及早松解这些固定针周围的软组织,既减轻疼痛,又减少钉子周围皮肤的张力,避免发生局部组织坏死及随后的针道感染。一般来说,早期开始关节活动,疼痛往往比较轻,锻炼起来会比较容易。如果需要,可以逐渐调整支架以矫正力线及对骨折粉碎区域进行加压,使骨与骨之间的接触面增加,形成一个更稳定的骨折构型。随着骨折愈合的进展,这些支架可以允许完全、无限

制的负重。如果支架动力化后患者疼痛增加或X线可见有细微变化，往往提示骨折尚未完全愈合。如果出现这种情况，需要重新加固支架，以保持骨折的稳定性，以期骨折进一步愈合，必要时可考虑局部植骨，以促进骨折愈合。

（二）并发症的预防

基于上述观念，胫骨平台骨折的治疗效果大为改善。术前计划中的新观念、微创的暴露方法、微创的内植物放置方法、微创的手术技术（如关节镜辅助下重建、细张力固定针的组合式外固定架的使用）都能降低并发症的发生率，提高这类损伤的治疗效果。但了解这些并发症及其正确处理方法同前面所述的观点一样重要。尽管胫骨平台骨折的诊断和治疗已大为改善，但是并发症仍然会发生。

如果需要通过受伤的软组织做手术切口，其手术时机需慎重选择，因为时机不当加上术中广泛剥离软组织，容易导致伤口皮肤软组织坏死和感染。通过仔细评估软组织损伤的情况延期手术、限制皮瓣掀起的范围、骨膜外显露骨折块、减少骨折处软组织剥离等方法能够降低组织坏死的风险。仔细阅读术前CT检查的影像资料能够帮助设计骨折部位的手术切口。使用外固定架、股骨撑开器或大号经皮复位钳、经皮置入空心螺钉等间接复位技术能够减少对软组织的额外手术损伤。

伤口皮肤软组织一旦发生坏死，即使看起来表浅，也应立即进行手术处理。必须进行清创冲洗清除所有失活的皮肤、肌肉和碎骨，只有确保伤口闭合后无张力存在，才能立即闭合伤口，留置负压吸引。

如果出现深部脓肿，应尽早敞开伤口，进行清创冲洗，可以用VSD闭合创面。如果处理后创面肉芽新鲜、细菌培养确认为阴性，可以二期植皮或直接缝合关闭伤口。遇软组织缺损创面比较大的病例，多数可以通过带蒂转移腓肠肌外侧头或内侧头肌皮瓣进行修复，少数患者需要进行吻合血管的游离组织瓣移植来覆盖创面。

应当保持骨折的固定使其稳定。如果内固定物明显松动或固定不充分，应当去除后更换跨关节外固定架固定。固定失效合并伤口溃烂和感染通常是严重的并发症，最终会导致继发性膝关节强直。关节内感染合并不稳会迅速导致软骨溶解，关节破坏。

因胫骨平台主要由骨松质构成，周围有软组织附着，具有良好的血液供给及成骨能力，骨折容易愈合，但是如果患肢过早负重导致胫骨内髁或外髁的塌陷，或者本来内固定就不牢靠，或者粉碎骨折有缺损、有未充分植骨等不利情况则会造成畸形愈合。

无菌性不愈合也可发生，尤其是在高能量的Schatzker V型、Ⅵ型骨折中，通常会发生在干骺端和骨干连接处。前面已经提到，这种损伤一旦有明显的骨缺损，应该进行植骨。某些情况下，需要重新固定。如果因为大的关节骨块移位导致关节复位丢失，要尽可能考虑重新固定，尤其是移位引起关节不稳时，因为晚期调整将非常困难。畸形愈合可以与迟发关节塌陷、干骺端-骨干连接处畸形一同发生。如果力线改变，需要截骨恢复正常力线。如果老年患者发生关节面畸形愈合，关节内截骨、经关节截骨或全膝关节置换都是补救措施。

胫骨平台骨折后创伤性关节炎的发生率仍不十分清楚。但已有多位学者证实，力线不良、关节不稳定及结构性关节面缺损可导致创伤后关节炎。青壮年骨折后出现退行性关节炎,并不是人工全膝关节置换的理想适应证。尽一切可能避免关节融合或人工关节置换术。在决定是否手术治疗时,年龄、膝关节活动范围及是否有感染等因素起着重要作用。

严重的骨折或术后没有立即进行早期关节活动会发生关节纤维化。这种难治的并发症,是由伸膝装置受损、原始创伤致关节面受损以及为内固定手术而做的软组织暴露所致。术后的制动使上述因素进一步恶化。稳固的内固定及早期主动配合的被动训练是预防此并发症的关键。

七、预后及疗效

低能量创伤所造成的胫骨平台骨折(41B1.1,41B2,41C1.1)的手术疗效很好。使用有限内固定,遵循正确的原则,包括透视下复位,可以改善临床结果。然而,对于使用了双切口双钢板治疗的高能量双髁胫骨平台骨折,骨折不愈合以及深部感染的并发症仍然很常见。近年由于对骨折三维形态学、损伤机制及固定理念的提高,内固定失败概率较传统大幅下降。一项95例复杂胫骨平台的随访研究中,按照新的固定理念,这组患者未发现内固定的失效。不少有关疗效的报道都强调了维持半月板、韧带结构的稳定性,以及骨折对线的重要性。超过7年的随访结果显示,切除半月板、关节面对位不平整或内翻畸形,远期发生关节退变的可能性有所增加,然而膝关节的稳定性是决定长期预后的最重要因素。

(罗从风　谢雪涛　朱　奕)

参·考·文·献

[1] Ruth J T. Fractures of the tibial plateau[J]. The American Journal of Knee Surgery, 2001, 14(2): 125-128.

[2] Stevens D G, Beharry R, McKee M D, et al. The long-term functional outcome of operatively treated tibial plateau fractures[J]. Journal of Orthopaedic Trauma, 2001, 15(5): 312-320.

[3] Shepherd L, Abdollahi K, Lee J, et al. The prevalence of soft tissue injuries in nonoperative tibial plateau fractures as determined by magnetic resonance imaging[J]. Journal of Orthopaedic Trauma, 2002, 16(9): 628-631.

[4] Krieg J C. Proximal tibial fracture: current treatment, results, and problems[J]. Injury, 2003, 34 (Suppl 1): A2-A10.

[5] Ricci W M, Rudzki J R, Borrelli J. Treatment of complex proximal tibia fractures with the less invasive skeletal stabilization system[J]. Journal of Orthopaedic Trauma, 2004, 18(8): 521-527.

[6] Carlson D A. Posterior bicondylar tibial plateau fractures[J]. Journal of Orthopaedic Trauma, 2005, 19 (2): 73-78.

[7] Luo C F, Jiang R, Hu C F, et al. Medial double-plating for fracture dislocations involving the proximal tibia [J]. The Knee, 2006, 13(5): 389-394.

[8] Kendoff D, Pearle A, Hüfner T, et al. First clinical results and consequences of intraoperative three-dimensional imaging at tibial plateau fractures[J]. The Journal of Trauma, 2007, 63(1): 239-244.

[9] Rademakers M, Kerkhoffs G M, Sierevelt I N, et al. Operative treatment of 109 tibial plateau fractures:

five-to 27−year follow-up results［J］. Journal of Orthopaedic Trauma, 2007, 21(1): 5−10.

［10］ El-Azab H, Halawa A, Anetzberger H, et al. The effect of closed-and open-wedge high tibial osteotomy on tibial slope: a retrospective radiological review of 120 cases［J］. Journal of Bone & Joint Surgery, 2008, 90(9): 1193−1197.

［11］ Weil Y A, Gardner M J, Boraiah S B, et al. Posteromedial supine approach for reduction and fixation of medial and bicondylar tibial plateau fractures［J］. Journal of Orthopaedic Trauma, 2008, 22(5): 357−362.

［12］ Frosch K H, Balcarek P, Walde T, et al. A new posterolateral approach without fibula osteotomy for the treatment of tibial plateau fractures［J］. Journal of Orthopaedic Trauma, 2010. 24(8): 515−520.

［13］ Luo C F, Sun H, Zhang B. Three column fixation for complex tibial plateau fractures［J］. Journal of Orthopaedic Trauma, 2010, 24(1): 683−692.

［14］ Zhang Y. Fractures of the Tibia/Fibula. In: Clinical Epidemiology of Orthopedic Trauma［M］. Stuttgard: Thieme, 2012: 213−218.

［15］ Heidari N, Lidder S, Grecheng W, et al. The risk of injury to the anterior tibial artery in the posterolateral approach to the tibia plateau: a cadaver study［J］. Journal of Orthopaedic Trauma, 2013, 27(4): 221−225.

［16］ Sun H, Luo CF, Yang G, et al. Anatomical evaluation of the modified posterolateral approach for posterolateral tibial plateau fracture［J］. European Journal of Orthopaedic Surgery & Traumatology, 2013, 23(7): 809−818.

［17］ Ruffolo M R, Gettys F K, Montijo H E, et al. Complications of high-energy bicondylar tibial plateau fractures treated with dual plating through 2 incisions［J］. Journal of Orthopaedic Trauma, 2015, 29(2): 85−90.

［18］ Qiu W J, Zhan Y, Sun H, et al. A posterior reversed L-shaped approach for the tibial plateau fractures-A prospective study of complications (95 cases)［J］. Injury, 2015, (8): 1613−1618.

［19］ Xie X, Zhan Y, Wang Y K, et al. Comparative analysis of mechanism-associated 3−dimensional tibial plateau fracture patterns［J］. The Journal of Bone and Joint Surgery, 2020, 102(5): 410−418.

第七章
Pilon骨 折

一、概述、损伤机制与骨折分型

（一）概述

1911年法国放射学家Destot因胫骨远侧干骺端形状像药剂师的杵棒（pilon），首先将其描述为"tibial pilon"，于是有了"胫骨Pilon骨折"这个术语。1950年，另一位法国学者Bonin用tibial plafond（天花板）来描述胫骨远侧水平的关节面，因而胫骨Pilon骨折又称为Plafond骨折。

Pilon骨折是指累及关节面的胫骨远端骨折，关节面粉碎或压缩，可伴有内踝、外踝和后踝骨折（图7-1）。Pilon骨折常合并腓骨下段骨折（75%～85%）和严重软组织挫伤。Rockwood等认为Pilon骨折应包括：① 踝关节和胫骨远端的干骺端骨折，通常伴有踝关节的关节面粉碎性骨折。② 内踝骨折。③ 胫骨前缘骨折。④ 胫骨后面横行骨折。

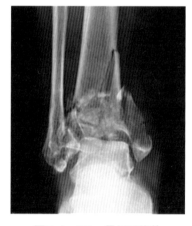

图7-1　Pilon骨折X线片

显示胫骨远端爆裂骨折，关节面塌陷

Pilon骨折占胫骨骨折的3%～10%，全身骨折的1%，其中10%～30%为开放性骨折，因其复杂性而备受关注。而且胫骨远端血供差、软组织薄弱等因素导致术后并发症多、致残率高。

（二）损伤机制

胫骨轴向暴力或下肢的扭转暴力是造成胫骨远端骨折的主要原因。损伤的机制不同，所导致的骨折的预后亦不同。引起Pilon骨折的轴向作用力是高能量暴力，造成关节面内陷、破碎、分离，干骺端骨折粉碎，多为开放性骨折或者伴有严重软组织损伤的闭合性骨折，大部分病例同时有腓骨骨折，主要见于高处坠落、车祸。随着交通运输业等的发展，高能量损伤造成的胫骨远端关节内爆裂性骨折越来越常见，其术后并发症多，伤残率高，临床治疗上仍是一个难题，亦是本章节讨论的重点。低能量的扭转暴力造成的胫骨远端骨折多呈螺旋形，关节面破坏较轻，干骺端粉碎性骨折较少，软组织损伤较小，不一定发生腓骨骨折，多见于滑雪或绊脚前摔,预后较好。

（三）骨折分型

骨折分类的主要目的在于如何用它来指导治疗及提示预后情况。1969年,Ruedi 和 Augower 根据关节面和干骺端的移位及粉碎程度,将 Pilon 骨折分为3型(图7-2):Ⅰ型,经关节面的胫骨远端骨折,移位较小;Ⅱ型,关节面明显移位,但粉碎程度较小;Ⅲ型,关节面移位及粉碎程度较严重。这种分型的特点在于强调关节面的损伤程度。

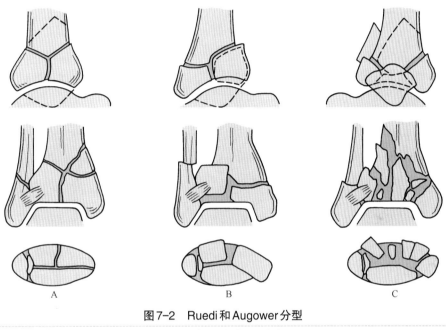

图7-2　Ruedi 和 Augower 分型

A. Ⅰ型;B. Ⅱ型;C. Ⅲ型

AO/OTA 分类系统比较全面,能揭示预后情况,临床应用比较广泛,缺点是比较复杂。其把胫骨远端骨折分为3型:关节外骨折、部分关节内骨折和关节内骨折。

A 型骨折:胫骨远端的关节外骨折,根据干骺端情况再分为 A1、A2 和 A3 3个亚型(图7-3)。

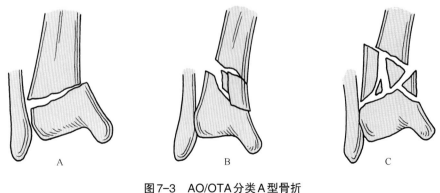

图7-3　AO/OTA 分类 A 型骨折

A. A1型;B. A2型;C. A3型

B 型骨折：部分关节内骨折，一部分关节面仍与胫骨干相连。根据关节面撞击和粉碎情况再分为 B1、B2 和 B3 3 个亚型（图 7-4）。

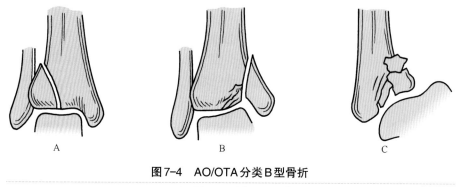

图 7-4　AO/OTA 分类 B 型骨折

A. B1 型；B. B2 型；C. B3 型

C 型骨折：累及关节面的干骺端完全骨折。根据干骺端和关节面的粉碎程度再分为 C1、C2 和 C3 3 个亚型（图 7-5）。

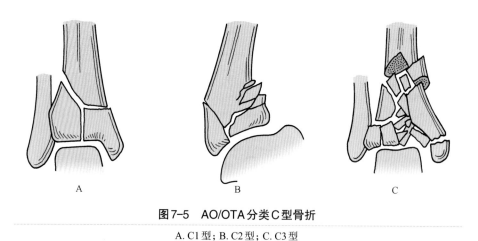

图 7-5　AO/OTA 分类 C 型骨折

A. C1 型；B. C2 型；C. C3 型

这里面提到的 B3 和 C1、C2、C3 几个亚型都属 Pilon 骨折。

二、临床表现与诊断

（一）病史

通过询问病史，判断究竟是低能量损伤还是高能量损伤，是开放性骨折还是闭合性骨折，是否有大范围皮下血肿。此外，还需关注患者个人史及既往病史，包括吸烟史、糖尿病史、周围动脉疾病史、肿瘤病史、类固醇药物治疗史等。对目前进行治疗的药物需要知道配伍禁忌,既往重大手术病史也需要详细询问。

(二)体格检查

需要同时关注两个方面,即全身情况和局部的症状和体征。全身情况在高能量损伤导致的 Pilon 骨折患者中尤其重要,特别要关注其他脏器的损伤和多处骨折。局部症状主要为外伤后踝部肿胀、畸形、疼痛,重点关注局部血运情况,肿胀和张力性水疱提示局部软组织损伤严重。同时注意外固定装置如石膏、夹板对于软组织的压迫情况。骨筋膜室综合征有时为隐匿性,但并不少见,需要警惕。

(三)影像学检查

1. X 线检查 踝关节正侧位拍片是必需的检查,最好加拍旋转斜位片。摄片应包含膝、踝关节,以便整体观察力线和发现近端骨折。骨牵引复位或外支架固定者,进行至少一次的床边摄片,明确骨折复位的效果和骨折的即时对线对位情况,用以指导手术方案的制订。正侧位 X 线检查可以获得骨折的总体移位以及严重程度,对治疗提供直观的依据。外旋斜位像能够很好地显示胫骨前内侧和后外侧关节面的骨折情况。X 线检查可以直观、快速地反映骨折情况,可惜不能准确描述骨折线走向以及关节面塌陷及移位情况。

2. CT 扫描 CT 扫描可以弥补 X 线检查的不足,更能细致地呈现骨折的状态、骨折块的数量以及骨块之间的相对关系(图 7-6)。如果软组织肿胀明显,或为开放性骨折,则应先用外固定架进行跨关节外固定,再进行 CT 检查,据此制订手术计划、确定手术时机。读片时注意对前外侧骨块(Tillaux-Chaput)、后外侧骨块(Volkmann)、内侧骨块 3 个基本骨块,以及中央 Die-punch 骨块分别进行描述。

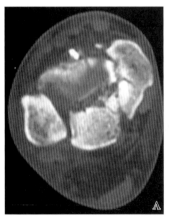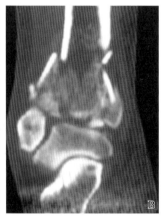

图 7-6 CT 扫描

A. 横断面; B. 冠状面

3. CT 三维重建 CT 三维重建能够很好地显示骨折的形态、骨折块的数量以及移位的程度,矢状位和冠状位重建图像能够显示出事实上更为复杂的骨折情况。3D 重建图像有助于理解损伤机制,对复杂 Pilon 骨折做出准确的诊断和分型,为制订手术方案提供依据。

三、治　疗

(一) 治疗原则

Pilon骨折治疗的最终目的是获得关节的解剖复位, 恢复力线, 维持关节稳定, 达到骨折愈合和重获无痛的负重和活动, 同时避免感染和伤口并发症。

从这个角度出发, 保守治疗的作用是极其有限的。临床上, 石膏外固定、跟骨牵引等保守治疗方法主要用于治疗骨折移位不明显或关节囊保持完整的 Ruedi 和 Augower 分型 Ⅰ 型骨折及骨折严重粉碎而关节面解剖正常的病例, 以及全身情况差难以耐受手术的患者; 保守治疗不适合于 Ⅱ 型和 Ⅲ 型骨折, 因为其不能恢复关节面的平整, 外固定时间长, 容易出现畸形愈合和关节僵硬。

如前所述, Pilon骨折多为高能量损伤, 伤情复杂、严重, 加上患者对预后要求高, 手术治疗因此成为 Pilon 骨折的主要治疗方案。术前要有周详的计划, 在制订治疗计划的时候得考虑诸多因素: 受伤机制究竟是高能量损伤还是低能量损伤, 这些通常与骨骼和软组织的损伤程度息息相关, 直接决定了手术时机和手术方式的选择; 进行包括CT在内的影像学检查发现未知的损伤, 准确判断骨折的类型和严重程度, 帮助设计手术切口; 关注胫骨干和足部的其他骨折, 以及闭合型骨折病例的软组织损伤情况, 做出包括分期手术治疗在内的个体化治疗选择。切开复位内固定的手术步骤包括: ① 恢复腓骨长度并做内固定。② 重建胫骨远端关节面。③ 干骺端骨缺损的松质植骨(支撑关节面、填补空缺、刺激成骨、促进骨折愈合)。④ 胫骨内侧支持钢板固定, 早期功能锻炼, 晚负重。Ruedi 报道的病例优良率达 85% ~ 90%, 认为达到远期满意疗效的关键是关节面解剖复位和坚强内固定。

(二) 手术治疗的适应证

- 关节面台阶>2 mm。
- 外翻成角>5°。
- 任何内翻成角。
- 开放性骨折。
- 骨筋膜室综合征。
- 血管损伤。
- 多发伤。

(三) 术前准备

完善术前检查, 尤其是肝肾损害、心脏疾患、血糖血压异常, 排除手术禁忌证, 评估麻醉风险, 制订手术方案, 和患者沟通手术方式、交代风险及预后并取得知情同意。

备齐手术所需要的器械和工具: 手术器械, 包括可透视的手术床、术中影像监测设备(如C形臂X线机)、各种骨折复位工具、骨折撑开器、Schanz钉、克氏针等; 骨折固定的内植物,包括空心拉力螺钉、前方L形钢板、内侧解剖接骨板以及必要的辅助钢板(1/3管形板),腓骨远端解剖板。必要时准备髂骨区或者用于植骨的人工骨材料以及气压止血带。

手术野消毒时通过轻微力量的手法牵引维持患肢位置,以免导致或加重骨折端畸形。消毒区域从大腿中部到脚趾,使用适当的抗菌剂,确保消毒溶液不渗入止血带下方。

(四)应用解剖

外科解剖犹如作战的地图,是手术治疗 Pilon 骨折的必备知识。由浅入深包括神经血管(图7-7):腓浅神经、腓深神经、胫前血管、胫后血管;肌肉(图7-8):胫骨前肌、腓骨长短肌、腓肠肌、比目鱼肌、踇长屈肌、趾长屈肌;韧带与骨性结构(图7-9):伸肌支持带、三角韧带、

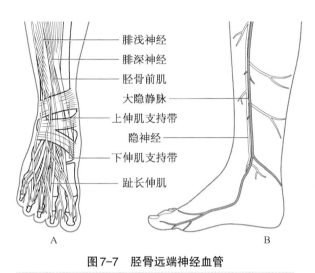

图7-7　胫骨远端神经血管

A.前面;B.内侧面

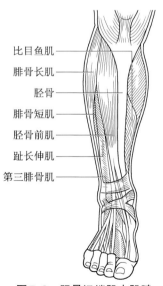

图7-8　胫骨远端肌肉肌腱

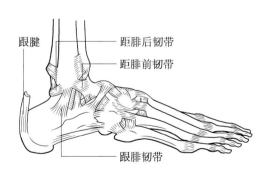

图7-9　胫骨远端骨骼与韧带

下胫腓联合韧带、跟腓韧带、距腓韧带；骨性结构：胫骨远端、腓骨远端、距骨。胫骨远端前内侧面形成明显凹面，每个患者的胫骨内侧面形状相对一致，有利于解剖钢板制作。前内侧没有血管通过，远端容易骨折不愈合。

（五）手术入路

显露胫骨远端骨折的手术入路很多，临床上常用的基本入路有6种：前内侧入路、前外侧入路、后外侧入路、后内侧入路、内侧入路和外侧入路（图7-10）。原则上需根据要暴露的不同位置选择骨块与之相应的入路或是几个入路的联合应用；推荐得最多的是后外侧和前内侧入路，也是pilon骨折常用的手术入路。

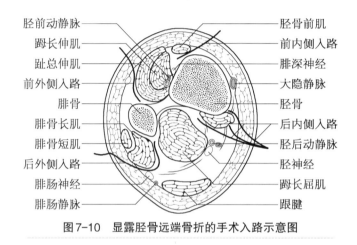

图7-10　显露胫骨远端骨折的手术入路示意图

1. 前内侧入路　皮肤切口的近端位于胫前肌与胫骨嵴之间，沿胫骨嵴外侧约1 cm处切开，向远端延伸至关节面水平时转向内侧至内踝尖部。自内踝尖以远1.5 cm处弧形弯向前内侧，经胫距关节中分点贴胫前肌腱向胫骨近端皮下组织延伸（图7-11）。此入路适用于处理位于前内侧的主要骨折块，骨折向后成角的Pilon骨折。此入路无重要血管神经经过，可以直达骨折部位，但是容易发生切口并发症，如内植物激惹软组织，甚至皮肤坏死致内植物外露。

2. 前外侧入路　以Chaput结节为切口中心，分别向远近两端延伸，远端平行于第四跖骨，近端沿腓骨前侧走行，由趾长伸肌外侧进入（图7-12）。适用于骨折角<90°以及主要骨折块位于前外和中间的外翻骨折，可以在直视下显露腓骨的下胫腓前联合附着端和内侧Tillaux-Chaput骨块；不适用于内侧粉碎压缩的骨块和明确的内踝骨折。此入路有损伤腓浅神经的可能，需要注意保护，切口并发症相对较小。

3. 后外侧切口　该切口起自跟腱外缘和腓骨后外侧缘之间的中线，向近端延伸至钢板固定所需位置。切开深筋膜之后，由腓骨长短肌与姆长屈肌间进入（图7-13），根据骨折位置和内固定方式选取不同切口长度。后外侧入路主要适用于后方骨折和前侧软组织损伤不能选择前侧入路的Pilon骨折患者，只需一个切口即可同时复位固定腓骨和胫骨骨折。通过

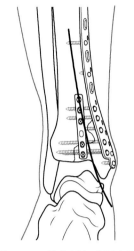

图 7-11　前内侧入路示意图

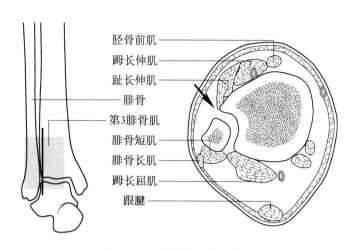

图 7-12　前外侧入路示意图

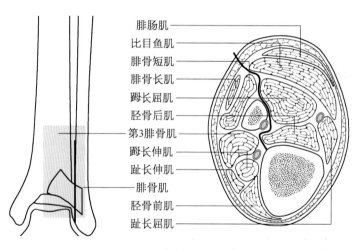

图 7-13　后外侧入路示意图

此入路固定偏内侧骨块较为困难。

4. 后内侧切口　切口位于跟腱内侧缘进入,于踝管与跟腱间隙分离进入(图7-14A),经踇长屈肌与胫骨后肌间隙显露胫骨后方骨折断端(图7-14B)。后内侧入路不常用于Pilon骨折的治疗,仅可处理后Pilon骨折伴有较大后内侧骨块的病例。因有踝管阻隔,后内侧入路不能有效地暴露术野,同时该入路也无法处理腓骨损伤。

5. 改良后内侧切口　改良后侧入路可暴露整个后侧Pilon骨折,同时暴露内、外侧柱,无须过度牵拉软组织。切口位于跟腱和内踝之间(图7-15A),向两侧切开皮肤游离皮瓣,显露深筋膜(图7-15B),纵行切开后牵开,以显露位于其深面的踇长屈肌腱和胫神经(图7-15C),在两者之间解剖,将踇长屈肌腱牵向外侧,将胫后神经拉向内侧,到达胫骨后侧的表面(图7-15D)。此举可显露整个胫骨后侧干骺端、后踝关节囊、下胫腓后联合和踝关节内外

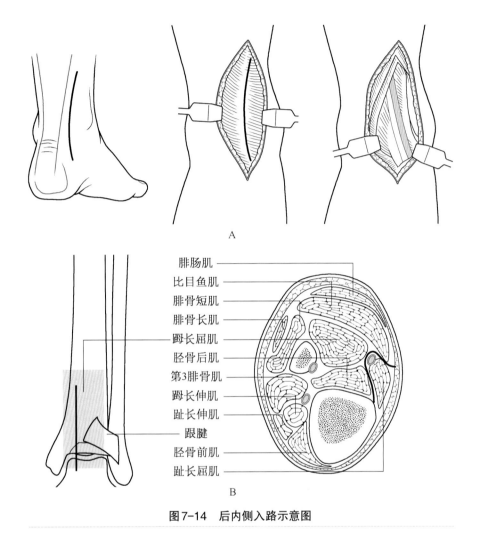

图7-14 后内侧入路示意图

侧关节面,最大限度地显露后侧骨块(图 7-15E),直视下复位骨折,安置内植物,完成内固定(图 7-15F)。切口和解剖向近侧延伸可以显露更高平面的胫骨后侧骨折,为其复位和固定提供方便(图 7-15G)。

6. 外侧切口 切口沿着腓骨前缘,可通过向腓骨后侧钝性分离放置腓骨钢板,也可通过骨间膜和前侧间室之间的间隙复位固定胫骨,注意避免损伤腓浅神经(图 7-16)。经此切口不容易显露内侧关节面,有时需在内侧做一个辅助切口。外侧入路的适应证和禁忌证基本与前外侧入路相同。

Pilon 骨折切开复位时手术入路的选择应当机动灵活,目的是简化手术且减少对软组织的损害。传统手术切口的体表位置往往比较固定,为了暴露骨折线,不可避免地需要剥离皮肤切口与主要骨折片之间的软组织(图 7-17A),使其血供遭受额外的破坏。有研究指出,在主要骨折线或主要骨块上方做皮肤切口,可以直接地暴露骨折块,减少对皮肤的干扰,保护骨折部位的血供。这需要在术前就根据 CT 扫描所显示的 Pilon 骨折的解剖特点进行设计,术中再用注射针头定位并透视确认无误。

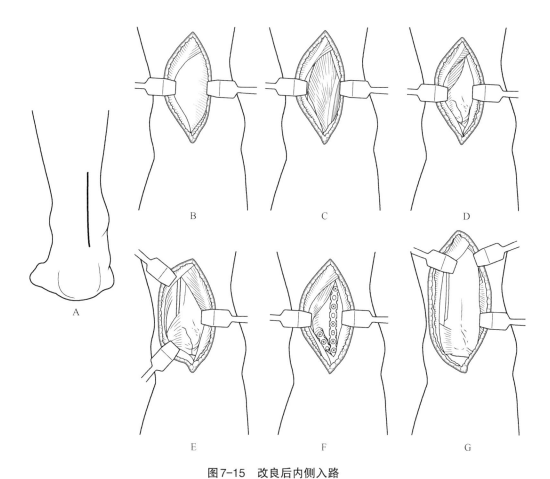

图7-15　改良后内侧入路

A. 切口标记；B. 显露深筋膜；C. 打开深筋膜后显露踇长屈肌腱和胫神经；D. 在踇长屈肌腱和胫神经之间显露胫骨后侧；E. 显露胫骨后方骨折；F. 复位后安置钢板固定骨折；G. 切口向近端延伸增加显露范围

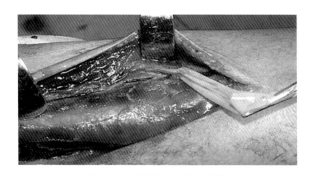

图7-16　外侧入路术中照片

显示用白色橡皮条牵引保护腓浅神经

（六）复位

1. 复位顺序　依据CT横断面扫描影像对骨折复位的顺序进行设计和实施。以前方直接切口为例，复位顺序依次为后踝、内踝、中央塌陷处、前侧、前外侧骨折块（图7-18）。

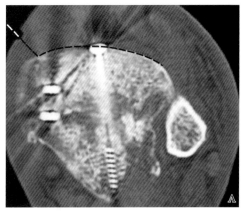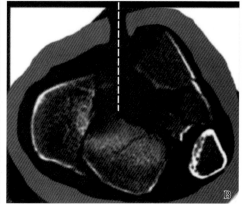

图 7-17　Pilon 骨折切开复位手术入路的选择示意图

A. 经内侧切口显露骨折区域（线条所示）需要剥离的软组织；B. 在主要骨折线或骨折块上方切开皮肤显露骨折更直接

首先复位后侧骨块的理由是该骨折块相对比较简单，容易做到解剖复位，可以用作后续骨折复位的参照物，由深而浅逐步复位为的是不影响手术视野，便于操作。

2. 复位技术

（1）牵引技术：Pilon 骨折系高能量损伤所致，关节面存在压缩，各种骨折块移位明显，缺乏正常的对位关系。通过牵引恢复骨骼长度，其间软组织韧带的牵拉可以使骨折块复位，同时为压缩骨块的复位留出空间。临床上手术中多使用骨折牵开器进行复位（图 7-19）。

（2）复位钳技术：使用各种复位钳夹，通过切开或经皮夹持骨块进行复位（图 7-20A），

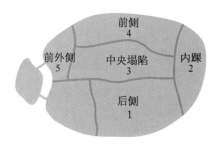

图 7-18　前方直接切口行 Pilon 骨折复位顺序示意图

数字表示复位步骤

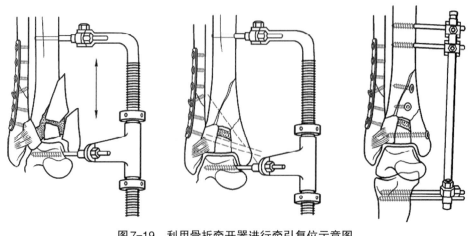

图 7-19　利用骨折牵开器进行牵引复位示意图

尤其适用于后方较大骨块的处理。用复位钳沿前后方向夹持胫骨后方移位骨块多可获得良好复位（图7-20B），从而避免额外从后侧切开复位。

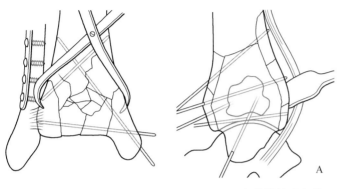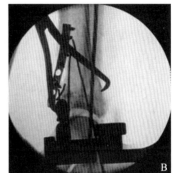

图7-20 复位钳技术复位

A.示意图；B.临床术中侧位透视影像

（3）克氏针复位及临时固定：Pilon骨折的骨折块通常为骨松质，骨折线斜行或者螺旋形不稳定，以笔者的经验，克氏针撬拨临时固定骨折块，可以起到损伤小、固定牢固以及易于变换等特点。我们用的克氏针直径通常为1.5 mm/2.0 mm，在一个手术中通常使用6 ~ 8根，甚至更多。

（4）开窗复位技术：Pilon骨折复杂，类型多变，但总是有迹可循。有研究发现，Pilon骨折的骨折块都可归结成6个基本骨块（图7-21A）。其间位于后方的3、5、6这3类骨折块，无法从前方入路直接暴露骨折进行复位，需要用骨折块2、4的间隙作为"窗口"来复位骨折（图7-21B）。如图7-22所示，胫骨远端关节面压缩（图7-22A），手术复位时撑开前方骨折线，形成窗口，就可以显露中间塌陷的关节面骨块，进行直接复位（图7-22B）。

（5）利用腓骨和完整的下胫腓韧带复位：下胫腓前韧带和后韧带附着在胫骨和腓

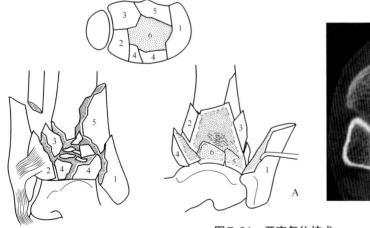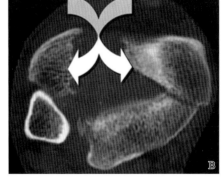

图7-21 开窗复位技术

A.图示Pilon骨折的6种基本骨块模式图；B.胫骨远端横截面CT扫描，箭头显示骨折块2、4作为"窗口"复位骨折的途径

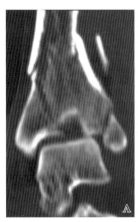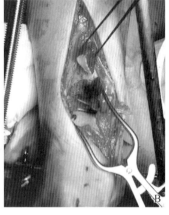

图 7-22　开窗技术复位的临床病例

A. 术前冠状面 CT 扫描显示胫骨关节面压缩塌陷；B. 术中照片显示
撑开前方骨折线开窗取出塌陷的关节面骨折块，以便复位

骨，Pilon 骨折累及下胫腓韧带时，有些骨片就连接在韧带上。胫骨远端粉碎性骨折时碎骨块的复位可能缺乏解剖标记，在这种情况下，就可以先复位固定腓骨，完整的下胫腓韧带就会将连于其上的胫骨碎块将其带到正常的解剖位置，实现复杂胫骨骨折的复位（图 7-23）。

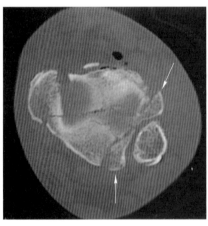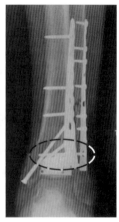

图 7-23　利用腓骨和完整的下胫腓韧带复位骨折

（6）复位钢板技术：复杂的胫骨远端骨折可能有多个大的骨折块（图 7-24A），同时复位这些骨块会有难度。可以使用复位钢板先将这些骨折块复位并固定，再整复到主骨上，完成骨折的复位和最终固定（图 7-24B）。这个方法的缺点是需要多用内植物，可能增加发生软组织并发症的风险。

（七）骨折固定

大多数病例首先固定腓骨。简单骨折用一枚拉力螺钉加压用 1/3 管状钢板保护进行固

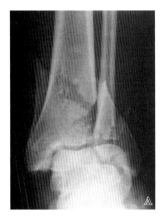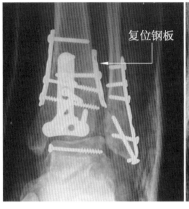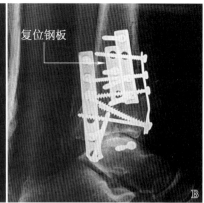

复位钢板 复位钢板

图 7-24 复位钢板技术

A. 术前 X 线片显示胫骨远端骨折有多个大骨块；B. 术后 X 线片显示复位钢板

定。复杂一点的骨折能够解剖复位的就用 3.5 有限接触的动力加压钢板，需要相对稳定固定者使用解剖型腓骨锁定加压钢板进行桥接固定。

固定胫骨的钢板必须能够发挥支撑作用并被放置于抵抗位移的最佳生物力学位置上。可以根据骨折的 CT 影像选择钢板安放的位置和固定方法。例如，对占 Pilon 骨折约 56% 的冠状位骨折，应将钢板置于前外侧，那样可以沿垂直骨折线的方向置入螺钉，获得的生物力学稳定性更强。如若不然，采用内侧钢板固定，螺钉拧入时容易进入骨折线，不仅不能获得稳定性，反而影响骨折愈合。临床上更多的是根据损伤类型来选择钢板的位置和固定方法。对于内翻损伤，支撑钢板放在内侧；外翻损伤，支撑钢板放在外侧。距骨有向前脱位倾向的，钢板放在前方；反之，放在后方。但是这些选择并不是绝对的，需要同时考虑软组织情况。

胫骨钢板的数目，一般控制在 1～2 块，其中一块是主力钢板。如图 7-25 所示，内翻损伤造成 C3 型 Pilon 骨折（图 7-25A），急诊行跨踝关节外支架固定，等待软组织情况改善，同时行 CT 扫描，横断面、冠状面和矢状面扫描影像显示胫骨关节面骨折粉碎（图 7-25B）。这些关节面骨折块复位后需要用排钉支撑，可以用多个 2.7 mm 或 3.5 mm 的螺丝钉采用 "竹筏技术（rafting technique）" 行排钉固定，胫骨远端用两块钢板固定，一块置于胫骨内侧，用以对抗内翻的应力；一块置于外侧作为主力钢板，与排钉共同支撑关节面（图 7-25C）一侧，建议选择竹筏技术的钢板，为支撑关节面，排钉可以单独置于软骨下骨，或者通过塑形支撑钢板的远端。在骨干端固定 8 层以上皮质（4 钉双皮质固定）。

辅助钢板选择容积相对较小的钢板，如 1/3 管形钢板、常规 T 形板、2.7 mm 或 3.5 mm 钢板。因为胫骨远端内侧皮肤最容易出现水疱、坏死和分解，故该位置最好用微创钢板和低曲度的钢板。

Pilon 骨折胫骨远端关节面的处理遵循关节内骨折的处理原则，必须解剖复位，用拉力螺钉加压固定。如果胫骨干骺端和腓骨是简单骨折也能解剖复位，就可以用非锁定的动力加压钢板固定，提供骨折愈合所需要的机械稳定性。但对于骨质疏松性骨折或胫骨干骺端明显粉碎骨折的患者，使用锁定钢板和螺钉进行桥接钢板固定的效果更好；当然，涉及关节

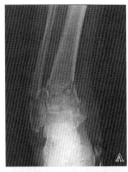

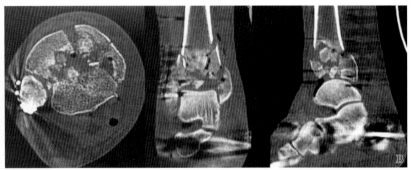

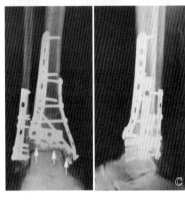

图7-25 排钉固定技术

A. 术前X线片；B. 术前横断面、冠状面和矢状面CT扫描影像；C. 术后正侧位X线片显示复位和固定情况,白色箭头指示排钉固定

面的骨端骨折仍需解剖复位和骨片间加压固定。这在许多高能量损伤造成的C形Pilon骨折中尤然,因为锁定钢板有很强的角稳定性,能有效维持固定骨片的机械稳定性；锁定钢板又是内支架,能为干骺端粉碎性骨折提供相对稳定的固定,直至骨折愈合。不过,不论使用哪种钢板,仍应安放在支撑的位置以获得最大的机械优势。

（八）高能量损伤与开放性骨折的处理

1. 伤情评估

（1）高能量损伤：评估的要点包括骨性结构的损伤和软组织损伤。由于损伤的能量比较高,骨折会非常复杂,经常伴随其他部位的损伤。闭合软组织损伤的Tscherne & Gotzen分级是重要的评价手段,分为4级。0级：没有或只有少量的软组织损伤；1级：表面擦伤伴皮肤、肌肉局部挫伤；2级：深部污染性擦伤伴皮肤肌肉局部挫伤；3级：皮肤广泛挫伤、挤压伤或肌肉损毁。肿胀是评价软组织损伤程度的一个重要指标,皮纹和骨性凸起的体表标志消失常提示中重度的肿胀。水疱是皮肤表皮层与真皮层交界处的裂伤,分成了2种：清亮水疱和血性水疱,血性水疱增加手术切口愈合不良的风险。闭合损伤需要警惕骨筋膜室综合征的发生,隐匿的损伤会造成后期屈趾挛缩。

（2）开放性骨折：完整的创伤评估要考虑出血、休克、神经血管损伤。局部情况的评估采用Gustilo-Anderson开放性骨折分类法。Ⅰ型,伤口<1 cm,清洁,骨折类型简单；Ⅱ型,皮肤撕裂伤,伤口>1 cm,周围组织没有或仅有轻微挫伤,中等污染,骨折中等粉碎；Ⅲ型,广泛皮肤软组织肌肉损伤,累及血管、神经,骨折粉碎。Ⅲ型损伤存在不同因素,Gustilo又据以分出3个亚型：ⅢA型，尽管软组织广泛撕裂或形成皮瓣，但骨折处尚有充足的软组织覆盖；ⅢB型，软组织广泛缺失，骨膜剥离，骨外露，治疗时需要软组织覆盖；ⅢC型，开放性骨折伴有需要修复的血管损伤。局部情况的评估要注意对血管神经情况进行反复评估（毛细血管回流情况、动脉搏动、痛觉和关节活动情况）。

开放性骨折很少出现骨筋膜室综合征，但是感染风险明显增高，同时随着损伤程度加重截肢比率也大大增高。

2. 早期处理

（1）高能量损伤：在急诊室，应当早期手法复位，将移位的骨折断端重新恢复至正常或接近原有解剖的位置，采用不同的方法将其固定在满意的位置，重新建立骨骼的支架作用（图7-26）。这对于降低软组织张力是非常有作用的。常用的临时固定方法有夹板和石膏，实施时要注意评估神经血管状态，必要时可选用外支架固定。

（2）开放性骨折：符合一般开放性骨折的处理策略，同时又具备自身特性。止血遵循阶梯原则，包扎和抬高肢体-加压包扎固定-止血带止血，注意严格监控止血带时间；程序化镇静和镇痛（procedural sedation and analgesia，PSA）；骨折石膏或夹板支具

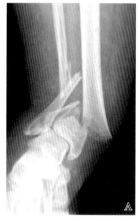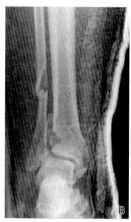

图7-26 高能量损伤 Pilon 骨折的早期处理

A. 伤后X线片显示胫腓骨远端骨折移位；B. 闭合复位石膏固定后X线片显示骨折复位满意

固定，注意评估神经血管状态；固定应超过骨折的上、下关节；按规定使用抗生素；破伤风被动免疫；做好术前准备，建议创伤骨科团队与显微外科团队协作处理。

3. 分期治疗策略

（1）高能量损伤：高能量损伤所导致的Pilon骨折，软组织损伤严重、肿胀明显、骨折粉碎往往不能立即行内固定术，主张行分期手术（图7-27）。各种原因导致治疗延误的开放性Pilon骨折，亦可分期处理。

处理步骤如下：

1）一期先行腓骨内固定（伤后24小时内，腓骨应解剖复位），同时超踝关节外固定支架维持解剖长度。

2）待软组织情况稳定后二期再行胫骨切开复位内固定（通常为7～14天）。利用肌腱、韧带及软组织的张力使骨折复位，在恢复肢体长度的同时，腓骨的固定亦可增强胫骨骨折端的稳定性。两步法由于避开了软组织水肿缺血期，使得软组织的并发症明显减少，改善了踝关节功能。

（2）开放性骨折：开放性Pilon骨折不仅存在胫骨远端骨干的分离与碎裂、累及踝关节面的损伤，还伴有严重的软组织损伤（图7-28）。

制订开放性Pilon骨折的治疗方案时必须保证损伤3个方面的平衡：① 骨折包括关节

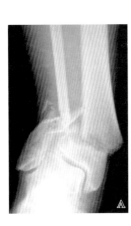
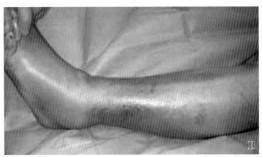
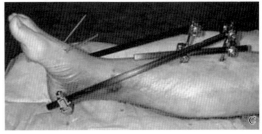

图 7-27 高能量 Pilon 骨折分期处理

A. 伤后 X 线片；B. 伤后大体照片显示软组织肿胀，皮肤有瘀斑；C. 跨踝关节外固定支架固定后照片显示肢体消肿出现皮肤皱纹

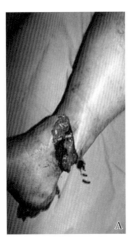
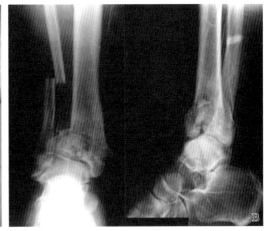

图 7-28 开放性 Pilon 骨折

A. 大体照片；B. 正侧位 X 线片

面、踝穴和骨干的顺列、成角畸形和肢体长度必须达到满意的复位。② 必须保护软组织避免进一步损伤，防止外科并发症。③ 必须注意保护骨折端及周围血运，使骨折尽快愈合。

因此，对于 Gustilo 分型的 Ⅰ 型开放伤，8 小时内清创，按闭合损伤进行治疗；对于 Ⅱ 型和 Ⅲ 型开放伤，彻底清创后，除非腓骨骨折处软组织条件欠佳或开放伤，都选择腓骨切开复位钢板螺钉内固定（图 7-29）。

急诊手术时，胫骨选择跨关节的外固定支架（图 7-30），目的是恢复胫骨的长度、力线和旋转排列，利用开放伤口进行简单的复位，可以应用克氏针临时固定，严禁植骨。无张力关

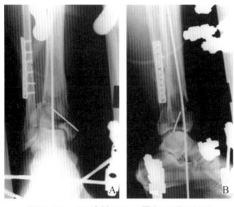

图 7-29　开放性 Pilon 骨折早期处理

A. 术后正位 X 线片显示腓骨解剖复位接骨板内固定；B. 术后侧位 X 线片显示胫骨骨折临时克氏针固定，跨踝关节外支架固定

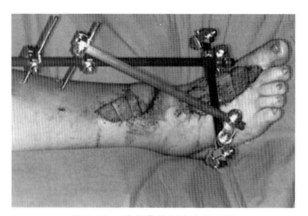

图 7-30　跨关节外固定支架固定

术后大体照片显示外固定支架的位置

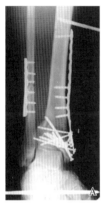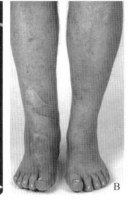

闭伤口，放置引流条。若存在大量软组织缺损，应用 VSD 覆盖引流。

跨关节的外固定支架通常不作为最终治疗方案。急诊术后 7 ～ 14 天，观察开放伤口无红肿渗出，可行皮瓣转移和骨折内固定术（图 7-31）。植骨首选自体髂骨，亦可选用同种异体骨或人工骨作为植骨材料或两种植骨材料混合应用。

图 7-31　开放性 Pilon 骨折的确定性治疗

A. 术后 X 线片显示胫骨内固定；B. 骨折愈合后肢体外观

四、并发症的处理及预后

（一）早期并发症

主要表现为伤口裂开、皮肤坏死、表浅或深部感染，原因在于伤口局部张力高、引流不充分、皮桥过窄或止血带超时。

处理的对策还是强调预防为主。严格控制手术时机和无张力缝合技术是预防发生伤口早期并发症的关键。Watson 研究表明，Pilon 骨折后小腿远端局部软组织皮肤的氧供迅速减少，这个过程将持续 6 ～ 10 天。软组织损伤严重的 Pilon 骨折，如果伤后立即进行切开复位内固定的，术后几乎 100% 发生软组织并发症。

根据前述的分期手术的策略，用超踝关节外固定支架维持胫骨的解剖长度，7 ～ 14 天后再次评估软组织情况，根据是否出现皮肤皱纹征来确定手术的时机；选择入路和内植物的时候,需要参考软组织情况,避免在有水疱的区域做切口。

有研究表明,手术切口高风险的骨折术后即时使用伤口负压治疗,伤口裂开和总感染的发生率降低。基于这个多中心前瞻性随机对照的临床试验数据,对骨折严重、术后伤口发生并发症风险高的病例,应当实施伤口负压治疗(negative pressure wound therapy)。手术结束前,在伤口两侧预置缝线,随着负压疗法的进程局部肿胀逐渐消退,再分次分期收紧缝线,最终关闭伤口。

(二)晚期并发症

主要表现为骨折延迟愈合、畸形愈合、骨不连、关节僵硬、创伤性关节炎、慢性骨髓炎。

处理的对策立足于预防,手术精心操作做到关节面解剖复位坚强固定,对高能量的Pilon骨折遵循分期手术原则,尽量采用微创技术,减少软组织并发症和预防感染的发生,并发症一旦酿成,应当积极处理,否则其转归可能为踝关节融合或小腿下1/3截肢。

预防关节僵硬的最好办法是保持踝关节的伸屈活动度,术后在确保牢固固定的前提下,一定要尽早认真进行踝关节康复锻炼。创伤性关节炎是Pilon骨折后最常见的远期并发症。早期的治疗包括药物、修改鞋子、踝关节支具和皮质类固醇注射。踝关节镜和前路切除术可以减轻症状,但远期效果不确定。创伤性骨关节炎的最终治疗可能是关节融合。因此有人提出,由于严重粉碎的Pilon骨折(Reudi分型Ⅲ型、AO分型C型且关节软骨丢失>50%),术后发生创伤性骨关节炎的概率很高,建议一期行关节融合,但是仍然存在争议。

严重粉碎的Pilon骨折,若软组织和骨缺损严重,可能导致骨折不愈合。因此,手术时除了尽量保护软组织外,还应进行充分植骨。对于已经发生畸形愈合的患者,若畸形发生在踝关节以上,可进行踝上截骨矫正;若畸形发生在关节面,则采用踝关节融合。

(三)预后

Pilon骨折治疗成功与否有赖于正确处理软组织损伤、解剖复位关节面和恢复机械力线。决定预后的客观因素是骨折损伤的程度。严重的损伤会带来软组织问题、造成复位和固定困难,甚至会因为伤情复杂而延误手术时机,所有这一切都会对预后产生不良影响。鉴于Pilon骨折的复杂性,不管采用何种处理和固定方式,治疗后踝关节的功能和患者的生活质量还是会受到影响,这也是目前Pilon骨折临床治疗所面临的挑战。

五、病例例证

(一)微创钢板内固定治疗Pilon骨折

患者,男性,44岁,扭伤,皮肤没有破,X线检查发现腓骨中段和胫骨远端骨折。胫骨干骺端粉碎性骨折,骨折累及关节面,但无明显移位,属C1型Pilon骨折(图7-32A)。待肢体消肿,小腿远侧出现皮肤皱纹征后实施手术治疗:腓骨切开复位钢板内固定,恢复小腿长度,胫骨牵引间接复位,在内侧远端作皮肤小切口,插入钢板(图7-32B),越过骨折线到达胫骨中段,穿出事先在小腿中段内侧做好的皮肤切口内,透视证实胫骨的对线和旋转排列得以恢复(图7-32C),分别在远近两端旋入锁定螺钉,完成内固定(图7-32D)。

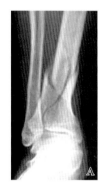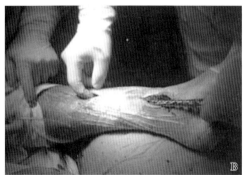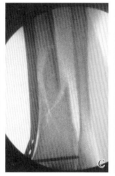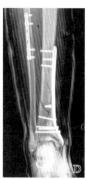

图7-32 经皮微创钢板固定治疗Pilon骨折

A. 术前X线片;B. 术中照片显示经皮插入钢板;C. 术中透视所见;D. 术后X线片

本例虽为Pilon骨折,但胫骨远端关节面对位尚可,不需要过多手术干预,而干骺端为复杂骨折,多骨片移位,治疗上仅需要恢复长度、轴线和旋转排列,给予相对稳定的固定。由于腓骨骨折直接复位内固定有效地恢复了小腿的长度,胫骨仅需经皮插入钢板,实施微创间接复位锁定钢板内固定。良好的复位和足够的固定稳定性为骨折愈合和早期活动关节创造了有利的条件,骨折愈合肢体恢复功能就在情理之中。

(二)有限内固定结合外支架固定治疗Pilon骨折

患者,男性,51岁,高处坠落,致左踝及小腿闭合伤,小腿内侧皮肤挫伤。X线检查提示左侧Pilon骨折,关节面塌陷,属C3型Pilon骨折(图7-33A)。由于内侧软组织条件差,不适宜行钢板内固定,而小腿外侧皮肤条件好,且腓骨为简单骨折,故在局部情况稳定之后行手术治疗。腓骨骨折切开复位钢板螺钉内固定,直视下达到解剖复位;胫骨小切口有限暴露关节端,复位之,以1枚拉力螺钉固定,另1枚拉力螺钉固定干骺端(图7-33B)。然后用单臂外固定支架跨关节固定,固定螺钉分别置于胫骨近侧和跟骨,支架的铰链置于踝关节平面(图7-33C)。术后2周,鼓励患者在能够耐受的范围内主动活动踝关节,进行早期功能锻炼。术后经过平稳,没有发生感染,由于外固定支架没有出现并发症,固定的稳定性很好,不需更换内固定,遂维持外固定支架至骨折愈合(图7-33D),患肢功能恢复良好。

本例虽为闭合伤,但局部软组织条件差,尤其是胫骨内侧面的软组织情况不允许放置钢板。因此采用腓骨切开复位钢板内固定,胫骨有限切开复位螺钉内固定辅以带关节的外固定支架进行跨关节固定的治疗选择是明智的,避免了可能出现的软组织并发症,在维持骨折稳定性的同时早期进行踝关节功能锻炼是最终取得良好功能恢复的重要保证。可见,只要条件合适,外固定支架还是有可能作为最终治疗的,结合其他有效的外科干预,是可以取得良好效果的。

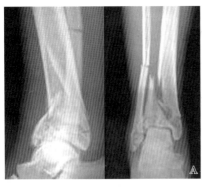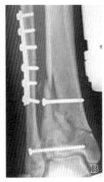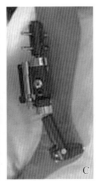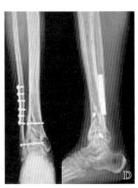

图 7-33 有限内固定结合外支架固定治疗 Pilon 骨折

A. 术前 X 线片显示 Pilon 骨折关节面压缩塌陷；B. 术后 X 线片显示腓骨钢板固定，胫骨远端拉力螺钉固定；C. 术后大体照片显示小腿用带铰链的外固定支架跨关节固定；D. 去除外支架后显示骨折愈合，关节面平整

（三）复杂 Pilon 骨折的手术治疗

患者，男性，58 岁，高处坠落伤，左小腿皮肤完整，但是内、外侧有广泛皮肤挫伤，急诊 X 线检查发现左胫骨远段粉碎骨折合并外踝骨折（图 7-34A）。CT 扫描显示胫骨干骺端粉碎，胫骨远端爆裂，骨折累及关节面，中间关节面塌陷，属 Ruedi 和 Augower 分型 Ⅲ 型，AO/OTA 分型 C3.3 型（图 7-34B）。一期用外固定支架跨关节固定，抬高患肢用药消肿，直到肢体消肿，小腿远侧皮肤出现皱纹征，再二期切开复位内固定。手术时先切开显露腓骨骨折，直视下解剖复位，用克氏针张力带固定（图 7-34C）；再取前内侧入路，将胫骨中下 1/3 骨干部的斜行骨折复位后用 2 枚拉力螺钉加压固定，恢复骨干的长度（图 7-34E）；再复位内侧骨块，恢复内侧柱解剖，用钢板固定，逐层分离皮肤皮下，显露胫骨远端骨折部位（图 7-34D）。在切口内，撑开胫骨前方劈裂的骨折线，形成窗口，从中显露塌陷的关节面骨块，直视下复位，关节面恢复平整，用克氏针临时固定；再复位外侧柱，用胫骨远端解剖钢板完成固定，透视监控复位内固定的过程（图 7-34F），术后拍片证实切开复位内固定的效果和准确性（图 7-34G）。关闭切口之前，在小腿内侧面做多个与切口平行的小切口，以减少切口缝合的张力（图 7-34H）。术后随访，手术切口愈合良好（图 7-34I）；术后 3 个月随访，踝关节功能良好（图 7-34J）。

本例为高能量损伤的 Pilon 骨折，尽管是闭合性骨折，但骨折部位软组织损伤严重，局部肿胀明显，还是采用分期治疗的策略。一期用外固定支架跨踝关节固定，维持肢体长度，

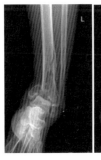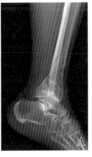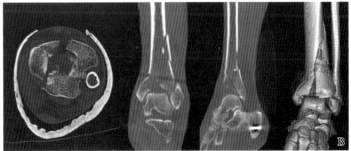

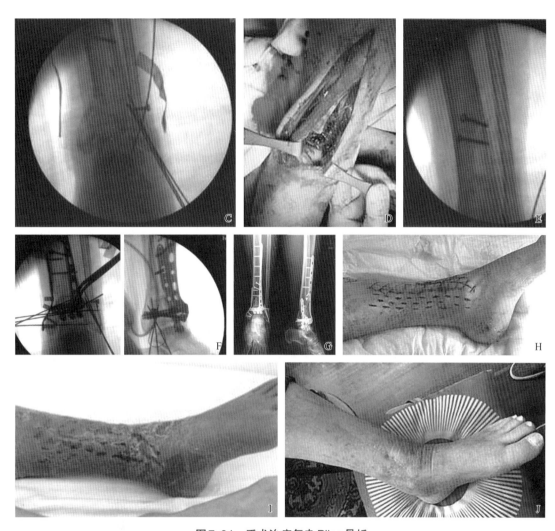

图7-34 手术治疗复杂Pilon骨折

A. 术前X线片；B. 术前CT扫描及三维重建；C. 术中透视显示腓骨骨折复位与固定；D. 术中照片显示前内侧入路显露胫骨远端骨折；E. 术中透视显示胫骨骨干骨折复位后拉力螺钉固定；F. 术中正侧位透视显示胫骨干骺端和关节骨折的复位与固定；G. 术后正侧位X线片显示骨折的最终复位与固定；H. 手术结束的照片显示切口缝合及减张切口；I. 拆线随访照片显示切口一期愈合；J. 术后3个月随访，踝关节功能良好

保护软组织，避免发生切口并发症；具备条件后再二期实施确定性手术。手术时先处理腓骨骨折，用克氏针张力带替代钢板进行固定，减少内植物的容积；切口缝合前做多个减张切口。这一系列措施确保手术切口一期愈合。复位过程联合应用牵引、钳夹、开窗技术等直接与间接复位技术，既减少手术损伤又保证骨折复位的质量。理论上来说，这类高能量复杂的Pilon骨折，总体疗效欠佳。但是，如果能够兼顾软组织情况、复位质量和个性化康复，还是能够获得良好结局的，就像这个病例一样。

（四）分期处理治疗开放性Pilon骨折

患者男性，49岁，车祸伤致右小腿开放性骨折。X线检查发现右侧胫腓骨中下段粉碎性骨折，累及胫骨远侧关节端（图7-35A），CT扫描显示胫骨远端关节面压缩塌陷（图7-35B），诊断C3型Pilon骨折。一期行清创术，小腿外侧皮肤完整，没有挫伤，对腓骨骨折实施切开复位钢板内固定，而胫骨骨折未作手术干预，仅行跨关节外固定支架固定，伤口一期关闭（图7-35C）。术后经过顺利，伤口一期愈合，择期行确定性手术，去除外固定支架，胫骨骨折切开复位钢板内固定，钢板置于前外侧（图7-35D），允许患肢不负重功能锻炼。术后7个月随访时发现腓骨骨折愈合但胫骨钢板断裂，略有移位（图7-35E），遂行翻修手术，拆除断裂的胫骨钢板，清理骨端后重新用钢板固定，钢板安置在胫骨内侧。术后骨折顺利愈合（图7-35F），右侧踝关节伸屈活动范围接近正常，患者满意（图7-35G）。

本例为开放性Pilon骨折，胫骨骨折部位与外界相通，遭受污染，所以急诊清创后尽管伤

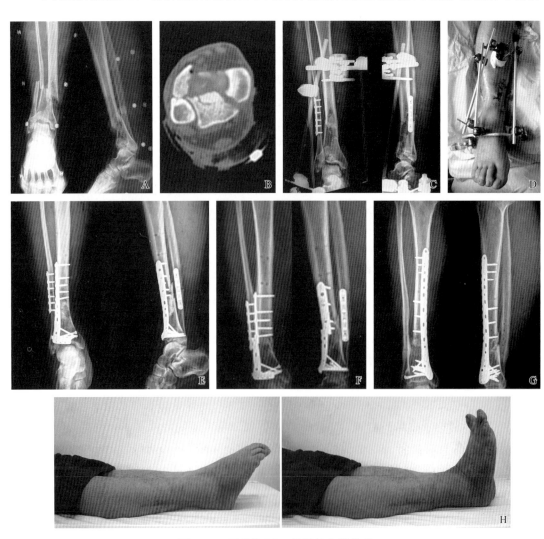

图7-35 开放性Pilon骨折的分期处理

A. 术前X线片；B. 术前横截面CT扫描显示胫骨关节面塌陷；C. 清创术后X线片显示腓骨骨折复位后钢板内固定；D. 术后大体照片显示跨踝关节外固定支架固定；E. 确定性手术后正侧位X线片显示胫骨骨折复位后桥接钢板固定，注意钢板置于外侧；F. 术后7个月随访X线片显示腓骨骨折愈合而胫骨钢板断裂；G. 翻修术后随访X线片显示胫骨骨折愈合，钢板置于前内侧；H. 随访照片显示踝关节伸屈功能接近正常

口可以一期闭合,胫骨骨折还是不做手术干预,用跨踝关节外固定支架固定以维持胫骨的长度和排列,为软组织的愈合创造条件,把发生伤口并发症的风险降到最低,无疑是必要和正确的。当然,对开放性骨折的处理要有所为有所不为,要根据具体的伤情决定手术医师的医疗行为。在这个病例,小腿外侧的皮肤完整没有挫伤,就有条件对腓骨骨折进行一期切开复位内固定,加上腓骨骨折类型简单,能够解剖复位,钢板固定后能够准确恢复小腿,还可以保证小腿的长度,又能和置于内侧的外固定支架配合,确保小腿骨支架的机械稳定性,有利于伤口的愈合。本例患者急诊处理后伤口顺利愈合与手术医师采取正确的策略不无关系。外固定支架可以有效地维持长骨骨折的长度和对线排列,但对关节面骨折的复位和固定收效甚微,对 pilon 来讲,更换外固定支架,通过切开复位使骨折的关节面恢复平整,给予坚强内固定直至骨折愈合是完全必要的。可惜,本例在确定性手术之后 7 个月随访时发现固定胫骨钢板断裂,其直接原因是胫骨骨折连接迟缓或不愈合,因为在骨折应该愈合的时候没有愈合发生内固定失败的概率是很高的。但本例,手术医师在胫骨切开复位内固定时过分强调内置物覆盖的忧虑,而将钢板置于胫骨的外侧,致其机械稳定性存在缺陷,也是发生钢板断裂的一个影响因素。胫骨干骺端近侧骨折后内侧皮质本来就缺少支撑,将钢板置于胫骨外侧,加上居于外侧的腓骨骨折又做了钢板内固定,使胫骨两侧的支撑例愈加不相称,在骨折愈合出现问题时,应力作用使胫骨内侧不堪负荷,发生钢板断裂就会是迟早的事,此教训值得记取。再次翻修手术时,改将钢板置于内侧,取得预期的结果,足见吃一堑长一智是何等必要! 当然,失利的原因还可能涉及钢板的选择、固定的长度和螺钉的密度等综合因素,要求手术医师正视 Pilon 骨折治疗上的挑战性,考虑周到理性应对,争取最好的治疗效果。

(五)合并严重软组织损伤的 Pilon 骨折的治疗陷阱

患者,男性,41 岁,车祸伤致右小腿开放性骨折,体表伤口较小,列为 Gustilo Ⅰ 型损伤。小腿 X 线片显示胫腓骨下端严重粉碎骨折(图 7-36A),CT 扫描显示胫骨关节面粉碎并塌陷,胫腓骨干骺端呈多骨片粉碎骨折排列紊乱(图 7-36B),诊断为 C3 型 Pilon 骨折。伤后8 小时在当地医院急诊手术,行清创及骨折切开复位内固定术:腓骨钢板固定,胫骨用前外侧钢板和内侧支撑钢板内固定(图 7-36C)。术后 3 天出现皮肤发黑,血供丧失而坏死(图 7-36D)。以后每况愈下,皮肤破溃,钢板外露,伤口感染流脓,逐步发展为远端肢体缺血坏死(图 7-36E),不得已行小腿截肢。

本例的结局是不幸的,固然有损伤严重的客观因素,但在处理方法上有值得吸取的教训。首先是对肢体损伤严重程度的判断。本例肢体损伤机制为车祸,无疑是直接暴力和高能量损伤,骨折呈粉碎状,表明软组织肯定首先遭受严重的损伤,尽管体表只有小的伤口,以致被列为 Gustilo Ⅰ 型开放性骨折,实际上软组织损伤的范围远不止伤口所呈现的(图 7-18D)。其次是治疗方法的选择。开放性骨折一期内固定固然未尝不可,但前提必须是伤口彻底清创后伤口有望一期愈合,否则一旦感染就将得不偿失,酿成悲剧的不在少数。因此对开放性 Pilon 骨折,最好采取分期治疗的方式:先用外固定支架固定,等待软组织的复苏,给二期手术创造条件。当然,具体处理应该有所为有所不为,不可冒进但也不

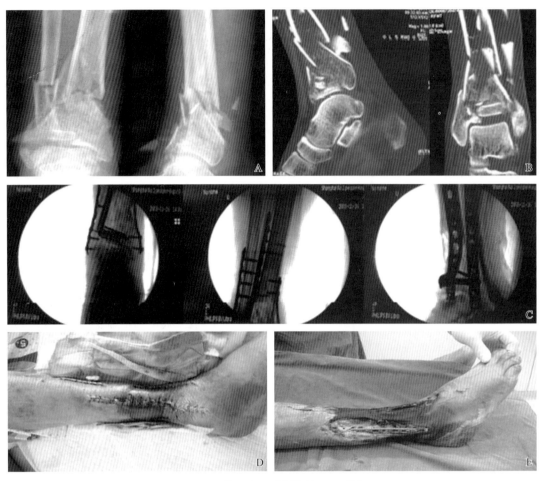

图7-36　软组织严重损伤的Pilon骨折

A. 术前X线片；B. 术前CT扫描影像；C. 术中透视影像显示骨折内固定情况；D. 术后3天大体照片；E. 图片显示皮肤坏死,钢板外露,面临截肢

能消极等待。例如,如果有条件可以先行腓骨内固定,既能恢复肢体长度又可以加强胫骨骨折临时固定的稳定性;胫骨外固定也尽可能恢复力线和旋转排列,但不强求关节面的重建等。第三是内固定的选择。本例胫骨用两块钢板固定,从骨折固定的稳定性而言无可厚非,但从软组织覆盖的角度考虑,就不敢苟同了。胫骨远端本来软组织的容量不大,损伤后肿胀再加上多块钢板的挤压,雪上加霜,发生皮肤坏死应当在预料之中。因此,治疗Pilon骨折,不只是掌握固定的手术技术,一定要遵循创伤控制的原则,综合考虑,绝不能只想着骨折的复位和固定,一定要顾及软组织。因为一旦发生软组织并发症,就可能使骨折复位和固定的作用付之东流!就像本例一样,术后的X线片可能令人满意,而最终结局却是肢体的丧失。

（纪　方　佟大可）

参·考·文·献

［1］纪方,王秋根,张秋林,等.Pilon骨折的微创治疗［J］.中华创伤骨科杂志,2005,7（3）: 28-32.

［2］罗从风,曾炳芳.Pilon骨折的治疗［J］.中华创伤骨科杂志,2005,7（3）: 33-35.

［3］Ketz J, Sanders R. Staged posterior tibial plating for the treatment of Orthopaedic Trauma Association 43C2 and 43C3 tibial pilon fractures［J］. Journal of Orthopaedic Trauma, 2012, 26(6): 341-347.

［4］Müller F J, Nerlich M. Tibial pilon fractures［J］. Acta Chirurgiae Orthopaedicae et Traumatologiae Cechoslovaca, 2010, 77(4): 266-276.

［5］刘浩,纪方.Pilon骨折的分型与治疗进展［J］.现代生物医学进展,2012,29（15）: 2978-2980.

［6］Japjec M, Staresinic M, Culjak V, et al. The role of external fixation in displaced pilon fractures of distal tibia［J］. Acta Clinica Croatica, 2013, 52(4): 478-484.

［7］张闻.Pilon骨折处理原则及治疗选择［J］.国际骨科学杂志,2014,35（6）: 357-359

［8］Huebner EJ, Iblher N, Kubosch DC, et al. Distal tibial fractures and pilon fractures［J］. Acta Chirurgiae Orthopaedicae et Traumatologiae Cechoslovaca, 2014, 81(3): 167-176.

［9］Switaj P J, Weatherford B, Fuchs D, et al. Evaluation of posterior malleolar fractures and the posterior pilon variant in operatively treated ankle fractures［J］. Foot & Ankle International, 2014, 35(9): 886-895.

［10］Assal M, Ray A, Fasel J H, et al. A modified posteromedial approach combined with extensile anterior for the treatment of complex tibial pilon fractures (AO/OTA 43-C)［J］. Journal of Orthopaedic Trauma, 2014, 28(6): e138-e145.

［11］Wei S J, Han F, Lan S, et al. Surgical treatment of pilon fracture based on ankle position at the time of injury/initial direction of fracture displacement: a prospective cohort study［J］. International Journal of Surgery, 2014, 12 (5): 418-425.

［12］Tang X, Liu L, Tu C Q, et al. Comparison of early and delayed open reduction and internal fixation for treating closed tibial pilon fractures［J］. Foot & Ankle International, 2014, 35(7): 657-664.

［13］Carter T H, Duckworth A D, Oliver W M, et al. Open Reduction and Internal Fixation of Distal Tibial Pilon Fractures［J］. JBJS Essential Surgical Techniques, 2019, 9(3): e29.

［14］Spitler C A1, Hulick R M, Weldy J, et al. What are the risk factors for deep infection in AO/OTA 43C pilon fractures?［J］. Journal of Orthopaedic Trauma, 2019, 34(6): e189-e194.

［15］Cinats D J, Stone T, Viskontas D, et al. Osteonecrosis of the distal tibia after pilon fractures［J］. Foot Ankle Surg, 2019 Dec 7. pii: S1268-7731(19)30205-X.

［16］Esposito J G, van der Vliet QMJ, Heng M, et al. Does surgical approach influence the risk of post-operative infection following surgical treatment of tibial pilon fractures?［J］. Journal of Orthopaedic Trauma. 2019 Sep 30.doi: 10.1097/BOT.0000000000001655.［Epub ahead of print］

［17］Saad BN, Yingling JM, Liporace FA, et al. Pilon Fractures: Challenges and Solutions［J］. Orthopaedic Research and Reviews, 2019, 11: 149-157.

第八章
肱骨近端骨折

肱骨近端骨折是常见的骨折类型之一,占全身骨折的4% ～ 5%。在老年患者中,肱骨近端骨折仅次于股骨近端和桡骨远端,是第三位高发的骨折类型,其治疗有赖于损伤的机制、患者的年龄、活动水平和骨折类型。

一、应用解剖

肱骨近端由肱骨头、大结节骨和小结节构成。肱骨头的关节面止于肱骨解剖颈,通常后倾25° ～ 35°,范围为-8° ～ 74°,肱骨头和骨干夹角约135°,其旋转几何中心位于肱骨干纵轴的后侧2.6 mm、内侧7 mm处。大结节和小结节之间是结节间沟,有肱二头肌长头腱通过。结节间沟由外至内大约1 cm,沟顶部为横行的肱骨韧带;结节间沟有3块肌肉附着:胸大肌附着在沟的外侧缘,背阔肌附着在底部,大圆肌附着于内侧缘。大结节和小结节的远端是肱骨外科颈,为最常见的骨折部位。肱骨外科颈骨折时,附着在结节间沟的肌肉使肱骨干向内侧移位。肩袖肌肉附着于大小结节上:肩胛下肌单独附着在小结节上,主肱骨头旋内;冈上肌、冈下肌和小圆肌从前到后分别附着在大结节上,主肱骨头旋外。在多数肱骨近端粉碎性骨折中,肌肉的合力导致小结节向内侧移位,而大结节根据骨折的部位向后侧或上方移位。受附着肌肉的牵拉,肱骨近端骨折的移位变得难以整复(图8-1)。

肱骨头最主要的血供来源于旋肱前动脉,起自腋动脉第三段的外侧分支,距离胸大肌下缘远端1 cm。旋肱前动脉在结节间沟的外侧上升,向下穿过喙肱肌到达肩胛下肌下缘处的外科颈发出前外侧分支。这些分支营养小结节,向下穿过肱二头肌腱,向上至弓形动脉,这些终末血管营养大部分的肱骨头。旋肱前动脉也与腋动脉第三段的另一条动脉——旋肱后动脉在四边孔处相互吻合(图8-2)。旋肱后动脉营养肱骨头后下侧的一小部分区域以及大结节后

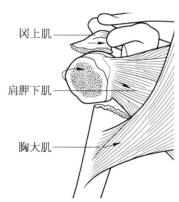

冈上肌

肩胛下肌

胸大肌

图8-1 肱骨近端骨折受肌肉牵拉而移位的示意图

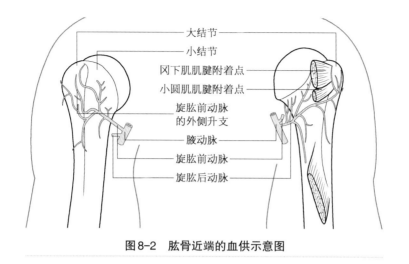

大结节
小结节
冈下肌肌腱附着点
小圆肌肌腱附着点
旋肱前动脉
的外侧升支
腋动脉
旋肱前动脉
旋肱后动脉

图8-2 肱骨近端的血供示意图

方。肱骨近端骨折后肱骨头的血供受影响的程度与骨折的类型、部位、骨片大小及移位有关。有学者对肱骨近端三部分和四部分骨折时肱骨头的活力进行检测,发现肱骨头不同位置的血供无差异,因此建议即使在肱骨近端粉碎性骨折中也可以保留肱骨头。Hertel等研究发现了3个可以预测肱骨近端骨折后肱骨发生坏死的因素:① 后内侧骨片长度<8 mm。② 内侧距完整性缺失。③ 解剖颈骨折与肱骨干移位>2 mm。当这3个因素同时出现时,肱骨头缺血的预测值将达97%。Jakob等研究发现,在外翻嵌插的四部分骨折,肱骨头骨死发生率比传统四部分骨折的发生率低,并且有较好的预后。

肱骨近端靠近臂丛神经,发生骨折后有损伤臂丛神经的风险。最近有文献总结了腋神经损伤的概率为5%～30%。腋神经起自臂丛的后束,从后外侧穿过肩胛下肌,同旋肱后动脉一起进入由大圆肌、小圆肌、肱骨干及肱三头肌腱长头腱围成的四边孔,从盂肱关节囊下方穿过。因此,肱骨近端骨折后腋神经最容易遭受损伤。不过,临床上需要区别真性腋神经损伤引起的三角肌瘫痪和三角肌假性麻痹,因为后者系创伤后肩带固定所致,无须处理。

二、损伤机制

肱骨近端骨折多为跌倒时上肢过伸性损伤所致,约占所有骨折的5%,女性多于男性(男:女=1 : 3),发生率随年龄增长而增高。随着社会老龄化,肱骨近端骨折的发生率有增高的趋势。调查发现,1970年每10万人有32例肱骨近端骨折,2002年增加到105例。其实,接近3/4的肱骨近端骨折发生于60岁以上的老年患者,往往是低能量损伤,如行走不慎摔倒所致。年轻患者多为较高能量的损伤,如车祸等引起的单发或多发伤、电击伤、癫痫发作产生的损伤等。高能量损伤者还常常伴有其他的并发症。老年人发生肱骨近端骨折的高危险因素包括BMD降低、视觉下降和肢体平衡性减弱、容易跌倒等。国内有一家医院在2003—

2007年间治疗了6 076例肱骨骨折,其中成年患者3 249例,儿童患者2 827例。累及部位的分布大不相同:成人肱骨近端骨折1 290例占39.70%,骨干骨折1 205例占37.09%,肱骨远端骨折745例占23.21%,儿童肱骨近端骨折238例占8.42,肱骨干骨折175例占6.19%,肱骨远端骨折2 514例占85.39%。在1 290例成人肱骨近端骨折中,60岁以上者409例占31.70%,是好发的年龄段,值得特殊关注。

匈牙利对20年的(1989—2008年)肱骨近端病例进行统计,50岁以上的肱骨近端骨折患者中男性的比例从112/100 000增加到了141/100 000,而女性患者的比例从222/100 000增加到了383/100 000,并且预示此数值在未来会不断地上升。瑞士也通过医疗注册系统统计了2001—2012年间,年龄>18岁的肱骨近端骨折患者,共98 770人,患者人数平均增长了30%左右。其中进行手术的患者为17 013人,其中女性患者从2001年的12.1%增加到2012年的16.8%;男性患者从2001年的15.1%增加到17.1%。Christian bahrs等分析了2006—2011年间815例肱骨近端骨折患者,其中女性人数为男性的2倍,而且在复杂的骨折中,57%是>60岁的女性患者,比同年龄的男性患者要高出5倍。在连续年份中,老年患者的人数不断提高。目前认为,肱骨近端骨折属于骨质疏松骨折的一种类型,需要引起重视。

三、影像学检查

肱骨近端骨折的影像学检查是确诊所必不可少的。X线检查包括拍摄真正的前后位摄片(AP)、腋位和肩胛骨切线位X线片(图8-3)。

拍摄真正的前后位片时,球管与肩胛骨平面垂直;肩胛骨"Y"位的拍摄是从后向前,肩胛骨与冠状位成40°。"Y"下方的一竖代表肩胛骨体,上方前斜线代表喙突,上方后斜线代表肩胛冈和肩峰,肩胛盂位于"Y"的中心,肩关节正常时肱骨头与肩胛盂重叠。

腋位片拍摄时肩关节外展70°～90°,X线向头侧投射,胶片置于肩关节上方。由于患者疼痛摆不好体位,拍片比较困难,亦可拍Velpeau腋位片作为替代:令患者站立,患肢悬吊,身体后倾30°～45°,X线向尾侧投射。

随着CT技术的发展和成熟,螺旋CT乃至多排CT的出现,使得临床已经能够利用三维成像技术显示骨折的三维立体形态,使得肩关节真正前后位和腋位片的拍摄显得不那么重要了。MRI检查很少用于急性损伤,但能提供软组织,包括肩袖的病变信息,其在肱骨近端骨折中发生率>70%。

既然肱骨近端骨折被认为是骨质疏松骨折的一种,那么如何通过影像学来进行术前判断,许多学者在这方面都进行了探索。

日本学者SatoruSaitoh在1993年发表了有关比对研究肱骨近端与股骨近端骨密度(bone mineral density, BMD)的论文,对150具肱骨近端标本和190具股骨近端标本采用双光子吸收法(dual photon absorptiometry, DPA)进行BMD检查,采用商业的机型(model DP3, Lunar Radiation Corp., Madison, Wise.)。结果显示肱骨近端的BMD要低于股骨近端的

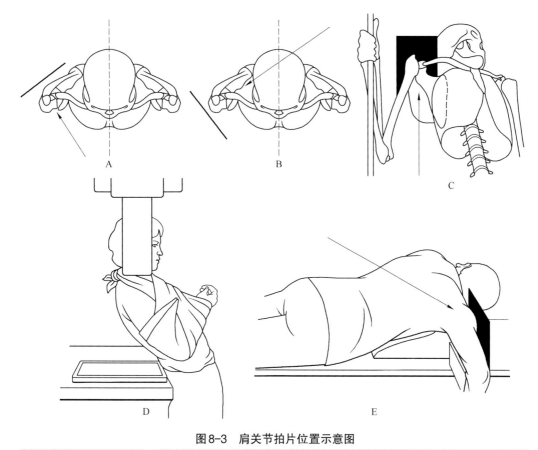

图8-3 肩关节拍片位置示意图

A.真正前后位；B.肩胛骨切线位；C.腋位；D.Velpeau腋位；E.西点位

BMD,大约为相同位置股骨近端的2/3；同时发现肱骨头BMD最高的部位位于关节软骨下的部分。而后,在1994年再次发表了前期论文的进一步研究,指出通过DPA的分析和骨矿物质的分析确认,肱骨头顶部是BMD最高的区域,肱骨头颈部的密度大约是头部的1/2,并且颈部松质骨的生物应力强度只有头部的1/3。而且,在60岁以上的人群中,女性肱骨头的BMD普遍低于男性。

2003年,来自美国哈佛医学院的Markus J Tingart医师在英国版的*JBJS*上发表了其独特的见解。他通过对Tingart指数的测定(通过X线预测肱骨近端BMD的手段)认为,平均的骨皮质密度在4.4±1.0 mm。同时对比70岁上下的患者发现,70岁以下患者的肱骨皮质厚度明显高于70岁以上患者的。

Krappinger认为,采用术前CT扫描对肱骨近端BMD进行评估有助于手术中治疗方案的选择。对一部分低能量创伤造成的肱骨近端骨折的高龄患者,进行健侧肱骨近端的CT检查用于评估；同时在伤后6周内采用DXA方法测量腰椎、股骨近端的BMD。通过计算建立了肱骨头CT的HU值与BMD之间的相关性联系,作者发现局部的BMD和老龄化有高度的相关性,而且老年肱骨近端骨折人群的局部BMD值要比其他肩部疾病的老年人群更低,老年女性尤为明显。

虽然QCT和Tingart指数可以作为骨质疏松的衡量指标,但是在临床工作中,QCT的检测不普遍。同时,由于骨折线的影响,Tingart指数也会受到干扰。因此,Christian Spross等提出采用三角肌粗隆指数作为衡量局部骨质疏松的指标,并认为其比值<1.4就可认为存在局部的骨质疏松。Carbone在其回顾性的研究中发现,肱骨近端骨折中存在骨质疏松的患者大概占72.4%。而且,特定的骨折类型(干骺端粉碎、骨折块的压缩、结节骨块的粉碎、半脱位)多出现在骨质疏松患者中。

四、分型系统

肱骨近端骨折的分型系统有许多种,临床上可以选择简洁、重复性高的分型,不仅能正确理解骨折,还能为治疗决策提供帮助。最常用的分型有Neer分型、AO分型、Hertel分型以及Habermeyer分型等。

(一)Neer分型系统

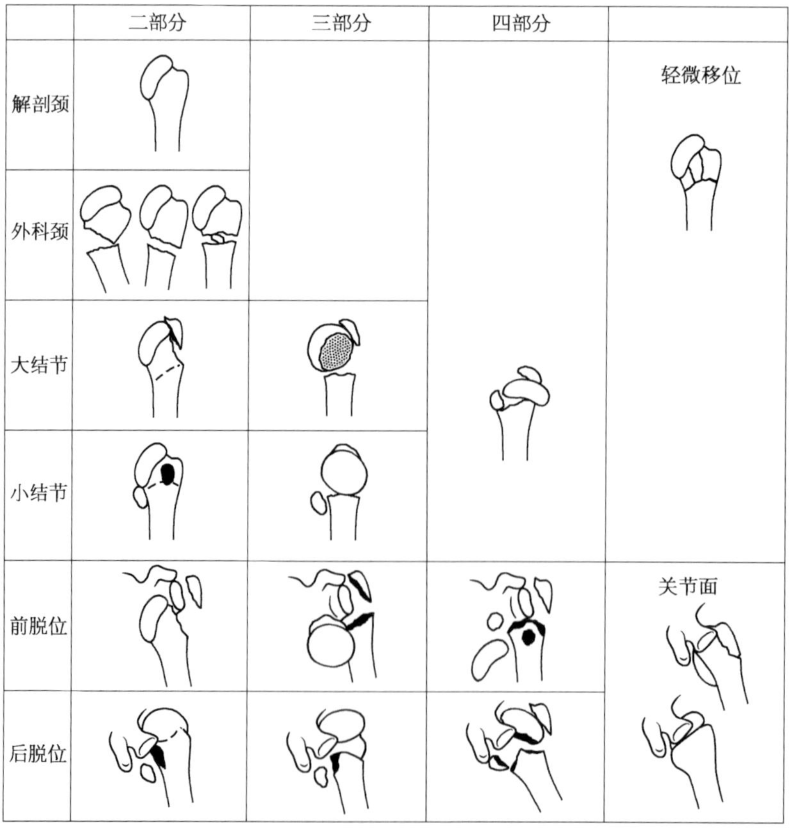

图8-4 肱骨近端骨折的Neer分型

Neer分型系统(图8-4)不以骨折线的数量,而是以骨折块的移位进行划分。Neer把肱骨近端分为肱骨头、大结节、小结节和肱骨干4个部分;将移位定义为骨块移位>1 cm或成角>45°。但是移位是一个持续的过程,临床上要定期复查。Neer分型对肱骨近端骨折的类型有相当严格的标准:如果骨折块或骨折所涉及的区域移位<1 cm或成角<45°,就被定义为一部分骨折;而二部分骨折则分为二部分解剖颈、二部分外科颈、二部分大结节和二部分小结节骨折;三部分骨折中力学平衡被打破,外科颈骨折块会产生旋转移位,分为三部分大结节和三部分小结节骨折;四部分骨折分为外展嵌插型和真正的四部分骨折。Neer在后期又对分型补充了骨折脱位、头劈裂和头压缩的分类类型,骨折脱位的分型是根据肱骨头和移位骨折块脱位的方向(前方或后方),肱骨头劈裂和压缩是累及关节面的特殊类型骨折,根据累及的程度分为<20%、25%～40%和>45% 3个亚型。这些损伤的分型有赖于正确的影像学摄片(AP、肩胛骨切线位和腋位)以及肱骨近端的解剖知识(包括肩袖止点位置)。

2002年,Neer发表了1篇关于其分型基于目标和可靠应用的随访报告。文章中他将外翻嵌插型加入了四部分骨折亚型,说明其分型设计并非单独基于影像资料,需要与术中发现相结合才能合理使用。他表示患者的个体差异、摄片时体位改变影响肌肉对骨块的牵拉,会改变移位和分型。

(二)AO Müller分型

AO Müller分型中,肱骨近端骨折的编码是11,骨折分为11A型、11B型和11C型3种类型,各型又进一步分出3个亚型。

11A型骨折为关节外单一骨折,分为3个亚型:11A1型,关节外大结节骨折;11A2型,关节外单一干骺端嵌插骨折;11A3型,关节外单一干骺端无嵌插骨折(图8-5)。

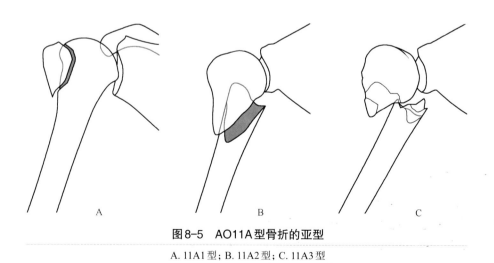

图8-5　AO11A型骨折的亚型

A. 11A1型; B. 11A2型; C. 11A3型

11B型骨折为关节外两处骨折,分为3个亚型:11B1型,关节外2处骨折,干骺端有嵌插;11B2型,关节外两处骨折,干骺端无嵌插;11B3型,关节外两处骨折伴盂肱关节脱位(图8-6)。

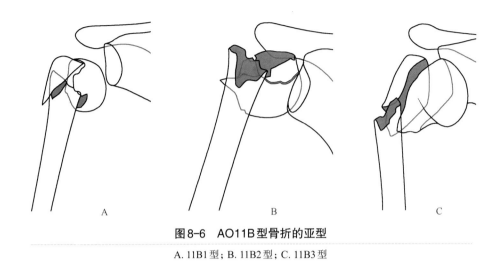

图8-6　AO11B型骨折的亚型

A. 11B1型；B. 11B2型；C. 11B3型

11C型骨折为关节内骨折，分为3个亚型：11C1型，轻度移位；11C2型，明显的移位；11C3型，骨折脱位（图8-7）。与Neer的分类相比该分类系统较复杂，因此阻碍了其常规的应用。

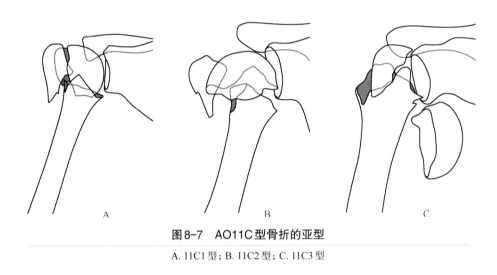

图8-7　AO11C型骨折的亚型

A. 11C1型；B. 11C2型；C. 11C3型

（三）Hertel分型

Hertel以Codman分型为基础，总结出5种基本的骨折平面，即大结节与肱骨头、大结节与肱骨干、小结节与肱骨头、小结节与肱骨干及大小结节之间。归纳出12种骨折类型，同时进行了改良，用于预计肱骨头囊内骨折后的缺血程度。Hertel认为与肱骨头缺血相关的预示因素主要是背内侧干骺端骨块的长度、内侧的完整性以及基本的骨折类型。如果患者同时存在解剖颈骨折、内侧距（即干骺端延伸长度 <8 mm）、内侧柱破裂以及其肱骨头缺血的阳性预测值达到97%，那么骨折移位对肱骨头存活率的影响居次要地位。

（四）Habermeyer分型

Habermeyer根据自己的临床经验总结出了以其名字命名的分类标准，共分为5型：0型，一部分骨折，无移位；A型，二部分骨折；B型，外科颈骨折；C型，解剖颈骨折；X型，前方或后方骨折脱位。

A型又分出2个亚型：A1型，大结节撕脱骨折；A2型，小结节撕脱骨折。B型又分出3个亚型：B1型，二部分骨折；B2型，三部分骨折，累及外科颈和1个结节；B3型，四部分骨折，累及外科颈和大小结节。C型又分出3个亚型：C1型，二部分骨折；C2型，三部分骨折，累及解剖颈和1个结节；C3型，四部分骨折，累及解剖颈和大小结节。

五、治　疗

20世纪早期，人们采用闭合复位、牵引、石膏及外固定支架等手段治疗移位的肱骨近端骨折，希望能够矫正和恢复解剖力线，但往往达不到治疗的要求。1949年Widen第一个报道采用髓内钉治疗肱骨近端骨折，直到1950年Rush描述了使用髓内钉治疗移位骨折的技术之后，这一技术逐渐流行起来。1970年AO在临床上推广应用钢板和螺钉固定治疗有移位的肱骨近端骨折，取得一定的治疗效果，只是在治疗肱骨近端骨质疏松性骨折时发生较高的并发症。1955年Neer报道用假体置换治疗27例肱骨近端严重骨折脱位的患者，取得良好的效果，优良率达到90%，不过后来没有人能达到这样的优良率。以下依据Neer分型来讨论和介绍肱骨近端骨折的治疗。

（一）Neer一部分骨折

肱骨近端骨折中，80%属于一部分骨折，骨折块有较好的软组织包裹，可以允许早期锻炼，有时由于肌肉萎缩可能出现暂时的半脱位现象。文献报道，有些一部分骨折由于缺乏良好的随访和康复锻炼，治疗结果不尽如人意，甚至出现晚期缺血坏死及创伤性骨关节炎。其解剖学原因可能是这些一部分骨折累及结节间沟，损伤了旋肱前动脉分支，导致肱骨头缺血坏死。值得注意的是，通过特殊位置的影像学摄片能够发现结节间沟处的骨折，其发生率偏高，但很少发现肱骨头缺血坏死。

（二）Neer二部分骨折

1. 外科颈骨折　外科颈骨折占二部分骨折的60% ～ 65%，绝大部分仅有微小移位，只需要非手术治疗。手术治疗的指征包括移位、多发性创伤、同侧上肢损伤、有血管并发症、开放性骨折以及患者能够适应术后的治疗。高能量损伤的年轻男性患者和低能量损伤的老年女性患者，即使罹患相同的骨折，也需要采用不同的方法进行治疗。年轻患者骨骼质量非常好，能够承受手术治疗；而老年患者骨质较差，低能量损伤也会造成粉碎性骨折，加上功能要求不高,即便移位超过肱骨干直径的50%或成角>45°也是可以接受的。

外翻畸形、内翻畸形、粉碎骨折和100%移位的外科颈骨折多不稳定,需要手术干预。骨折移位<50%且没有压缩,可以在使用镇静剂或血肿阻滞麻醉下进行手法复位,成功后给予悬吊制动,每周进行检查和影像学评估。如果手法复位不成功,应当考虑是否有软组织,如肌肉、关节囊或二头肌长头等嵌入骨折线阻碍复位,理应改行手术复位。闭合复位并制动的治疗结果并不尽如人意。Chun等报道,56例非手术治疗的外科颈骨折,优良率仅55%,前屈活动104°。因此,对活动要求高的患者,肱骨外科颈骨折有移位即需要切开复位内固定。

二部分外科颈骨折的手术方式有多种,包括闭合复位经皮穿针固定及切开复位钢板内固定等,应用得当都能取得不错的效果。经皮穿针需要有良好的复位技术,有研究者报告肱骨外科颈骨折复位后用螺纹针固定(图8-8B),对螺纹针的位置有所要求:远段螺纹针近侧进针点距肱骨头上端的距离应是肱骨头上下端距离的2倍以上,经大结节的螺纹针出针点距肱骨头下端至少2 cm(图8-8A)。有时由于外科颈骨折后远端往往向内侧向上方移位,常形成骨折端的压缩,有时需要有限切开复位,通过内侧小切口,用骨膜剥离器辅助维持内侧柱的长度,再经皮穿克氏针内固定。

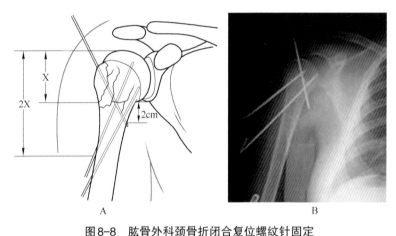

图8-8　肱骨外科颈骨折闭合复位螺纹针固定

A. 螺纹针进针点的要求;B. 临床病例术后X线片

二部分骨折切开复位钢板内固定时,可采用标准的胸大肌三角肌入路(图8-9)。小心分离出头静脉,将其拉向内侧,暴露出外科颈的骨折端。对内侧有压缩的骨折类型,需要注意恢复内侧柱的高度,防止出现颈干角的丢失,造成后期螺钉的切割和手术的失败。遇二部分外科颈骨折时,由于胸大肌和肩袖组织的相互作用,肱骨头常常会出现内翻而肱骨干则出现向内侧的移位。其复位甚至比三部分和四部分骨折的复位困难,固定的牢固性则直接与手术的成败息息相关(图8-10)。

2. 肱骨大结节骨折　单纯的大结节移位骨折在肱骨近端骨折中占一小部分。Gruson等的统计显示,大结节骨折大约占所有亚型的20%,该亚型在青年患者中的比例最高。大部分骨折的发生与肩关节前脱位相关(图8-11A),通常随着盂肱关节的复位,大结节骨块也能复位(图8-11B),可以保守治疗;但是如果大结节复位丢失(图8-11C),手术内固定就

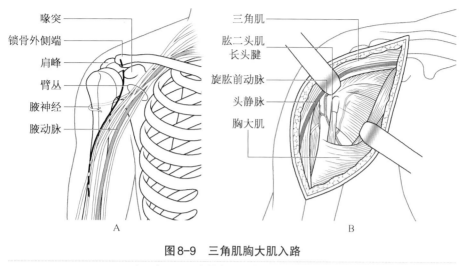

图8-9 三角肌胸大肌入路

A. 切口标记；B. 向外牵开血管和肌肉显露肱骨头

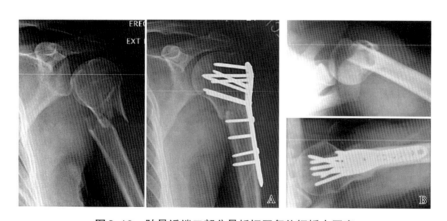

图8-10 肱骨近端二部分骨折切开复位钢板内固定

A. 术前和术后正位X线片；B. 术前和术后腋位X线片

不可避免了（图8-11D）。大结节骨折的患者是否需要手术，取决于骨折的移位程度和移位方向。根据Neer的移位标准，大多数的学者认为，二部分大结节骨折是需要手术治疗的；McLaughlin认为，大结节移位>5 mm就会引起撞击和肩袖的功能失调；有作者认为，在手工劳动者或运动员中，移位3 mm就需要手术进行复位。大结节移位的角度也同样重要，大结节移位方向通常有向上和向后两种移位，向后移位会影响外旋，向上移位常常会导致肩峰下撞击。

（1）治疗：对无移位和微小移位的大结节骨折需要悬吊制动1～2周，在无痛的情况下进行被动操练，6周后开始进行主动活动和逐渐开始有力量的训练。

手术治疗适合于大结节骨折移位>5 mm的患者。切开复位内固定的手术可以采用三角肌胸大肌入路，其避免了剥离三角肌，而且在伴有肱骨干骨折时可以暴露外科颈。螺钉和缝合固定是两种用于大结节内固定的技术。单纯的螺钉固定有时是不足够的，这取决于大结

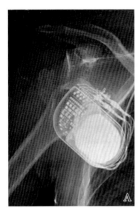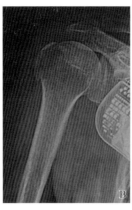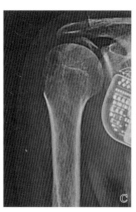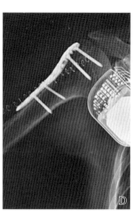

图 8-11　肱骨大结节骨折合并肩关节前脱位的治疗

A. 老年男性帕金森综合征患者，右大结节骨折肩关节前脱位，伤后 X 线片；B. 肩关节脱位手法复位后 X 线片，大结节随之复位；C. 随访 X 线片见肩关节在位但大结节复位丢失；D. 术后 X 线片，大结节复位钢板固定

节骨折块的大小，螺钉容易使小的结节骨块碎裂。针对小的骨折块，目前有许多学者采用关节镜技术，在肩袖的肌腱和大结节的界面安置多股铆钉缝线，应用 8 字张力带原理和桥氏缝合技术，对大结节骨折进行固定并取得良好的效果。有作者认为，根据不同的骨折类型，把大结节骨折分为 3 种亚型，对于不同的亚型，采用的手术方法不同，骨块较大的时候，可以采用关节镜下铆钉结合空心钉的方法；而对于同时合并有无移位的外科颈骨折，也可以采用钢板进行固定。

（2）术后康复：术后第二天，在无痛的状态下进行被动的钟摆样运动，被动的前屈。6 周以后开始主动的活动范围训练，同时在各个平面进行被动的伸展练习。有力量的训练需要到术后 10～12 周开始。僵硬、畸形愈合和不愈合仍然是大结节骨折手术或非手术治疗后最常见的并发症。肩关节僵硬可能通过早期积极的被动伸展练习而得以治疗，但是对于创伤后的撞击征可能需要进行关节镜下的关节囊松解及肩峰成形术来治疗。切除畸形愈合的大结节骨折块获得的预后结果不可知。

3. **肱骨小结节骨折**　独立的小结节骨折非常少见。由于肩胛下肌附着的关系，小结节的骨块会向内侧移位。如果骨块较小，移位不多，而且没有阻碍内旋动作，可以适当在轻度外旋位制动一小段时间。通常情况下，肩关节后脱位所累及的小结节骨折，如果在 2 周之内，闭合复位制动的方法也是适合的。对于有移位的或伴有累及关节面的小结节骨折，需要手术复位治疗。

4. **解剖颈骨折**　单纯的二部分解剖颈骨折更是非常少见。但是一旦通过影像学检查确诊为解剖颈骨折，那么由于解剖学上的特点，该部位骨折引起肱骨头缺血坏死的概率就非常高。因此，解剖颈骨折通常采用关节置换术治疗，而非内固定手术或保守治疗。

（三）Neer 三部分骨折

三部分骨折在肱骨近端骨折中占 10%，老年人和骨质疏松患者发病率较高。三部分骨折中，依据骨折线通过外科颈和大结节或小结节的情况分为三部分大结节骨折和三部分小结节骨折,其中三部分大结节骨折较为常见。移位方向是由附着其上的肌腱组织决定的,大结节由于附着在其上的冈上肌、冈下肌和小圆肌的牵引向后上方移位;肱骨干则由于胸大肌附着点的原因,向前内侧移位时肱骨头受肩胛下肌的牵拉向内旋;如果骨折累及小结节,肩胛下肌牵引骨块向内侧移位。完整的大结节和关节面骨块被拉向内收及外旋位,而肱骨干被拉向前内侧方向。

三部分骨折可以被分为2个亚型:① 大结节与肱骨干有移位,而小结节与肱骨头部分位置不变。② 小结节与肱骨干有移位,而大结节与肱骨头部分的位置不变,该型发生率很低。可选择的治疗方式包括闭合复位、切开复位内固定和假体置换。由于胸大肌对肱骨干的牵拉加上肩袖对大小结节骨块的作用,所以闭合复位很难维持。尽管如此,仍然有一些对照研究报道,通过选择合适的患者也能成功地进行闭合复位治疗。

三部分骨折的治疗包括手术治疗和保守治疗。保守治疗适用于没有条件进行医学治疗的患者,闭合复位的成功率不高,一旦复位成功,患肢需要悬吊2周左右,随后在患者能够忍受的情况下进行物理治疗。1970年Neer报道了采用闭合复位治疗39例三部分肱骨近端骨折的经验,仅3例患者满意,其他病例出现复位不良、骨不连、肱骨头吸收和骨坏死导致治疗失败。Lill和Zyto等学者的研究显示这类骨折采用非手术治疗可能会取得良好的功能预后。Leyshon回顾了闭合方式治疗三部分和四部分骨折的结果,发现70%的三部分骨折患者有满意的预后,这其中通常为老年患者,并且接受了理疗;而所有非手术治疗四部分骨折,结果均不令人满意。

三部分骨折的手术治疗包括闭合复位经皮内固定、髓内钉结合缝合技术(图8-12)、钢板内固定和半肩置换术。目前尚无很好设计的前瞻对照研究来比较使用锁定钢板的切开复位内固定术和非手术治疗的结果。绝大多数肩关节医师推荐使用锁定钢板来治疗年轻患者或活动要求高的老年患者,以达到更好的活动范围和功能。

(四)Neer四部分骨折

肱骨近端四部分骨折的非手术治疗只适用于不适合医学治疗的患者。由于非手术治疗会产生预后差和很高的并发症(骨坏死、畸形愈合、不愈合以及创伤后关节炎),所以大多数都采用手术治疗。手术方式包括切开复位内固定和关节置换术;非手术治疗针对自身条件妨碍手术的老年患者和需要久坐的患者。经皮复位内固定对于骨质好和粉碎程度小的急性损伤(不到7 ~ 10天)是一种很好的选择(图8-13)。无法闭合复位的骨折、粉碎性骨折和损伤在10天至4个月的患者通常需要进行切开复位。在Neer最初的研究中,117例患者中有77例尝试进行闭合复位,其中43名患者由于复位不良随后进行了切开复位内固定术。Neer发现闭合方式很难对抗肩袖的力量,三部分和四部分骨折进行闭合复位的预后是不满意的。

在四部分骨折中,需要注意嵌插外翻的四部分骨折,这是一种比较特殊的类型,与其他的多部分肱骨近端骨折相比较,这种类型的损伤保留了内侧关节囊部位的血供,所以通常采用切开复位内固定的方法,而预后也比较好(图8-14)。Stableforth前瞻性比较了非手术治疗或Neer假体置换治疗四部分骨折,他将外翻嵌插型四部分骨折归入非手术治

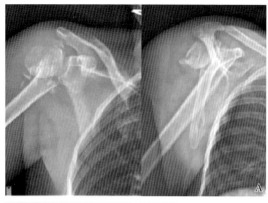
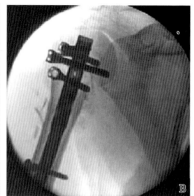
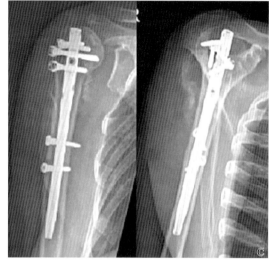

图8-12　直型髓内钉治疗肱骨近端骨折

A. 术前正位及Y位X线片；B. 术中透视影像；C. 随访时正位及Y位X线片显示骨折愈合

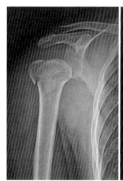
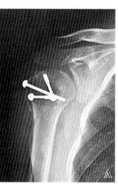
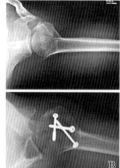
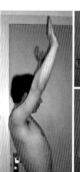
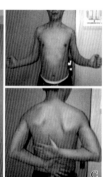

图8-13　肱骨近端四部分骨折闭合复位经皮螺丝钉固定

A. 术前和术后正位X线片；B. 术前术后腋位X线片；C. 随访大体照片显示肩关节功能

组，其预后与假体置换治疗有移位的四部分骨折相似，大部分患者上举能够>90°，内旋超过T12，但仅不到1/4的患者外旋能>25°。尽管这样，超过半数患者在6个月随访时已能够独立进行日常生活活动。解剖颈骨折者肱骨头坏死的发生率较高，一般手术采用半肩置换的方法治疗。

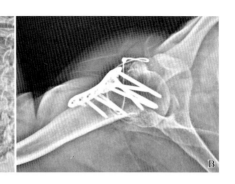

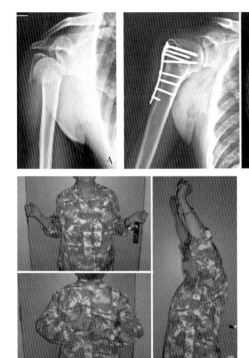

图8-14 肱骨近端四部分骨折切开复位钢板内固定,结节骨
折缝合固定

A.术前X线片;B.术后正位、Y位及腋位X线片,显示钢丝缝合固定
结节骨折片;C.随访大体照片显示肩关节功能

老年骨质疏松性肱骨近端粉碎并显著移位的四部分骨折,建议行假体置换,包括半肩置换和反式全肩置换。如图8-15所示,患者,64岁,女性,外伤后出现肩关节疼痛,活动受限。右肩前后位和Y位X线片显示右肱骨近端骨折,Neer分型四部分骨折(图8-15A)。CT横断面扫描显示肱骨头关节面完全后旋,冠状面扫描显示肱骨头呈外翻,大结节骨折块向后上方移位。CT三维重建影像更加形象地显示大结节骨折块,分成多块,且移位明显(图8-15B)。考虑到肱骨头骨质有明显压缩破坏,后期缺血坏死可能性较高,决定行人工肱骨头置换手术,经胸大肌三角肌入路显露肩关节,见肱骨头外翻,且有关节面的劈裂(图8-15C),证实术前放射线检查的发现,于是取出肱骨头,测量其大小,依此选择人工肱骨头的尺寸(图8-15D),用尺测量骨折大结节骨块大小后,用缝线牵引大小结节骨块,显露肱骨干部分,置入假体试样后,按大结节测量数据,确定假体放置的高度(图8-15E),术后前后位及Y位X线片显示肱骨头安放高度适中,髓腔骨水泥灌注良好(图8-15F)。半年后随访,右肩关节上举、外旋、内旋和后伸的活动度与健侧肩关节相仿(图8-15G)。

(五)骨折脱位

肩关节的骨折脱位是Neer分型中比较特殊的部分,有三部分骨折脱位和四部分骨折脱位之分。二部分骨折脱位包括前脱位伴大结节骨折或后脱位伴小结节骨折,前者发生率较高,占前脱位的1/3以上。有些患者就诊时前脱位已经自行复位,有些则需要进行手法复位。由于大结节骨块是肩袖的附着点,所以通常在X线片上可以看见骨块与肱骨头分离,受冈上肌牵引,大结节骨折块通常往后上方移位。二部分骨折脱位需要切开复位内固定,累及关节

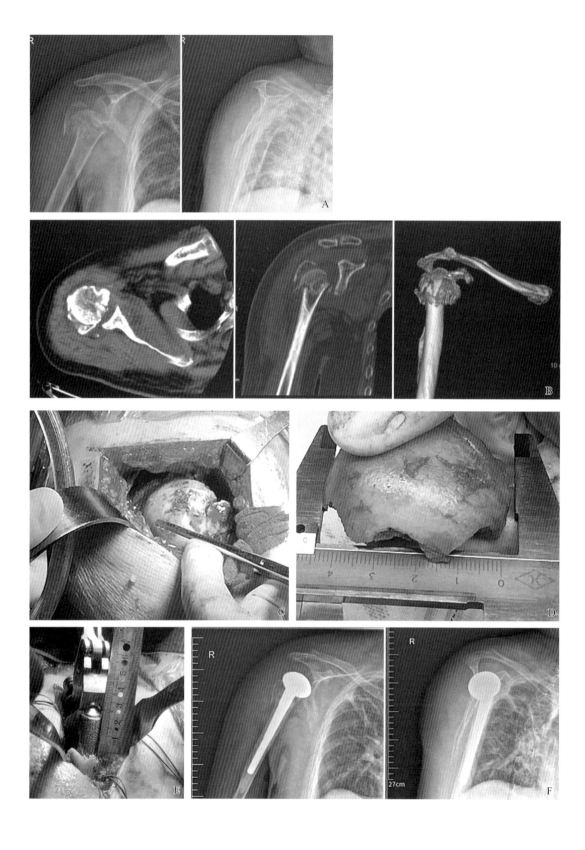

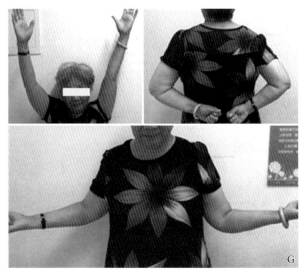

图8-15　半肩置换治疗肱骨近端四部分骨折

A. 术前X线片；B. 术前横断面、冠状面CT扫描和三维重建影像；C. 术中照片显示肱骨头关节面劈裂；D. 术中照片显示测量肱骨头直径；E. 术中照片显示依据原先大结节的测量数据确定假体安放的高度；F. 术后X线片显示人工肱骨头安放高度适中，髓腔骨水泥灌注良好；G. 术后半年随访照片显示右肩术后功能

面的三部分和四部分骨折脱位同样需要手术干预。反复的闭合复位和延迟切开复位内固定会引起骨化性肌炎。内固定治疗肱骨近端四部分骨折脱位的预后不佳，半肩置换术是比较适合的治疗方法。闭合复位仅仅适用于不能耐受手术的患者。

六、观点更新

（一）锁定钢板技术与保守治疗

锁定钢板有很好的角稳定性，能够维持肱骨近端骨折复位后的颈干角（图8-16）。不过，常常因为骨折部位的内侧缺少支撑而造成治疗失败，这在肱骨干内侧柱粉碎的骨质疏松患者中尤为显著，是一个非常棘手的问题。有人采用自体腓骨移植作为髓内支撑，有助于防止内翻而引起的手术失败。

肱骨近端骨折如果没有移位，保守治疗的结果通常令人满意。有些前瞻性研究显示，保守治疗也可以应用于三部分和四部分骨折；在复杂移位的老年骨质疏松性骨折，锁定钢板的角稳定性优势无法体现，其治疗结果并不优于保守治疗，甚至还不如保守治疗。还有前瞻性研究结果发现，年龄在60岁以上的四部分移位骨折者，关节置换与保守治疗的结果没有显著的差异性。

肱骨近端内侧皮质或内侧距的丢失和

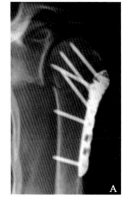
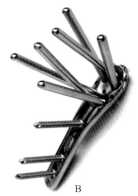

图8-16　锁定钢板固定肱骨近端骨折

A. 术后X线片；B. 锁定钢板实物图

粉碎,是造成角稳定钢板固定失败的主要原因。因此许多学者对内侧支撑和内固定的骨折预后进行了大量的研究。一致认为,在治疗不稳定的骨折患者中,恢复内侧支撑可以很好地促进骨折的愈合,减少相关的并发症。而在没有恢复足够内侧支撑的老年病患中,发现术后肱骨头产生骨质疏松的情况比较多。而由此产生的手术并发症更是会使钢板螺钉出现切割,产生复位的丢失,严重影响骨折的愈合。

老年肱骨近端骨折患者中,骨质疏松会影响锁定钢板的内固定效果,导致失败而需要进行翻修手术。GotzRo 等对 PHILOS 钢板的骨水泥增强螺钉组和常规螺钉组进行对比。很明显,骨水泥增强组在内翻应力实验中明显优于对照组,因此可以作为骨质疏松骨折的治疗优选方案之一。在骨质疏松的肱骨近端骨折患者中,年龄起着主要的作用。高龄患者通常会有骨折移位或螺钉固定失效的问题。S Carbone 等发现,这些患者出现术后并发症的时间,有一个关键的节点:一般在术后 3 个月内,内固定失效的问题比较集中,而术后 6 ～ 18 个月中,出现并发症的病例相对较少。所以,对于骨质疏松的肱骨近端骨折,当选择内固定时,术后的 3 个月对骨折的愈合期显得比较重要。

(二)钢板固定与髓内钉固定

近年来,锁定钢板被广泛应用于骨质疏松性肱骨近端骨折的治疗。然而,其高达 20% 的并发症发生率使得探索一种新的内固定方法成为必须。髓内钉在股骨近端骨折治疗上的成功,使得越来越多的人又重新审视髓内固钉在治疗肱骨近端骨折上的地位。

钢板固定系偏心性固定,与之相比较,中心性固定的髓内钉固定具有以下优势:① 髓内钉置入符合微创原则,减少对骨折断端周围软组织的破坏,最大限度地保留了肱骨头的血供。② 固定的生物力学效应更好。

不过,既往的临床报道髓内钉固定治疗肱骨近端骨折的并发症发生率高达 40%。究其原因,可能与髓内钉的设计缺陷有关。早期肱骨髓内钉的外形设计在很大程度上借鉴了治疗股骨近端骨折髓内钉的设计思路。髓内钉近端与主钉有一定的夹角,进钉点偏外侧,位于肱骨头和大结节之间,不可避免地需要穿过冈上肌的腱性部分,造成医源性冈上肌肌腱损伤。新一代治疗肱骨近端骨折的髓内钉为直钉,进钉点内移至肱骨头的最高点(图 8-17)。这样进钉固然会损伤该部分肱骨头的关节软骨,但这部分软骨面在肩关节运动时并不与肩胛盂相接触,因此不会对术后肩关节功能的恢复造成影响。

随着技术的改进,将髓内钉与肱骨锁定螺钉一同使用,这给肱骨近端骨折治疗多了一种选择。作为一种负载共享植入物,髓内钉提供较高的硬度来提供稳定,与钢板相比对弯曲和旋转的耐受增加。然而,在骨折愈合过程中其固有的骨折块间

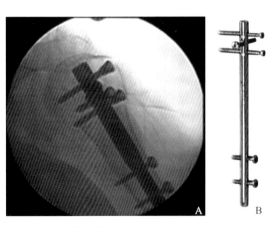

图 8-17　新一代髓内钉固定治疗肱骨近端骨折

A. 术中透视 X 线片;B. 置入髓内钉实物照片

的微动使得愈合率、疼痛恢复,特别是稳定性在三部分或四部分骨折中受到关注。

使用髓内钉治疗肱骨近端骨折的临床效果是令人鼓舞的。特别是,很多学者报道髓内钉治疗的高愈合率、满意的疼痛控制和功能预后指数。最近一项前瞻随机研究比较了锁定髓内钉和锁定钢板固定治疗急性两部分外科颈骨折,通过1年的随访发现锁定钢板治疗患者在 ASES 评分、VAS 疼痛指数、肩袖力量上较高,而髓内钉组并发症更少(4%:31%)。然而随访三年时,两者在数据上无差异。在24例使用髓内钉的肱骨近端骨折患者中,Georgousis 等发现患者在9.2周时愈合率为100%,超过80%的患者预后较好。仅有一名患者发生畸形愈合,另一名发生尺神经麻木之后自愈。Mittleier 等使用髓内钉治疗了两部分、三部分和四部分骨折。髓内钉使用的适应证包括单纯大或小结节骨折和头劈裂骨折。增长的患者年龄和复杂的粉碎性骨折限制了髓内钉的使用。髓内钉在老年患者中使用失败的原因有骨质较差带来固定下降,螺钉退出和内翻成角。针对骨质疏松骨折的稳定,全螺纹锁定钉与髓内钉肱骨近端部分组合能够提高固定结构的强度。Mihara 等报道在使用钢针锁定髓内钉系统时无螺钉或钢针退出,较小的内翻成角和很好的愈合率。

生物力学研究的结果见仁见智。Antonio 等认为锁定钢板和髓内钉固定都能提供足够的稳定性,只是个别类型的骨折,如二部分的外科颈骨折,钢板可以提供更加高的抗旋转稳定性,有利于进行早期的康复训练。Kitson 等用成对的尸体标本研究锁定钢板和髓内钉在治疗肱骨近端三部分骨折中的生物力学行为,进行前屈、后伸、外翻和内翻4个方向的应力测试。结果发现,在所有测试样品中,髓内钉会在骨-螺钉界面失效,而钢板在外科颈骨折部位全部产生弯曲而失败。不过,Kitson 等对这个数据所获得的临床推论表示谨慎,因为自控的截骨术所获得的实验结果与骨皮质及干骺端粉碎的肱骨骨折所得到的结果不能比较。Sanders 等学者进行了类似的尸体标本评估,但结果大相径庭:与髓内钉结构相比,钢板在外翻负荷下更加坚强(420 N/mm:166 N/mm);其他的负荷矢量测试在2种内植物间没有差别。如果钢板固定失效,那其会与 Kitson 等描述的一样,将发生在骨骼截断处。

(三)半肩置换和反式全肩置换的疗效比较

使用人工肩关节置换治疗肱骨近端骨折至今已有近60年的历史(图8-18)。然而,人工肩关节置换治疗肱骨近端骨折的疗效并不令人满意。其影响因素是多方面的,最主要的是与大结节并发症有关。据统计,人工肩关节置换术治疗肱骨近端骨折时发生大结节并发症的概率高达53%。术后大结节不愈合或畸形愈合,患肩功能只能达到 Neer 所说的"有限功能改善"的临床效果,即无痛而活动范围受限。

近年来,反置式人工肩关节(reverse shoulder prosthesis, RSP)被成功应用于治疗肩袖骨关节病。2006年 Bioleau 报道21例,术后平均随访40个月,患者肩部疼痛明显减轻,Constant 评分值从术前的16分提高到了术后66分,肩关节上举活动范围从术前53°提高到了术后123°。由于 RSP 置换术后肩关节上举活动并不依赖肩袖,即使大结节畸形愈合或不愈合,患者接受反置式人工肩关节置换术后,其肩关节外展上举能力仍可得到良好的恢复。鉴于此,人们开始尝试用反式肩关节置换治疗肱骨近端粉碎性骨折,因为其能有效克服半肩置换对大结节愈合的依赖。

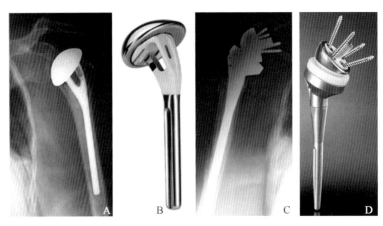

图8-18　肩关节置换治疗肱骨近端骨折

A. 半肩置换术后X线片；B. 人工肱骨头实物照片；C. 反式全肩关节置换术后X线
片术；D. 反式全肩关节假体实物照片

临床经验表明，反式肩关节置换术治疗肱骨近端骨折的适应证为结节不愈合的风险高、常规固定失败的概率大（头劈裂型骨折、四部分骨折、骨折脱位或骨存量很差）、功能要求低以及年龄超过75岁的患者。笔者只对那些结节的愈合率低、功能要求不高、肱骨近端复杂移位骨折（三部分骨折、四部分骨折或头劈裂骨折）的老年患者实施反式肩关节置换。

到目前为止，对反式肩关节置换治疗肱骨近端骨折预后进行评估的报道不多，还没有1级证据的研究，仅有一些与半肩置换的对比研究发表。Gallinet等对三部分和四部分骨折患者进行回顾性研究，其中反式肩关节置换16例，半肩置换17例，结果发现反式肩关节置换组前屈上举的活动度比较好（97.5°:53.5°），外展活动度比较好（91°:60°），但外旋活动度比较差（9°:13.5°）。半肩置换组中有3例（17.7%）结节固定失败，反式肩关节置换组使用Delta3型假体（Depuy）有15例发生（93.8%）肩胛骨切迹。此外，半肩置换组中有1例腋神经麻痹，2例交感反射性营养不良，1例浅层感染；反式肩关节置换组有1例深层感染，1例浅层感染，1例交感反射性营养不良。该研究认为反式肩关节置换治疗老年患者三部分和四部分骨折的结果更可靠。

Young等对肱骨近端骨折后行反式肩关节置换和半肩置换各10个病例的功能预后进行了回顾性对照比较研究，发现两者在功能上无差异。半肩置换组有1例患者出现持续性疼痛后改行反式肩关节置换治疗，1例出现深部感染。该研究认为反式肩关节置换与半肩置换相比并没有达到预想的功能恢复。

近20年来，法国医师推荐用反式肩关节置换治疗肱骨近端骨折。Cazeneuve和Cristofari报告1组36例用Grammont型假体（Delta3，Depuy）治疗肱骨近端骨折患者，中位随访时间6.6年，结果术后第一年随访时的Constant评分为55分，最后一次随访的Constant评分为53分，是健侧的67%。在并发症方面，19例（53%）出现肩胛骨切迹，1例术后12年出现无菌性炎症导致底座松动，2例发生交感反射性营养不良、1例感染及1例脱位。该研究认为通过延长随访时间和改进假体设计，反式肩关节置换可以更多地应用于治疗肱骨近端骨折。

Bufquin等对1组43例用Delta假体反式肩关节置换治疗的肱骨近端三部分和四部分骨

折患者进行前瞻性研究,所有患者均修复了结节。中位随访22个月,结果发现平均Constant评分为44分,平均主动抬举97°(35°～160°),平均主动外旋30°(0°～80°);发生交感反射性营养不良3例,正中神经损伤3例,腋神经和尺神经损伤各1例,肩胛骨切迹10例(25%),结节畸形愈合5例(13.8%),不愈合14例(38.8%);结节是否愈合并没有影响临床结果。

不过,应用反式肩关节置换治疗肱骨近端三部分和四部分骨折的历史还不长,仍然需要时间去验证,何况半肩置换和反式肩关节置换治疗肱骨近端骨折的疗效并没有明显的差异。

(四)肱骨近端骨折的围手术期管理

髋部和腰椎骨折的患者通常会重视骨质疏松这个问题,而对于肱骨近端骨折的患者进行骨质疏松治疗,很少得到重视。韩国作者对近20万例50岁以上的患者进行调查,其中包括髋部、脊柱和肱骨近端骨折,发现在骨折后进行诊断性骨扫描的肱骨近端患者只有12.9%,而髋部和脊柱骨折的患者达到27%左右。而接受骨质疏松治疗的肱骨近端骨折患者占同类的5.5%。同时进行过骨扫描和骨质疏松治疗的患者只占到同类骨折患者中的1.6%。笔者还发现50～69岁年龄段患者对骨质疏松的治疗意识不如70岁以上的患者。

有文献报道在下肢胫骨骨折术后3个月时,胫骨近端的BMD平均会丢失14%。同样,肱骨近端与胫骨近端类似,都是松质骨的结构,因此其术后的抗骨质疏松治疗也需要重视。Kolios认为在骨质疏松性骨折中,使用预防计量的雌激素和阿仑膦酸钠类药物,不会影响骨折的愈合。也有作者采用meta分析对术前使用双膦酸盐是否会影响骨折的愈合进行了研究,对早期给予双膦酸盐的利弊进行了分析,在2 888例患者的随机对照中,发现在术后3个月内使用膦酸盐类药物的患者与不使用的患者在影像学无差异,但是在12个月的BMD测定中,早期服用药物患者的髋部BMD数值明显高于对照组。所以在术后早期进行骨质疏松的治疗利大于弊。而对于原有骨质疏松的患者来说,Singh的研究表明药物治疗能够明显减少肱骨近端骨折的发生率。

(王　蕾　庄澄宇)

参·考·文·献

[1] Neer C S. Proximal humerus fracture. Part Ⅰ. Neer's Classification[J]. The Journal of Bone and Joint Surgery, 1970, 52: 1077-1089.

[2] Müller M. Proximal humerus fracture: AO Classification[M]. In: Manual of Internal Fixation. 1988: 118-125.

[3] Saitoh S, Nakatsuchi Y. Osteoporosis of the proximal humerus: Comparison of bone-mineral density and mechanical strength with the proximal femur[J]. Journal of Shoulder and Elbow Surgery, 1993, 2(2): 78-84.

[4] Saitoh S, Nakatsuchi Y, Latta L, et al. Distribution of bone mineral density and bone strength of the proximal humerus[J]. Journal of Shoulder and Elbow Surgery, 1994, 3(4): 234-242.

[5] Bernstein J, Adler L M, Blank J E, et al. Evaluation of the Neer system of classification of proximal humeral fractures with computerized tomographic scans and plain radiographs[J]. The Journal of Bone &

Joint Surgery, 1996, 78(9): 1371-1375.

[6] Ilchmann T, Ochsner P E, Wingstrand H, et al. Non operative treatment versus tension band osteosynthesis in three and four part proximal humeral fractures[J]. International Orthopaedics, 1998, 22(5): 316-320.

[7] Petersen M M. Bone loss following fractures of the lower extremities[J]. Acta Orthopaedica Scandinavica, 2000, 71 (suppl 293): 14-19.

[8] Green A, Norris T, Browner B, et al. Proximal humerus fractures and fracture-dislocations[M]. In: Skeletal Trauma: Basic science, management and reconstruction, 3rd ed. Philadelphia: Saunders, 2003: 1532-1624.

[9] Tingart M, Apreleva M, Stechow D, et al. The cortical thickness of the proximal humeral diaphysis predicts bone mineral density of the proximal humerus[J]. The Journal of Bone and Joint Surgery. British Volume, 2003, 85(4): 611-617.

[10] Chu S P, Kelsey J L, Keegan T H M, et al. Risk factors for proximal humerus fracture[J]. American Journal of Epidemiology, 2004, 160(4): 360-367.

[11] 姜春岩,王满宜.肱骨近端骨折经皮穿针固定的生物力学研究[J].中华外科杂志,2004,343-346.

[12] Hertel R, Hempfing A, Stiehler M, et al. Predictors of humeral head ischemia after intracapsular fracture of the proximal humerus[J]. Journal of Shoulder and Elbow Surgery, 2004, 13(4): 427-433.

[13] 姜春岩,黄强,耿向苏,等.经皮穿针固定治疗肱骨近端骨折[J].中华外科杂志,2004,725-729.

[14] Shrader M W, Sanchez-Sotelo J, Sperling J W, et al. Understanding proximal humerus fractures: image analysis, classification, and treatment[J]. Journal of Shoulder and Elbow Surgery, 2005, 14(5): 497-505.

[15] DeFranco M J, Brems J J, Williams Jr G R, et al. Evaluation and management of valgus impacted four part proximal humerus fractures[J]. Clinical Orthopaedics and Related Research, 2006, 442: 109-114.

[16] Bufquin T, Hersan A, Hubert L, et al. Reverse shoulder arthroplasty for the treatment of three- and four-part fractures of the proximal humerus in the elderly. A prospective review of 43 cases with a short-term follow-up[J]. The Journal of Bone and Joint Surgery. British Volume, 2006, 89(4): 516-520.

[17] Kitson J, Booth G, Day R. A biomechanical comparison of locking plate and locking nail implants used for fractures of the proximal humerus[J]. Journal of Shoulder and Elbow Surgery, 2007, 16(3): 362-366.

[18] Sanders B S, Bullington A B, McGillivary G R, et al. Biomechanical evaluation of locked plating in proximal humeral fractures[J]. Journal of Shoulder and Elbow Surgery, 2007, 16(2): 229-234.

[19] 向明,陈杭,唐浩琛,等.经皮或小切口克氏针辅助复位和固定治疗肱骨近端Neer两部分骨折[J]. 中国骨伤,2008,21(12): 919-921.

[20] Cazeneuve J F, Cristofari D J. Delta Ⅲ reverse shoulder arthroplasty: radiological outcome for acute complex fractures of the proximal humerus in elderly patients[J]. Orthopaedics & Traumatology: Surgery & Research, 2009, 95(5): 325-329.

[21] Stechel A, Fuhrmann U, Irlenbush L, et al. Reversed shoulder arthroplasty in cuff tear arthritis, fracture sequelae, and revision arthroplasty.[J]. Acta Orthopaedica, 2010, 81(3): 367-372.

[22] Foruria A M, Carrascal M T, Revilla C, et al. Proximal humerus fracture rotational stability after fixation using a locking plate or a fixed-angle locked nail: the role of implant stiffness[J]. Clinical Biomechanics, 2010, 25(4): 307-311.

[23] Fjalestad T, Hole M Ø, Jørgensen J J, et al. Health and cost consequences of surgical versus conservative treatment for a comminuted proximal humeral fracture in elderly patients[J]. Injury, 2010, 41(6):

599−605.

［24］Kolios L, Hoerster A, Sehmisch S, et al. Do estrogen and alendronate improve metaphyseal fracture healing when applied as osteoporosis prophylaxis?［J］. Calcified Tissue International, 2010, 86(1): 23−32.

［25］Young S W, Segal B S, Turner P C, et al. Comparison of functional outcomes of reverse shoulder arthroplasty versus hemiarthroplasty in the primary treatment of acute proximal humerus fracture［J］. ANZ Journal of Surgery, 2010, 80(11): 789−793.

［26］Cazeneuve J F, Cristofari D J. The reverse shoulder prosthesis in the treatment of fracture of the proximal humerus in the elderly［J］. The Journal of Bone and Joint Surgery, 2010, 92(4): 535−539.

［27］Foruria A M, Gracia M M, Larson D R, et al. The pattern of the fracture and displacement of the fragments predict the outcome in proximal humeral fractures［J］. The Journal of Bone and Joint Surgery, 2011, 93(3): 378−386.

［28］Krettek C, Wiebking U. Proximal humerus fracture: is fixed angle plate osteosynthesis superior to conservative treatment?［J］. Unfallchirurg, 2011, 114(12): 1059−1067.

［29］Chow R M, Begum F, Beaupre L A, et al. Proximal humeral fracture fixation: locking plate construct ± intramedullary fibular allograft［J］. Journal of Shoulder and Elbow Surgery, 2012, 21(7): 894−901.

［30］Zhang J, Ebraheim N, Lause G E. Surgical treatment of proximal humeral fracture with external fixator ［J］. Journal of Shoulder and Elbow Surgery, 2012, 21(7): 882−886.

［31］Lee S U, Jeong C, Park I J. Arthroscopic fixation of displaced greater tuberosity fracture of the proximal humerus［J］. Knee Surgery, Sports Traumatology, Arthroscopy, 2012, 20(2): 378−380.

［32］Krappinger D, Roth T, Gschwentner M, et al. Preoperative assessment of the cancellous bone mineral density of the proximal humerus using CT data［J］. Skeletal Radiology, 2012, 41(3): 299−304.

［33］Zhang Y Z. Clinical Epidemiology of Orthopaedic Trauma［J］. Thieme, 1st ed, New York, 2012, 11−19.

［34］谢雪涛. 肱骨近端骨折治疗的系统规则［J］. 国际骨科学杂志, 2013, 34(4): 231−234.

［35］Mather J, MacDermid J, Faber K, et al. Proximal humerus cortical bone thickness correlates with bone mineral density and can clinically rule out osteoporosis［J］. Journal of Shoulder and Elbow Surgery, 2013, 22(6): 732−738.

［36］Jung W B, Moon E S, Kim S K, et al. Does medial support decrease major complications of unstable proximal humerus fractures treated with locking plate?［J］. BMC Musculoskeletal Disorders, 2013, 14(1): 102.

［37］Röderer G, Scola A, Schmölz W, et al. Biomechanical in vitro assessment of screw augmentation in locked plating of proximal humerus fractures［J］. Injury, 2013, 44(10), 1327−1332.

［38］Sprecher C, Schmidutz F, Helfen T, et al. Histomorphometric Assessment of Cancellous and Cortical Bone Material Distribution in the Proximal Humerus of Normal and Osteoporotic Individuals: Significantly Reduced Bone Stock in the Metaphyseal and Subcapital Regions of Osteoporotic Individuals［J］. Medicine (Baltimore), 2015, 94(51): e2043.

［39］Li Y, Cai H, Zhang Z. Timing of the initiation of bisphosphonates after surgery for fracture healing: a systematic review and meta-analysis of randomized controlled trials［J］. Osteoporosis International, 2015, 26(2): 431−441.

［40］Carbone S, Papalia M. The amount of impaction and loss of reduction in osteoporotic proximal humeral fractures after surgical fixation［J］. Osteoporosis International, 2016, 27(2): 627−633.

［41］Spross C, Kaestle N, Benninger E, et al. Deltoid Tuberosity Index: A Simple Radiographic Tool to Assess Local Bone Quality in Proximal Humerus Fractures［J］. Clinical Orthopaedics and Related Research, 2015, 473(9): 3038−3045.

〔42〕Singh A, Adams A, Burchette R, et al. The effect of osteoporosis management on proximal humeral fracture〔J〕. Journal of Shoulder and Elbow Surgery, 2015, 24(2): 191−198.

〔43〕Kim T, Choi J, Kim S, et al. The Adequacy of Diagnosis and Treatment for Osteoporosis in Patients with Proximal Humeral Fractures〔J〕. Clinics in Orthopedic Surgery, 2016, 8(3): 274−279.

〔44〕Sumrein B, Huttunen T, Launonen A, et al. Proximal humeral fractures in Sweden-a registry-based study〔J〕. Osteoporosis International, 2017, 28(3): 901−907.

〔45〕Carbone S, Mezzoprete R, Papalia M, et al. Radiographic patterns of osteoporotic proximal humerus fractures〔J〕. European Journal of Radiology, 2018, 100: 43−48.

第九章
肱骨干骨折

一、概　述

　　肱骨干骨折是临床上常见的上肢损伤，约占全身骨折的1%，约占所有肱骨骨折的13%～14%。60岁之前，肱骨干骨折在男、女中发病率相同，且发病率似乎不随年龄而增加。60岁以后，80%的患者为女性。肱骨干骨折最常见的原因是跌倒，其次是交通事故，其他包括运动损伤、工伤、高处坠落、掰手腕等。病理性和开放性肱骨干骨折较少见，分别占所有肱骨干骨折的1.3%～8%和1.2%～5%。肱骨干中段或远侧1/3骨折存在潜在桡神经损伤的风险，偶尔会伤及上臂血管。大部分肱骨干骨折非手术治疗效果良好，部分需要手术治疗。

二、应用解剖

　　肱骨干近端起自肱骨外科颈，远端至肱骨髁上近侧（图9-1）。肱骨干近侧1/3为圆柱形，中间1/3为移行区，远侧1/3为三角形。肱骨干髓腔呈Ｖ形，近端内径最大，远端髓腔变窄，至髁上逐渐闭合。为方便描述，肱骨干通常分为近1/3、中1/3、远1/3，其表面分为前外侧、前内侧和后侧，这些解剖特点对于使用内固定至关重要，如钢板放在平整的前内侧和后侧2个面可以更为贴服，而由于远端髓腔的狭窄使逆行髓内钉的置入困难重重。重要的骨性解剖标志有近、中1/3交界处的三角肌粗隆，中1/3后方的桡神经沟，沟中有桡神经及肱深动脉走行。

　　肱骨被厚厚的软组织所包绕，包括一些强壮的肌肉和复杂的神经血管结构。包绕肱骨的肌肉由近至远包括：三角肌、胸大肌、大圆肌、背阔肌、喙肱肌、肱二头肌、肱肌、肱桡肌以及肱三头肌。了解这些肌肉的走行以及起止点对于认识不同部位肱骨干骨折的移位至关重要，同时也是进行手术入路设计和骨折复位的基础。如胸大肌止点以近的骨折，其近端因冈上肌的牵拉而外展移位，其远端因胸大肌和三角肌的牵拉而向前移位，因喙肱肌、肱二头肌、

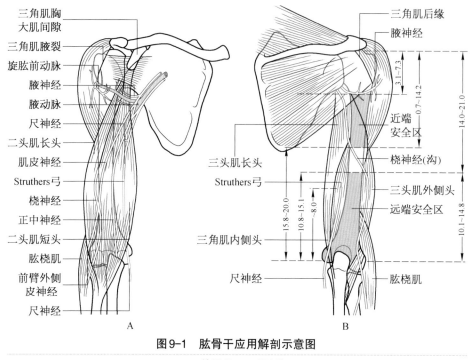

图9-1　肱骨干应用解剖示意图

A. 前面观；B. 后面观

肱三头肌的牵拉而向近侧移位；如三角肌止点以近的骨折，其近端因胸大肌、大圆肌和背阔肌的牵拉作用向内侧移位，其远端因三角肌的牵拉而向外上移位；如三角肌止点以远的骨折，其近端因受三角肌和喙肱肌的牵拉而向外向前移位，其远端因肱二头肌和肱三头肌的牵拉而向上重叠移位。包绕肱骨的肌肉被深筋膜分为前、后2个间室，前间室内有屈肌（肱二头肌、肱肌、喙肱肌），后间室为肱三头肌。桡神经进入后间室后行走于肱三头肌长头和外侧头之间，进入桡神经沟，贴着骨面向后外侧行走，在肱骨外髁近侧10～15 cm穿出桡神经沟。在计划肱骨远端手术时，标记桡神经穿出桡神经沟进入前间室的部位至关重要，该部位与肱骨远端关节面的距离≥7.5 cm。正中神经和肱动脉共同行走于前间室内侧，在肘部行走于肱二头肌和旋前圆肌之间。肌皮神经亦走行于前间室，在正中神经和肱动脉内侧纵行跨过肱骨远端。顺行髓内钉固定手术中沿前后向置入远侧交锁螺钉时，以及应用MIPO技术进行桥接钢板固定手术中做远侧皮肤切口时可能伤及肌皮神经。尺神经近侧段毗邻正中神经行走于前间室，在距肱骨内上髁约8 cm处穿过内侧肌间隔后进入后间室，于内侧进入肘管。

三、损伤机制

肱骨干骨折的损伤机制与骨折的发生率及骨折的形态密切相关。最常见的损伤原因是平地摔倒，其次是交通事故。损伤原因随着国家和地区的社会经济和地理条件的不同,差异性比较大。如在美国,摔倒与车祸导致肱骨干骨折比例为9:1,而在英国这一比例为3.5:1。在美国,90%的肱骨干骨折是由摔倒与车祸引起;而在其他国家,高处坠落和运动损伤居多。致伤的能量与宿主的人群有关,一般来说,低能量损伤更多见于老年女性,而高能量损伤常见于年轻男性。外伤暴力的类型与其所致肱骨干骨折的形态有明显的相关性。

1. 直接暴力 致伤暴力直接作用于肱骨干,如棍棒的直接打击、汽车撞击、机械挤压、高处坠落、火器伤等。这类骨折可以是开放性骨折,也可以是闭合性损伤,骨折类型多为横行或粉碎性,部位以肱骨上、中1/3更为常见。

2. 间接暴力 致伤暴力通过传导作用于肱骨干而致骨折。如摔倒时肘部或手掌撑地、两人对抗掰手腕等,甚至猛烈的肌肉收缩也可以引起肱骨干骨折,如运动员投掷标枪、垒球时。骨折多发生于肱骨干的中、下1/3,骨折类型常为斜行或螺旋形。

四、临床诊断

通过详细询问病史,包括损伤机制和体格检查,做出肱骨干骨折的诊断一般不困难。患者多有明确的外伤史,若仅有轻微外伤,须注意病理性骨折可能。患者就诊时表现为骨折部位的疼痛、肿胀和畸形。接诊时需要注意同侧上肢是否合并其他损伤,如"浮肘"损伤和肩关节周围损伤等;高能量损伤者更不能疏忽其他部位的多发损伤,如头、颈、胸、腹损伤;注意检查是否有开放伤口,特别是那些可能位于后侧或者腋窝的隐蔽部位的开放伤口;体格检查不能遗忘神经血管的检查,尤其要注意是否合并桡神经损伤。

放射线检查是诊断肱骨干骨折的必要步骤,拍摄2个位置互成90°,如正侧位的肱骨X片通常能够满足明确诊断和制订治疗计划的需要。不过,X线摄片需要包括肩关节以及肘关节,如果发现或怀疑骨折累及关节,则需要进一步行CT检查。

五、分 型

AO/OTA分型

AO组织2018年更新了骨折分型系统,肱骨干编码为12,根据骨折形态将肱骨干骨折分为3型:12A型,简单骨折;12B型,楔形骨折;12C型,多段骨折。各型又分为若干亚型(图9-2)。

(1)简单骨折12A型分为3个亚型:12A1*型,螺旋形骨折(图9-3A);12A2*型,斜行骨折,骨折线与肱骨干纵轴垂线夹角≥30°(图9-3B);12A3*型,横行骨折,骨折线与肱骨干纵轴垂线夹角<30°(图9-3C)。

(2)楔形骨折12B型根据骨折形态分为2个亚型:12B2*型,楔形骨折块完整(图9-4A);

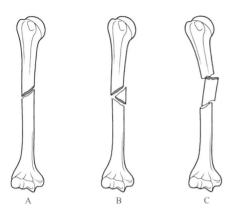

图 9-2　肱骨骨折 AO/OTA 分类

A. 12A 型；B. 12B 型；C. 12C 型

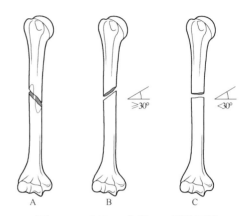

图 9-3　AO/OTA 分类 12A 型的亚型

A. 12A1* 型；B. 12A2* 型；C. 12A3* 型

*表示根据骨折部位,近 1/3 编码为 a,中 1/3 编码为 b,远 1/3 编码为 c

12B3* 型,楔形骨折块粉碎(图 9-4B)。

　　(3)多段骨折 12C 型根据骨折形态分为 2 个亚型:12C2* 型,节段骨折块完整(图 9-5A);12C3* 型,节段骨折块粉碎(图 9-5B)。

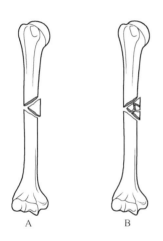

图 9-4　AO/OTA 分类 12B 型的亚型

A. 12B2* 型；B. 12B3* 型

*表示根据骨折部位,近 1/3 编码为 a,中 1/3 编码为 b,远 1/3 编码为 c

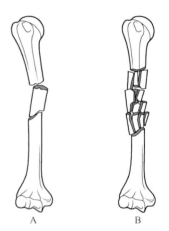

图 9-5　AO/OTA 分类 12C 型的亚型

A. 12C2* 型；B. 12C3* 型

*表示根据骨折部位,累及近端骨干与干骺端交界处编码为 i,骨折仅位于骨干编码为 j,累及远端骨干和干骺端交界编码为 k

六、非手术治疗

　　在 19 世纪 60 年代出土的文物中发现并破译了古埃及的教科书,书中描述了肱骨骨折,并用两根细麻布夹板保守治疗。从古到今,肱骨干骨折非手术治疗的变化不大。肱骨骨折可在短时间内愈合,非手术治疗常能奏效而得以延续。然而,现代患者要求更快的愈合率和更早地恢复损伤前活动,同时保持邻近关节的功能。因此,在过去的几十年里,肱骨干骨折的外科治疗取得了显著的进展。

(一)适应证与禁忌证

1. 绝对适应证 急性闭合、依从性好及非卧床的单一肱骨干骨折。

2. 相对适应证 AO分型A型骨折、近1/3长斜行骨折、节段性骨折、不合并神经血管损伤的开放骨折、依从性不好的患者。

3. 相对禁忌证 多发损伤患者、合并同侧上肢其他损伤、神经功能障碍持续无改善或进展、双侧肱骨骨折、假体周围骨折。

4. 绝对禁忌证 合并严重血管损伤、病理性骨折、骨不连。

(二)治疗技术

1. 悬吊包裹法和Velpeau绷带法(图9-6A) 悬吊包裹法即以一条吊带悬吊前臂支撑肢体重量,以一条布带把上臂固定于胸壁,腋窝垫以衬垫。Velpeau绷带法与悬吊法类似,但以绷带包裹,把上肢更紧密地限制于躯干。

2. U形夹板(图9-6B) U形夹板也常用于肱骨干骨折的临时固定,尤其是中、下段骨折。但夹板容易松动,需要经常调整或更换,相较于Velpeau绷带法,U形夹板应尽快更换为功能支具。使用U形夹板时先用衬垫把上臂包裹,以合适长度的石膏板从腋窝向下至臂内侧,绕过尺骨鹰嘴,从臂外侧向上至肩峰水平,以弹性绷带固定夹板。

3. 悬垂石膏(图9-6C) 悬垂石膏已经用于治疗肱骨干骨折很长时间了,尤其是用于有短缩移位的骨折。但是需要密切的随诊观察,因为它可能导致骨折分离移位,从而导致不愈合。大多数骨科医师常规采用7~10天悬垂石膏以复位骨折,然后更换为功能支具。该技术要求进行长臂管型石膏固定,屈肘90°,前臂旋转中立位,石膏近端超过骨折线,远端到腕关节。告知患者尽量保持肢体自然下垂,从而有利于肢体的重力作用恢复肱骨长度和位线。

4. 功能支具(图9-6D) 功能支具自1977年由Sarmiento等发明后,已成为目前最常用的肱骨干骨折非手术治疗的最终技术。骨折发生后,先采用上述技术临时固定上肢,7~10天后更换为功能支具。这种功能支具包括2片适合患者上臂的预制高分子夹板,夹板可以制作成内外夹板或者前后夹板。两块夹板以粘贴固定,收紧粘贴后夹板就变成了"量身定做"的支具,对肱骨周围的肌肉施加压力,通过"水硬效应"固定骨折。患者予颈腕吊带悬吊,但需教会患者每天解除吊带活动肘关节避免关节僵硬,也要教会患者如支具出现松动或位置不佳时如何调整支具的位置和松紧。鼓励患者佩戴功能支具后开始作钟摆运动,但要避免外展、抬举活动,坐下时避免将患肢放在椅子把手、桌子以及膝盖上,因为骨折愈合早期,患肢肘关节的倚靠可能导致内翻畸形。佩戴支具后,患肢需要定期复查评估愈合过程,根据骨折愈合情况增加肩部和肘部的锻炼。

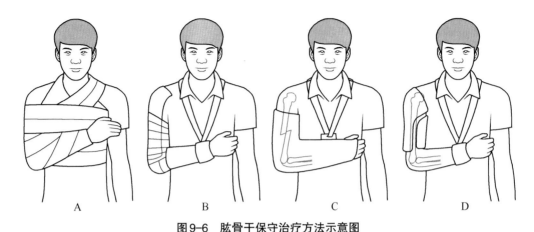

图9-6 肱骨干保守治疗方法示意图

A. Velpeau绷带包扎；B. U形夹板；C. 悬垂石膏；D. 功能支具

七、手术治疗

(一)适应证

- 保守治疗不能维持满意的复位。
- 多发损伤。
- 双侧肢体损伤。
- 浮肘损伤。
- 骨折累及关节内。
- 进行性神经麻痹或闭合复位后出现神经麻痹。
- 严重血管损伤。
- 穿刺伤后神经功能缺失。
- 骨不连/感染性骨不连。
- 病理性骨折。

(二)相对适应证

- 开放骨折。
- 节段性骨折。
- 依从性差的患者。
- 肥胖或乳房过大的患者。
- 假体周围骨折。
- 中1/3的A型骨折(尤其是骨折分离移位)。
- 近端的长斜行骨折(尤其伴有内翻成角)。

（三）切开复位钢板内固定

1.手术入路

（1）前外侧入路：前外侧入路全长皮肤切口可起自喙突，沿三角肌胸大肌间隙向外侧走行，至三角肌止点处开始沿肱二头肌外侧缘向远端延伸，至肘横纹上约5 cm（图9-7A）。于切口近端三角肌胸大肌间隙浅筋膜层分离头静脉，向外侧牵开三角肌，向内侧牵开胸大肌；沿肱二头肌长头外侧切开骨膜，部分胸大肌止点可能需要剥离；深层分离时可见旋肱前动脉，将其结扎。在切口中部，沿切口切开深筋膜，肱二头肌向内侧分离牵开，显露肱肌。从中线纵向劈开肱肌，显露肱骨干（图9-7B）。显露时屈曲肘关节可松弛肌肉。靠近肘关节的部位，须注意保护外侧的桡神经以及内侧的肌皮神经。

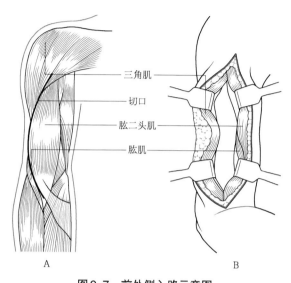

图9-7　前外侧入路示意图

A.切口标记；B.显露肱骨干

（2）后侧入路：后侧入路可显露下2/3的肱骨干直至鹰嘴窝。患者取俯卧位或侧卧位，自尺骨鹰嘴至肩峰下5～10 cm作后侧正中切口，从近端分离，辨认肱三头肌长头和外侧头间隙，钝性分离，从中间纵行切开肱三头肌肌腱。切口近端往两边牵开肱三头肌外侧头和长头，可显露深部的桡神经和肱深动脉，两者一起走行于肱骨后面的桡神经沟。肱三头肌内侧头位于长头和外侧头的深面，起自桡神经沟远端；从正中纵向劈开内侧头即可显露肱骨干（图9-8）。标准后侧入路的一个变化是"保留三头肌入路"，从三头肌内外侧

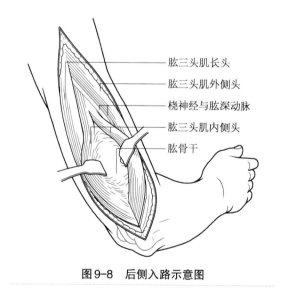

图9-8　后侧入路示意图

显露而不劈开三头肌，可很好地显露肱骨远端，多用于肘部手术，该入路可通过游离桡神经向近端延伸。

后侧入路适用于肱骨干远侧1/3的显露和手术，当肱骨干骨折需要切开复位、将钢板置于后侧内固定时也可以经后侧入路手术。如图9-5所示，患者，55岁，男性，右肱骨干中段螺旋形骨折，属AO/OTA分类12A1b型（图9-9A），采用俯卧位取后侧入路切开皮肤，经肱三头肌外侧头和长头之间向深层显露，在桡神经沟显露并游离桡神经及其伴行血管，牵开保

护之,显露骨折处,直视下复位,在肱骨后侧周线上、以骨折处为中心放置一块窄的4.5 mm LC-DCP,按常规顺序安置螺钉,远近两侧各用4枚螺钉固定,中段骨折处经钢板旋入拉力螺钉加压固定(图9-9B)。术后经过顺利,随访X线检查证实骨折线小时,几乎没有骨痂生长,骨折直接愈合(图9-9C)。

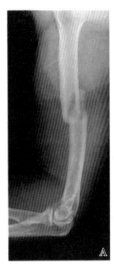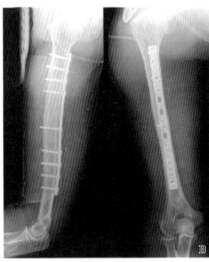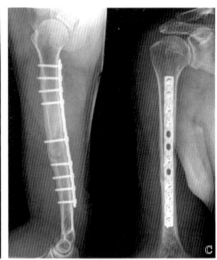

图9-9 后侧入路切开复位LC-DCP内固定

A. 伤后X线片;B. 经后侧入路切开复位钢板内固定术后正侧位X线片,注意钢板置于肱骨后侧;C. 随访时的正侧位X线片显示骨折直接愈合

(3)外侧入路:外侧入路的体表切口标志是三角肌止点与外上髁的连线,近端可沿三角肌前缘向近侧延长,远端也可以向远侧后侧延伸。患者取仰卧位,沿三角肌止点中心和外上髁连线切开皮肤,向外侧掀起三角皮瓣(图9-10A),显露深筋膜;沿外侧肌间隔后方约1 cm处、在肱三头肌外侧头浅面纵行切开深筋膜(图9-10B),显露肱三头肌外侧头,在切口近侧范围内的脂肪中找到桡神经,在切口远侧皮下或其穿出深筋膜之处可以找到前臂后侧皮神经,沿后者向近侧追踪至其由桡神经分支处(图9-10C),必要时可以切开外侧肌间隔看到桡神经,直视下游离之,用导管环套住桡神经再牵开以便手术中保护之。锐性将三头肌外侧头从外侧肌间隔完全分离,直达肱骨,向前方牵开肱肌与肱桡肌,即可显露肱骨干的远侧2/3(图9-10D)。受三角肌止点的限制,本入路难以进入肱骨近侧1/3。

(4)前内侧入路:该入路很少用于常规骨折固定,可以显露肱动脉、正中神经和尺神经,主要用于骨不连及合并神经血管损伤的病例。切口沿肱二头肌内侧缘向内上髁延长,沿切口切开皮下组织,于皮下组织深层辨认尺神经,向内后侧牵开;辨认正中神经和肱动脉,向前外侧牵开。术野中可见到较多动脉小分支,予以结扎,向前牵开喙肱肌。

2. 手术关键步骤

(1)按所选入路显露肱骨干:如图9-11所示,患者33岁,男性,摔伤后左肱骨干中段横行骨折,骨折线几乎与骨干垂直,属AO/OTA分类12A3b型(图9-11A、B)。根据骨折位于肱骨中下段,结合手术者的经验,决定选择前外侧入路。

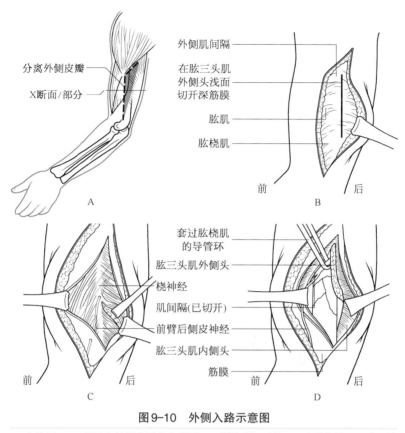

图9-10　外侧入路示意图

A. 皮肤切口,三角区为外侧皮瓣分离范围; B. 深筋膜切开处; C. 确认桡神经及其皮神经分支; D. 牵开桡神经,分离肱三头肌外侧头,显露肱骨干

（2）辨认并保护经过术野的神经血管：主要包括桡神经和肌皮神经,根据需要决定是否游离神经,一旦做了游离就必须用导管套环或橡皮片将神经牵开,手术全程都要注意保护这些神经。

（3）避免不必要的软组织剥离,骨膜往往需要剥离,但注意不能过度。

（4）手法牵引复位骨折,必要时用外固定架或骨折牵开器辅助复位,也可以用钢板作间接复位工具。

（5）骨折复位后需要临时固定以维持骨折复位,给内固定提供便利,手段有克氏针、外固定架或骨折牵开器。

（6）钢板的选择取决于固定手术的计划,如果是绝对稳定固定,可以选4.5 mm窄DCP或者4.5 mm LC-DCP;如果是桥接钢板固定,建议选4.5 mm LCP。如图9-7所示的患者,手术医师选择用4.5 mm LCP钢板做坚强固定,其实也可以用DCP或LC-DCP行加压钢板固定。

（7）钢板固定都使用螺钉,螺钉固定要循序渐进,共性是都先用1～2枚将钢板固定到钢板上,在确认骨折复位满意的情况下逐一拧入剩余螺钉。骨折端每侧至少采用各3枚螺钉固定（6层皮质）,采用各4枚螺钉固定更理想（图9-11C、D）。

（8）在桥接钢板固定的病例,避免在分离的粉碎骨折片上拧入螺钉,除非是复位螺钉。

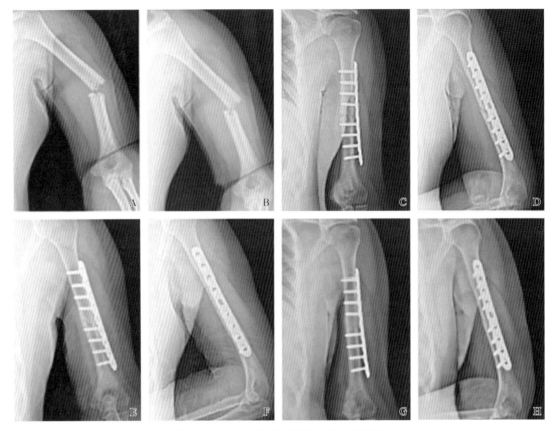

图9-11 切开复位内固定治疗肱骨干骨折

A、B. 术前肱骨正侧位X线片示肱骨中段横行骨折；C、D. 术后正侧位片示加压锁定钢板固定；E、F. 术后3个月X线片；
G、H. 术后6个月X线片，骨折线已消失

（9）有条件时应当通过术中透视对骨折复位和钢板固定进行监控；否则，在关闭切口之前务必拍片确认复位和固定的质量，包括螺钉长度是否合适。

（10）根据术中对内固定的即时稳定性确定患者术后康复计划，定期随访观察骨折愈合情况（图9-11E、F），直至骨折愈合（图9-11G、H）。

3. 术后处理 术后患者以颈腕吊带悬吊，术后2～3天在可忍受的范围内开始肩、肘关节活动的功能锻炼。多数医师3～4周内仅允许患者进行简单的关节活动范围锻炼；部分医师报道钢板固定后早期负重对肱骨干骨折的愈合率及畸形愈合率没有明显影响。

4. 潜在陷阱和预防

（1）软组织和骨膜过度剥离：肱骨骨折切开复位内固定手术过程中极易犯的一个错误就是，术中复位和固定时过度剥离软组织和骨膜。防范的措施是，时刻牢记骨折块血运对骨折愈合的重要性，贯穿在骨折手术处理的始终；熟悉上臂的局部解剖，尽量通过肌间隙显露骨骼，减少对软组织的扰乱，为放置固定钢板必须要剥离骨膜时，也要尽可能局限骨膜剥离的范围。

（2）骨折复位不佳：骨折复位的质量与骨折愈合及预后息息相关，防范的要点是，选择

合适的路径充分显露骨折的部位,做到直视下解剖复位;术中透视监控是确保复位质量的重要措施;遇粉碎骨折者,不追求解剖复位,仅通过间接复位实现功能复位即可,加上桥接钢板固定也能获得令人满意的骨折间接愈合;肱骨骨折可允许2～3cm的短缩,因为上肢不等长对功能影响甚小,肱骨骨折能忍受不超过15°的旋转移位,因为肩关节是多轴关节,适度的旋转畸形能够得到代偿。

(3)医源性血管神经损伤:神经,特别是桡神经就在肱骨的桡神经沟内走行,紧贴着肱骨,在骨折复位和钢板固定时损伤的机会很高;其他神经,如肌皮神经、腋神经和尺神经在各个手术入路中都有出没,如果不小心容易伤及。防范的措施是,熟悉手术入路的局部解剖,对神经损伤保持高度警惕,包括手术过程中避免过度牵拉和压迫神经,悲剧就不易发生。

(4)固定不牢靠:稳定固定是骨折愈合必不可少的条件,固定失效多和内植物的选择、放置及固定不当有关。防范的举措在于严格遵循骨折内固定的规范和原则,绝对稳定固定者必须解剖复位,做到骨片间加压的效果,使用拉力螺钉者必须有中和钢板保护,使用加压钢板者务必做到骨端加压。一般肱骨干骨折选用4.5mm的窄钢板,每侧至少置入3枚螺钉,4枚更理想;钻头和螺钉长度适中,避免损伤对侧皮质外的组织结构。

(四)微创钢板接骨技术

微创钢板接骨技术(MIPO)是长骨复杂骨折生物学固定的重要手段。如前所述,长骨简单骨折能够做到解剖复位,就可以通过骨片加压,提供绝对稳定固定,让骨折直接愈合;而长骨复杂骨折,不需要解剖复位,只需要通过间接复位恢复骨骼的长度、对线排列和旋转对位,达到功能复位,再给予相对稳定固定,使骨折端之间存在微动,刺激和促进骨痂生长,实现骨折的间接愈合。MIPO由此应运而生,其通过间接复位技术达到骨折的功能复位,经过皮肤小切口在肌层下、骨膜外的软组织隧道里导入接骨板,越过骨折部位,固定在骨折两端正常的骨干上,完成桥接钢板固定,不需要直接暴露骨折部位,有效避免和减少对骨折生物学环境的扰乱,有利于骨折愈合。锁定钢板固定到位后有很强的角稳定性,钢板不需要与骨骼直接接触,起内支架的作用,最适合使用MIPO。肱骨干为肌肉组织所包裹,尤其是其前方多为肱肌所覆盖,遇骨干复杂骨折,适宜应用MIPO经皮肤小切口将锁定接骨板导入肱肌深面的隧道,间接复位后实施桥接钢板固定,临床应用结果表明MIPO是个不错的治疗选择。

1. 前侧入路

(1)解剖学基础:当今临床上一般采用前侧入路,将钢板置于肱骨的前方,对肱骨骨折实施桥接钢板固定,因为肱骨的前方是个安全地带,这是其解剖结构所决定的。在近侧肱骨干,其前方没有血管神经结构;桡神经及肱深血管走行在肱骨干中段后部的桡神经沟内,肱动脉、肱静脉、正中神经和尺神经走行在肱骨的内侧,肌皮神经位于肱肌的前面,因此在肱骨干中段,安全地带位于肱肌深面的肱骨前部;在肱骨远侧,桡神经从外侧肌间隔穿出之后位于肱骨外侧的肱桡肌和肱肌之间,肱动静脉及正中神经、尺神经位于内侧,肌皮神经位于肱肌的浅面,如是,远侧肱骨干的安全区位于其后部及肱肌深面的肱骨前部(图9-12)。有鉴于此,肱骨干的前方都没有血管神经经过,是适合接纳钢板的安全区。

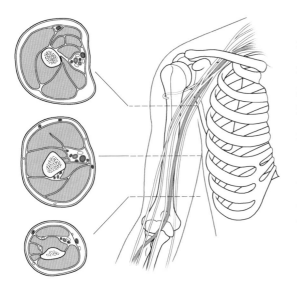

图9-12　上臂不同平面的解剖横断面示意图

显示肱骨干近侧的前方、肱骨干中段肱肌深面的肱骨前方、肱骨干远侧的后方及肱肌深面的肱骨前方是安全区

（2）手术方法：在上臂前侧，分别于骨折远近两侧各做一个小切口（图9-13A）。近侧切口位于三角肌和肱二头肌间隙，长3～5 cm；根据用于骨折固定钢板的长度，确定远侧切口的位置，一般位于肱二头肌外侧缘，肘横纹上5 cm，长度3～5 cm。在近侧切口，皮肤切开后，在三角肌内侧缘和肱二头肌近侧部分的外缘之间解剖，直达肱骨表面（图9-13B）；在远侧切口，向两侧分离皮瓣，确认肱二头肌和肱肌的间隙，向内侧牵开肱二头肌，显露在肱肌表面走行的肌皮神经，沿中线纵行劈开肱肌（图9-13C），其内侧半与肌皮神经一起向内侧牵开，外半向外侧牵开，到达肱骨前侧皮质的骨膜。肱二头肌外侧半用于保护正好在这里穿出外侧肌间隙走行在肱桡肌和肱二头肌之间的桡神经。

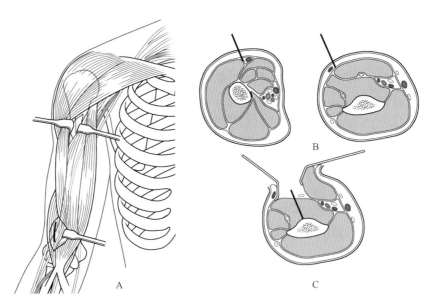

图9-13　MIPO钢板固定肱骨前方入路示意图

A. 切口标记；B. 近侧切口线路途径；C. 远侧切口显露途径

在远侧切口，在肱肌深面于骨膜外向近侧插入制作隧道的器具，直到近侧切口。由于隧道外侧部分有肱肌和三角肌混合纤维阻挡，器具到达近侧部分时可能碰到困难，需要将抵着器具顶端的肌肉纤维切断，以便让器具穿出近侧切口，完成肱肌下隧道的制作。器具插入过程中务必沿着肱骨前侧或者稍偏前内侧推进，以免损伤桡神经。然后用缝线将选定的DCP

或者LCP窄钢板联结在一起(图9-14),往回抽出器具,把钢板拉进隧道,从远侧切口出来。采用这个方法可以确保钢板位于做好的隧道内,不至于损伤桡神经。

在近侧切口内,用一枚螺钉将钢板固定在肱骨上,透视监控下通过手法牵引恢复肱骨的长度和旋转,将钢板置于远侧肱骨前面的中心,经钢板的远侧螺孔拧入螺钉将其固定在肱骨上,透视检查对线排列,纠正可能存在的成角,再在两侧钢板上各拧入1枚螺钉,透视或拍片确认复位与固定无误后完成钢板的最终固定,要求远近每一侧钢板至少有3枚螺钉(图9-15)。

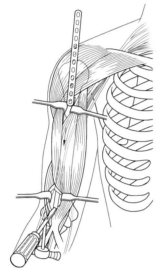

图9-14 利用器具制作隧道并将钢板送入隧道示意图

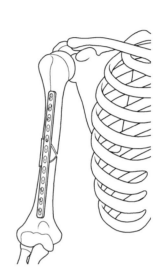

图9-15 前方入路MIPO钢板固定肱骨示意图

如果肱骨干骨折线向近侧延伸(图9-16A),钢板需要固定在肱骨近端,采用MIPO时,近侧切口需要更靠近侧稍偏外(图9-16B),还需要用塑料假骨或是肱骨近端锁定钢板(locking proximal humerus plate, LPHP)做模板对钢板进行预塑形,使之与肱骨近端的前外侧以及骨干贴服。切开皮肤,劈开三角肌,插入钢板在三角肌肌层下向远侧推进,形成三角肌下隧道;常规经远侧切口用器具制作肱肌下隧道,将器具向近侧推进直到从近侧切口出来,剩下的操作同前所述,完成骨折复位和钢板的固定(图9-16C)。

2. 外侧入路 近端在肩峰下作3～5 cm的外侧切口,切口需要注意保护腋神经;远端在肱桡肌和肱肌间隙作2～3 cm切口,切口需要注意保护桡神经(图9-17A)。肩峰下于外侧紧贴骨膜外插入钢板前,可采用窄的、光滑的骨膜剥离器作三角肌肌纤维扩张及肱骨远段骨膜外轻柔松弛,无须剥离三角肌的止点,经三角肌肌纤维向远端推进钢板置于远端外侧,钢板推进至肱骨远段时特别小心紧贴骨膜外,以保护在邻近经过的桡神经(图9-17B)。

有人提出,经外侧入路行MIPO钢板固定肱骨中段骨折时,除了照常规做远、近两个切口之外,另外在骨折处做一个中间窗,协助在肱二头肌和肱三头肌之间穿过钢板;钢板除了经肌肉下隧道插入之外,也有于皮下隧道放置的。文献上有人报道一个用于MIPO锁定钢

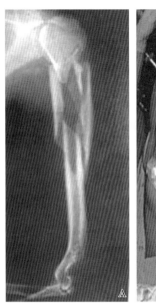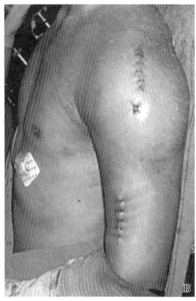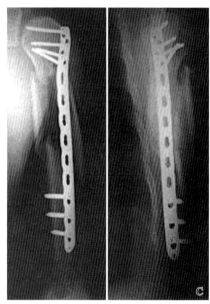

图9-16　肱骨中上段骨折MIPO钢板固定

A. 临床术前X线片显示骨折线延伸到近侧；B. 术后大体照片显示远近侧切口相对位置；C. 术后正侧位X线片显示骨折复位与固定

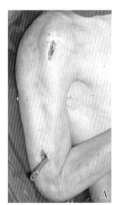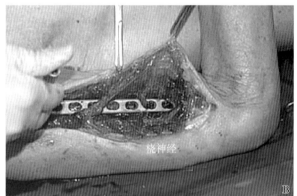

图9-17　尸体标本展示外侧MIPO入路

A. 近端及远端切口；B. 标本解剖见钢板与桡神经的关系（白色箭头）

板固定治疗肱骨干远侧1/3骨折的改良外侧微创入路（图9-18）。推荐保留一薄层肌肉避免钢板直接接触桡神经。

　　文献报道如下病例。患者伤后右肱骨中段螺旋形骨折，有一个大的蝶形骨片，属AO/OTA分类12B2型（图9-19A）。在骨折的远、近两侧各作一个外侧小切口，并在两个切口间形成皮下隧道；另在骨折处的体表做一个前外侧小切口，经皮用复位钳复位并临时固定（图9-19B）；经皮下隧道插入4.5 mm LCP钢板，恰于肌层表面，透视确认钢板位于肱骨外侧面的中线，4.5 mm锁定螺钉固定钢板，透视确认最远端螺钉没有进入鹰嘴窝，远近两侧各置入3枚锁定螺钉，中段骨折处置入1枚皮质螺钉拉住内侧的蝶形骨片，起到复位螺钉的作用（图

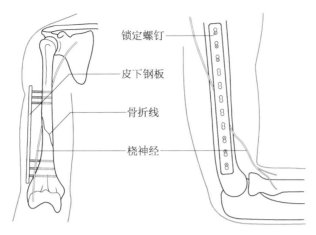

图9-18　MIPO钢板固定改良外侧入路示意图（正面侧面观）

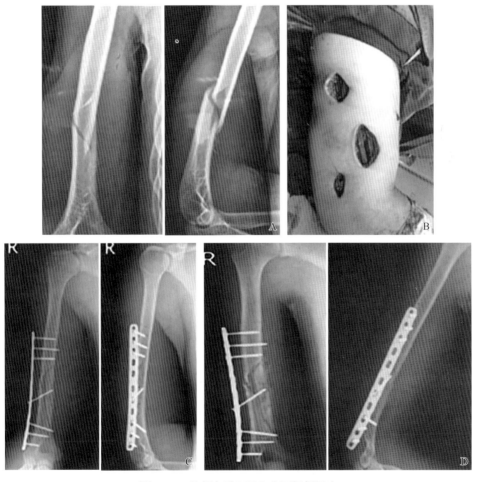

图9-19　外侧入路MIPO皮下钢板固定

A. 术前正侧位X线片显示肱骨干远侧1/3骨折（AO/OTA 12B2b型）；B. 术中照片显示切口情况，注意中间前外侧切口用于复位；C. 术后正侧位X线片，注意中间的复位螺钉；D. 术后6周X线片显示骨折无移位，可见骨痂生长，内固定无松动断裂

9-19C），最后骨折愈合没有悬念（图9-19D）。本例经皮下隧道插入的LCP钢板，实际上是一个固定骨折的"内支架"，采用MIPO，操作简便快捷，一样达到满意的固定效果，而钢板又不与桡神经直接接触，有效避免损伤和激惹神经，在有指征的病例中值得推崇。

3. 手术关键步骤

（1）严格掌握手术指征，正确选择病例。如图9-20所示，患者，47岁，女性，外伤后左肱骨干中下段斜行骨折（图9-20A），考虑到切开复位加压钢板固定手术的切口会比较大，而且不可避免地会做骨膜剥离，损害骨折局部的血供，影响骨折愈合，甚至可能招致感染，因此有MIPO钢板固定的指征。

（2）只要可能，都选择前方入路，因为肱骨前方是安全区，没有血管神经出没，尤其不容易损伤桡神经。本例也采用前方入路，分别在近侧做切口，沿三角肌和肱二头肌间隙到达肱骨前方骨膜；在远侧做纵形切口，沿外侧肌间隙解剖向内侧牵开肱二头肌，居中纵行劈开肱肌抵达远侧肱骨的前方骨膜（图9-20B）。当然也可以根据其他选用的入路，如外侧入路显露供钢板插入和固定的"窗口"。

（3）时刻注意辨认并保护手术野或邻近区域经过的神经血管结构，本例在远侧切口，向内侧拉开肱二头肌后即找到在肱肌浅面走行的肌皮神经，在其外侧纵行劈开肱肌，将肱肌内侧半连同肌皮神经一并向内侧牵开，将肱肌外侧半拉向外侧，作为衬垫保护在其外侧区域走行的桡神经。

（4）前方入路用器具制作隧道时，器具一定要沿肱骨前方的骨膜表面推进，方可避免损伤神经。

（5）MIPO钢板固定肱骨骨折提供的是相对稳定固定，因此多行桥接钢板固定，选择4.5 mm窄DCP、4.5 mm LC-DCP或4.5 mm LCP均可。但是，如果选用LCP，钢板可以不与骨骼直接接触；非锁定钢板则不然，必须用螺钉将钢板牢牢固定在肱骨上。

（6）肱骨骨折手法牵引复位多无困难，通过牵引有效恢复肱骨的长度和旋转排列。本病例用锁定套筒作把手，从近端向远端经隧道插入窄的4.5 mm LCP钢板（图9-20B），置于肱

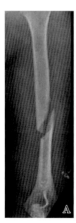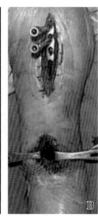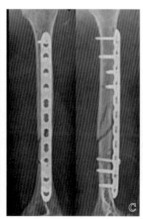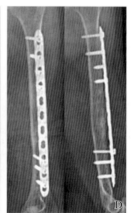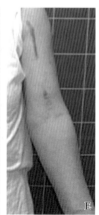

图9-20　前方入路MIPO锁定钢板固定肱骨骨折

A. 术前X线片；B. 术中照片显示手术切口，用锁定套筒作把手将窄的4.5 mm LCP钢板插入隧道；C. 术后正侧位X线片显示骨折复位良好；D. 术后6个月X线片显示骨折愈合；E. 大体照片显示切口愈合及肢体功能

骨前方,透视确认钢板位于肱骨的中心线上,各用1枚螺钉固定钢板的两端;透视确认骨折没有成角移位,再拧入其余螺钉完成固定,关闭切口前透视确定骨折复位情况和钢板、螺钉长度(图9-20C)。只要规范操作,骨折的愈合就在情理之中(图9-20D、E)。

4. 术后处理 如果有一端或两端仅有2枚锁定螺钉固定,术后允许肘关节屈伸活动和肩关节的钟摆运动。上臂的旋转活动应在有骨痂生长后开始,一般在术后6周。

5. 潜在陷阱和预防

(1)间接复位担心质量不满意:这在应用MIPO时容易发生,因为手术时不暴露骨折端,使用间接复位。好的复位除了需要不断实践增加临床经验之外,术中透视监控显得尤为重要。手法牵引多能纠正骨折的短缩畸形,恢复肱骨的长度和旋转排列,粉碎性骨折者可接受轻度的短缩;插入钢板后先各用1枚螺钉将钢板两端固定在肱骨上,再在透视监控下纠正成角移位,就能保证复位质量,顺利完成固定。

(2)MIPO钢板固定担心固定不够稳定:应用MIPO完成的是桥接钢板固定,要求使用长的钢板、较少螺钉,质疑固定的稳定性是很自然的,其实只要复位有保证,正确使用钢板,适当安置螺钉的位置,固定足够的皮质层数,固定的稳定性足以保证骨折能够间接愈合。一般肱骨干骨折选用4.5 mm的窄钢板,每侧固定5~8层皮质,至少植入2枚螺钉,需要3~4枚螺钉。

(3)MIPO钢板固定,手术中不暴露神经,担心损伤:防范的措施包括正确选择入路,如前侧入路,确保在肱肌深面骨膜表面肱骨前方制作隧道导入钢板,就不会损伤桡神经,当然在远侧切口纵行劈开肱肌时需要辨认和避开肌皮神经;外侧和后侧入路则注意辨认、保护桡神经,避免过度牵拉和使用尖头拉钩。钢板要足够长,避免在肱骨中1/3从前向后钻孔和使用双皮质螺钉,因为桡神经沟就在后方。合并桡神经麻痹的患者原则上禁忌MIPO内固定治疗肱骨干骨折,术前要仔细查体并记录,排除桡神经损伤后才选择MIPO。

(五)髓内钉固定

1. 手术适应证 髓内钉适用于病理性、严重粉碎性、节段性骨折。

2. 手术禁忌证 包括肱骨干骨折累及关节或累及肱骨髁上、髓腔过窄、合并阻碍髓内钉置入的肩肘关节疾病。

3. 进钉点的选择与实施

(1)顺行髓内钉:临床上顺行髓内钉的进钉点有两种:一种是外侧进钉,位于解剖颈沟,肩袖止点内侧(图9-21A);另一种是中心进钉,位于肱骨头最高点(图9-21B)。侧位相上,两种进钉点均位于结节间沟与肱骨头后缘的中线,即肱骨轴心(髓腔中心)线上。

于肩峰前外缘斜向前作2~3 cm切口,纵向劈开三角肌,显露肩峰下滑囊及肩袖。切开肩袖之前,先用钝头工具在前后位透视下定位髓内钉入口,避免因开口位置不佳造成不必要的肩袖损伤。理想的开口根据髓内钉的设计不同位于肱骨头顶点或解剖颈沟。沿冈上肌(腱)纤维方向切开肩袖。术中没有必要,甚至应该避免显露肱骨头。肱二头肌长头肌腱可以触及,予以保护。多数情况下,正确的开口部位常会发生开口器与肩峰碰撞。因此,开口器方向稍微斜向肱骨内侧皮质方向。

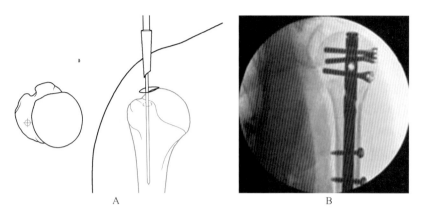

图9-21 顺行髓内钉进钉点

A. 示意图显示进钉点在肱骨大结节内侧的沟里；B. 术中透视影像显示进钉点在肱骨头最高点

　　偶尔，有些患者肩峰较宽大，这种情况下可将上臂放于向下悬垂的位置，从肩峰前方进入肱骨头，或者使用小的骨钩或撬棒将肱骨头拉向外侧。试图通过抬高上臂来避开肩峰将会导致肱骨头后移，且可导致骨折移位。由于胸廓的阻挡，往往不能通过内收上肢增加肱骨头入口的显露，而且由于三角肌的牵拉，近端肱骨仍处于外展姿势。因此，要使近端肱骨内收，可在骨折端的近端用一个宽钝的工具直接向内推。

　　（2）逆行髓内钉：逆行髓内钉固定肱骨骨折时患者需俯卧，切口位于肱骨下段的后侧，起自鹰嘴尖向近侧延伸约8 cm长；纵行劈开肱三头肌显露肱骨髁上区域的后侧皮质；髓内钉的进钉点就在鹰嘴窝近侧边缘，术中要仔细确认，先用3.2钻头再用4.5钻头钻通骨皮质，用圆锉逐渐扩大，从与肱骨干呈90°递减至成30°，这样在肱骨后侧皮质上形成一个在冠状面上倾斜的椭圆形孔（图9-22），插入髓内钉时就不会造成医源性的肱骨髁上屈曲型横行骨折。后者正是肱骨骨折逆行髓内钉固定的风险所在，务必小心谨慎加以防范。

　　4. 复位与固定的要点

　　（1）顺行髓内钉：按前述方法作切口，显露肩峰下滑囊和肩袖，在肱骨头顶点尽量靠内

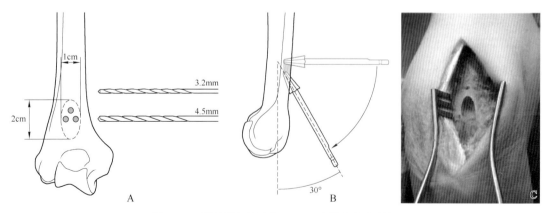

图9-22 肱骨逆行髓内钉开口示意图和术中所见

A. 进钉点位置及钻孔示意图；B. 图示圆锉扩孔的角度；C. 术中照片显示进钉点准备就绪

的部位以尖刀作一 1～1.5 cm 肩袖切口,根据所选入钉点(中心入钉点或外侧入钉点)不同(推荐中心入钉点),手动开口器作髓内钉开口。开口后牵引复位骨折,置入髓内导针,透视确认导针通过骨折端进入远端。根据髓腔大小,如有必要,进行扩髓。扩髓时需注意在扩髓钻头进入肱骨头后再开始旋转钻头;当骨折位于中远 1/3 时,为避免损伤桡神经,当扩髓钻通过骨折端时停止转动;而退出扩髓钻时,钻头在退出肱骨头前即要停止转动;扩髓完成后,仔细冲洗位于肩袖下的扩髓碎屑,并准备插入选好的髓内钉。插入髓内钉时助手维持骨折复位,插入后可行纵向推敲加压及透视检查骨折复位和髓内钉位置,不允许骨折端有分离,不允许髓内钉突出于肱骨头。通过瞄准器依次置入近端和远端交锁螺钉,进行螺钉锁定时应避免损伤腋神经和肌皮神经。所有肱骨髓内钉固定都推荐进行螺钉锁定。需要注意的是,长的远端锁钉瞄准装置并不总是可靠的,术者应熟悉徒手锁定技术。

临床例证:患者,46 岁,男性,车祸伤致右肱骨干骨折,属 AO/OTA 12B2c 型骨折(图 9-23A、B),闭合性骨折。骨折特点:干部的 B 型骨折,骨折线位于中下 1/3 处,骨折分离、短缩及旋转移位明显,保守治疗存在骨折延迟愈合及骨不连的风险,而且骨折偏低位,支具或夹板固定稳定性差,易致失败,故选择手术治疗。鉴于骨干骨折微创的治疗理念及 B 型骨折可以进行相对稳定的固定方式,可供选择的固定方法有 3 种,髓内钉、MIPO 及外固定支架。本例为闭合性骨折,外固定支架治疗并非首选;如用 MIPO 治疗 12B2c 骨折,其远端锁定螺钉固定的稳定性可能不足;最后选定使用髓内钉治疗,顺行髓内钉足以维持足够的稳定性。术中按顺行髓内钉的常规操作步骤进行复位固定,纠正旋转畸形,维持上臂处于中立位插入导针,临时用祛血橡皮带捆扎骨折端维持复位,导针顺利插入骨折端远端,透视监控导针到达肱骨髁上鹰嘴窝,骨折端没有分离,测量髓内钉长度,考虑到置入髓内钉后会回敲实施骨折端加压,选择比测得的长度略短的髓内钉,免得髓内钉过长而露出肱骨头招致撞击肩峰;接着扩髓,至骨折端时缓慢推进,避免损伤桡神经,扩至比所选髓内钉干部的直径大 1～1.5 mm,此例选用 7.5 mm 髓内钉,故扩髓至 9 mm;插入髓内钉,手法推进,不用滑锤敲击,直到抵达肱骨远端;先做远端锁定,置入 2 枚螺钉,屈曲肘关节纵向推敲尺骨鹰嘴,使骨折端靠拢,最后进行近端锁定,置入 2 枚螺钉,螺钉头与肱骨表面齐平,免得术后刺激三角肌而致肩部疼痛。术后常规前臂颈腕带悬吊及常规拍肱骨 X 线正侧位片(图 9-23C、D),鼓励患者早期进行右肩肘的主动和被动功能操练,定期随访。术后 3 个月 X 线检查可见骨痂生长(图 9-23E、F),至术后 6 个月随访,骨折已经愈合(图 9-23G、H)。

(2)逆行髓内钉固定:患者俯卧位或者健侧卧位,从尺骨鹰嘴顶点向近端作 4～5 cm 纵行切口,沿切口方向切开深筋膜,纵行劈开肱三头肌腱及深部肌肉,显露鹰嘴窝近侧肱骨髁上的后侧皮质,按前面介绍的技术,开一个直径 1.2 cm 大小的髓内钉进钉口,透视监控下手法牵引复位骨折,从进钉口插入导针,通过骨折线进入至肱骨近端。推荐对进钉口近侧髓腔进行扩髓,建议使用手动扩髓器,注意顺着开口时的角度扩髓,以防扩髓不小心造成肱骨髁上骨折;扩髓时维持复位,避免损伤桡神经;扩髓不宜太深,尤其是当骨折线位于肱骨干中下 1/3 处时;扩髓后顺势插入选定的髓内钉,动作要轻柔,避免使用暴力,随时注意预防止医源性肱骨髁上骨折;插入髓内钉安置到位后可行纵向推敲加压,避免骨折端分离;最后跟顺行髓内钉固定一样完成近端、远端的锁定;手术结束不忘透视检查骨折复位和髓内钉位置。

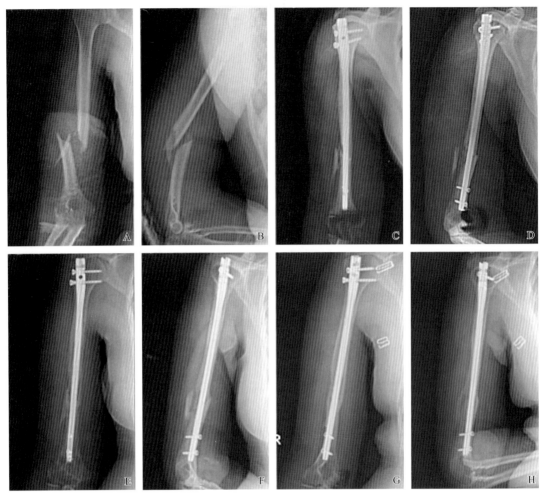

图9-23 顺行髓内钉治疗肱骨干中下段骨折

A、B. 术前正侧位X线片；C、D. 术后正侧位X线片；E、F. 术后3个月正侧位X线片，可见骨痂生长；G、H. 术后6个月正侧位X线片，显示骨折完全愈合

　　临床例证：患者，29岁，男性，车祸伤致左肱骨干中段横行骨折，骨折线几乎与骨干中轴垂直（图9-24A），属AO/OTA 12A3b型骨折。考虑到A3型骨折属于高能量损伤，尽管骨折为闭合性，但软组织损伤不轻；加上b型骨折的部位邻近桡神经沟，钢板内固定无论是切开复位还是MIPO都需要切开皮肤软组织，有雪上加霜之嫌；而髓内钉固定可以闭合复位，不扰乱骨折部位的软组织，能够有效保护骨部位的生物学环境，有利于骨折的愈合，加上髓内钉是中心性固定，稳定性强，术后可以早期主被动功能操练，及早恢复日常生活，减轻患者的痛苦。从理论上讲，本例骨折线位于中段偏远侧，顺行和逆行髓内钉都有适应证，但从减轻对肩关节功能影响的角度出发，逆行髓内钉固定无疑更胜一筹，于是决定选择闭合复位逆行髓内钉固定作为治疗方案。经过术前准备，在临床上实施这个治疗计划，按规范操作完成闭合复位逆行髓内钉固定（图9-24B）。术后常规行颈腕带悬吊，鼓励患者术后早期开始左肩、肘关节的主动和被动活动，定期随访，直至骨折愈合（图9-24C），术后10个月随访时的X

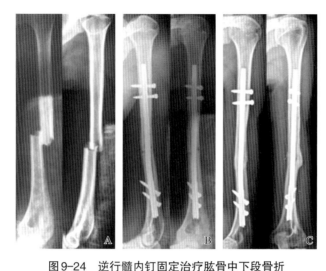

图9-24 逆行髓内钉固定治疗肱骨中下段骨折

A. 术前正侧位X线片；B. 逆行髓内钉固定术后正侧位X线片；C. 术后10个月正侧位X线片显示骨折间接愈合

线片显示骨折二期愈合，符合预期。

5. 术后处理 术后患者颈腕带悬吊，术后第二天开始肩、肘关节活动功能锻炼。物理治疗需要根据患者损伤的严重程度、内固定的质量及患者的个人情况而定。总之，"疼痛可耐受"可作为物理治疗强度的一个基本指导原则。术后间隔4～6周进行常规随诊，进行临床及影像学检查，直至骨折愈合。之后，间隔2～3个月随诊直至功能完全恢复。

6. 潜在陷阱和预防

（1）顺行髓内钉固定担心损伤肩袖：这是顺行髓内钉固定的固有缺陷，因为需要劈开肩袖导入髓内钉，只有在手术中采取措施减轻对肩袖的损伤，包括选用中心进钉的直型髓内钉，切开肩袖不要超过1～1.5 cm，有指征者改用逆行髓内钉固定。

（2）逆行髓内钉担心医源性肱骨髁上骨折：防范的措施只有一个，那就是严格遵循规范，在髓内钉开口时务必形成冠状面上倾斜的角度，确保顺着通道顺利插入髓内钉而不造成髁上骨折，细节决定成败，精心手术方得成功。

（3）髓内钉固定担心远端锁定困难：这是解剖结构使然，手术者要熟悉局部解剖，合理选择锁定的位置，定位困难时，要不惜做有限切开，显露需要避开的重要结构，如桡神经，直视下完成锁定，或者在术前准备时选择可替代的远端固定方式，如采用膨胀钉固定。

（六）外固定支架固定

1. 适应证 外固定支架在肱骨干骨折一般用于以下情况：开放性骨折、多发伤的损伤控制、骨不连的治疗。在急诊，其通常作为挽救生命或者挽救肢体的紧急措施，并期望二期改为确定性内固定。但并不是所有患者的病情都有再次手术机会。所以，外固定支架可能就是最终的确定性治疗。因此，即使在急诊进行肱骨外固定支架手术，手术医师也要考虑到可能没有再次手术纠正骨折复位和力线的机会。

2. 手术要点 外固定支架的置入遵循外固定架使用的一般原则。如图9-19所示,为车祸伤所致右肱骨干Gustilo ⅢA型开放性骨折,采用外固定支架作确定性治疗。首先进行开放性伤口的彻底清创,大量冲洗。探查伤口内重要神经血管情况,该患者存在桡神经的断裂,进行了修复。进行外固定支架固定时,在进针侧作切口,直接分离至骨面,保护套保护下钻孔拧入外固定钉,避免软组织在进钉时缠绕,造成软组织坏死。外固定钉需位于髓腔中央,同时把持近侧和对侧皮质,如果置钉时皮质较硬,进行冲洗降温避免骨的热坏死。在骨折远端和近端各置入2~3枚固定针,进行手法牵引复位或通过外固定支架复位。开放性骨折往往可以在直视下复位。透视确认骨折复位和固定针的正确置入。拧入远端固定钉时,由于邻近桡神经,盲目进钉可能损伤,建议局部切开,直视下置入固定针。开放性损伤者,如果清创探查伤口能看到桡神经,就无需另作切口。

临床例证:患者,39岁,男性,机器绞伤右上臂,致右肱骨中段开放性骨折,属Gustelo ⅢA型及AO/OTA 12A2b型骨折(图9-25A)。急诊复苏后进行彻底的清创、在创口内能显露骨折端,直视下复位肱骨骨折,用单臂外固定支架固定,一期关闭创口,皮肤缺损的部分植皮覆盖(图9-25B)。术后常规广谱抗生素预防感染,适当使用消肿、扩血管药物以利软组织的修复。严密观察,包括及时换药,保持伤口清洁干燥,预防术后感染,特别是加强外固定支架固定螺钉的针道护理,防止发生钉道渗出和感染。规范的治疗得到很好的回报,患者血常规和CRP恢复正常,提示开放性骨折治疗后没有感染的迹象。术后2周复查X线片显示外固定支架没有松动迹象,骨折复位没有丢失(图9-25C),伤口及创面愈合良好。术后常规颈腕带悬吊,按康复计划进行右肩、肘关节的主、被动功能操练。术后3个月随访,患者主诉右上臂没有疼痛,戴支架能持物上举,体格检查发现上臂局部无压痛,放松支架延长装置的螺钉,再次检查右上臂无纵向叩击痛和旋转同,右上臂外展90°持续1分钟无疼痛,提示骨折临床愈合。为方便日常生活,遂拆除外固定支架;X线检查显示骨折线模糊,外侧有骨痂生长,内侧隐约可见骨折间隙(图9-25D),遂予上臂夹板辅助固定,后来骨折完全愈合。

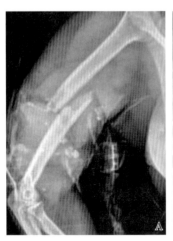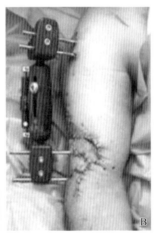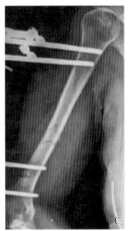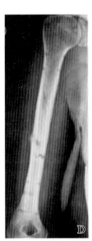

图9-25 外固定支架治疗开放性肱骨干骨折

A. 伤后X线片；B. 术后2周大体照片；C. 术后15天X线片；D. 术后3个月拆除外固定支架的X线片显示骨折线模糊,外侧少量骨痂生长,内侧见部分骨折间隙

3. 术后处理 术后加强钉道的日常护理,预防钉道感染。康复计划需要根据损伤的严重程度、固定的质量及患者的个人情况而制订。用外固定支架作为临时固定者,根据患者情况适时更换为内固定;而选用外固定支架作为确定性治疗者,须定期复诊至骨折愈合和功能恢复。

4. 潜在陷阱和预防 外固定支架治疗肱骨干骨折时易导致应力性骨折,需要正确置入固定针,固定针经过近侧皮质,进入髓腔,并把持到对侧皮质。针道感染是外固定支架面临的困境,在手术时注意进针点切口直接分离至骨面,避免软组织的缠绕和坏死;安置固定针时预防骨坏死。与交锁髓内钉的远端交锁螺钉类似,固定针易损伤神经血管,在神经血管附近安置固定针时切开,直视下置入。

八、并发症的处理

(一)骨不连接

肱骨骨折不愈合的原因和其他长骨骨折类似,除了骨折的特性和患者的状况等客观因素以外,与治疗方法的选择、复位的手段和质量、内植物的类型和应用技术、术后处理与康复计划等医源性因素也相关。骨折固定的机械稳定性是其中一个重要的方面。随着内固定器械设计和制作工艺的改进,多能为特定的骨折提供固定所需要的内植物和愈合所需要的机械稳定性,重要的是临床决断和实施。如图9-26所示,60岁男性患者,骑自行车跌倒,致右肱骨干螺旋楔形骨折(AO/OTA 12B2b型)移位,合并肱骨近端骨折,但没有移位(图9-26A),在当地医院行保守治疗,U形石膏托固定。2个月后复查,发现肱骨近端骨折线模糊,但肱骨干骨折线清晰,此前保守治疗的效果受到质疑,当地医院决定改行手术治疗,切开复位钢板内固定(图9-26B)。术后颈腕吊带固定,没有用外展支架保护,固定的钢板承受不了肢体活动所造成的应力,发生内固定失效,骨折不连接,日渐加重,术后20个月随访检查发现钢板完全松动,骨折不连接,骨折线近侧螺钉全部脱出,上臂有明显假关节活动,伴肢体疼痛,严重影响上肢的活动功能(图9-26C)。翻修手术势在必行,取出钢板螺钉,清理骨折端的纤维瘢痕,打通髓腔,对合骨折端,不顾少量短缩,只注重恢复力线,用锁定钢板固定,受骨折部位瘢痕组织及三角肌止点的限制,钢板置于前内侧,长度也稍嫌短,好在锁定钢板有很强的角稳定性,术中检查发现骨支架的即时稳定性足以承受术后功能锻炼所产生的应力(图9-26D)。术后鼓励患者在颈腕吊带保护下进行肩和肘的主动活动锻炼,经过顺利。术后3个月随访拍片证实肱骨骨折完全愈合(图9-26E),1年后再次随访的X线片显示原来过度增生的骨痂逐渐吸收,肱骨干的形态更趋正常(图9-26F)。

钢板固定的机械稳定性随内植物类型的不同存在差异,因为其是偏心固定,固定的稳定性比中心性固定的机械稳定性略逊一筹。不过,髓内钉固定的旋转稳定性如果存在缺陷,一样会影响骨折的愈合。如图9-27所示,患者,41岁,男性,左肱骨中下1/3骨折切开复位逆行髓内钉固定术后4年,主诉左上肢持物活动时,上臂酸痛不适,要求诊治。门诊拍片显示左

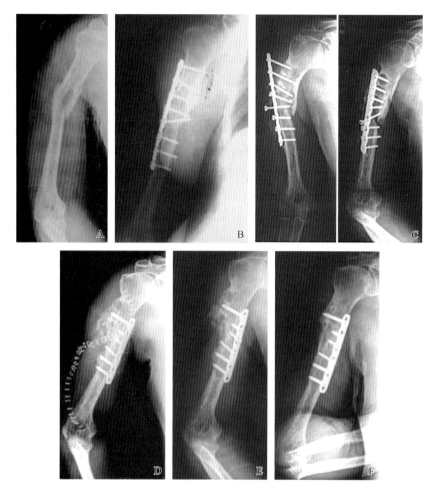

图9-26　肱骨干骨折不连接的治疗

A. 伤后X线片；B. 切开复位钢板内固定术后X线片；C. 切开复位术后20个月正侧位X线片；
D. 翻修术后X线片；E. 翻修术后3个月随访X线片；F. 翻修术后1年随访X线片

肱骨干骨折线清晰，断端边缘硬化，前内侧有骨赘形成（图9-27A）。体检发现患肢能抬高，能提物件，略有疼痛和不适感，诊断肱骨骨折骨不连接，予手术治疗，准备清理整新骨折端，植骨，必要时采取措施增加骨折固定的稳定性。手术取前外侧入路，暴露骨折端，清理骨端之间的纤维组织，开通两端的髓腔，对骨支架的稳定性进行评估，发现成角和轴向稳定性都很好，唯旋转时有10°～20°的异常活动。于是在骨折线的近侧外侧垂直骨干打入1枚螺钉，令螺钉的头部及2格螺纹留在皮质外，相同方法在骨折线远侧前侧置入另一枚螺钉，在两枚螺钉头下放置钢缆，收紧钢缆使髓内钉的锁定孔边缘与锁定螺钉紧密镶嵌动弹不得，骨折局部就不再有旋转活动，拧紧螺钉固定钢缆（图9-27B），骨折间隙内及四周取髂骨松质骨植骨。术后允许患肢自主活动，经过顺利；术后4个月复查，拍片显示骨折愈合（图19-27C）。长骨骨折髓内钉固定后发生骨不连接者，有相当比例存在这种旋转不稳定，原因是锁定螺钉与髓内钉的螺孔之间存在间隙，允许发生轻微的旋转活动。为了有效增加旋转稳定性，有学者报告在髓内钉固定的同时，横跨骨折线用一块短的锁定钢板固定，取得很好效果。

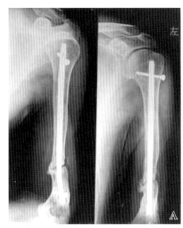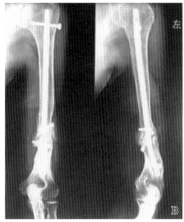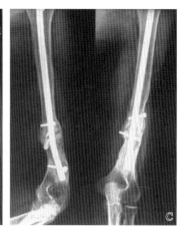

图9-27　肱骨干骨折不连接的治疗

A. 逆行髓内钉固定术后4年X线正侧位片；B. 翻修术后X线正侧位片；C. 翻修术后4个月随访X线正侧位片

本例采用钢缆加压达到控制旋转微动,有异曲同工之妙。

(二)感染

内固定术后感染是骨科手术最具破坏性的并发症之一,对于患者和社会而言都是沉重的负担。这在肱骨骨折内固定治疗中也是个不容小觑的问题。正确的应对方针是通过各个环节预防感染;严格按照手术规范精心操作,把感染的机会降到最低;术后严密观察,保持对感染的警惕,及时诊断可能存在和发生的感染;感染一旦确立,必须针对病因正确处理,确保内固定治疗骨折的效果。一旦感染迁延成慢性,治疗会变得尤为困难,其中最棘手的是感染的复发。不过,办法总比困难多,只要根据患者的具体情况,加强与患者的沟通,医患双方不离不弃,想方设法积极治疗,共同努力还是能够争取到最好的治疗效果,达到保留肢体、治愈骨折、重建功能的最终目的。感染骨段彻底切除,利用外固定支架进行骨搬运,不仅能根除感染,也使手术所造成的骨骼节段性缺损得到有效的修复,两全其美,值得推崇。这里借用《外固定与上肢重建》一书中的一个病例,希望能给读者以启迪。如图9-28所示,患者,46岁,男性,车祸致左肱骨开放性骨折,当地医院急诊清创骨折复位钢板内固定,术后伤口不愈合,形成窦道流脓,感染未能控制,3个月后取出钢板,改用外固定支架固定,未奏效,又过了3个月,拆除外支架,转院求诊。门诊体检见左上臂外侧切口中段皮肤窦道流脓,X线检查证实左肱骨中下1/3骨折,间隙颇宽,外侧有分离骨片(图9-28A),诊断左肱骨干骨折感染骨不连接。术前准备后经原切口显露肱骨骨折,见断端不整齐,呈炎性侵蚀,存在骨缺损(图9-28B);于是彻底清除病灶,刮除死骨及炎性肉芽组织,切除骨端死骨,直到断端骨皮质出血为止,用Ilizarov外固定架固定肱骨,维持正确力线,断端加压,放置负压引流,关闭创面(图9-28C);结果切口一期愈合,但灌注引流持续2个月后拔除,术后8个月随访X线片显示骨折愈合(图9-28D),术后10个月拆除外固定支架(图9-28E),虽然肱骨较健侧短缩约3cm,但患者满意,因为对功能影响很小,且随访10年感染没有复发。

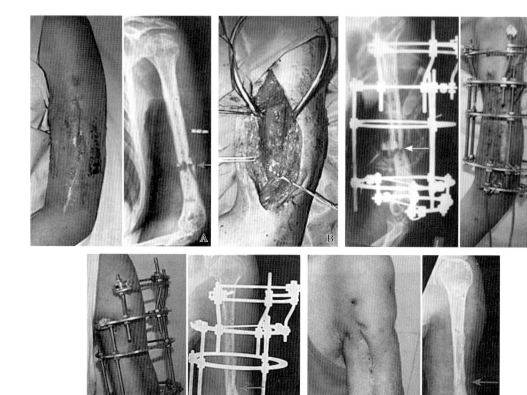

图9-28 肱骨骨折钢板内固定术后感染的治疗

A.末次治疗前大体照片及X线片；B.清创术中所见；C.清创术后照片显示创面关闭持续引流管在位，X线片显示外固定支架固定方式，白箭头示骨端加压；D.术后8个月随访大体照及X线片，骨折已愈合；E.术后10个月去除外支架后照片及X线片宣告治疗成功

九、目前有关治疗方法的争议

（一）钢板固定与髓内钉固定

对于肱骨干骨折用钢板好还是髓内钉好尚存在争议，相关对照研究得出的结论也存在分歧，主要有以下几种不同观点：

1. 钢板与髓内钉无明显差异　两种技术具有相似的愈合率，存在相似的肩肘关节疼痛、僵硬等并发症发生率。两种方法均可取得预期的良好结果。

2. 钢板是肱骨干骨折手术治疗的首选方案　相关研究认为髓内钉有更高的并发症发生率，包括发生肩关节撞击等。髓内钉则适用于特殊情况如病理性骨折、病态肥胖、多段骨折等。

3. 髓内钉是肱骨干手术治疗更佳的选择　相关研究认为钢板有更高的并发症发生率，而髓内钉术中出血更少，手术时间、住院时间和愈合时间更短。

对于钢板和髓内钉的优劣，目前的循证医学证据尚无法得出明确的结论。大多数医师还是倾向于选择钢板，美国的一项调查显示，2013年美国新鲜肱骨干骨折手术有79%采用了钢板固定。这可能与一系列髓内钉并发症的报道有关，也与髓内钉学习曲线有关。

（二）切开复位内固定与微创钢板接骨技术

MIPO治疗肱骨干骨折被认为是ORIF的进展。目的在于降低医源性桡神经损伤的发生率，降低因广泛软组织剥离而引起的感染及骨不连风险，同时有更好的外观。

相关临床研究表明MIPO有缩短手术时间、加快骨折愈合、减少医源性桡神经损伤的优点，但在骨折愈合率及肩肘关节功能方面结果并没有明显区别。MIPO无论是用于简单骨折还是复杂骨折，均可取得较好的效果。但也有研究提出，MIPO比ORIF有更多的旋转畸形发生。

（三）微创钢板接骨技术与髓内钉固定

MIPO与髓内钉相比，被认为既有髓内钉微创、保留骨折端原始血肿的优点，又避免了侵扰肩袖以及医源性髁上骨折的风险。有研究表明MIPO较髓内钉愈合时间更短，医源性桡神经发生率更低，功能结果更好。也有研究认为两种技术无论在肩肘关节功能上还是在并发症的发生上均没有明显差别。还有研究表明MIPO较ORIF和髓内钉均有更低的骨折不愈合率，并且关节活动范围结果更好。

（四）顺行髓内钉固定与逆行髓内钉固定

随着顺行髓内钉的不断进展，目前逆行髓内钉已经在临床上很少使用。逆行髓内钉的问世，大部分的原因是基于两个方面：一方面是为了避免肱骨干骨折使用顺行髓内钉而易致肩袖损伤；另一方面是为了更稳定地固定肱骨干中下段骨折。顺行髓内钉中心入钉点的理念进步及直钉的广泛推广应用，大大减少了肩袖损伤的发生，从而明显改善了术后肩痛等并发症，有研究表明，肩袖损伤的发生率从45%降低到15%。另外，顺行髓内钉的远端多向交锁螺钉及更低位的交锁螺钉设计，解决了部分肱骨干中下段骨折适用顺行髓内钉的治疗。更为重要的是，虽然逆行髓内钉避免了肩袖损伤的风险，但是通过相当一部分肱骨干骨折使用逆行髓内钉后发现，发生术中开口周围医源性骨折或术后肱骨髁上骨折高达35%～60%。基于这些认识，有学者认为，适用髓内钉治疗的肱骨干骨折推荐顺行固定。

总的来说，目前仍缺乏大宗的前瞻性、随机对照研究来明确回答哪种手术方法对于治疗肱骨干骨折是最佳的。对于肱骨干骨折的治疗，非手术治疗（功能性支具）仍然是最基本的治疗手段，而手术治疗则在于追求更好的临床结果，实现微创、愈合率高、并发症少，允许肩肘关节功能快速康复，早期恢复日常活动和工作。

（陈云丰）

参·考·文·献

[1] 曾炳芳,蒋垚,张长青,等.钢缆接骨术在骨不连治疗中的应用[J].中华创伤骨科杂志,2005,7(5): 401-404.

[2] Ji F, Tong D, Tang H, et al. Minimally invasive percutaneous plate osteosynthesis (MIPPO) technique applied in the treatment of humeral shaft distal fractures through a lateral approach[J]. International Orthopaedics, 2009, 33(2): 543-547.

[3] Andre R, Spiguel, Robert J, et al. Humeral shaft fractures[J]. Current Reviews in Musculoskeletal Medicine, 2012, 5: 177-183.

[4] Oh C W, Byun Y S, Oh J K, et al. Plating of Humeral Shaft Fractures: Comparison of Standard Conventional Plating Versus Minimally Invasive Plating[J]. Orthopaedics & Traumatology, Surgery & Research, 2012, 98(1): 54-60.

[5] Kumar R, Singh P, Chaudhary L J, et al. Humeral shaft fracture management, a prospective study; nailing or plating[J]. Journal of Clinical Orthopaedics and Trauma, 2012, 3(1): 37-42.

[6] Gallucci G, Boretto J, Vujovich A, et al. Posterior minimally invasive plate osteosynthesis for humeral shaft fractures[J]. Techniques in Hand & Upper Extremity Surgery, 2014, 18(1): 25-30.

[7] Benegas E, Ferreira Neto A A, Gracitelli M E, et al. Shoulder Function After Surgical Treatment of Displaced Fractures of the Humeral Shaft: A Randomized Trial Comparing Antegrade Intramedullary Nailing With Minimally Invasive Plate Osteosynthesis[J]. Journal of Shoulder and Elbow Surgery, 2014, 23(6): 767-774.

[8] Baltov A, Mihail R, Dian E, et al. Complications after interlocking intramedullary nailing of humeral shaft fractures[J]. Injury, 2014, 45 (Suppl 1): S9-S15.

[9] Clement N D. Management of Humeral Shaft Fractures; Non-Operative Versus Operative[J]. Archives of Trauma Research, 2015, 4(2): e28013.

[10] Scaglione M, Fabbri L, Dell' Omo D, et al. The role of external fixation in the treatment of humeral shaft fractures: A retrospective case study review on 85 humeral fractures[J]. Injury, 2015, 46(2): 265-269.

[11] Esmailiejah A A, Abbasian M R, Safdari F, et al. Treatment of humeral shaft fractures: minimally invasive plate osteosynthesis versus open reduction and internal fixation[J]. Trauma Monthly, 2015, 20(3): e26271.

[12] Metsemakers W J, Wijnen V, Sermon A, et al. Intramedullary nailing of humeral shaft fractures: failure analysis of a single centre series[J]. Archives of Orthopaedic and Trauma Surgery, 2015, 135(10): 1391-1399.

[13] Davies G, Yeo G, Meta M, et al. Case-match controlled comparison of minimally invasive plate osteosynthesis and intramedullary nailing for the stabilization of humeral shaft fractures[J]. Journal of Orthopaedic Trauma, 2016, 30(11): 612-617.

[14] 夏韶襫,刘世清.髓内钉治疗成人肱骨干骨折的研究进展[J].骨科,2016,7(3): 222-224.

[15] 秦泗河,范存义,张群.外固定与上肢重建[M].1版.北京: 人民卫生出版社,2016: 242-245.

[16] Schoch B S, Padegimas E M, Maltenfort M, et al. Humeral shaft fractures: national trends in management [J]. Journal of Orthopaedics and Traumatology, 2017, 18(3): 259-263.

[17] Harkin E, Large R J. Humeral shaft fractures: union outcomes in a large cohort frances[J]. Journal of Shoulder and Elbow Surgery, 2017, 26(11): 1881-1888.

[18] 张伯松,李文毅,刘兴华,等.肱骨干骨折手术与非手术治疗的比较[J].北京大学学报(医学版), 2017,49(5): 851-854.

［19］ Bisaccia M, Meccariello L, Rinonapoli G, et al. Comparison of plate, nail and external fixation in the management of diaphyseal fractures of the humerus［J］. Medical Archives, 2017, 71(2): 97−102.

［20］ Basso M, Formica M, Cavagnaro L, et al. Unilateral external fixator in the treatment of humeral shaft fractures: results of a single center retrospective study［J］. Musculoskeletal Surgery, 2017, 101(3): 237−242.

［21］ Donimath VS, Kalluraya S, Chandan AE, et al. A prospective study on functional outcome of humerus shaft fractures treated with open reduction and internal fixation with dynamic compression plate and screws［J］. Journal of Evidence Based Medicine and Healthcare, 2017, 4(95): 6007−6010.

［22］ Kellam J F, Julie Agel M A, Meinberg E G, et al. Fracture and dislocation compendium-2018: A joint collaboration between the Orthopaedic Trauma Association and the AO Foundation［J］. Journal of Orthopaedic Trauma, 2018, 32(1 Supplement): S15−S16.

［23］ Gonçalves FF, Dau L, Grassi CA, et al. Evaluation of the surgical treatment of humeral shaft fractures and comparison between surgical fixation methods［J］. Revista Brasileira de Ortopedia, 2018, 53(2): 136−141.

［24］ Lee H M, Kim Y S, Kang S, et al. Modified anterolateral approach for internal fixation of holstein-lewis humeral shaft fractures［J］. Journal of Orthopaedic Science, 2018, 23(1): 137−143.

［25］ Zamboni C, Durigan J R, Pimentel F D, et al. Rotational evaluation of humeral shaft fractures with proximal extension fixed using the MIPO technique［J］. Injury, 2018, 49(8): 1558−1561.

［26］ Chang H, Yao Z L, Hou Y L, et al. Lateral subcutaneous locking compression plate and small incision reduction for distal-third diaphyseal humerus fractures［J］. Orthopaedic Surgery, 2018, 10(3): 218−226.

［27］ Putnam J G, Nowak L, Sanders D, et al. Early post-operative outcomes of plate versus nail fixation for humeral shaft fractures［J］. Injury, 2019, 50(8): 1460−1463.

［28］ Lotzien S, Hoberg C, Rausch V, et al. Open reduction and internal fixation of humeral midshaft fractures: anterior versus posterior plate fixation［J］. BMC Musculoskeletal Disorders, 2019, 20(1): 527.

［29］ Costa G G, Aloj D C, Cerbasi S, et al. External fixation as a definitive treatment for humeral shaft fractures: radiographic and functional results with analysis of outcome predictors［J］. Journal of Orthopaedic Trauma, 2019, 33(7): 354−360.

［30］ Ostermann R C, Lang N W, Joestl J, et al. Fractures of the humeral shaft with primary radial nerve palsy: do injury mechanism, fracture type, or treatment influence nerve recovery?［J］. Journal of Clinical Medicine, 2019, 8(11): 1969−1977.

［31］ Mostafa E, Varacallo M. Anatomy, Shoulder and Upper Limb, Humerus［M］. In: StatPearls. Treasure Island (FL): StatPearls Publishing, 2020.

［32］ III P T, Ricci W M, Ostrum R F, et al. Rockwood and Green's Fractures in Adults［M］. 9th ed. Philadelphia: Wolters Kluwer, 2020: 1231−1291.

［33］ Zhang R P, Yin Y C, Li S L, et al. Intramedullary nailing versus a locking compression plate for humeral shaft fracture (AO/OTA 12−A and B): a retrospective study［J］. Orthopaedics & Traumatology: Surgery & Research, 2020, S1877−0568(20)30046−3.

［34］ Muccioli C, Chelli M, Caudal A. Rotator cuff integrity and shoulder function after intra-medullary humerus nailing［J］. Orthopaedics & Traumatology: Surgery & Research, 2020, 106(1): 17−23.

第十章
肱骨远端骨折

一、概　述

成人肱骨远端骨折大部分为关节内骨折,并累及内、外侧柱。其发生年龄呈双峰分布,高能量损伤倾向发生于年轻患者,而低能量损伤则较常见于中老年患者。

非手术治疗肱骨远端骨折的适应证有限,主要涉及需求较低、健康欠佳的患者。"骨头袋"技术可成功地采用简单制动并在疼痛可耐受的情况下逐步进行康复,最终获得一定活动度及功能。当患者的期望值较低时,功能结果可以接受。非手术治疗时,骨折移位、畸形愈合以及骨不连的风险较高。

对每一种骨折和每一位患者,都应选择个性化治疗方案,但仍应遵循总的治疗原则,理解每一种治疗方案的优缺点。只要条件允许,应尽可能选择内固定;但根据骨折的类型、骨的质量、手术技术和手术者的经验不同,能否行内固定也并不一致。对于骨折前有晚期关节炎的老年患者,或关节软骨面严重破坏而无法进行有效内固定者,可考虑一期行全肘关节置换术。有一部分严重骨折的患者其年龄可能引起全肘关节置换失效率明显增高,此时可考虑行关节表面置换术。必要时内固定手术或关节表面置换术失败后可转换为全肘关节置换术。但目前该技术仍有假体松动等并发症而较少应用。

治疗目标是恢复无痛、稳定、有力及活动范围良好的肘关节,这需要对关节面进行解剖复位,重建肱骨远端的整体形态,并坚强固定以满足早期完全的功能锻炼,实现骨性愈合,并且避免如HO及尺神经病变等并发症。尽管这些目标已被骨科界广泛认可,但实际操作却很困难,尤其是严重骨质疏松性骨折或粉碎性骨折,通常因关节面粉碎使手术难度很大且治疗效果不佳。

在过去几十年,肱骨远端骨折的处理有了很大的进步,其主要进展包括双钢板固定的提出、CT三维重建的广泛应用、对更复杂的关节面剪切骨折的认识、对平行钢板固定技术的理解、关节周围解剖钢板的应用以及全肘关节置换术的选择性应用等。由于全肘关节置换有一定的使用年限,对于活动量较大的成年患者,内固定仍是主要的选择;但是对于老年患者,究竟应该选择内固定还是进行全肘关节置换,始终是一个充满争议的话题。

二、术前准备与影像学检查

肱骨远端骨折时要综合评估肌肉骨骼系统的损伤情况,包括软组织的评估(特别是开放性骨折时)、上肢血管神经状态、伴发损伤的诊断以及充分的影像学检查。了解既往的功能状态、有无肘关节疾病(如炎症性关节炎)以及对肘关节的预期功能要求等十分重要,特别是考虑行关节置换术时。

由于骨折移位和粉碎,通常肘关节正、侧位片很难判断骨折情况。拍摄牵引位X线片很有用,可更好地判断骨折粉碎的严重程度,但由于患者受伤时疼痛严重且肌肉紧张,通常在麻醉后才能拍摄。CT三维重建对了解骨折的类型和制订治疗方案十分有用,应常规进行CT检查,除非已确定进行全肘关节置换术。

三、肱骨远端开放性骨折的处理

肱骨远端开放性骨折的治疗困难,预后较差。挑战主要来自两个方面:首先是肱骨远端骨折治疗本身难度仍较大,肱骨远端解剖结构复杂,软组织覆盖常较薄,患者骨性结构常粉碎,重建困难,同时合并软骨损伤,术后功能常不良;其次是开放性骨折,常为骨块穿出肌肉和皮下组织所致,伤口污染加上局部环境细菌数量增加,需要及时使用抗生素,清除污染异物和失活组织,术后感染风险明显高于闭合骨折。

开放性骨折一般使用Gustilo分型系统: I 型,伤口<1 cm,清洁,骨折类型简单; II 型,皮肤撕裂伤,伤口>1 cm,周围组织没有或仅有轻微挫伤,中等污染,骨折中等粉碎; III 型,广泛皮肤软组织肌肉损伤,累及血管、神经,骨折粉碎。Gustilo进一步将 III 型损伤分为A、B、C亚型,A亚型为骨折伴有广泛软组织损伤,但骨骼仍有足够的软组织覆盖;B型为需要进行软组织移植以覆盖骨折;C型为骨折伴有动脉损伤,须进行血管修复。目前认为Gustilo I 型或一部分 II 型开放骨折或可进行一期冲洗清创并于急性期进行内固定。 III 型开放性肱骨远端骨折常为高能量损伤所致,骨折常粉碎并伴有骨缺损,常需进行创伤控制手术,临时稳定骨骼后进行软组织处理,根据软组织情况可能进行一期缝合、植皮或皮瓣移植。

因此对于开放性肱骨远端骨折,首先应在急诊进行清创,同时应用经验性抗生素和破伤风预防措施。清创后对于骨折的处理取决于患者的一般情况、并发症、术者经验以及器械情况。可以在急诊行一期清创后切开复位内固定,也可以进行分期治疗,在一期清创缝合后,等待伤口好转,局部肿胀消退后行二期内固定。而对于 III 型及以上软组织损伤的开放性肱骨远端骨折,应使用跨关节外固定架固定患肢,行软组织覆盖手术后再限期行内固定手术。

目前认为,对于Gustilo I 型及 II 型开放性骨折,若条件允许,可于一期充分清创后进行骨折内固定,其手术预后及并发症比例与分期手术类似,同时患者可获得加速康复的机会,等待手术及术后康复时间更短。

四、手术内固定治疗

(一)适应证

总的来说,手术内固定治疗的适应证为年轻的肱骨远端骨折患者、功能要求较高的老年患者,以及既往无骨关节炎或类风湿性关节炎等关节病变的相对简单骨折。对复杂粉碎性骨折的老年患者,由于骨质疏松,手术内固定治疗通常很难获得坚强固定,术后需要较长时间的制动,最终导致功能不佳。

(二)并发症

内固定技术的进步使内固定物失效和骨折不愈合的发生率明显降低,但并不是每一位患者的肘关节活动均能有效恢复。常见并发症包括感染、不愈合、僵硬伴或不伴有HO、需要取出固定鹰嘴截骨部位的内固定以及创伤后骨关节炎需要二期行间隔式关节成形术或肘关节置换术等。

(三)手术入路

1. 经鹰嘴截骨入路 取后侧入路,切口始于肱骨中远1/3交界处,沿肱骨中心线向远侧绕过尺骨鹰嘴桡侧,止于尺骨干上(图10-1A),分离软组织,形成基底在尺侧的皮下组织瓣,游离尺神经以便保护(图10-1)。然后进行尺骨鹰嘴截骨,将截下的鹰嘴连同附着的三头肌

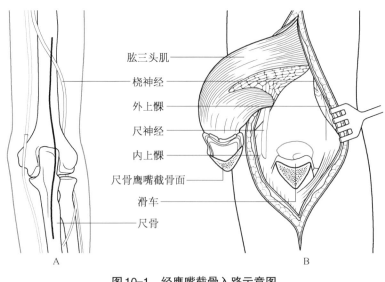

图 10-1 经鹰嘴截骨入路示意图

A. 切口标记; B. 鹰嘴截骨后显露肱骨远端

一起翻向近侧,即可显露肱骨远端关节面及骨折线(图 10-1B)。有研究称,经鹰嘴截骨入路,肘关节屈曲 90° 时可显露 33% 关节面,极度屈曲时可显露 56% 关节面。需要特别指出的是,若手术需要向远近延伸切口扩大暴露范围,必须注意避免损伤桡神经。

尺骨鹰嘴的关节面有一个没有关节软骨的裸区,是鹰嘴截骨的理想部位。裸区距离尺骨鹰嘴突起部平均 2.1 cm(1.4 ～ 2.5 cm),裸区纵向宽度平均 0.53 cm(0.13 ～ 0.97 cm)。临床上常做 V 形截骨,其顶端指向远侧,夹角平均 140°(130 ～ 150°)(图 10-2)。

尺骨鹰嘴截骨时,先用摆锯开口截骨,直至软骨下骨(图 10-3A),最后用骨刀撬开(图 10-3B)以完成截骨(图 10-3C)。处理好肱骨远端骨折之后,

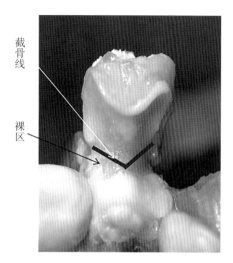

图 10-2 尺骨鹰嘴关节面裸区及截骨线

要重新固定截断的鹰嘴;先准确对合 V 形截骨面,再从尺骨鹰嘴顶端向尺骨远侧、前侧打入 2 枚彼此平行的克氏针,穿出尺骨前侧骨皮质,在尺骨远侧骨干上,离皮质后缘约 1 cm 处,垂直于骨干用克氏针横形穿过尺骨,从中穿入钢丝,呈 8 字绕过尺骨鹰嘴顶端的克氏针,应用张力带技术固定截断的鹰嘴(图 10-3D)。如果用拉力螺钉重新固定截断的尺骨鹰嘴(图 10-3E),则需要在截骨之前预先在尺骨鹰嘴突起处钻孔,既可精确固定又方便操作,两全其美。

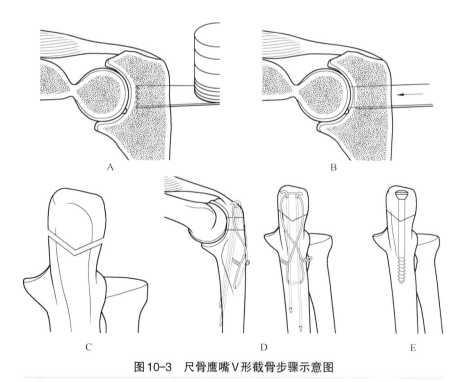

图 10-3 尺骨鹰嘴 V 形截骨步骤示意图

A. 先用摆锯截骨;B. 最后用骨刀撬开;C. 截骨完成;D. 克氏针张力带固定的正侧位像;E. 单枚拉力螺钉固定

2. 经三头肌两侧入路 取后正中皮肤切口,游离并保护尺神经(图10-4A);自内侧至外侧抬起后方肱三头肌。外侧自Kocher间隙进入,暴露肱桡关节,游离伸肌装置和外侧副韧带位于肱骨侧的止点(图10-4B)。内侧自肱骨内上髁游离指总屈肌和侧副韧带,并进一步游离前后方关节囊(图10-4C),即完成肱骨远端和关节面的显露。需要注意的是在采取内固定方式治疗肱骨远端骨折时,一定要注意保留内、外侧副韧带的止点,不能游离,仅在做全肘关节置换时可以游离内、外侧副韧带止点,以避免术后关节不稳定或僵硬。

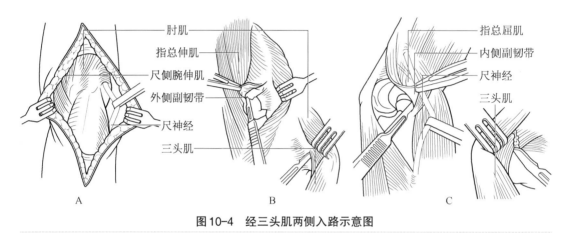

图10-4 经三头肌两侧入路示意图

A. 切口及尺神经的游离和保护; B. 外侧分离肱三头肌及韧带止点; C. 内侧游离指总屈肌及内侧副韧带

3. Bryan-Morrey入路 皮肤切口取后正中切口,外侧绕过鹰嘴尖(图10-5A)。向两侧游离皮瓣后在三头肌内侧找到尺神经,保留神经旁的血管游离尺神经,用橡皮片牵开以保护尺神经(图10-5B);从肱骨和尺骨鹰嘴上自内向外游离伸肘装置,包括锐性切断肱三头肌腱止于尺骨鹰嘴处的Sharpey纤维(图10-5C),保持肱三头肌、肘肌、前臂筋膜以及尺骨骨膜的连续性,将其整体向外翻转(图10-5D);屈曲肘关节以显露肱骨远端和关节面(图10-5E),根据需要进行骨骼和关节的手术处理。

4. 外上髁截骨入路 若外侧副韧带完整,对于某些肱骨小头骨折或肱骨远端骨折可使用外上髁截骨入路(图10-6)。取外侧皮肤切口,对外上髁进行截骨,将外上髁及附着软组织向前方牵拉,以暴露关节面,术后使用螺钉或者张力带技术将截骨骨块重新固定于肱骨远端。

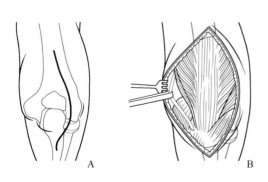
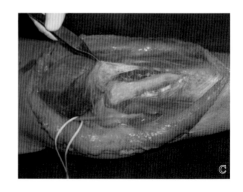

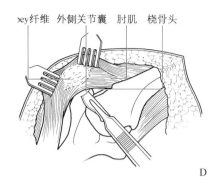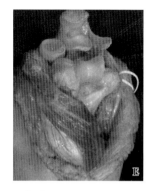

图 10-5 Bryan-Morrey 入路

A. 皮肤切口标记；B. 游离保护尺神经；C. 新鲜尸体标本照片显示由内而外自尺骨和肱骨上分离伸肌装置；
D. 示意图显示肱三头肌、肘肌、前臂筋膜以及尺骨骨膜整体向外翻转；E. 新鲜尸体标本照片显示暴露肱骨远端和关节面

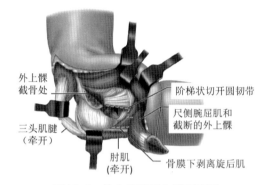

图 10-6 外上髁截骨入路示意图

(四) 技术要点

1. 垂直钢板固定技术　肱骨远端骨折关节面的解剖复位和有效内固定需要充分的手术显露，这一点十分重要。绝大多数肱骨远端骨折的最佳手术入路是经鹰嘴截骨入路。通常建议在尺骨近端关节面的裸区进行 V 形鹰嘴截骨，V 形的尖部指向远端。开始时使用摆锯进行截骨，最后用骨刀截断鹰嘴，以在截骨部位形成不规则断端、减少骨量丢失、避免破坏关节软骨。简单骨折可通过肱三头肌两侧显露肱骨远端，只要可能，最好选择这一入路；必要时可游离伸肌装置的骨性止点，转换为 Bryan-Morrey 入路或肱三头肌翻转肘肌瓣入路。如果需要在术中再决定是进行内固定还是关节置换，采用这一入路就很有好处，其缺点是显露相对局限，而且一旦肱三头肌愈合出现问题，就可能引起伸肘无力。若术中有行关节置换的可能，术前计划时应尽量避免选择尺骨鹰嘴截骨入路。

显露骨折后，首先要解剖复位肱骨远端的关节面，可以用完整的尺骨近端和桡骨头作为复位的模板。复位后用拉力螺钉固定，将肱骨髁间骨折转换为髁上骨折。不过，在接骨板固定之前，不要用螺钉固定远端骨折块，以免影响接骨板的放置和螺钉的拧入。因此，目前临床上建议使用细克氏针临时固定关节面，只是克氏针均置于软骨下。如果肱骨远端关节面没有骨缺损，自然应当解剖复位；如果肱骨远端关节面存在骨缺损，处理时需遵循如下两

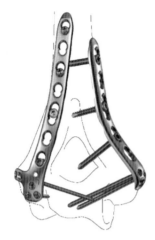

图10-7 肱骨远端垂直双钢板固定示意图

个重要原则：其一，肱骨远端前侧关节面是保持肘关节功能的关键，必须重建；肱骨远端后侧关节面固然也很重要，但其重建不是必须的；其二，滑车内侧半是肘关节获得稳定和良好对合的必要条件，必须设法重建。

接着复位肱骨干骺端骨折，将钢板分别放在内侧和后外侧，彼此垂直呈90°排列，通过螺钉进行固定（图10-7）。对于严重粉碎性骨折或者骨质疏松的患者，于外侧柱的侧方放置第三块钢板。若骨量充分，要尽可能进行解剖复位，以确保固定的稳定性和骨折愈合；如果干骺端粉碎不能解剖复位，可短缩肱骨干骺端骨折区，恢复肱骨远端的轮廓和力线，这种肱骨髁上短缩术非常适用于软组织和骨缺损的患者。短缩<1 cm肘关节功能不受影响；短缩<2 cm可以耐受，不产生肘关节生物力学的严重紊乱。

最后用钢板或张力带固定（使用或不使用髓内螺钉）鹰嘴截骨部位。目前许多医师喜欢钢板固定，因为其可提供坚强固定，允许肘关节早期活动，无须担心截骨部位移位或不愈合。但是，如果肘关节周围软组织条件不佳，则可能因伤口裂开而出现钢板外露。因此必须权衡钢板固定的优势与风险，做出正确选择。鹰嘴髓内钉已经上市并在临床应用，可提供最好的鹰嘴截骨内固定的选择，但目前其使用结果的文献报告还比较少。笔者建议用克氏针张力带技术进行固定，因为只要遵循标准的截骨技术，克氏针张力带固定就能提供足够的稳定性，而且术后并发症，如局部激惹的发生也比较少。

内固定后理想的尺神经处理方式仍有较多争议。早先认为可进行皮下前置，避免神经与内侧钢板接触，且可在手术过程中保护尺神经。但是，一些研究发现，手术结束前将尺神经置于原位时，术后尺神经病变的发生率更低。因此，除非骨折粉碎累及尺神经沟，或者内植物将影响尺神经，无须常规进行尺神经前置。重要的是，避免尺神经与内固定物直接接触。

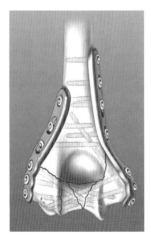

图10-8 肱骨远端骨折平行双钢板固定示意图

钢板分别置于肱骨远端内外侧嵴，与矢状位平行，两钢板呈平行放置

理想状态下，内固定应足够坚强，以便术后早期进行无保护的肘关节康复训练。若软组织条件允许，可马上开始进行持续被动活动，或者采用主动结合被动的全范围肘关节活动。有一定程度僵硬的患者，可采用静态渐进型夹板辅助训练。目前，是否需常规应用HO的预防措施仍存在争议。

2. 平行钢板固定技术 平行钢板固定的体位、显露、关节面的复位和临时固定、术后截骨端和尺神经的处理等均与垂直钢板固定相同，仅固定方法不同，复位肱骨远侧干骺端后，须将钢板分别放在内侧和外侧进行固定，实施骨折块间加压以确保固定的稳定性和骨折愈合。骨折复位后用克氏针维持，使骨折块得到临时固定，将钢板平行放置在肱骨内外侧柱上，远端用4～6枚长螺钉固定，使用大巾钳对髁上部位加压后再固定近端；远端长螺钉互相交锁形成角稳定结构（图10-8）。使用关节周围解剖钢板可使这一技术操作更加方便,但是也可以使用术中塑形的标准钢板,按同样的原则进行固定。

关节内骨折手术后通常能够愈合,肱骨远端骨折内固定失效主要发生在肱骨髁上水平,因为在这里骨折的稳定性大多仅仅依赖于2~3枚螺钉。平行钢板固定可最大限度地保证远端骨折块与肱骨干在髁上水平的稳定性,而要实现这一点还需要达到以下8项技术目标。

(1)每个螺钉都应通过钢板。

(2)每个螺钉都需固定对侧骨折块。

(3)每个螺钉都应尽可能长。

(4)每个螺钉应固定尽可能多的关节内骨折块。

(5)远端骨折块应放置尽量多的螺钉。

(6)固定远端骨折块的螺钉要相互交锁,实现内、外侧柱间的角度固定结构。

(7)接骨板要加压固定肱骨髁上骨折。

(8)接骨板要有足够的强度和刚度,避免在髁上骨折愈合之前发生断裂或折弯。

操作时,放置内外侧钢板后,在远端内外侧各拧入1枚非锁定螺钉,远端螺钉应尽量长,穿经足够多的骨块,一直固定到对侧柱。若关节面无骨缺损,拧入螺钉前,使用大的复位钳对关节内骨折线加压,这样不使用拉力螺钉就可实现骨折块间的加压。近端内外侧以加压模式各拧入1枚非锁定螺钉,使接骨板固定于骨干,并在髁上部位获得一定的骨折块间加压。拧松一侧近端滑动孔中的螺钉,以大复位钳分别钳夹于该侧远端和对侧近端骨干皮质,偏心加压髁上骨折线,注意确保关节面正常的内、外翻和旋转力线。在近端以动力加压方式拧入1枚非锁定螺钉,再拧紧滑动孔中的螺钉。在另一侧进行相同的操作,此时内固定已非常稳定。拔除克氏针,拧入剩余螺钉,通常使用锁定螺钉,为避免螺钉拔出,最好使用大复位钳将接骨板和骨夹紧后拧入螺钉,而不是单纯依赖螺钉对钢板的挤压作用完成。

应用"平行"接骨板技术,可以在肱骨远端骨块中打入至少4枚长螺钉,经一侧固定对侧骨折块,在远端骨折块中交锁的螺钉将肱骨内外侧柱联结在一起,增强了该结构的稳定性,就像拱形门中基石的作用一样。可以用解剖钢板或术中塑形的钢板,使用锁定螺钉可减少螺钉的数量。不过,使用非锁定螺钉也可以实现这些原则和技术目的。通过大的复位钳加压后置入螺钉可以实现关节内和髁上部位的加压,使用这种方法替代拉力螺钉,可以使每枚螺钉都发挥最大的把持力。接骨板轻度预弯和使用接骨板上的滑动加压孔可进一步对髁上部位进行加压。

(五)特殊情况的处理

1. 骨缺损 肱骨髁上部位的骨缺损可通过一定程度的肱骨短缩来解决。肱骨短缩≤2 cm对肘关节的生物力学影响很小,通过加压促使骨端接触,骨折愈合率更高。术中应仔细检查以避免远端关节部分发生旋转和内翻(或外翻)。当内、外侧柱骨缺损严重,肱骨短缩无法解决,也可进行结构性植骨填充支撑。

肱骨远端前后冠状突窝和鹰嘴窝的丢失可影响肘关节的屈曲和伸直,因此术中应检查最大限度的屈肘和伸肘。将远端关节部分前移可为桡骨头和冠状突创造出屈肘时的空间,再从肱骨干后方去除部分骨质,再造鹰嘴窝,以便肘关节伸直时接纳鹰嘴尖。

肱骨远端关节面中央部分粉碎时,钢板固定时内外侧加压可引起关节面宽度变窄、不匹配、僵硬和关节炎,须进行结构性植骨。滑车中间部分的关节软骨并不重要,只要肱骨小头和滑车内侧部分的软骨能够保留即可,滑车的中央部分可通过植入骨块进行重建,骨块要比关节面略低,仅重建肱骨远端的宽度。

2. 关节面剪切骨折　关节面的剪切骨折常累及肱骨远端关节面但不超过鹰嘴窝的上方,即使是年轻患者,其治疗效果也常不佳,目前建议采用螺钉进行固定。老年患者出现这类骨折时,常不表现为典型的 Hahn-Steinthal 骨折和 Kocher-Lorenz 骨折,而是累及整个肱骨远端关节面的压缩和粉碎性骨折,很难进行内固定。关节面严重创伤破坏且能耐受手术者,可进行全肘关节置换术和关节表面置换术。

五、关节置换术

（一）全肘关节置换术

笔者主张,在给符合适应证的骨折患者进行全肘关节置换术(total elbow arthroplasty,TEA)时,采用保留肱三头肌入路的效果更佳:先经肱三头肌两侧显露关节,去除骨折块(图10-9A),再使用铰链式假体进行置换(图10-9B)。这种手术方法有许多优点:不影响伸肌装置、无须进行术后保护、更容易恢复肘关节功能活动、避免因不愈合、畸形愈合或创伤性骨关节炎引起的疼痛和活动受限。该手术在肱骨内外侧柱骨折时,有可能需要切除肱骨髁,但并不影响功能,保留肱骨髁和切除肱骨髁的患者在活动或力量方面没有显著性差异。因此不应追求肱骨髁的固定,若髁部无法重建,可进行切除。

采用后正中切口,显露尺神经,游离后用橡皮片牵开,再经肱三头肌两侧进入,显露关节,骨膜下切除骨折的关节面骨块,以提供处理髓腔和置入假体的空间。切除的骨块用于植

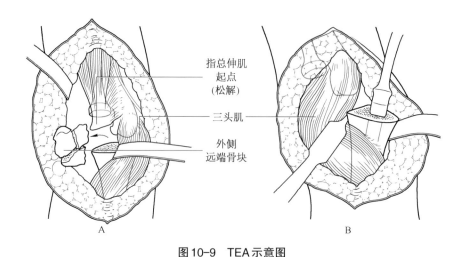

指总伸肌
起点
(松解)

三头肌

外侧
远端骨块

图10-9　TEA示意图

A.自三头肌两侧暴露关节,取出粉碎骨块；B.处理肱骨髓腔以便置入假体

骨，置于肱骨侧假体凸翼后方。常规使用抗生素骨水泥固定假体，完全安装好假体后插入连接轴。将旋前-屈肌肌群和旋后-伸肌肌群的止点缝合至肱三头肌以稳定关节（图10-10）。术后早期即可进行功能锻炼。当然也可以采用Bryan-Morrey入路进行操作，术后通过在尺骨鹰嘴上钻孔形成骨道，从中穿过缝线将肱三头肌肌腱重新固定于尺骨鹰嘴，用前方夹板将肘关节固定于完全伸直位进行制动，抬高患肢24～48小时，之后开始最大活动范围的主动锻炼。患者需限制持重，患者单次持重不超过2～5 kg，或反复持重不超过0.5～1 kg。

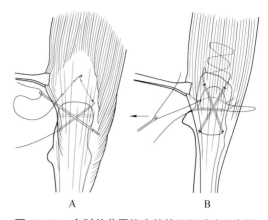

图10-10　全肘关节置换中的软组织重建示意图

A. 通过尺骨鹰嘴上制作的骨隧道将肱三头肌缝合固定于尺骨鹰嘴；B. 将内外侧肌群的止点缝合于肱三头肌，以稳定肘关节

（二）关节表面置换术

文献报道常采用外侧柱入路或鹰嘴截骨入路。肱骨髁间和髁上均骨折时，可将外侧骨折块带着伸肌总腱肌群和下方的外侧副韧带复合体止点一起翻向下方。而关节面低位剪切骨折时，鹰嘴截骨入路显露更好，或者可通过外上髁截骨入路显露关节。目前，肱骨远端半关节置换的假体种类很少。Sorbie Questor假体系统的肱骨部件是解剖型设计可用于关节表面置换术。一些作者报道使用Kudo肱骨侧假体（图10-11A）进行置换的病例。还有一种较常用的是Latitude半关节置换假体（图10-11B），这种假体在必要时可转换为全肘关节置换，且便于通过假体将骨与软组织进行缝合固定。根据术前模板测量估计假体型号，并在术中用试模证实。柱的愈合对肘关节稳定性十分重要，根据骨折的特点、术者的喜好和使用的假体，可选择螺钉、钢板或缝线对柱进行固定。目前这些假体应用较少，仅在欧洲和日本有部分应用。

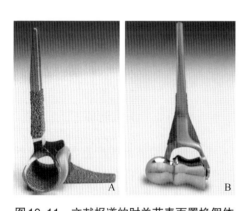

图10-11　文献报道的肘关节表面置换假体

A. Kudo肘关节假体；B. Latitude肱骨远端半关节置换假体

六、临床上还存在争议的问题

（一）双侧接骨板固定时钢板应该垂直放置还是平行放置

肱骨远端骨折切开复位内固定后的构型是该选择双钢板垂直固定还是平行固定，目前临床上还尚无定论。

经典的AO技术建议使用1或2枚螺钉加压固定关节面骨块,再用双接骨板固定,一块置于肱骨内侧柱,另一块置于外侧柱的后侧,两块接骨板彼此垂直呈90°,为双钢板垂直固定技术。目前,将双钢板垂直放置作为主要内固定方式的相关研究较多。大多数学者认为此种固定方式疗效较满意,但也有文献报告术后出现内固定失效或骨折不愈合,认为其成因是放置于外侧柱后侧的钢板对远端骨块的支撑欠佳,对肱骨髁上水平骨折的加压作用受限。Diedefichs等的研究证实,在肱骨远端肱骨小头的骨松质、BMD及骨皮质厚度均最低,钢板放在外侧柱的后侧时,仅有1或2枚短螺钉固定肱骨远端外侧骨折块,外侧柱的固定欠牢靠,也就不能将远端骨折块牢靠地固定至肱骨干。肘关节在日常活动中经常承受内翻应力,容易出现髁上水平的骨折不愈合,如果不得已辅以制动弥补内固定的不足,时间一长难免会导致肘关节僵硬。

O'Driscoll等根据最大限度固定远端骨折块,并在髁上水平进行加压的原则,提出采用平行钢板技术进行肱骨远端骨折内固定,使钢板构型形成"罗马拱门"样结构。他们认为这种固定方式对远端关节面的支撑更佳,还可以更好地进行髁上部位的加压,即便是严重骨质疏松或粉碎性骨折也能实现坚强固定,从而获得满意功能。这种固定方式的即时稳定性足以允许患者在术后早期就开始较大强度的功能锻炼,包括无外固定保护下的完全主动活动。随后许多研究也证实平行钢板构型可获得很高的愈合率。

临床上看,肱骨远端骨折切开复位垂直钢板固定后骨折不愈合率比平行钢板固定的高;生物力学研究也证实了平行钢板技术的优势,特别是在骨折较粉碎时。不过,Stoffel等的生物力学试验证实,骨质疏松患者使用锁定钢板进行双钢板固定时,垂直和平行内固定都能满足术后早期活动的要求,认为治疗寻常的肱骨远端骨折垂直双钢板和平行双钢板均能提供足够的稳定性,但处理比较复杂的粉碎性骨折则需要平行钢板固定。

(二)全肘关节置换与关节表面置换的选择

只有一部分既往有症状性病变、低位粉碎性骨折,且关节面严重破坏或严重骨质疏松的老年患者适于进行全肘关节置换。人工全肘关节置换治疗肱骨髁间骨折的适应证为患者年龄>65岁(发达国家老年人标准为≥65岁,发展中国家为≥60岁),平日基本不做剧烈活动,骨质疏松明显,骨折粉碎难以复位和固定。对于炎性关节病(如类风湿关节炎和银屑病等),关节已遭到不同程度破坏的骨折患者,全肘关节置换的疗效更佳;而可以获得牢固内固定的骨折、开放性骨折或体力活动较多患者为全肘关节置换禁忌证。全肘关节置换术的缺点包括患者永久性功能和负重受限及严重的并发症(如感染、潜在的假体失效和翻修需要)。

一些文献报道,肱骨远端骨折时对肱骨远端进行关节表面置换术和柱的固定,其结果良好。肱骨远端关节表面置换术降低了全肘置换后发生聚乙烯衬垫或尺骨假体相关并发症的风险。不过,仍需要考虑柱的愈合问题,且可能出现肘关节不稳定或未作处理的尺骨和桡骨头关节面的症状性改变等并发症。关于肱骨远端关节表面置换结果的研究很少,国内并无相关报道,作者所在医院也没有开展这项技术,没有相关的经验。据报道,并发症包括假体周围骨折、假体松动、有症状性关节松弛以及肱骨远端骨折的不愈合等。

七、病例例证

（一）垂直双钢板固定

1. 病例介绍　患者，女性，58岁，左肘摔伤致肱骨髁间骨折（C3型）。术前X线片（图10-12A）和CT检查影像均提示肱骨远端粉碎性骨折（图10-12B），因关节面骨折较简单，选择经肱三头肌双侧入路，垂直双钢板固定（图10-12C），术后早期功能锻炼，术后21个月随访时患肘伸屈功能恢复良好（图10-12D），前臂旋转功能基本恢复正常（图10-12E）。

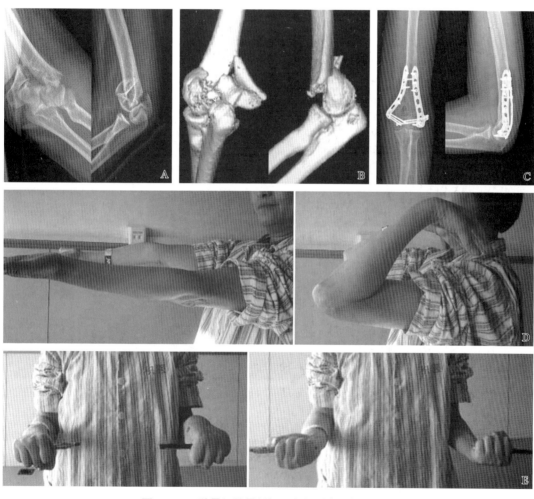

图10-12　肱骨远端骨折切开复位垂直双钢板固定

A. 术前正、侧位X线片；B. 术前CT三维重建影像；C. 术后21个月正侧位X线片显示垂直双钢板固定，骨折解剖复位并愈合；D. 肘关节屈伸功能接近正常；E. 前臂旋转功能如常

2. 病例解析　本病例患者本可选择鹰嘴截骨入路，以更好地显露关节面，便于操作。但因CT扫描可见关节面骨折较简单，分为内、外侧两大块，尽管经肱三头肌内、外侧入路使操

作更加困难，但伸肘装置的保留有助于术后功能的恢复以及防止相关并发症的发生。采用AO垂直钢板可很好地进行髁间和髁上骨折的固定，受限于手术时可用的钢板型号，本例选用的两块钢板的长度相等，是手术的一个缺陷，因为钢板一样长，容易应力集中，存在骨折的风险，只要可能就应当避免。

（二）平行双钢板固定

1. 病例介绍　患者，女性，27岁，摔伤后经X线正、侧位片检查诊断左侧肱骨髁间粉碎性骨折（C3型）（图10-13A）。CT扫描可见骨折位置很低，关节面粉碎严重（图10-13B）。经尺骨鹰嘴截骨入路显露骨折、复位后用平行双钢板固定；有些关节面小骨块无法通过钢板的螺钉固定，使用小克氏针加钢丝固定（图10-13C）。术后4个月时，因固定鹰嘴截骨的1枚克氏针退出，对皮肤有明显的刺激症状，予局部麻醉下取出。术后20个月随访，正、侧位X线片显示骨折完全愈合（图10-13D），体格检查见患侧肘关节功能恢复良好，肘关节伸屈活动

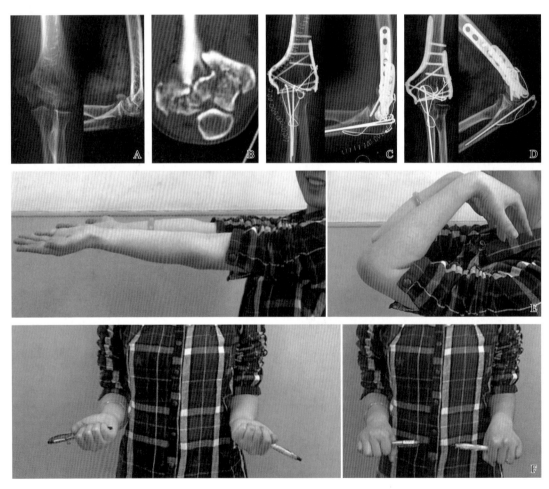

图10-13　肱骨远端骨折切开复位平行双钢板固定

A. 术前正、侧位X线片；B. 术前CT扫描；C. 术后即刻X线片显示平行双钢板固定；D. 术后20个月正、侧位X线片显示骨折愈合；E. 随访照片显示肘关节伸屈活动范围正常；F. 前臂旋转功能完全正常

范围正常（图 10-13E），前臂旋转功能完全正常（图 10-13F）。

2. 病例解析　本例患者为低位肱骨髁间粉碎骨折，垂直钢板很难进行坚强固定，通过平行钢板远端内外向的长螺钉互相交锁固定，可较好地固定肱骨远端主要骨折块。但即便如此，冠状面小块的关节面骨块仍无法通过螺钉固定，只能通过克氏针结合钢丝进行有效固定。术后也可进行早期功能锻炼，随访时功能恢复满意。

（三）肱骨髁间骨折内固定术后翻修

1. 病例介绍　患者，女性，42 岁。入院前 5 年半，高处坠落致左侧髋臼骨折、肱骨髁间骨折，于当地医院行肱骨髁间骨折切开复位 Y 形钢板内固定（图 10-14A），术后 5 个月肱骨髁间骨折不愈合（图 10-14B）。入住笔者工作的医院，进行翻修手术：经鹰嘴截骨入路显露骨折部位，重新复位，行双钢板固定，同时髂骨植骨（图 10-14C）。其间骨折仍未愈合，但未就诊；术后 5 年余，拍 X 线片发现内固定物失效，螺钉断裂（图 10-14D），肘关节不稳定，功能明显受限，再次来院求诊。术前 CT 扫描检查证实骨折不愈合，骨折端明显硬化，内固定物失效并断裂，局部假关节形成（图 10-14E）。局部体检时于皮下触及钢板，肘关节明显畸形（图 10-14F）。第三次手术仍行切开复位内固定，将 2 块干骺端 LCP 塑形后分别置于肱骨远端的

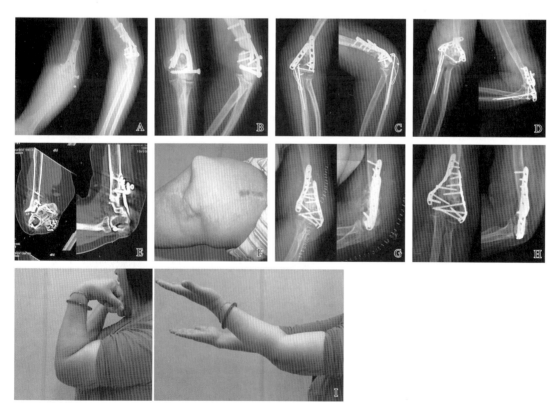

图 10-14　肱骨远端粉碎骨折双钢板固定失效翻修

A. 左侧肱骨远端骨折切开复位 Y 形钢板固定术后 X 线片；B. 术后 5 个月 X 线片显示骨折不愈合，螺钉松动；C. 第二次手术后即刻 X 线片；D. 第二次术后 5 年随访 X 线片；E. 第二次术后 5 年随访的 CT 扫描图像；F. 大体照片；G. 第三次手术后即刻 X 线片；H. 第三次术后 5 个月 X 线片；I. 大体照片显示肘关节伸屈活动的范围

内外两侧作平行双钢板固定,同时自体髂骨植骨(图10-14G)。本次术后5个月,骨折愈合良好(图10-14H),肘关节功能恢复满意,达到功能范围(图10-14I)。

2. 病例解析　本病例为肱骨髁间骨折多次内固定失效。第一次手术时,采用的是Y形钢板固定,对于肱骨髁间及髁上粉碎骨折,目前的观点认为Y形钢板这种单平面的双柱固定方式并不牢固,容易出现骨折不愈合和内固定物断裂或失效。第二次手术时,更换为双钢板固定,并取髂骨植骨,但这种低位的髁上骨折不愈合,仅靠前后方向的几枚短螺钉并不能获得坚强固定。第三次手术,作者采用普通的干骺端LCP钢板,塑形后置于内外侧平行固定,通过远端数枚长螺钉可获得坚强固定,尽管是陈旧性骨折,术后也允许早期功能锻炼,获得了较满意的结果。因而对于低位的肱骨髁上骨折或骨折不愈合,平行钢板固定强度更好,而解剖型平行钢板和远端更细长螺钉的出现,有助于更好地进行固定。

(四)老年肱骨髁间粉碎骨折全肘关节置换

1. 病例介绍　患者,女性,65岁,摔伤致左肱骨远端关节面粉碎骨折。经X线拍片、CT扫描和三维重建影像检查均证实左侧肱骨远端骨折的位置低,关节面粉碎(图10-15A),无

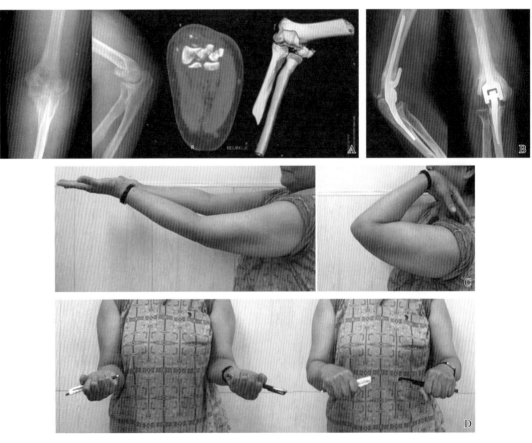

图10-15　肱骨髁间粉碎骨折全肘关节置换

A. 术前X线片、CT扫描及三维重建影像显示左肱骨远端低位关节面粉碎骨折;B. 全肘人工关节置换术后X线片;C. 术后1年随访的大体照片显示伸肘略受限,屈曲正常;D. 大体照片显示前臂旋转基本恢复正常

法做到坚强内固定,结果选择人工全肘关节置换术(图10-15B),术后1年随访时体检显示左侧肘关节伸直活动略受限,但屈曲活动正常(图10-15C),前臂旋转基本恢复正常(图10-15D),肘关节整体功能恢复满意,可满足日常生活的需要。

2. 病例解析　患者为老年患者,肱骨远端关节面粉碎骨折,无法进行坚强固定,若勉强固定后长时间制动,可能引起关节僵硬,功能严重受限,老年患者无二次松解机会,效果不佳。因而,这类病例应以恢复患者肘关节功能、改善生活质量为主。选择全肘关节置换术,术后早期即可进行功能锻炼,最终功能恢复满意,满足日常生活需求。

（蒋协远　陈　辰）

参·考·文·献

［ 1 ］Cobb T K, Morrey B F. Total elbow arthroplasty as primary treatment for distal humeral fractures in elderly patients［J］. The Journal of Bone & Joint Surgery, 1997, 79(6): 826–832.

［ 2 ］Hughes R E, Schneeberger A G, An Kn, et al. Reduction of triceps muscle force after shortening of the distal humerus: a computational model［J］. Journal of Shoulder and Elbow Surgery, 1997, 6(5): 444–448.

［ 3 ］O'Driscoll S W. The triceps-reflecting anconeus pedicle (TRAP) approach for distal humeral fractures and nonunions［J］. Orthopaedic Clinics of North America, 2000, 31(1): 91–101.

［ 4 ］O'Driscoll S W, Sanchez-Sotelo J, Torchia M E. Management of the smashed distal humerus［J］. Orthopaedic Clinics of North America. 2002, 33(1): 19–33.

［ 5 ］Ring D, Jupiter J B, Gulotta L. Articular fractures of the distal part of the humerus［J］. The Journal of Bone & Joint Surgery, 2003, 85(2): 232–238.

［ 6 ］McKee M D, Pugh D M, Richards R R, et al. Effect of humeral condylar resection on strength and functional outcome after semiconstrained total elbow arthroplasty［J］. The Journal of Bone & Joint Surgery, 2003, 85(5): 802–807.

［ 7 ］O'Driscoll S W. Optimizing stability in distal humeral fracture fixation［J］. Journal of Shoulder and Elbow Surgery, 2005, 14(1 Suppl S): 186S–194S.

［ 8 ］Dubberley J H, Faber K J, Macdermid J C, et al. Outcome after open reduction and internal fixation of capitellar and trochlear fractures［J］. The Journal of Bone & Joint Surgery, 2006, 88(1): 46–54.

［ 9 ］Sanchez-Sotelo J, Torchia M E, O'Driscoll S W. Complex distal humeral fractures: internal fixation with a principle based parallel plate technique［J］. The Journal of Bone and Joint Surgery, 2007, 89(5): 961–969.

［10］Stoffel K, Cunneen S, Morgan R, et al. Comparative stability of perpendicular versus parallel double locking plating systems in osteoporotic comminuted distal humerus fractures［J］. Journal of Orthopaedic Research, 2008, 26(6): 778–784.

［11］蒋协远,公茂琪,刘兴华,等.Coonrad-Morrey半限制型假体全肘关节置换的临床应用［J］.中华外科杂志,2009,47(12): 884–887.

［12］Diederichs G, Issever A S, Greiner S, et al. Three-dimensional distribution of trabecular bone density and cortical thickness in the distal humerus［J］. Journal of Shoulder and Elbow Surgery, 2009, 18(3): 399–407.

［13］Nowak T E, Burkhart K J, Mueller L P, et al. New intramedullary locking nail for olecranon fracture fixation—an in vitro biomechanical comparison with tension band wiring［J］. The Journal of Trauma,

2010, 69(5): E56-E61.

[14] Chen R C, Harris D J, Leduc S, et al. Is ulnar nerve transposition beneficial during open reduction internal fixation of distal humerus fractures?[J]. Journal of Orthopaedic Trauma, 2010, 24(7): 391-394.

[15] Vazquez O, Rutgers M, Ring D C, et al. Fate of the ulnar nerve after operative fixation of distal humerus fractures[J]. Journal of Orthopaedic Trauma, 2010, 24(7): 395-399.

[16] Shin S J, Sohn H S, Do N H. A clinical comparison of two different double plating methods for intraarticular distal humerus fractures[J]. Journal of Shoulder and Elbow Surgery, 2010, 19(1): 2-9.

[17] Sanchez-Sotelo J, King G J, Morrey B F. Elbow arthroplasty: lessons learned from the past and directions for the future[J]. Instructional Course Lectures, 2011, 60: 157-169.

第十一章
桡骨远端骨折

一、概　述

　　桡骨远端骨折是四肢长干骨中常见的骨折类型,占到骨折总数的1/6,多发于老年人,尤其是>60岁的老年人。由于老年患者常常合并骨质疏松,因此桡骨远端骨折多继发于低能量损伤,如摔伤等。年轻患者的桡骨远端骨折则继发于高能量损伤,如交通事故以及运动损伤等。

　　腕关节是全身最重要、活动频率高、功能恢复要求较高的一个关节。桡骨远端骨折是骨科临床常见的骨折类型,具有损伤机制复杂、骨折类型多样、治疗方法众多等特点。治疗不当容易导致腕关节慢性疼痛和僵硬,严重影响手部的功能,给患者的生活造成不便。

　　全面详细地了解腕关节的诊疗常规是骨科医师的必修课。

二、应用解剖

(一)掌侧

　　桡骨远端的掌侧有肌肉覆盖,旋前方肌位于拇长屈肌和指深屈肌的深面,紧贴尺桡骨及骨间膜的前面(图11-1),呈近似四边形(图11-2),其血供来自骨间前动脉,桡、尺动脉的旋前方肌支和骨间后动脉的穿支。掌侧入路行桡骨远端骨折复位内固定时,钢板放置于旋前方肌的深层,旋前方肌隔开了钢板和屈肌腱(图11-3),从而避免了钢板对肌腱的刺激。这就是桡骨远端骨折切开复位内固定时更多倾向于选择掌

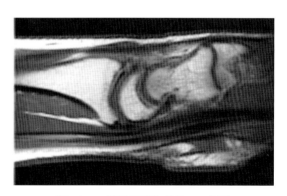

图11-1　桡骨远端矢状位MRI影像

显示旋前方肌覆盖着桡骨远端的掌侧

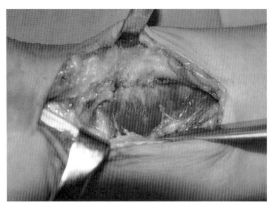

图 11-2　掌侧切口术中照片

显示旋前方肌

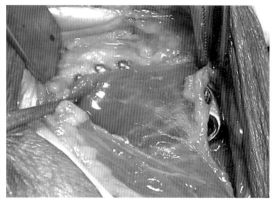

图 11-3　桡骨远端骨折掌侧入路切开复位内固定术
中照片

显示旋前方肌隔开了钢板和屈肌腱

侧入路的原因。

（二）分水岭

分水岭在桡骨远端的额状面上位于旋前方肌及关节线之间（图 11-4A）。矢状位上，分水岭系桡骨远端掌侧的最高点（图 11-4B）。任何掌侧的内固定如果超越分水岭的高度，势必会造成掌侧屈肌腱的刺激，有导致屈肌腱鞘炎甚至肌腱断裂的风险。

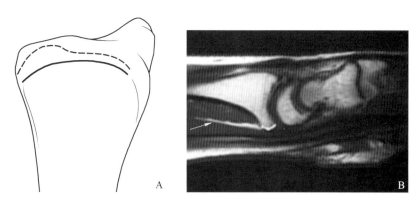

图 11-4　桡骨远端分水岭

A. 桡骨掌侧解剖模式图显示分水岭（实线）位于旋前方肌及关节线之间；B. 桡骨远端 MRI 矢状位影像上箭头所指为分水岭

（三）背侧

前臂背侧的主要结构是伸肌腱，MRI 影像可以清楚地显示桡骨远端背侧伸肌腱与骨面紧密贴合（图 11-5）。背侧最突起的是 Lister 结节，形成桡背侧不够平坦的表面。如果术中背侧钢板放置不当，或者掌侧螺钉穿出背侧皮质都将导致背侧伸肌腱损伤、断裂或者伸肌腱鞘炎的发生。

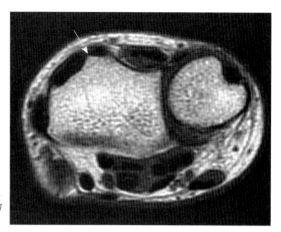

图 11-5 桡骨远端 MRI 影像

显示背侧伸肌腱鞘与骨面紧密贴合,影像上箭头所指为 Lister 结节

三、损伤机制

(一)低能量损伤

老年患者常常合并骨质疏松,因此桡骨远端骨折多继发于低能量损伤,如摔伤等。

(二)高能量损伤

年轻患者的桡骨远端骨折则继发于高能量损伤,如交通事故、高处坠落和运动损伤等。

(三)三柱理论

近年来出现的三柱理论是桡骨远端骨折理念的新进展:1996 年 Rikli 和 Regazzoni 提出桡骨远端是由桡侧柱、中间柱、尺侧柱三柱组成,称为三柱理论。桡侧柱包括桡骨茎突、桡骨的桡侧部分、舟状关节面;中间柱包括桡骨的尺侧部分、月骨关节面、乙状切迹;尺侧柱包括尺骨远端、三角纤维软骨复合体(triangular fibrocartilage complex, TFCC)、尺骨头的下尺桡关节面(图 11-6A)。

桡侧柱对应舟状骨,中间柱对应月骨,尺侧柱对应三角骨。中间柱对桡腕关节的力学传导起关键作用,中间柱的损伤往往合并腕关节韧带的损伤(图 11-6B)。其中,中间柱的掌侧缘是下尺桡关节(distal radioulnar joint, DRUJ)的附着点,因此中间柱的良好固定关系着 DRUJ 的稳定性(图 11-6C)。Palmer 等研究显示,正常情况下,桡骨远端,即桡侧柱和中间柱承受了 80% 的轴向载荷,三角软骨和尺骨小头仅仅承受了 20% 的载荷。

三柱理论应用于切开复位内固定的治疗原则包括:① 三柱当中任何一柱的损伤都需要稳定。② 中间柱的稳定关系到 DRUJ 的稳定。③ 桡侧柱可以从掌侧或背侧支撑。④ 骨折向掌侧移位,需要选择掌侧入路。⑤ 如果尺背侧骨块不能得到很好复位,应当考虑到是腕背侧韧带牵拉的结果,需要选择背侧入路。

三柱理论的推广及应用对于桡骨远端内固定的设计、治疗方法的判定、手术入路的选择

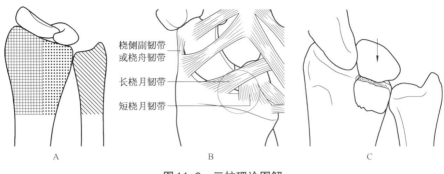

图11-6　三柱理论图解

A.解剖示意图显示桡侧柱、中间柱和尺侧柱；B.圆圈显示中间柱腕关节掌侧韧带；C.显示中间柱的掌侧缘和DRUJ的关系

均起到了重要的作用。

四、分　型

（一）AO分型

桡骨远端分类方法众多。但是，目前受到广泛应用的分型仍然是AO分型，AO分型采用数字编码的方法，较其他分型方法更为细致全面，几乎涵盖了桡骨远端所有的骨折类型，是目前文章撰写、会议交流的主要分型方法。

按照AO分型，桡骨远端解剖部位为23，具体又分为A型、B型、C型骨折。

1. A型　关节外骨折（图11-7）。

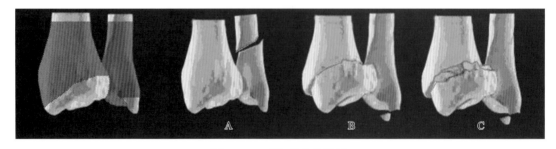

图11-7　A型，关节外骨折

A. A1型；B. A2型；C. A3型

（1）A1型：桡骨正常，尺骨损伤均在关节囊外。

（2）A2型：桡骨关节外——单纯压缩或嵌插骨折。

（3）A3型：桡骨关节外——粉碎骨折。

2. B型　部分关节内骨折，关节面部分损伤但干骺端完整（图11-8）。

（1）B1型：Chauffeur桡骨茎突骨折。

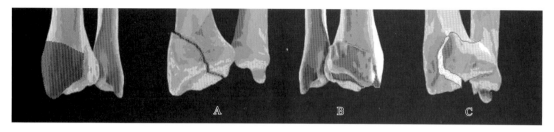

图 11-8 B型，部分关节内骨折

A. B1 型；B. B2 型；C. B3 型

（2）B2型：背侧Barton骨折。

（3）B3型：掌侧Barton骨折。

3. C型 完全关节内骨折（图11-9）。

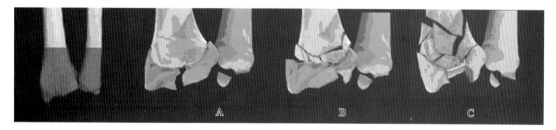

图 11-9 C型，完全关节内骨折

A. C1 型；B. C2 型；C. C3 型

（1）C1型：关节内和干骺端骨折都简单。

（2）C2型：关节内骨折简单、干骺端骨折粉碎。

（3）C3型：完全关节内和干骺端骨折均粉碎。

（二）其他分型

桡骨远端骨折分类方法繁多，除了AO分型之外，也有以人名方法命名的，临床工作也便于记忆，如Colles骨折、Barton骨折、Smith骨折、Chaufeur骨折、Rutherford或Cotton骨折等。除此之外，还有Melone分型、Frykman分型、Rayhack分型、Fermandez分类法、Mayo关节内骨折分型等分型系统。这些分类方法只是侧重点不同，Melone分型和Mayo分型强调关节内骨折；Fermandez分型根据创伤的机制分类；Frykman分型考虑到下尺桡关节损伤。

五、术前评估

（一）临床评估

骨折移位、肢体肿胀的程度不同，患者的症状和体征也不一样。移位明显者，桡骨远端骨折可呈现明显畸形,如"餐叉手""枪刺手"。腕关节活动的过程中出现骨擦音、异常活动,可提示桡骨远端骨折。不过,体格检查时不能反复尝试诱发骨擦音,因为可能引起神经、血管肌腱损伤并增加患者的痛苦。

桡骨远端骨折并发神经、血管、肌腱损伤的发生率不高,但仍需充分重视。骨折向掌侧移位可能导致正中神经、桡动脉等损伤;骨折向背侧移位可能导致伸肌腱卡压。肢体肿胀畸形还可能引起其他并发症,如腕管综合征的发生率偏高。

(二)影像学评估

1. X线检查　　这是评估桡骨远端损伤的首要步骤。大部分的异常,如骨折、脱位、力线不良、静态不稳定等,均可以很容易地从标准X线检查判别。标准X线前后位投照方法是:前臂与腕关节位于旋转中立位,肩关节外展,肘关节屈曲90°,与肩部同高,手掌朝下水平放置在拍片桌上(图11-10A),所得正位X线片上尺骨远端可见尺侧腕伸肌腱沟(图11-10B)。标准X线侧位投照方法是:腕伸肌间沟与尺骨的尺侧面轮廓相吻合,同时掌骨与桡骨位于同一轴线(图11-11A),所得侧位X线片能揭示豌豆骨、舟状骨与头状骨掌侧的皮质之间的解剖关系(图11-11B)。从标准的前后位及侧位X线片上可以测量出桡骨远端的掌倾角、尺偏角和桡骨高度等重要参数(图11-12)。

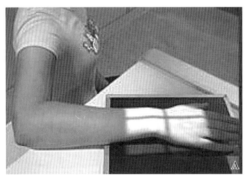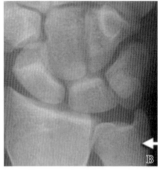

图11-10　标准腕关节正位片的拍摄

A.体位示意图;B.正位X线片,箭头所示为尺侧腕伸肌腱沟

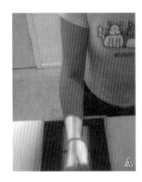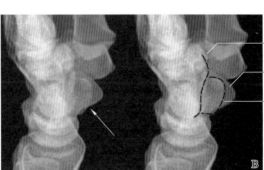

图11-11　标准的腕关节侧位片的拍摄

A.体位;B.侧位X线片,箭头显示豌豆骨皮质位于舟状骨与头状骨掌侧皮质之间

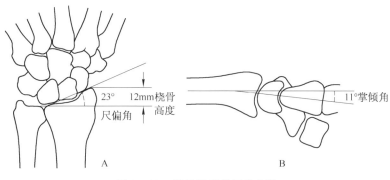

图11-12 桡骨远端的正常参数

A. 尺偏角；B. 掌倾角

2. CT检查 CT检查，尤其是三维CT对于桡骨远端骨折的诊断起着重要的作用。CT检查可以明确骨折块的移位方向和角度，以及关节面的塌陷程度（图11-13）；还可以发现隐蔽的腕骨骨折，提高诊断的准确率。累及舟骨窝、月骨窝的桡骨远端骨折，由于骨块间重叠，传统X线检查虽然可以通过观察舟骨窝、月骨窝边缘和桡骨尺、桡侧缘的连续性改变来判断舟骨窝、月骨窝有无骨折，但中央部分的塌陷、分离，甚至半脱位则往往不易被发现，对于掌侧的月骨面及背侧皮质缘的骨折往往容易漏诊。骨折复位纠正损伤造成的畸形需要将肢体放在特殊的位置，石膏固定后无法拍摄标准的正侧位X线片，加上骨折块的重叠及石膏影的干扰，都可能影响X线片的观察。Harness NG指出增加CT或三维CT检查可使得约50%桡骨远端骨折

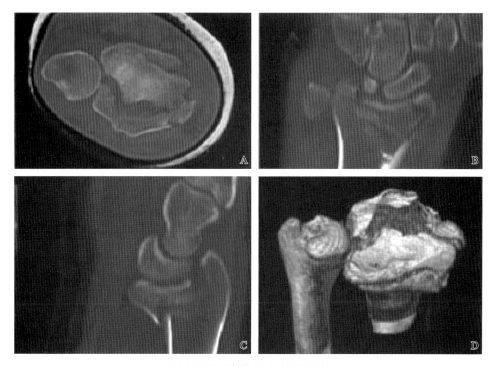

图11-13 桡骨远端的CT影像

A.横断面扫描；B. 冠状面扫描；C.矢状面扫描；D.三维重建影像显示骨折块移位方向和角度，以及关节面的塌陷程度

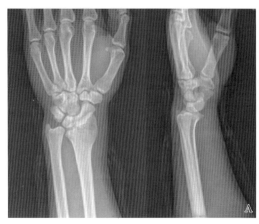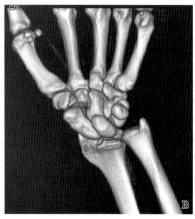

图 11-14　桡骨掌侧中间柱损伤的诊断

A. X线平片上很难发现；B. CT三维重建影像清楚显示掌侧中间柱骨折

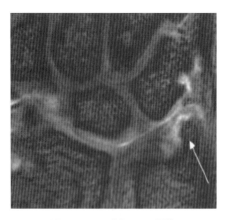

图 11-15　腕部 MRI 影像

箭头所指为 TFCC 损伤

病例的治疗方案发生改变。而且，CT检查对于桡骨远端三柱理论的应用，尤其是传统X线检查容易疏漏的中间柱损伤（图11-14A），包括月骨关节面损伤（die punch损伤）的诊断具有重要意义（图11-14B）。

3. MRI检查　在桡骨远端骨折的应用当中起着不可替代的作用。MRI检查是评估桡骨腕骨间韧带撕裂、TFCC损伤（图11-15）、软骨损伤以及肌腱损伤最准确的评估手段。此外，MRI还对腕关节创伤性或非创伤性疼痛、炎症性疾病、腕骨骨折、缺血性坏死等伤病的诊断均起着至关重要的作用。

4. 术中影像评估　对于大部分病例，骨折术中复位的优劣、内固定物放置是否妥当必须利用影像增强器（C臂机）的图像进行评价。桡骨远端骨折可接受的复位标准包括：在桡尺远侧关节水平，桡骨高度的短缩应<5 mm；尺偏角在前后位影像上应>15°；侧位影像上，掌倾角应当在15°～20°；乙状切迹和桡腕关节面台阶应<2 mm。遇到困难时，须与健侧腕部的透视影像相比较。

术中影像评估通常需按照一定的顺序进行，避免遗漏，即桡骨桡侧柱、中间柱、尺侧柱、腕关节、腕骨间关节等。桡侧柱复位的评估需检查尺偏角、掌倾角是否已纠正，桡骨高度是否恢复（图11-16）。遇C型骨折，由于累及关节面，还应观察桡骨是否"增宽"和"变厚"（图11-17）。中间柱评估包括DRUJ的复位情况，是否存在DRUJ关节面不匹配和分离（图11-18），中柱骨折块是否复位良好，尺骨变异值是否在正常范围（通常为±2 mm）。

检查尺侧柱时，可通过前臂旋前90°时尺骨茎突的位置判定尺骨远端是否存在旋转（图11-19），这对于合并尺骨远端骨折的病例尤其重要。桡腕关节面是否获得良好复位及腕骨间间隙是否恢复正常同样是术中影像评价时不可忽视的问题。行跨腕关节支架外固定术时，如果影像显示腕骨间间隙增大则提示轴向牵引过度（图11-20），可能导致患肢缺血性功

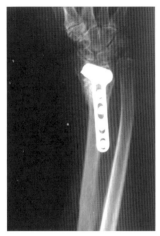

图11-16 术后正位X线片

显示桡骨的高度没有恢复和DRUJ的匹配不良

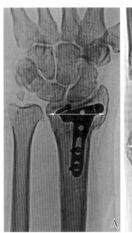

图11-17 术中X线片

A. 正位片显示桡骨"增宽"；B. 侧位片显示桡骨"变厚"

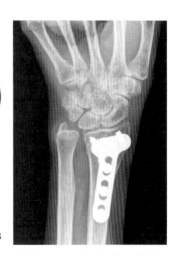

图11-18 术后正位X线片

显示DRUJ分离

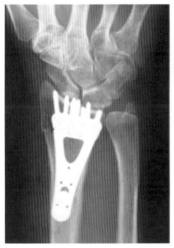

图11-19 术后前臂旋前90°正位X线片

显示正常时尺骨茎突位于最尺侧

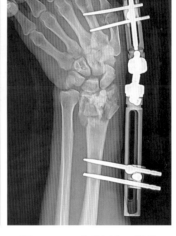

图11-20 术后正位X线片

显示腕骨间间隙增大，提示外支架牵拉过度

能障碍；若腕骨间解剖关系紊乱，应怀疑是否合并腕骨间不稳定或脱位。

最后，还应仔细确认置入螺钉的位置和长度。通常容易犯的错误包括螺钉误入关节腔，或者螺钉过长损伤或影响肌腱等。此时需术中借助特殊体位的影像进行评估，可将前臂抬起，与水平面成30°（图11-21A）进行侧位透视，完全显示桡腕关节间隙，能准确判断固定螺钉是否进入关节面（图11-21B）。

术中让前臂纵轴与C形臂X线透视机的X线光束一致（图11-22A），进行切线位透视，可以准确判断掌侧钢板的螺钉是否多穿透背侧皮质（图11-22B），影响伸肌腱的滑动。术中也可通过旋转前臂，观察是否存在"磨砂感"或"咔咔声"，以判定螺钉是否误入DRUJ。

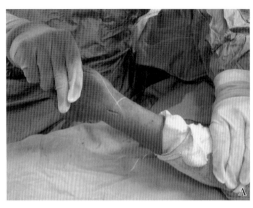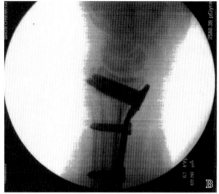

图 11-21　确认螺钉未进入桡腕关节的方法

A. 术中透视体位,前臂抬起与水平面成30°; B. 侧位透视的影像

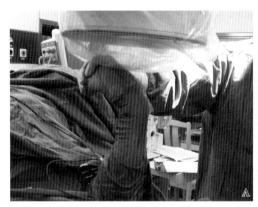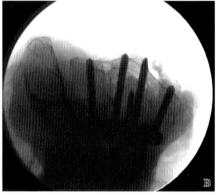

图 11-22　确认掌侧螺钉是否穿透背侧骨皮质的方法

A. 术中透视的体位; B. 透视影像

六、治　疗

(一)保守治疗

　　手法复位石膏固定仍然是桡骨远端简单、稳定骨折的主要治疗方法。复位后石膏固定应根据桡骨远端骨折的类型及损伤机制,分别置于中立位、掌屈尺偏位、背伸位或者前臂旋前、旋后位,有些患者单纯行前臂石膏固定,部分患者需要行跨肘关节石膏固定。保守治疗适用于简单稳定骨折或者对于腕部功能要求较低的、手术风险过大的老年患者。

(二)手术治疗

1. 手术指征

• 背侧粉碎的范围超过掌背侧距离的50%。

- 干骺端掌侧骨折粉碎。
- 原始背倾角>20°骨。
- 关节内骨折。
- 合并尺骨骨折。
- 严重骨质疏松。

2. **手术体位**　手术体位需根据患者全身情况、并发伤及骨折的类型决定，一般选择仰卧位。令患者仰卧于手术台上，上臂外展约90°位，前臂置于小桌上，根据手术入路需要，旋前或者旋后前臂。透视机应该置于患者伤侧，术中可透视正位、侧位及切线位片（判断螺钉是否穿出关节面）。

3. **手术方法的选择**　针对桡骨远端骨折的治疗要求精确重建关节面、坚强内固定及术后早期功能锻炼。关节外骨折要求恢复掌倾角及桡骨高度，以减少骨折继发移位的可能。任何对位对线不良均可导致功能受限、载荷分布变化、中排腕骨不稳以及桡腕关节骨性关节炎的风险。

桡骨远端骨折的手术治疗方法主要包括：经皮克氏针固定、桥接或非桥接外支架固定、切开复位钢板螺钉内固定。切开复位内固定的手术入路选择主要有：掌侧入路、背侧入路以及掌背侧联合入路。不同的手术方式及手术入路适用于不同的骨折类型及个体情况，各有优缺点。

（1）克氏针固定：骨折复位经皮穿针内固定主要适用于不稳定性桡骨远端关节外骨折、简单的关节内骨折，尤其是一些闭合复位后单靠石膏或支具固定难以维持的骨折。该技术可以单独用于治疗简单的不稳定性骨折，也可与石膏、外固定架、各种内固定联合应用于复杂不稳定性骨折的治疗。

1）Kapandji技术：为防止骨折复位后再移位，Kapandji于1976年首先采用骨折间穿针的撬拨复位技术，该方法得到广泛采用，并取得了良好效果。操作方法是分别通过腕背侧第1/2肌腱间室间、第3/4肌腱间室间、第4/5肌腱间室间的皮肤小切口进针，将克氏针插入骨折间隙后，经杠杆作用恢复掌倾角。然后，把针固定在近侧皮质上，针尾埋于皮下，石膏外固定（图11-23），6周后拔针。

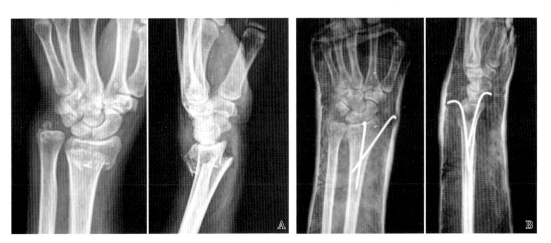

图11-23　Kapandji技术治疗桡骨远端关节外骨折

A. 术前X线片显示桡骨远端关节外骨折移位；B. 闭合复位经皮克氏针固钉术后X线片显示复位内固定及石膏外固定

2）技术优点：适用于桡骨远端二部分或三部分骨折，微创切口，操作简单，骨折愈合后便可取出，不存在内固定存留的风险。

3）手术适应证和禁忌证：适应证为年轻人、骨骼质量良好、可复位的不稳定性骨折，大部分儿童骨折，以及经皮可复位的关节内骨折；禁忌证包括骨质疏松骨折和严重移位粉碎的关节内骨折。

Kim等采用经皮穿针内固定治疗18例不稳定性桡骨远端关节外骨折和简单的关节内骨折患者，腕关节功能及影像学结果均显示良好。Geraci等采用经皮穿针固定结合石膏外固定治疗81例桡骨远端骨折的优良率达89.9%，并指出该方法可以获得早期的腕关节功能恢复，减少关节僵直及肌萎缩的发生率，适用于AO分型的A2.3及C1.4型骨折，不适用于严重的骨质疏松及粉碎的关节内骨折患者。Harman Chaudhry等对桡骨远端不稳定性骨折行克氏针和掌侧钢板内固定两种手术方法的疗效进行meta分析指出术后3个月、12个月掌侧钢板内固定患者上肢功能评分（disabilities of the arm，shoulder and hand，DASH）优于经皮克氏针内固定治疗的患者，但这种差异很小，临床上意义不大。

（2）切开复位接骨板固定

1）掌侧入路：掌侧入路也称Henry入路，取腕掌侧纵行切口（图11-24A），经桡侧腕屈肌与桡动脉之间隙分离，切开部分屈肌支持带，牵开指屈肌腱，注意保护正中神经，倒"L"形切开旋前方肌（图11-24B），自桡骨小心骨膜下剥离，注意避免超过桡腕韧带的远端，充分暴露骨折端，必要时可切断肱桡肌桡骨止点。大部分骨折可以通过手法复位得到一定程度的复位，术中C形臂X线透视机透视，经关节外复位，恢复掌倾角和尺偏角；手法复位困难者可以通过小骨膜剥离器进行撬拨复位；对于复位后骨缺损严重关节面无以支撑者，可考虑行自体骨、异体骨或人工骨植骨，透视下仔细复位骨折块，随后固定接骨板，确保螺钉对骨块的有效固定及支撑。为避免锁定螺钉进入关节腔，需要在术中进行20°切线位片透视，确认螺钉并未穿透软骨面。

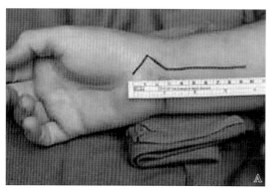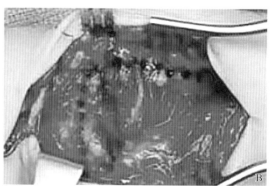

图11-24 掌侧入路（Henry入路）

A. 大体照片显示切口皮肤标记；B. 术中照片显示倒"L"形切开旋前方肌

掌侧入路接骨板固定适用于掌侧移位的A2型、A3型，B1型、B3型、部分B2型及C型骨折，但对于远端关节面严重粉碎、难以固定及青少年患者则需慎重考虑。

掌侧入路接骨板固定的优点有：① 桡骨远端掌侧缘作为张力侧骨皮质较为完整，通常不是粉碎性骨折复位标志明显。② 有利于判断长度及力线的恢复，更加容易判断骨块的移位及旋转，符合张力带原则。③ 桡骨掌侧较平整，钢板易于塑形及放置。④ 掌侧表面旋前方肌覆盖，减少了对于软组织的刺激，利于骨折愈合。⑤ 避免背侧入路Lister结节对钢板的影响。⑥ 扩大腕管容积，避免神经卡压。⑦ 固定稳定，并发症少，瘢痕不明显，利于早期功能锻炼。⑧ 可以作为矫形截骨的手术入路。

另外，经掌侧入路用解剖型锁定接骨板固定可以使背侧移位的骨块间接复位（图11-25）。其优点如下：① 起到支架作用。② 便于复位、固定。③ 对骨质疏松者仍有良好的把持力。④ 可以对小碎骨块进行固定。⑤ 允许早期活动。

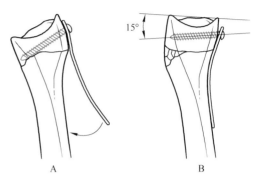

图11-25　掌侧入路解剖型锁定钢板固定示意图

A.先固定远端；B.再利用解剖接骨板使背侧移位骨块复位

2）背侧入路：掌侧入路并不能处理所有类型的桡骨远端骨折，对于月骨关节面向背侧移位掌侧不能复位、舟状骨骨折、合并腕部韧带损伤的桡背侧骨折、桡骨茎突剪力型骨折、桡腕关节骨折脱位者均可以考虑选择背侧入路固定。以Lister结节为中心纵行切开皮肤（图11-26A），打开第Ⅲ肌间室（图11-26B），牵开拇长伸肌腱，在第Ⅲ/Ⅳ间室间显露桡骨，于骨膜下掀起第Ⅳ间室，保持间室的完整性（图11-26C）。术中可以避开桡神经浅支，从背侧可探查桡腕关节及下尺桡关节，修复桡腕关节背侧韧带。

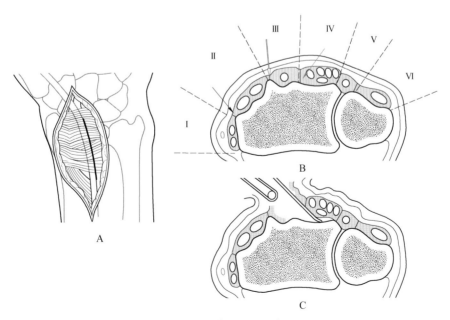

图11-26　背侧入路示意图

A. 皮肤切口及打开第Ⅲ肌腱间室的切口；B. 横截面示意图显示伸肌腱室（Ⅰ～Ⅵ）及第Ⅰ/Ⅱ（黑箭头）、第Ⅱ/Ⅲ（白箭头）和第Ⅲ/Ⅳ（灰箭头）肌间室间隔；C. 牵开拇长伸肌腱，在第Ⅲ/Ⅳ间室间进入，于骨膜下掀起第Ⅳ间室，显露桡骨

背侧入路的优点包括：① 允许直视下复位关节面。② 易于评估舟月关节及月三角关节的损伤。③ 便于复位和固定背侧移位的骨块。

背侧入路的缺点包括：① 手术时间长。② 伸肌腱刺激、断裂。③ 肌腱间室瘢痕形成影响伸腕功能。④ 疼痛。⑤ 握力及腕关节功能减退。

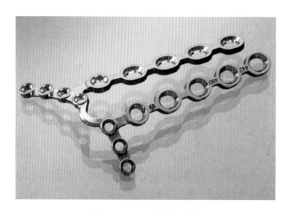

图 11-27　π 型接骨板

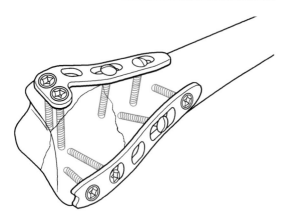

图 11-28　AO 2.4 mm 系统接骨板固定模式图

背侧入路接骨板固定主要适用于向背侧移位的 B1.3 型、B2 型骨折，以及骨块较小、粉碎的以背侧移位为主的 C 型骨折。此外，背侧固定也能获得良好的生物学固定及支撑作用。

π 形接骨板（图 11-27）是以往用于背侧入路的解剖锁定钢板，适用于骨块向桡背侧明显移位的复杂类型骨折，钢板的桡侧柱可以有效固定桡侧移位的骨块，通过锁定螺钉的角稳定性达到良好的固定效果。但是由于其钢板尺寸偏大、手术暴露范围广、容易发生背侧肌腱的磨损及断裂、需要早期取出等不利因素，其应用日趋减少。

背侧入路锁定接骨板固定桡骨远端骨折与桡骨远端的掌侧固定有所不同，后者多采用不同类型的 T 形钢板固定，前者则不然。从桡骨远端的轴向解剖图可以看到，桡骨远端关节面像屋顶呈双斜面形状，如若选择 T 形钢板背侧固定，势必需要术中切除 Lister 结节，如以往临床报道的一样，术后疼痛、肌腱磨损、断裂等并发症发生率高，临床效果欠佳。AO 2.4 mm 桡骨远端背侧锁定接骨板（图 11-28）采用低切迹设计，充分考虑到桡骨远端背侧的解剖特点，避免了 Lister 结节的损伤，减少了背侧伸肌腱刺激的发生。

3）桡侧入路：对于部分桡侧柱的骨折，可以选择桡侧入路。以往的报道中，处理时仅用克氏针固定包括桡骨茎突在内的桡侧骨块，并未强调桡骨远端骨折的桡侧固定，结果往往导致内固定断裂、复位丢失、钉道感染等情况的发生。临床上也有报道，在应用"T"形钢板固定桡骨远端骨折时，通过桡侧螺钉实现桡侧骨块的把持。随着三柱理论的提出，在处理复杂类型及骨质疏松性桡骨远端骨折患者时，桡侧固定显得尤为重要。因为良好的桡侧固定可以更好地维持桡骨的尺偏角和桡骨高度，避免术后复位丢失及畸形愈合的发生。AO 2.4 mm 桡骨远端桡侧支持板是按照桡骨远端的解剖形状设计的，其远端之低切迹设计避免了钢板与肌腱等软组织的摩擦及撞击。桡侧入路的手术示意图如图 11-29 所示。

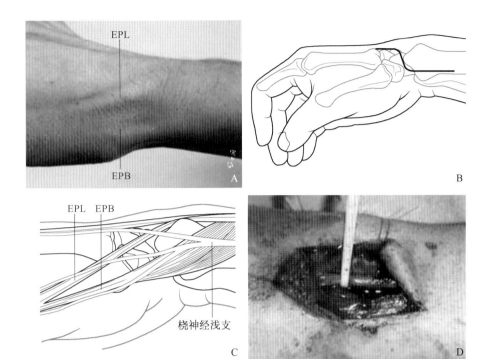

图 11-29 桡侧入路

A. 大体照片显示伸拇长肌腱（extensor pollicis longus，EPL）和伸拇短肌腱（extensor pollicis brevis，EPB）；B. 切口标记；C. 解剖示意图显示桡神经浅支和 EPL 和 EPB；D. 术中照片显示橡皮片牵开并保护桡神经浅支

桡侧支持钢板适用于除 A1 型、B1.3 型、B3 型骨折以外的所有类型骨折，尤其适用于严重粉碎性骨折或骨质疏松的患者。

桡侧入路切开复位接骨板内固定的并发症主要包括：拇长屈肌腱断裂、拇长伸肌腱断裂、指伸肌腱断裂、伸肌屈肌腱鞘炎、腕管综合征、骨折延迟愈合、畸形愈合、钢板螺钉松动断裂、关节面螺钉穿出、复杂性区域疼痛综合征（complex regional pain syndrome，CRPS）等。其中，屈肌及伸肌腱断裂以及腱鞘炎占到并发症的大多数。

（3）外支架固定

1）种类：对于桡骨远端骨折，目前常用的外支架有 Hoffmann Ⅱ外支架和 Orthofix 外支架。少数患者会用到 Hybrid 外支架或 Wristore 外支架。

2）适应证：① 开放性骨折，可以作为开放性骨折的临时固定或终极治疗。② 复杂不稳定骨折，对于复杂不稳定桡骨远端骨折，在钢板治疗不能达到预期稳定效果的前提下，外支架可以作为与钢板固定的联合治疗。③ 外支架还可用作桡骨远端切开复位内固定术中，临时牵引复位的工具，内固定植入后可去除外支架。

3）优点：① 治疗尺桡骨远端粉碎性不稳定性骨折便捷有效，允许早期功能锻炼。② 给固定欠稳定、复杂、难复位性骨折切开复位内固定提供方便，术后可调整复位，有效避免并发症。③ 是骨折局部皮肤损伤或皮肤质量差者的最佳选择。

4）并发症：外固定支架固定的并发症与外支架的固有技术缺陷有关。主要有：① 钉道感染。② 伸肌腱刺激。③ 桡神经浅支损伤。④ 复位丢失。⑤ 手指活动受限。⑥ 腕管综合征。⑦ 反射性交感神经营养不良。⑧ 钉道周围骨折。

5）跨关节外支架的选择：外支架根据是否跨越腕关节分为桥接及非桥接外固定支架。桥接外固定支架（图11-30）跨桡腕关节固定，适用于涉及关节面不稳定的桡骨远端骨折，采用桡腕关节韧带张力原理稳定骨折。非桥接外固定支架（图11-31）系单边非跨腕关节外固定，适用于桡骨远端关节外或简单关节内骨折，便于术后腕关节早期活动，减少手指、腕关节僵硬的风险。

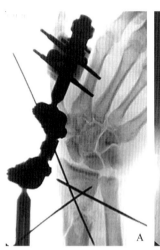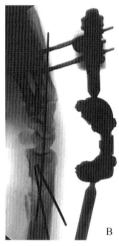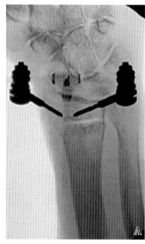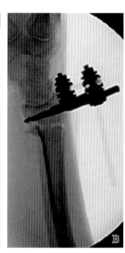

图11-30 跨关节外固定支架治疗桡骨远端骨折术后X线片	图11-31 不跨关节外固定支架治疗桡骨远端骨折术后X线片
A. 正位片；B. 侧位片	A. 正位片；B. 侧位片

Hybrid外固定支架结合了Ilizarov外支架及单边外支架的优点，形成框架即时稳定结构。不过，固定时需要考虑在桡骨远端的"安全区"放置固定针，避免损伤神经、血管和肌腱。

桥接或非桥接组配式外固定支架，如Zimmer公司设计的Wristore外支架具有组配式可拆卸特点，可以根据患者的需要灵活选择跨关节或非跨关节固定，也可以在合适时机将跨关节固定组件拆卸变为非跨关节固定，便于患者早期活动（图11-32）。

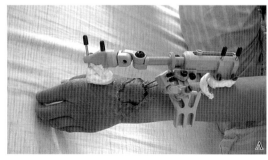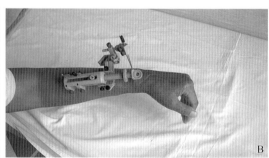

图11-32 Wristore外支架治疗开放性桡骨远端骨折

A. 清创后跨关节支架固定；B. 术后4周，拆卸支架远侧部分，改为非跨关节支架固定

（4）腕关节镜技术：随着腕关节镜技术的发展，腕关节镜直接或间接辅助下治疗桡骨远端不稳定性骨折在临床上应用的越来越多（图 11-33）。在牵引情况下，将关节镜插入腕关节（图 11-33A），通过关节镜探查桡骨远端骨折后关节面的移位情况；透视引导、经皮将克氏针插入移位骨折块，操纵克氏针进行撬拨复位，腕关节镜直视下使骨折块完全复位，确认桡骨远端关节面平整达到解剖复位后，用克氏针或螺钉固定（图 11-33B）。

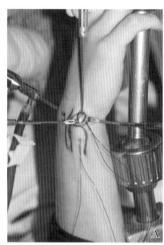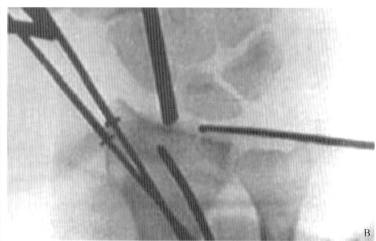

图 11-33　关节镜辅助手术治疗桡骨远端骨折

A. 术中大体照片显示在腕关节牵引下安置关节镜的手术情景；B. 术中透视影像显示经皮插入克氏针进行撬拨复位后用克氏针固定的骨折块

应用腕关节镜技术具有以下优点：① 直视下准确复位和评估关节面的平整性。② 可以对同时存在的腕关节韧带损伤、关节软骨损伤、TFCC 损伤等进行探查、修复和清理，从而获得较好的腕关节活动度。③ 微创，能用很小的切口获得满意的手术视野。

应用腕关节镜技术治疗桡骨远端骨折也存在一些缺点，包括：① 不宜在急性期（伤后 5 ～ 7 小时）应用，此时正是血肿形成期。② 术中大量关节灌洗液，手术时间过长有发生骨筋膜室综合征的风险。③ 腕关节镜对技术要求高，器械贵，难以广泛推广。

Abe 等报道采用掌侧锁定钢板联合关节镜复位技术治疗 155 例桡骨远端骨折（37 例关节外骨折、118 例关节内骨折），术后临床疗效良好，平均 DASH 评分 4.1 分。Francisco del Piñal 应用关节镜辅助复位关节内骨折联合掌侧钢板内固定治疗 4 例关节面及干骺端均粉碎的桡骨远端骨折，尽管例数偏少，但临床疗效满意。H. Yamazaki 等应用随机对照研究比较腕关节镜及透视辅助下治疗不稳定性桡骨远端关节内骨折 74 例，认为两组患者临床效果和影像学评估无明显差异。作者认为腕关节镜可以用于早期判断及治疗骨折所造成的腕关节内紊乱，如舟月韧带、月三角韧带撕裂或三角纤维软骨复合体等结构的损伤。腕关节镜技术与骨折内固定技术相结合，无疑将为桡骨远端不稳定骨折的微创治疗提供一个新的方向。

（5）腕关节置换术：生物力学及材料学的迅速发展，为腕关节假体的设计带来了突破性的进展并逐渐应用于临床。现在，全腕关节置换术（total wrist arthroplasty，TWA）已经应用于腕关节类风湿关节炎、缺血性骨坏死、创伤性腕关节炎及骨关节炎的患者,理想的适应证为有持续的腕关节疼痛及活动受限、保守治疗无效的桡骨远端不稳定骨折的患者。人工腕关节假体经历了从限制性假体、半限制性假体到非限制性假体共四代假体的发展,目前人工腕关节置换已经取得了较好的临床效果。Ingo Schmidt 报道对 2 例高度粉碎的桡骨远端骨折进行全腕关节置换术,1 年后随访患者假体位置良好,无松动、下沉,腕关节功能良好,疗效满意(图 11-34)。

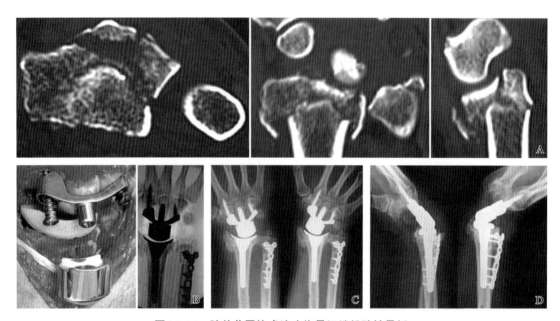

图 11-34　腕关节置换术治疗桡骨远端粉碎性骨折

A. 术前腕部 CT 横截面、冠状面及矢状面扫描影像显示桡骨远端粉碎性骨折累及关节面;B. 术中照片显示放置全腕关节假体,右为术中透视影像;C. 术后 1 年随访正位 X 线片显示腕关节尺偏、桡偏的活动度,假体无松动和撞击;D. 术后 1 年随访侧位 X 线片显示腕关节掌屈、背伸的活动度,下尺桡关节无脱位

(6)不稳定性骨折的判断及复位标准:一般来讲,对于不稳定类型的桡骨远端骨折需要进行切开复位内固定或者外支架固定。

不稳定性骨折的影像学表现包括:成角>10°、桡骨短缩>5 mm、关节面台阶>2 mm、侧位片越过中线的粉碎性骨折、掌侧或背侧皮质骨粉碎性骨折、难以复位的骨折以及复位后再丢失等。

稳定的桡骨远端骨折可以采用闭合复位。桡骨远端骨折闭合复位的标准如下:① 正位片观尺偏角 ≥ 15°。② 正位片观桡骨茎突长度超过尺骨茎突 ≥ 7 mm。③ 侧位片显示背侧成角 <15° 或掌侧成角 <20°。④ 关节面台阶 <2 mm。如果闭合复位达不到以上标准,则需采取手术方法治疗。

(7)内植物的选择:锁定钢板螺钉系统较非锁定系统可以更好地达到对于骨折的稳定作用,目前已经得到了广泛的应用。目前常用的锁定系统主要有 3.5 mm 系统接骨板及 2.4 mm 系统接骨板。主要包括 T 形接骨板、斜 T 形接骨板、软骨下排钉接骨板(图 11-35A)、掌侧柱锁定加压接骨板(图 11-35B)、万向掌侧双柱接骨板(图 11-35C)、倒"7"字形接骨板、史赛克桡骨远端接骨板以及捷迈邦美 DVR 接骨板(图 11-36)等。

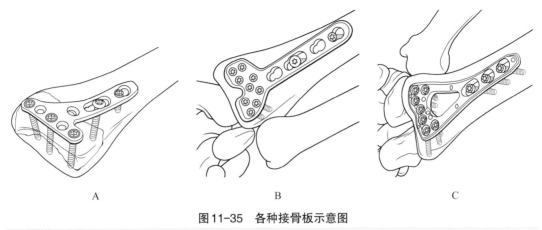

图11-35　各种接骨板示意图

A. 软骨下排钉接骨板；B. LCP掌侧柱接骨板；C. 掌侧万向锁定双柱接骨板

另外，对于桡骨远端合并桡骨干骨折，选择掌侧入路加长型掌侧锁定钢板治疗是一种更加安全、有效的治疗方法。

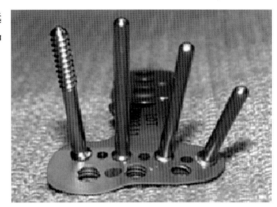

图11-36　桡骨远端接骨板

七、治疗中常见问题探讨

（一）保守治疗还是手术治疗

在桡骨远端骨折后是否手术的问题上，学术界争执已久。目前，越来越多的文献倾向于，就部分类型的桡骨远端骨折而言，保守治疗与手术治疗相比，在功能评分及主观感觉方面没有统计学差异。Christoph Bartl等报道，德国15家医学中心进行了为期3年504例桡骨远端关节内骨折的临床随机对照研究，内容涉及切开复位内固定与石膏固定对严重粉碎桡骨远端关节内骨折预后的比较（ORCHID）。研究内容包括SF-36（36-Item Short Form Health Survey）评分、DASH评分、躯体健康状况评分（physical component summary，PCS）、EQ-5D问卷。结果表明经过504例大样本随机对照分析，没有充分证据表明桡骨远端复杂骨折经过两种方法治疗后在功能评分、活动度及握力等方面存在统计学差异。

（二）内固定还是外支架固定

切开复位内固定的优势在于对骨折的解剖复位和坚强固定，以及在影像学评分方面的良好表现。随着锁定钢板技术的发展以及各种设计的桡骨远端钢板推陈出新，更多的桡骨远端骨折适用于切开复位内固定治疗。外支架治疗则利用桡腕关节韧带张力间接固定骨折，减少了对血供的破坏，适用于开放性骨折、严重粉碎不稳定性骨折的治疗。

Jeudy J 等报道采用外支架及掌侧锁定钢板治疗复杂桡骨远端骨折，进行前瞻性随机对照研究指出，在关节复位方面掌侧钢板优于外支架，Green 及 O'Brien 评分掌侧钢板优于外支架，早期活动度掌侧钢板优于外支架，主观评分掌侧钢板与外支架相比无统计学差异。

（三）掌侧固定还是背侧固定

对于桡骨远端骨折是掌侧还是背侧固定，学术界倾向于选择掌侧固定。Chung 等报道掌侧锁定钢板因其良好的功能及影像学结果已经成为治疗桡骨远端关节内、外骨折的主流术式。背侧钢板与掌侧钢板相比，存在较高的掌侧皮质塌陷及晚期并发症的发生率。

Kandemir 报道采用生物力学的方法比较掌、背侧接骨板的生物力学稳定性，结果表明掌侧钢板的生物力学结果优于背侧接骨板固定。Anakwed 等报道采用掌侧锁定接骨板（3.5 mm 17 例，2.4 mm 4 例）治疗 21 例 C 型桡骨远端骨折，随访 12 个月。术后采用患者相关手腕评分（patient-rated wrist evaluation，PRWE）、握力与健侧对比。结果表明，桡骨远端锁定接骨板治疗桡骨远端复杂骨折获得良好的功能评分结果。

另外，掌侧钢板在功能评分方面优于背侧，背侧并发症高于掌侧，其中背侧锁定或非锁定的术后僵直发生率比掌侧高 2 倍，内固定失败方面背侧比掌侧高出 53%。但是，对于背侧骨块移位，通过掌侧不能复位固定以及腕背侧韧带损伤需要修复者可以选择背侧入路；对于通过掌侧或背侧单切口仍然不能完成复位及固定者，可以选择掌背侧联合入路。

总之，掌侧移位掌侧固定，背侧移位背侧固定。可以用掌侧钢板固定掌侧骨块的同时固定复位良好的背侧骨块，不建议用背侧钢板固定背侧骨块的同时固定掌侧复位良好的骨块。

（四）是否需要植骨

桡骨远端骨折患者大多合并不同程度的骨质疏松，对于骨质疏松患者，复位后常常遗留骨质缺损，对于不合并骨质疏松的患者，在高能量损伤情况下，也容易导致骨质的缺损和关节面的塌陷。以往的标准认为，当存在以下情况者应该考虑植骨：① 短缩 >10 mm。② 桡骨的尺侧短缩 >5 mm。③ 骨质疏松患者。随着桡骨远端锁定钢板的进展，大多数桡骨远端骨折通过锁定钢板系统的角稳定固定，已经获得了足够的生物力学稳定，一般不需要另行植骨。

（五）老年骨质疏松性骨折

桡骨远端骨折是老年人群中常见的骨折类型，因合并存在不同程度的骨质疏松，往往导致不同程度的骨折移位。因此，老年骨质疏松性桡骨远端骨折是骨科医师面临的棘手难题。

治疗方法主要包括保守治疗、切开复位内固定、外支架、经皮穿针固定等手术方式。其中,外科手术治疗更加具有挑战性。内植物在骨质疏松骨质中固定容易造成复位丢失,难以维持其稳定性。

老年患者桡骨远端骨折多选择保守治疗,因为老年骨质疏松性桡骨远端骨折保守治疗后即便发生畸形愈合,也未必一定导致最终的腕关节功能影响,尤其在那些对腕关节功能要求不高的老年患者中更是这样。事实上,桡骨远端影像学参数可能与患者的腕关节功能及临床结果不相称(图11-37)。不过,随着锁定钢板的出现,手术治疗的选择有增加的趋势,内固定的选择也往往集中于锁定钢板系统。手术治疗的优势在于不仅可以使骨折达到良好的解剖复位,并且可以达到良好的生物力学稳定,以便早期功能锻炼及康复。

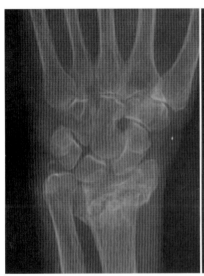
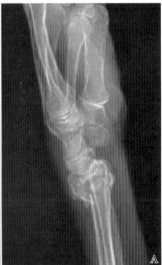
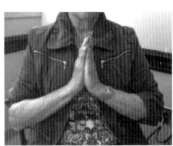
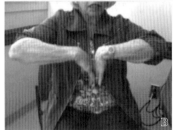

图11-37 老年骨质疏松性桡骨远端骨折愈合质量与腕关节功能的关系

A. 桡骨远端骨折非手术治疗后随访X线片,显示骨折畸形愈合;B. 随访照片显示患侧腕关节背伸掌屈活动范围与健侧相近

总之,老年骨质疏松性骨折的手术治疗比例仍然偏低,尤其65岁以上的稳定性骨折者绝大多数行保守治疗,即便不稳定骨折手术仍然慎重。根据美国的统计数据,60～69岁桡骨远端手术者占10%,85岁以上手术者仅占到1%。

(六)CT检查还是X线检查

X线检查因其简单便捷而得到广泛的应用,但对于特殊类型的桡骨远端骨折,X线检查显然不够充分。

CT检查用于诊断复杂类型桡骨远端骨折,不同层面的扫描用于判断不同部位的损伤。水平位扫描,用于检查DRUJ损伤、腕骨骨折、关节内游离骨片;冠状位扫描类似于传统的X线正位片,可以更好地判别关节面台阶、骨质缺损及韧带撕脱骨折;矢状位扫描用于检查掌背侧关节缘骨折及掌腕关节脱位。Mader认为,对于关节周围骨折、撕脱骨折或者复杂关节周围骨折,需要CT扫描才能避免漏诊,CT扫描便于进行准确的术前诊断,制订详尽的术前规划。对于某些特殊类型的桡骨远端骨折，如Die punch骨折，只有进行CT检查才能进行明确诊断。对于怀疑DRUJ损伤的病例，甚至需要进行双侧腕关节的CT扫描才能明确诊断。

此外，三维CT也广泛应用于复杂桡骨远端骨折的术前诊断及手术方案的制订。

（七）尺骨茎突是否固定

桡骨远端骨折往往合并尺骨茎突骨折。对于尺骨茎突骨折是否需要固定，目前尚存争议。累及下尺桡关节韧带止点的尺骨茎突骨折往往导致DRUJ不稳。对于此类型的尺骨茎突骨折，如果桡骨远端骨折没有坚强固定，还是需要行切开复位内固定手术。那么，对于不合并下尺桡关节不稳的尺骨茎突骨折是否需要治疗呢？ Sammer DM报道2003—2008年间切开复位内固定治疗的144例不合并DRUJ不稳的桡骨远端骨折，其中88例合并尺骨茎突骨折。作者采用密歇根手功能评估问卷（Michigan hand outcomes questionnaire，MHQ）对患者的手腕部功能进行评分，结果表明尺骨茎突骨折的存在并不影响MHQ的评分结果，并且尺骨茎突的大小、移位程度以及康复的状况并不影响患者的MHQ评分。因此，作者认为对于DRUJ稳定的桡骨远端骨折，即使合并尺骨茎突骨折，也不影响患者术后的MHQ主观评分结果。

韩国的Kim JK医师也得出了类似的结论，他对138例桡骨远端骨折进行掌侧接骨板内固定，其中65例合并尺骨茎突骨折，所有合并尺骨茎突骨折的病例均未进行内固定治疗。患者被分为3组，依次为非骨折组、非尺骨茎突基底部骨折组和尺骨茎突基底部骨折组。术后对各组患者的握力、腕关节活动度、Mayo腕关节评分等结果进行评分。结果表明，桡骨远端骨折合并尺骨茎突骨折，经过可靠的掌侧接骨板固定桡骨之后，尺骨茎突骨折并未对腕关节功能评分及腕关节的稳定性产生负面影响。

尽管在是否固定上存在争议，但目前多数学者达成共识：当桡骨远端骨折移位明显，合并有DRUJ分离和尺骨茎突基底部骨折者，术中完成桡骨远端骨折内固定之后，一定要检查DRUJ，对其稳定情况进行评估。方法是，一手在桡侧握住腕关节，将其固定在中立位；另一手捏住尺骨远端，前后推拉尺骨，根据其移动的活动度即可判定DRUJ的稳定度（图11-38）。对于初学者，可以在手术前用同样方法检查健侧DRUJ的稳定度，确定尺骨远端被推拉时的正常活动度，再与手术中患侧的检查所获进行比较。如果评估结果显示DRUJ稳定，则给予术后长臂石膏固定；如果不稳定，应该行尺骨茎突骨折复位内固定。尺骨茎突骨折固定的方法有埋头螺钉加压固定和克氏针张力带固定（图11-39）。

（八）远侧DRUJ是否固定

首先要通过标准的腕关节正、侧位片对DRUJ的损伤进行评估，必要时需行双侧腕关节CT扫描。不合并骨折的简单或复杂的DRUJ半脱位可以通过复位、石膏固定或者临时克氏针的固定达到治疗效果。如果采用石膏固定，尺骨头向背侧移位者选择前臂旋后位固定；尺骨头向掌侧移位者选择前臂旋前位固定。如果经过前臂旋前、旋后位固定，仍然不能稳定复位，则需要采用克氏针固定的方法。对于复杂类型的DRUJ脱位需要切开复位内固定，必要时需要修复TFCC。总之，DRUJ损伤治疗方法的选择有赖于损伤机制及患者对于腕关节

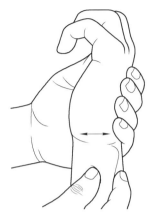

图 11-38　图解 DRUJ 稳定性评估的方法

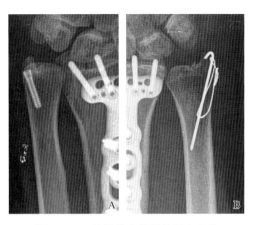

图 11-39　尺骨茎突骨折的固定方法

A. 埋头螺钉内固定；B. 张力带固定

功能的要求。

（九）跨关节、非跨关节或者 Hybrid 外固定支架

外固定支架利用腕关节软组织夹板的原理治疗桡骨远端骨折，是临床中常用的治疗方法。传统的外支架采用跨腕关节固定，有操作简单及便于术后调整的优点。但是，跨关节外支架容易导致一系列并发症的发生，特别是支架的过度牵拉容易导致术后手指僵硬以及反射性交感神经营养不良的发生。

桡骨远端非跨关节外支架，由于其允许患者早期腕关节功能锻炼，术后可以获得良好的腕关节功能。在一组针对跨关节外支架及非跨关节外支架治疗桡骨远端骨折的研究表明，非跨关节固定组腕关节功能优于跨关节固定组。但是，非跨关节固定组伸肌腱撕裂的发生率高于跨关节固定组，而跨关节固定组骨折畸形愈合的发生率高于非跨关节组。

Hybrid 外固定支架与传统外支架的区别是，传统外支架大多为单边固定。Hybrid 外支架结合了 Ilizarov 外支架及单边外支架的优点，形成框架稳定结构，这样可以形成良好的即时稳定效果，达到良好的解剖及功能评分标准。

此外，对于非跨腕关节的外支架固定，需要注意避免支架对于骨块的过度牵引，造成骨块间分离，从而影响骨折的愈合。

（十）术后康复

桡骨远端骨折手术治疗者，应该尽早进行康复锻炼：术后 3 ~ 4 天疼痛减轻后即进行主动性手指和腕关节无负重屈伸功能康复锻炼（图 11-40）；术后 3 周开始抓握力量练习；术后 4 ~ 6 周增加腕关节尺偏、桡偏，前臂旋前、旋后活动以及抗阻力练习。

（十一）问题与展望

桡骨远端不稳定性骨折的定义目前尚没有一个金标准，迫切需要一个统一的标准以方便指导临床工作。目前尚没有一种手术方法能处理所有类型的桡骨远端骨折，临床医师在

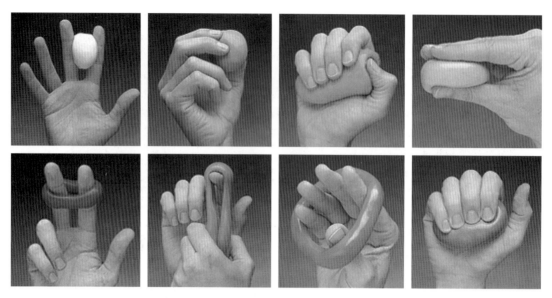

图11-40 术后各掌指、指间的主、被动运动

治疗桡骨远端不稳定性骨折时,应该根据骨折的具体情况和临床实际需要选择恰当的治疗方法,尽可能重建桡骨解剖结构和恢复腕关节功能。随着数字骨科的迅速发展,可根据患者的不同个体差异情况及骨折的不同类型,利用3D打印技术打印出模型进行模拟手术及内植物个性化设计,从而提高临床疗效。

八、总 结

桡骨远端骨折发病率高,多数患者合并不同程度的骨质疏松。其损伤机制大致分为高能量损伤及低能量损伤。桡骨远端骨折目前主要采用AO分型进行分类。治疗方法包括保守治疗、切开复位内固定及外支架固定,根据患者的具体情况及骨折分型灵活处置,需要特别注意DRUJ、TFCC、尺骨茎突及腕关节韧带损伤等并发损伤的规范处理。

(王秋根)

参·考·文·献

[1] Court-Brown C M, Caesar B. Epidemiology of adult fractures: a review [J]. Injury, 2006, 37(8): 691-697.

[2] Arora R, Lutz M, Hennerbichler A, et al. Complications following internal fixation of unstable distal radius fracture with a palmar locking plate [J]. Journal of Orthopaedic Trauma, 2007, 21(5): 316-322.

[3] Ho A W, Ho S T, Koo S C, et al. Hand numbness and carpal tunnel syndrome after volar plating of distal radius fracture [J]. Hand, 2011, 6(1): 34-38.

［4］ Jupiter J B, Marent-Huber M, LCP Study Group. Operative management of distal radial fractures with 2.4-millimeter locking plates: a multi-center prospective case series. Surgical technique［J］. The Journal of Bone and Joint Surgery, 2010, 92 (Supplement 1 Part 1): 96−106.

［5］ Rampoldi M, Palombi D, Tagliente D. Distal radius fractures with diaphyseal involvement: fixation with fixed angle volar plate［J］. Journal of Orthopaedics Traumatology, 2011, 12(3): 137−143.

［6］ Bartl C, Stengel D, Bruckner T, et al. Open reduction and internal fixation versus casting for highly comminuted and intra-articular fractures of the distal radius (ORCHID): protocol for a randomized clinical multi-center trial［J］. Trials, 2011, 12(1): 84.

［7］ Jeudy J, Steiger V, Boyer P, et al. Treatment of complex fractures of the distal radius: a prospective randomised comparison of external fixation "versus" locked volar plating［J］. Injury, 2012, 43(2): 174−179.

［8］ Chung K C, Watt A J, Kotsis S V, et al. Treatment of unstable distal radius fractures with the volar locking plating system［J］. The Journal of Bone and Joint Surgery, 2006, 88(12): 2687−2694.

［9］ Ruch D S, Papadonikolakis A. Volar versus dorsal plating in the management of intra-articular distal radius fractures［J］. The Journal of Hand Surgery, 2006, 31(1) : 9−16.

［10］ Kandemir U, Matityahu A, Desai R, et al. Does a volar locking plate provide equivalent stability as a dorsal nonlocking plate in a dorsally comminuted distal radius fracture: a biomechanical study［J］. Journal of Orthopaedic Trauma, 2008, 22(9): 605−610.

［11］ Mader K, Pennig D. The treatment of severely comminuted intra-articular fractures of the distal radius［J］. Strategies in Trauma and Limb Reconstruction, 2006, 1(1): 2−17.

［12］ Buckwalter K A, Rydberg J, Kopecky K K, et al. Musculoskeletal imaging with multislice CT［J］. American Journal of Roentgenology, 2001, 176(4): 979−986.

［13］ Sammer D M, Shah H M, Shauver M J, et al. The effect of ulnar styloid fractures on patient−rated outcomes after volar locking plating of distal radius fractures［J］. The Journal of Hand Surgery, 2009, 34(9): 1595−1602.

［14］ Kim J K, Koh Y D, Do N H. Should an ulnar styloid fracture be fixed following volar plate fixation of a distal radial fracture?［J］. The Journal of Bone and Joint Surgery, 2010, 92(1): 1−6.

［15］ Grala P, Zielin W. Hybrid external fixation for neglected fractures of the distal radius: results after one year［J］. Journal of Orthopaedics Traumatology, 2008, 9(4): 195−200.

［16］ Hung L P, Leung Y F, Ip W Y, et al. Is locking plate fixation a better option than casting for distal radius fracture in elderly people?［J］. Hong Kong Medical Journal, 2015, 21(5): 407−410.

［17］ Walenkamp M M, Vos L M, Strackee S D, et al. The Unstable Distal Radius Fracture-How Do We Define It? A Systematic Review［J］. Journal of Wrist Surgery, 2015, 4(4): 307−316.

［18］ Yamazaki H, Uchiyama S, Komatsu M, et al. Arthroscopic assistance does not improve the functional or radiographic outcome of unstable intra-articular distal radial fractures treated with a volar locking plate: a randomised controlled trial［J］. The Bone & Joint Journal, 2015, 97−B(7): 957−962.

［19］ Kennedy C D, Huang J I. Prosthetic Design in Total Wrist Arthroplasty［J］. Orthopaedic Clinics of North America, 2016, 47(1): 207−218.

［20］ Schmidt I. Can Total Wrist Arthroplasty Be an Option for Treatment of Highly Comminuted Distal Radius Fracture in Selected Patients? Preliminary Experience with Two Cases［J］. Case Reports in Orthopedics, 2015, 2015: 380935.

［21］ Gong H S, Cho H E, Kim J, et al. Surgical treatment of acute distal radioulnar joint instability associated with distal radius fractures［J］. Journal of Hand Surgery, 2015, 40(8): 783−789.

［22］ Dy C J, Jang E, Taylor S A, et al. The impact of coronal alignment on distal radioulnar joint stability following distal radius fracture［J］. The Journal of Hand Surgery, 2014, 39(7): 1264−1272.

［23］ Hepper C T, Tsai M A, Parks B G, et al. The effect of distal radius translation in the coronal plane on forearm rotation: a cadaveric study of distal radius fractures［J］. The Journal of Hand Surgery, 2014, 39(4): 651−655.

［24］ Plant C E, Parsons N R, Costa M L. Do radiological and functional outcomes correlate for fractures of the distal radius?［J］. The Bone & Joint Journal, 2017, 99−B(3): 376−382.